Manual de
GINECOLOGIA
da SOGESP

Volume 3

Manual de GINECOLOGIA da SOGESP

Rogério Bonassi Machado
Luciano de Melo Pompei
Manoel João Batista Castello Girão
(*in memoriam*)

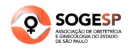

Manual de Ginecologia da SOGESP - Vol.3

Colaboradoras: Cristiane Muniz Leal
Danielle Ramos Bastiglia
Fernanda de O. Tanaka
Luciana Silva Primo

Produção editorial: Marco Murta - Farol Editora

Revisão: Fernando Alves

Diagramação: Farol Editora

Capa: Roberta Bassanetto - Farol editora

Impresso no Brasil
Printed in Brazil
1ª impressão – 2022

© 2021 Editora dos Editores

Todos os direitos reservados. Nenhuma parte deste livro poderá ser reproduzida, sejam quais forem os meios empregados, sem a permissão, por escrito, das editoras. Aos infratores aplicam-se as sanções previstas nos artigos 102, 104, 106 e 107 da Lei nº 9.610, de 19 de fevereiro de 1998.

ISBN 978-65-86098-72-3

Editora dos Editores
São Paulo: Rua Marquês de Itu, 408 - sala 104 - Centro. (11) 2538-3117
Rio de Janeiro: Rua Visconde de Pirajá, 547 - sala 1121 - Ipanema.
www.editoradoseditores.com.br

Este livro foi criteriosamente selecionado e aprovado por um editor científico da área em que se inclui. A Editora dos Editores assume o compromisso de delegar a decisão da publicação de seus livros a professores e formadores de opinião com notório saber em suas respectivas áreas de atuação profissional e acadêmica, sem a interferência de seus controladores e gestores, cujo objetivo é lhe entregar o melhor conteúdo para sua formação e atualização profissional.
Desejamos-lhe uma boa leitura!

Dados Internacionais de Catalogação na Publicação (CIP)
(Câmara Brasileira do Livro, SP, Brasil)

Machado, Rogério Bonassi
    Manual de ginecologia da SOGESP : Volume 3 / Rogério Bonassi Machado, Luciano de Melo Pompei, Manoel João Batista Castello Girão. – – São Paulo, SP : Editora dos Editores Eirelli, 2022.

    Bibliografia
    ISBN 978-65-86098-72-3

    1. Ginecologia – Manuais I. Pompei, Luciano de Melo. II. Girão, Manoel João Batista Castello. III. Título.

22-109549
CDD-618.1
NLM-WP 100

Índices para catálogo sistemático:
1. Ginecologia : Ciências médicas 618.1

Eliete Marques da Silva – Bibliotecária – CRB-8/9380

Sobre os Editores

Rogério Bonassi Machado

- Coordenador Científico de Ginecologia da SOGESP. Professor Associado Livre-docente do Departamento de Tocoginecologia da Faculdade de Medicina de Jundiaí.

Luciano de Melo Pompei

- Professor Assistente da Disciplina de Ginecologia da FMABC. Livre-docente pela Faculdade de Medicina da USP. Secretário Geral da SOGESP.

Manoel João Batista Castello Girão (*in memoriam*)

- 2º Vice-Presidente da SOGESP; Professor Titular do Departamento de Ginecologia da EPM-UNIFESP; Diretor da Escola Paulista de Medicina – UNIFESP.

Sobre os Colaboradores

Adolpho Roberto Kelm Junior
Mestre em Ginecologia pela Santa Casa de São Paulo; Coordenador da Histeroscopia do Setor de Endoscopia e Endometriose da Santa Casa de São Paulo.

Afonso Celso Pinto Nazario
Professor Livre-Docente da Disciplina de Mastologia da EPM-UNIFESP; Coordenador da Comissão de Pós-Graduação do Departamento de Ginecologia e Vice-Coordenador da Câmara de Pós-Graduação da EPM-UNIFESP; Membro da Congregação da EPM-UNIFESP; Membro do Conselho de Campus São Paulo da UNIFESP; Membro do Conselho Gestor de Oncologia do HCor; Membro do Comitê de Referência em Oncologia do Estado de São Paulo.

Alexander Kopelman
Professor Adjunto do Departamento de Ginecologia da UNIFESP – Escola Paulista de Medicina. Responsável pelo serviço de endometriose do Hospital Santa Catarina.

Ana Carolina Tagliatti Zani Mantovi
Ginecologista e Obstetra com Mestrado e Especialização em Videoendoscopia Ginecológica pelo Hospital das Clínicas da Faculdade de Medicina de Ribeirão Preto (USP) e Diretora de Atenção à Saúde do Centro de Referência da Saúde da Mulher de Ribeirão Preto – SP (Mater).

Ana Maria Massad Costa
Médica assistente do ICESP-FMUSP. Doutora em medicina pela UNIFESP. Pós-doutorado UNIFESP/FAPESP.

Ana Paula Avritscher Beck
Médica do departamento materno infantil do hospital Israelita Albert Einstein, Preceptora dos residentes e Coordenadora da pós-graduação da Ginecologia e Obstetrícia da mesma instituição.

Ana Paula Pereira Ract

Universidade Metropolitana de Santos. Graduação em Medicina, Santos, SP – 2009-2015. Residência de Ginecologia e Obstetrícia realizada no Hospital Universitário de Taubaté, 2016-2019. Complementação especializada em ginecologia endócrino e Climatério na Universidade São Paulo 2019-2020. Atualmente em fellowship em Uroginecologia no Hospital Heliópolis.

Andre Luiz Malavasi Longo de Oliveira

Diretor da Ginecologia do Centro de Referência da Saúde da Mulher do Hospital Pérola Byington; Coordenador dos Representantes Credenciados da Capital na SOGESP.

Andréa da Rocha Tristão

Mestre e Doutora pela Faculdade de Medicina de Botucatu – UNESP; Responsável pelos Ambulatórios de Infecções Genitais Femininas e Patologia do Trato Genital Inferior e Colposcopia do Departamento de Ginecologia e Obstetrícia da Faculdade de Medicina de Botucatu – UNESP.

Antonio Pedro Flores Auge

Professor Adjunto e Chefe da Clínica de Ginecologia Cirúrgica da Santa Casa de São Paulo. Membro do Setor de Uroginecologia e Cirurgia Vaginal.Membro do Conselho de Pós-Graduação em Pesquisa em Cirurgia da Faculdade de Ciências Médicas da Santa Casa de São Paulo.

Aparecida Maria Pacetta

Subchefe do Setor de Uroginecologia HC-FMUSP; Assistente Doutor Clínica Ginecológica HC-FMUSP; Colaboradora do Centro de Medicina Integrativa Mente-Corpo FMUSP.

Aristides Manoel dos Santos Bragheto

Graduação e pós-graduação PUC Campinas; Mestrado UNICAMP; Diretor médico Fivmed Campinas.

Bruna Salani Mota

Médica mastologista do ICESP. Doutora em medicina pela UNIFESP. Pós-doutoranda pela USP.

Caetano da Silva Cardial

Mestre em ginecologia pela FCMSCSP. Coordenador da Ginecologia Oncológica da disciplina de ginecologia da FMABC. Membro da CNE ginecologia oncológica da FEBRASGO.

Camila Marcon

Professora adjunta da Universidade Federal do Paraná. Área de atuação – microbiologia clínica com ênfase em microbiota vaginal.

Camilla Correia Parente Salmeron
Doutoranda do programa de pós-graduação do Departamento de Ginecologia da UNIFESP. Coordenadora da Obstetrícia da Maternidade Amparo e Coordenadora da Residência Médica do Hospital do Campo Limpo.

Carlos Roberto Izzo
Mestre e Doutor em Ginecologia pela FMUSP; Médico Assistente da Clínica Ginecológica do Hospital das Clínicas da FMUSP; Diretor da Clínica Originare Medicina Reprodutiva - SP.

Carlos Tadayuki Oshikata
Professor Adjunto de Ginecologia e Obstetrícia da PUC-CAMPINAS. Mestre e doutor pelo CAISM – UNICAMP.

Carmita Helena Najjar Abdo
Psiquiatra, Professora do Departamento de Psiquiatria da FMUSP; Coordenadora do Programa de Estudos em Sexualidade (ProSex – IPq/HCFMUSP); Ex-Presidente da Associação Brasileira de Psiquiatria (ABP); Presidente da Associação Brasileira de Estudos em Medicina e Saúde Sexual; Membro do Departamento de Sexologia da FEBRASGO.

Carolina da Rocha Resende
Residência em Ginecologia e Obstetrícia pela Santa Casa de São Paulo – Título de especialista em Endoscopia Ginecológica pela FEBRASGO – Médica assistente do aprimoramento de endoscopia ginecológica do HIAE – Médica responsável pelo serviço de histeroscopia no Hospital Vila Santa Catarina, SBIB Albert Einstein.

Carolina Sales Vieira
Professora Associada do Departamento de Ginecologia e Obstetrícia e Responsável pelo Setor de Anticoncepção da Faculdade de Medicina de Ribeirão Preto - USP; Pós-Doutorado em Contracepção no Population Council, Nova York.

Cassiana Rosa Galvao Giribela
Mestrado e Doutorado pela Faculdade de Medicina da Universidade de São Paulo Título de especialista em Ultrassom, Laparoscopia e Histeroscopia pela FEBRASGO.

Cecilia Maria Roteli Martins
Doutora em Medicina pela UNICAMP; Pesquisadora da FMABC; Presidente da CNE Vacinas da FEBRASGO.

Cesar Cabello dos Santos
Professor Associado Livre-docente da FCM-UNICAMP; Coordenador da Área de Mastologia (HMJAP-CAISM-UNICAMP).

Cesar Eduardo Fernandes
Professor Titular da Disciplina de Ginecologia da Faculdade de Medicina do ABC; Diretor Científico da FEBRASGO.

Claudia Cristina Takano Novoa
Chefe do Ambulatório de Malformações Genitais e médica assistente do Setor de Uroginecologia da UNIFESP, com Mestrado em Ginecologia e Doutorado em Ciências da Saúde.

Claudio Marcellini
Doutor pela FMUSP; Professor Titular de Ginecologia da Faculdade de Medicina da UNIMES; Professor Doutor das Disciplinas de Anatomia e Tocoginecologia da Faculdade de Ciências Médicas da UNILUS.

Cristiano Eduardo Busso
Fellowship em Reprodução Humana no Instituto Valenciano de Infertilidad – Espanha. Doutorado pela Universidad de Valência – Espanha. Especialista em Reprodução Humana pela FEBRASGO.

Cristina Laguna Benetti Pinto
Professora Associada Livre-docente do Departamento de Tocoginecologia da Universidade Estadual de Campinas – UNICAMP, Responsável pelo Serviço de Endometriose da UNICAMP, Presidente da Comissão Nacional Especializada de Ginecologia Endócrina da FEBRASGO.

Daniel Guimaraes Tiezzi
Mastologista e Oncologista; Professor Associado Livre-docente do Departamento de GO do Setor de Mastologia da FMRP-USP.

Daniel Spadoto Dias
Professor Assistente Doutor do Departamento de Ginecologia e Obstetrícia da Faculdade de Medicina de Botucatu, Universidade Estadual Paulista Júlio de Mesquita Filho – FMB/UNESP. Responsável pelos Setores de Oncoginecologia, Endoscopia Ginecológica & Planejamento Familiar do Hospital das Clínicas da FMB/UNESP.

Daniela Angerame Yela Gomes
Professora Livre-docente do Departamento de Tocoginecologia da Universidade Estadual de Campinas – UNICAMP; Membro da Comissão Nacional Especializada de Ginecologia Endócrina da FEBRASGO, Responsável pelo Centro de Referência em Doença Trofoblástica Gestacional da UNICAMP.

Diama Bhadra Andrade Peixoto do Vale
Professora Doutora do Departamento de Tocoginecologia da UNICAMP; Pós-doutorado na Agência Internacional de Pesquisa em Câncer da OMS; Mestrado e Doutorado na UNICAMP e Graduação na UFRJ.

Edmund Chada Baracat
Professor Titular da Disciplina de Ginecologia da FMUSP; Professor Titular Aposentado do Departamento de Ginecologia da EPM-UNIFESP.

Eduardo Leme Alves da Motta
Professor Adjunto Doutor do Departamento de Ginecologia da UNIFESP; Responsável pela Ginecologia junto ao Setor Integrado de Reprodução Humana da UNIFESP; Diretor da HUNTINGTON Medicina Reprodutiva com área de interesse em Fisiologia Ovariana, Síndrome dos Ovários Policísticos e Receptividade Endometrial.

Eduardo Schor
Professor Afiliado Livre-docente. Chefe do Setor de Endometriose do Departamento de Ginecologia da EPM-UNIFESP. Presidente da Sociedade Brasileira de Endometriose.

Eduardo Zlotnik
Mestre em Obstetrícia Hospital do Servidor Público Estadual. Doutor em Ginecologia pela Universidade de São Paulo. MBA em Saúde Insper – Einstein. Pós-graduação em Economia da Saúde pela Universidade de São Paulo. Vice-Presidente do Hospital Israelita Albert Einstein. Membro do Comitê de Tromboembolismo da FEBRASGO.

Eliana Aguiar Petri Nahas
Professora Livre-Docente do Depto. de Ginecologia e Obstetrícia da Faculdade de Medicina de Botucatu – UNESP.

Emmanuel Nasser Vargas Araujo de Assis
Ginecologista e Obstetra pelo Hospital Santa Casa de Misericórdia de Vitória-ES com formação complementar em medicina fetal pelo Instituto Israelita Albert Einstein e no Processo Transexualizador pela Escola de Educação Permanente do Hospital das Clínicas da Faculdade de Medicina da Universidade de São Paulo (HCFMUSP). Compõe as equipes materno-infantil do Hospital Israelita Albert Einstein (HIAE) e do núcleo de atenção às pessoas Trans e Travestis da unidade de saúde Santa Cecília-SP.

Fernanda de Almeida Asencio

Ginecologista e Obstetra pelo Hospital Leonor Mendes de Barros, SP – Mestre pelo setor de Endoscopia Ginecologia e Endometriose da Faculdade de Ciências Médicas da Santa Casa de SP – Fellow em Cirurgia Pélvica Laparoscópica no IRCAD e no Hospital Universitário Hautpierre, Estrasburgo, França – Médica assistente do aprimoramento de endoscopia ginecológica do HIAE.

Fernando Sansone Rodrigues

Diretor Regional SOGESP de Defesa Profissional; Mestre em Ciências da Saúde FMABC; Professor afiliado FMABC.

Flavia Neves Bueloni Dias

Mestre e Doutora em Ginecologia pela UNESP; Especializada em Endoscopia Ginecológica pelo Hospital Pérola Byington e pelo Centro Hospitalar e Universitário de Clermont-Ferrand, França. Atua nos Ambulatórios de Especialidades do HC-FMB/UNESP: Climatério e Menopausa, Contracepção e Endoscopia Ginecológica.

Franklin Fernandes Pimentel

Mastologista e Oncologista do Setor de Mastologia e Oncologia Ginecológica – Departamento de Ginecologia e Obstetrícia – Hospital das Clínicas da Faculdade de Medicina de Ribeirão Preto – Universidade de São Paulo.

Gabriela Pravatta Rezende

Médica ginecologista formada pela Faculdade de Medicina de Jundiaí-SP, especialização em ginecologia endócrina pela UNICAMP-SP, mestranda em tocoginecologia pela UNICAMP-SP, Membro da Comissão Nacional Especializada de Ginecologia Endócrina da FEBRASGO.

Giordana Campos Braga

Professora Doutora do curso de medicina da Universidade de Ribeirão Preto (UNAERP). Realizou residência médica em Ginecologia e Obstetrícia no IMIP-PE e possui Mestrado e Doutorado em Tocoginecologia pela Universidade de São Paulo (USP-Ribeirão Preto). Professora da pós-graduação de Saúde Pública da Universidade de São Paulo (USP-Ribeirão Preto), com experiência na área de Saúde Reprodutiva e Atenção Primária à Saude.

Gustavo Anderman Silva Barison

Graduação em Medicina pela UNIFESP-EPM. Residência Médica pela UNIFESP-EPM. Especialização em Endoscopia Ginecológica pelo IAMSPE. Certificação em Cirurgia Robótica pela Intuitive Surgical. Doutorando do Setor de Mioma da UNIFESP-EPM.

Helena Patricia Donovan Giraldo Souza

Especialista em infecções genitais. Professora adjunta da Faculdade de Medicina de Jundiaí – FMJ (Jundiaí – SP). Responsável pelo ambulatório de PTGI do Hospital Universitário da Faculdade de Medicina de Jundiaí – FMJ (Jundiaí – SP).

Helizabet Salomao Abdalla Ayroza Ribeiro

Professora Adjunta da Faculdade de Ciências Médicas da Santa Casa de São Paulo; Chefe do Setor de Endoscopia Ginecológica e Endometriose do Departamento de GO da Santa Casa de São Paulo. Vice Presidente da Sociedade Brasileira de Endometriose – SBE. Vice Presidente da Comissão Nacional de Endometriose (CNE), FEBRASGO.

Hisa Matsumoto Videira

Residente do departamento de Tocoginecologia do CAISM/FCM/UNICAMP.

Iara Moreno Linhares

Professora Livre Docente da Disciplina de Ginecologia do Departamento de Obstetrícia e Ginecologia da Faculdade de Medicina da Universidade de São Paulo. Chefe do Setor de Imunologia, Genética e Infecções do Trato Reprodutivo da Divisão de Ginecologia do Hospital das Clínicas da FMUSP. Membro da Comissão Nacional Especializada em Doenças Infecciosas em Obstetrícia e Ginecologia da FEBRASGO.

Ivaldo da Silva

Professor Associado Livre-docente do Departamento de Ginecologia da EPM-UNIFESP; Disciplina de Endocrinologia Ginecológica da EPM-UNIFESP; Coordenador Câmara de Extensão da UNIFESP; Pós-doutoramento Yale University, Doutorado e Mestrado – UNIFESP.

Jesus Paula Carvalho

Professor Livre-docente de Ginecologia da FMUSP; Chefe do Serviço de Ginecologia Oncológica do ICESP.

Joana Froes Braganca Bastos

Professora Doutora do Departamento de Tocoginecologia – Área de Oncologia Ginecológica – Faculdade de Ciências Médicas UNICAMP, Campinas, SP. Coordenadora do curso de Medicina UNICAMP.

Joel Renno Junior

Ph.D em Ciências pelo Departamento de Psiquiatria da FMUSP. Professor Colaborador do Departamento de Psiquiatria da FMUSP. Diretor do Programa Saúde Mental da Mulher (ProMulher) do Instituto & Departamento de Psiquiatria da FMUSP. Coordenador da Comissão de Saúde Mental da Mulher da Associação Brasileira de Psiquiatria (ABP).

Joji Ueno
Doutor em Ginecologia pela Faculdade de Medicina da USP; Diretor do Instituto e da Clínica GERA; Responsável pelo Setor de Histeroscopia Ambulatorial do Hospital Sírio-Libanês.

Jorge Nahas Neto
Professor Livre-Docente do departamento de Ginecologia e Obstetrícia da Faculdade de Medicina de Botucatu – UNESP.

José Alcione Macedo Almeida
Professor, Doutor da Clínica Ginecológica do HC-FMUSP. Responsável pelo ambulatório de Ginecologia na Infância e na Adolescência do HC-FMUSP.

José Maria Soares Junior
Professor Associado da Disciplina de Ginecologia do Departamento de GO no HC-FMUSP; Vice-Chefe do Departamento de Obstetrícia e Ginecologia da FMUSP.

José Roberto Filassi
Chefe do Setor de Mastologia da Disciplina de Ginecologia da Faculdade de Medicina do Hospital das Clínicas de SP e do Instituto do Câncer do Estado de São Paulo – ICESP.

Julia Kefalas Troncon
Médica Assistente do Setor de Endoscopia Ginecológica e Dor Pélvica Crônica e do Setor de Reprodução Humana e Mestre pelo Hospital das Clínicas da FMRP-USP; Especialista em Endoscopia Ginecológica e em Sexologia pela FEBRASGO.

Juliana Gonçalves Yogolare
Médica formada pela Faculdade de Medicina de São José do Rio Preto – FAMERP, São José do Rio Preto – SP. Residência médica em Ginecologia e Obstetrícia pelo Hospital Maternidade Leonor Mendes de Barros – HMLMB, São Paulo – SP.

Júlio César Possati Resende
Médico graduado e especialista em Ginecologia e Obstetrícia pela Universidade Federal do Triângulo Mineiro, Uberaba – MG. Mestrado e Doutorado em Oncologia pela Fundação Pio XII. Coordenador médico do Departamento de Prevenção de Câncer do Hospital de Amor, Barretos – São Paulo.

Julio Cesar Rosa e Silva
Professor Associado e chefe do DGO-FMRP-USP; Diretor Técnico Científico da Sociedade Brasileira de Endometriose; Presidente da CNE de Endometriose da FEBRASGO.

Julio Cesar Teixeira
Professor Livre-Docente do Departamento de Tocoginecologia da Faculdade de Ciências Médicas da Universidade Estadual de Campinas (UNICAMP), Campinas (SP).

Larissa Fioretti Achitti
Centro Universitário Barão de Mauá, FMBM, Ribeirão Preto - São Paulo.

Larissa Nascimento Gertrudes
Residente do departamento de Tocoginecologia do CAISM/FCM/UNICAMP.

Leonardo Vieira Elias
Graduado pela Universidade de Ribeirão Preto - UNAERP (2007). Residência Médica em Ginecologia e Obstetrícia (2011) e Especialização em Endoscopia Ginecológica (2013) pela Faculdade de Medicina de Botucatu - UNESP. Título de Certificado de Atuação em Endoscopia Ginecológica pela FEBRASGO. Mestre em Tocoginecologia pela Faculdade de Medicina de Botucatu - UNESP (2014).

Leopoldo de Oliveira Tso
Especialista em Reprodução Humana Assistida pela FEBRASGO - Secretário da Comissão Nacional de Especialização em Reprodução Humana da FEBRASGO – Mestrado pelo Setor de Reprodução Humana da UNIFESP – Revisor da Cochrane – Médico assistente da Clínica de Reprodução Humana da Santa Casa de São Paulo – Sócio da Clínica FIV São Paulo.

Luciana Pistelli Gomes Freitas
Médica do Setor de Uroginecologia e Disfunções do Assoalho pélvico da Disciplina de Ginecologia do HCFMUSP. – Médica Coordenadorda do Grupo Multi Assistencial de Assoalho Pélvico do Hospital Israelita Albert Einstein.

Luciano de Melo Pompei
Professor Assistente da Disciplina de Ginecologia da FMABC; Livre-docente pela Faculdade de Medicina da USP; Secretário Geral da SOGESP.

Luiz Eduardo Trevisan De Albuquerque
Mestre em Ginecologia pela Universidade Federal de São Paulo, UNIFESP, São Paulo – SP. Diretor Médico do Centro de Reprodução Humana Fertivitro, São Paulo – SP. Especialista em Reprodução Assistida pela FEBRASGO, São Paulo – SP. Médico do Setor de Reprodução Humana do Hospital Pérola Byington, São Paulo – SP.

Marair Gracio Ferreira Sartori

Professora Titular e Chefe do Departamento de Ginecologia da Escola Paulista de Medicina – UNIFESP. Presidente da CNE de Uroginecologia da FEBRASGO.

Marcelo Luis Steiner

Professor Afiliado do Departamento de Ginecologia e Obstetrícia da FMABC; Coordenador de Ensino e Pesquisa da Mattergroup; Secretário da CNE de Osteoporose FEBRASGO e da ABRASSO Fellow em Osteoimunologia na Emory University.

Marcia Guimarães da Silva

Mestre e Doutora pelo Programa de Pós-Graduação em Patologia da Faculdade de Medicina de Botucatu, UNESP, São Paulo, Brasil. Docente do Departamento de Patologia da Faculdade de Medicina de Botucatu, UNESP. Bolsista de Produtividade do CNPq.

Marco Alexandre Dias da Rocha

Médico dermatologista e PhD em Medicina pela UNIFESP-EPM. Fellow pela West Virginia University. Colaborador voluntário do ambulatório de cosmiatria da UNIFESP-EPM. Pesquisador em Acne e Rosácea.

Marcos Felipe Silva de Sa

Professor Titular do Departamento de Ginecologia e Obstetrícia da FMRP-USP; Editor Chefe da Revista Brasileira de GO; Coeditor da Revista Feminina.

Maria Candida Pinheiro Baracat

Coordenadora do Núcleo de Ginecologia e Obstetrícia da Universidade de Santo Amaro; Assistente Doutora da Disciplina de Ginecologia do Departamento de GO da FMUSP.

Mariana Camargo Guimarães Forghieri

Médica Assistente do Departamento de Ginecologia Oncológica do IBCC/São Camilo Oncologia. Responsável pelo Serviço de Cirurgia de Alta Complexidade do Hospital Municipal Maternidade Vila Nova Cachoeirinha. Pós-graduanda do Programa de Pós-Graduação em Obstetrícia e Ginecologia da FMUSP.

Mariana Corinti Son

Graduação em Medicina e Residência Médica em Ginecologia e Obstetrícia pela Universidade Federal de São Paulo (UNIFESP-EPM). Pós-graduanda do Setor de Mioma e Doenças Benignas do Útero do Departamento de Ginecologia da UNIFESP-EPM. Médica do grupo de Endoscopia Ginecológica do Hospital Israelita Albert Einstein (HIAE).

Mariano Tamura Vieira Gomes

Coordenador do Setor de Doenças Benignas do Útero da Escola Paulista de Medicina / UNIFESP - Supervisor de Residência em GO e Coordenador da Pós-Graduação em Cirurgia Robótica do Hospital Israelita Albert Einstein – Vice-presidente da CNE de Endoscopia Ginecológica da FEBRASGO.

Marina de Paula Andres Amaral

Médica pela da Faculdade de Medicina da Universidade de São Paulo. Residência médica em Ginecologia e Obstetrícia pelo HCFMUSP. Mestrado em Ginecologia e Obstetrícia pela FMUSP. Médica Associada do Programa de Fellowship em Cirurgia Ginecológica Minimamente Invasiva do Hospital BP – A Beneficência Portuguesa de São Paulo.

Mauricio Simões Abrão

Professor Associado e Coordenador do Setor de Endometriose do Departamento de Obstetrícia e Ginecologia da FMUSP; Gestor do Serviço de Ginecologia do Hospital BP – A Beneficência Portuguesa de São Paulo; Presidente AAGL.

Nilson Roberto de Melo

Livre-docente em Ginecologia pela FMUSP; Presidente da SIBOMM - Sociedad Iberoamericana de Osteología y Metabolismo Mineral; Presidente da SOBRAGE – Sociedade Brasileira de Ginecologia Endócrina; Ex-Presidente da FEBRASGO e Ex-Presidente da FLASOG.

Osmar Ferreira Rangel Neto

Graduação em Medicina pela Universidade Estadual de Campinas (UNICAMP) – SP. Residência Médica em Tocoginecologia pela Universidade Estadual de Campinas (UNICAMP) – SP. Especialização em Oncologia Pélvica e Ginecológica pela Universidade Estadual de Campinas (UNICAMP) – SP. Mestrado em Oncologia Ginecológica e Mamária pela Universidade Estadual de Campinas (UNICAMP) – SP. Assistente e Preceptor da Disciplina de Oncologia Ginecológica da Escola Paulista de Medicina (EPM-Unifesp) – São Paulo – SP.

Paulo Augusto Ayroza Galvao Ribeiro

Professor Adjunto do Departamento de GO da Faculdade de Ciências Médicas da Santa Casa de São Paulo; Diretor do Departamento de Obstetrícia e Ginecologia da Santa Casa de São Paulo; Presidente da CNE em Endometriose da FEBRASGO.

Paulo Cesar Giraldo

Professor titular de Ginecologia da Universidade Estadual de Campinas – UNICAMP. Professor colaborador do departamento de tocoginecologia da Universidade Estadual de Campinas – UNICAMP.

Priscila de Almeida Barbosa

Médica pela Faculdade de Medicina da Universidade de São Paulo. Residência médica em Ginecologia e Obstetrícia pelo Hospital das Clínicas da FMUSP. Fellow em Cirurgia Ginecológica Minimamente Invasiva no Hospital BP - certificado pela AAGL.

Ricardo dos Reis

Departamento de Ginecologia Oncológica do Hospital de Câncer de Barretos; Diretor do Instituto de Ensino e Pesquisa – Área de Ensino; Coordenador da Pós-graduação Stricto Sensu em Oncologia.

Roberto Cesar Nogueira Junior

Presidente da SOGESP Regional Santos. Professor do Departamento de Ginecologia da Faculdade de Ciências Médicas de Santos/UNILUS. Doutor em Ginecologia pela UNIFESP/EPM.

Rose Luce Gomes do Amaral

Doutorado UNICAMP. Professora adjunta da Faculdade de Medicina de Jundiaí. Chefe do Ambulatório de Infecções Genitais do CAISM/UNICAMP.

Rui Alberto Ferriani

Professor Titular de Ginecologia e Obstetrícia da USP – Ribeirão Preto; Presidente CNE de Reprodução Humana da FEBRASGO; Chefe Setor Reprodução Humana HC Ribeirão Preto.

Sandra Regina Campos Teixeira

Mestre em tocoginecologia pela UNICAMP.

Sergio Brasileiro Martins

Mestre e Doutor em Ciências pela EPM-UNIFESP; Chefe do Setor de Uroginecologia e Cirurgia Vaginal da UNIFESP-EPM.

Sérgio Henrique Pires Okano

Ginecologista e Obstetra pelo Hospital das Clínicas de Ribeirão Preto da Faculdade de Medicina de Ribeirão Preto da Universidade de São Paulo (HCRP-FMRP-USP). Médico colaborador do Ambulatório de Estudos em Sexualidade Humana e Incongruência de Gênero (AESH/AING) dos HCRP-FMRP-USP. Sexologista titulado pela AMB/FEBRASGO. Mestre pela Universidade de São Paulo (USP). Professor em Universidade de Ribeirão Preto. Membro do Conselho Municipal de Atenção à Diversidade Sexual de Ribeirão Preto.

Silvia da Silva Carramao

Doutora em Medicina pela Faculdade de Ciências Médicas da Santa Casa de São Paulo (FCMSCSP) com área de concentração em Tocoginecologia. Mestre em Saúde Materno-Infantil pela Universidade de Santo Amaro (UNISA). Chefe do Setor de Uroginecologia e Cirurgia Vaginal da Irmandade de Misericórdia da Santa Casa de São Paulo. Professora assistente de Ginecologia da FCMSCSP. Revisora do International Urogynecology Journal.

Susane Mei Hwang

Mestrado em Saúde (Cirurgia) pela Faculdade de Ciências Médicas da Santa Casa de São Paulo. Médica Tocoginecologista da Maternidade Escola de Vila Nova Cachoeirinha (SP). Preceptora do Internato do curso de Medicina da Universidade Anhembi Morumbi.

Thais Villela Peterson

Médica Assistente do Setor de Uroginecologia do HC FMUSP; Fellowship de Uroginecologia pela Cleveland Clinic Flórida; Doutorado pela FMUSP.

Thiago Fortes Cabello dos Santos

Acadêmico de Medicina da Pontifícia Universidade Católica de Campinas (PUCCAMP). Bolsista FAPESP de Iniciação Científica do Departamento de Tocoginecologia da UNICAMP.

Thomas Gabriel Miklos

Mestre e doutor em ginecologia pela Santa Casa de São Paulo. Especialista em Endoscopia Ginecológica pela FEBRASGO. Professor Assistente do Setor de Infertilidade e Reprodução Assistida da Santa Casa de São Paulo. Especialista em Reprodução Assistida pela FEBRASGO. Professor de ginecologia da UNISA.

Vanessa Monteiro Sanvido Ferreira

Mastologista pela Escola Paulista de Medicina da Universidade Federal de São Paulo (EPM-UNIFESP). Mestre e Doutor em Ciências pela EPM-UNIFESP.

Virginia Celia de Carli Roncatti

Responsável pelo Setor de Reconstrução Pélvica do Hospital Heliópolis SP; Membro Diretoria UROGINAP; Membro Diretoria da Associação Latino Americana do Piso Pélvico.

Zsuzsanna Ilona Katalin de Jarmy Di Bella

Professora Adjunta Livre-docente e chefe da Disciplina de Ginecologia Geral do Departamento de Ginecologia da Escola Paulista de Medicina – UNIFESP e Assessora da Diretoria Científica da FEBRASGO.

Prefácio

Apresentamos, com muita satisfação, o terceiro volume do Manual SOGESP de Ginecologia.

Essa edição contempla os tópicos de maior discussão na especialidade, motivos de apresentações de destaque no último Congresso Paulista de Ginecologia e Obstetrícia da Sogesp. De forma prática e objetiva, os autores trazem revisões atualizadas sobre assuntos de grande relevância no dia-a-dia do ginecologista.

Buscamos nessa nova edição representar o papel da SOGESP na atualização e fonte segura do conhecimento como ferramenta para o tocoginecologista, a partir do trabalho incansável e comprometimento dos mais eminentes professores convidados.

Não poderíamos deixar de prestar justa homenagem ao idealizador desse projeto, o Professor Manoel João Batista Castello Girão. Sua rara inteligência, aliada ao ideal da disseminação do conhecimento, sentimento nobre que sempre trouxe consigo na forma mais espontânea, reflete-se com legitimidade nessa obra. Somos todos gratos aos ensinamentos, convívio e amizade do Prof. Girão e, com esse sentimento, dedicamos a ele esse trabalho.

Esperamos atingir as expectativas dos nossos colegas, desejando ótima leitura e aprendizado.

ROGÉRIO BONASSI MACHADO
Professor Associado Livre-docente do Departamento de
Tocoginecologia da Faculdade de Medicina de Jundiaí (FMJ).

Sumário

Seção 1

SANGRAMENTO UTERINO ANORMAL NA MENACME: DO DIAGNÓSTICO AO TRATAMENTO NO CONSULTÓRIO 29
▸ Mariano Tamura Vieira Gomes

Capítulo 1 Alternativas não cirúrgicas no tratamento do sangramento por adenomiose 33
▸ Mariano Tamura Vieira Gomes
▸ Gustavo Anderman Silva Barison
▸ Mariana Corinti Son

Capítulo 2 Diagnóstico diferencial 41
▸ Daniel Spadoto Dias
▸ Leonardo Vieira Elias
▸ Flavia Neves Bueloni Dias

Capítulo 3 Tratamento clínico e resultados esperados no sangramento por leiomiomatose 53
▸ Eduardo Zlotnik
▸ Fernanda de Almeida Asencio
▸ Carolina da Rocha Resende

Capítulo 4 Tratamento do sangramento por disfunção ovulatória e de causa endometrial.............................. 65
▸ Carolina Sales Vieira

Capítulo 5 Tratamento do sangramento por pólipo endometrial na menacme: quando encaminhar para retirar? 75
▸ Helizabet Salomao Abdalla Ayroza Ribeiro
▸ Adolpho Roberto Kelm Junior
▸ Paulo Augusto Ayroza Galvao Ribeiro

Seção 2

ATUALIZAÇÃO EM DIVERSIDADE SEXUAL PARA O GINECOLOGISTA GERAL 81
▶ Ivaldo da Silva

Capítulo 6   Anticoncepção: quem precisa? 83
▶ Carlos Tadayuki Oshikata

Capítulo 7   Como abordar a vítima de violência sexual 89
▶ Andre Luiz Malavasi Longo de Oliveira

Capítulo 8   Como fazer o acolhimento? 97
▶ Ana Paula Avritscher Beck
▶ Emmanuel Nasser Vargas Araujo de Assis

Capítulo 9   Conceitos essenciais em diversidade sexual 103
▶ Carmita Helena Najjar Abdo

Capítulo 10   Quando encaminhar o paciente da diversidade sexual para o especialista? 111
▶ Sergio Henrique Pires Okano
▶ Giordana Campos Braga

Seção 3

COMORBIDADES NA MULHER CLIMATÉRICA 123
▶ Nilson Roberto de Melo

Capítulo 11   Osteoporose 127
▶ Marcelo Luis Steiner
▶ Luciano de Melo Pompei
▶ Cesar Eduardo Fernandes

Capítulo 12   Síndrome geniturinária...149
▶ Jorge Nahas Neto
▶ Eliana Aguiar Petri Nahas

Capítulo 13   Síndrome metabólica...159
▶ Cesar Eduardo Fernandes
▶ Luciano de Melo Pompei
▶ Marcelo Luis Steiner

Capítulo 14   Transtornos do humor..167
▶ Joel Renno Junior

Seção 4

ABORDAGEM PRÁTICA DAS PACIENTES COM ENDOMETRIOSE **173**
▶ Mauricio Simões Abrão

Capítulo 15 Como fazer o tratamento e o seguimento clínico
da endometriose 175
▶ Cassiana Rosa Galvao Giribela

Capítulo 16 Desfechos obstétricos: cuidados no pré-natal e no parto
em pacientes com endometriose..179
▶ Julio Cesar Rosa e Silva
▶ Ana Carolina Tagliatti Zani Mantovi
▶ Julia Kefalas Troncon

Capítulo 17 Indicações de preservação da fertilidade na endometriose............185
▶ Rui Alberto Ferriani

Capítulo 18 Tratamento cirúrgico: indicações e limites na endometriose..........191
▶ Mauricio Simões Abrão
▶ Priscila de Almeida Barbosa
▶ Marina de Paula Andres Amaral

Capítulo 19 Endometriose: quando suspeitar e como diagnosticar 201
▶ Eduardo Schor
▶ Alexander Kopelman

Seção 5

ESTRATÉGIA BRASILEIRA PARA ACELERAR A ELIMINAÇÃO
DO CÂNCER DO COLO DO ÚTERO **207**
▶ Claudio Marcellini

Capítulo 20 Cobertura e desafios do programa brasileiro
de vacinação para HPV 211
▶ Julio Cesar Teixeira
▶ Cecilia Maria Roteli Martins
▶ Diama Bhadra Andrade Peixoto do Vale

Capítulo 21 Estratégia global para acelerar a eliminação do câncer
do colo do útero, como problema de saúde pública 217
▶ Jesus Paula Carvalho

Capítulo 22 Rastreamento do câncer do colo do útero no Brasil 221
▶ Júlio César Possati Resende

Capítulo 23 Tratamento das lesões precursoras do câncer do colo do útero.....235
▶ Diama Bhadra Andrade Peixoto do Vale
▶ Larissa Nascimento Gertrudes
▶ Hisa Matsumoto Videira

Manual de Genecologia da SOGESP

Capítulo 24 Tratamento do carcinoma invasor do colo do útero.........................249
  ▶ Ricardo dos Reis

Seção 6

PÉROLAS DO ATENDIMENTO GINECOLÓGICO NA ADOLESCÊNCIA...............259
  ▶ José Alcione Macedo Almeida

Capítulo 25 Abordagem do Sangramento Uterino Anormal..............................263
  ▶ Roberto Cesar Nogueira Junior

Capítulo 26 Aspectos diagnósticos da Síndrome dos Ovários Policísticos..........271
  ▶ Jose Maria Soares Junior
  ▶ Maria Candida Pinheiro Baracat
  ▶ Edmund Chada Baracat

Capítulo 27 Como abordar a dismenorreia..281
  ▶ Cristina Laguna Benetti-Pinto
  ▶ Gabriela Pravatta Rezende
  ▶ Daniela Angerame Yela Gomes

Capítulo 28 Indução de caracteres sexuais secundários no hipogonadismo......291
  ▶ Marcos Felipe Silva de Sa

Capítulo 29 Tratamento dermatológico da acne...301
  ▶ Marco Alexandre Dias da Rocha

Seção 7

"UPDATE" INFERTILIDADE CONJUGAL..307
  ▶ Joji Ueno

Capítulo 30 Análise crítica da reserva ovariana, AMH sempre?.........................311
  ▶ Thomas Gabriel Miklos
  ▶ Luiz Eduardo Trevisan de Albuquerque

Capítulo 31 Avanços nas técnicas laboratoriais em reprodução assistida..........319
  ▶ Eduardo Leme Alves da Motta

Capítulo 32 Estímulo da ovulação no consultório
(CC, Letrozol, Gonadotrofinas)..327
  ▶ Carlos Roberto Izzo

Capítulo 33 O papel do ginecologista na reprodução assistida..........................335
  ▶ Aristides Manoel dos Santos Bragheto
  ▶ Larissa Fioretti Achitti

Capítulo 34 SOP: diagnóstico e conduta na infertilidade...................................341
  ▶ Leopoldo de Oliveira Tso
  ▶ Cristiano Eduardo Busso

Seção 8

NOVIDADES NO TRATAMENTO DO CÂNCER DE MAMA..............................345
▸ Afonso Celso Pinto Nazario

Capítulo 35 Avanços recentes no tratamento sistêmico do câncer de mama....349
▸ Daniel Guimaraes Tiezzi
▸ Franklin Fernandes Pimentel

Capítulo 36 Espessamento endometrial nas pacientes tomando tamoxifeno.
O que fazer?..359
▸ Caetano da Silva Cardial

Capítulo 37 O que há de novo no tratamento cirúrgico?...................................365
▸ Vanessa Monteiro Sanvido Ferreira

Capítulo 38 Posso indicar terapia hormonal nas pacientes com câncer
de mama?..373
▸ Jose Roberto Filassi
▸ Bruna Salani Mota
▸ Ana Maria Massad Costa

Capítulo 39 Quais os diferentes tipos moleculares de câncer de mama
e importância prognóstica?...383
▸ Cesar Cabello dos Santos
▸ Thiago Fortes Cabello dos Santos
▸ Sandra Regina Campos Teixeira

Seção 9

ATUALIZAÇÃO EM INFECÇÕES GENITAIS 389
▸ Iara Moreno Linhares

Capítulo 40 Candidíase recidivante: tem cura?...393
▸ Iara Moreno Linhares
▸ Mariana Camargo Guimaraes Forghieri

Capítulo 41 Como abordar os corrimentos de causa não infecciosa?...............401
▸ Joana Froes Braganca Bastos
▸ Osmar Ferreira Rangel Neto

Capítulo 42 Como diagnosticar e tratar a infecção por gonococo e clamídia 413
▸ Helena Patricia Donovan Giraldo Souza
▸ Paulo Cesar Giraldo
▸ Rose Luce Gomes do Amaral

Capítulo 43 Implicações e tratamento da vaginose bacteriana recorrente........421
▸ Fernando Sansone Rodrigues

Manual de Ginecologia da SOGESP

Capítulo 44 Micoplasmas: há necessidade de tratamento? 431
- Andréa da Rocha Tristão
- Camila Marcon
- Marcia Guimarães da Silva

Seção 10

CONDUTAS CONSOLIDADAS EM UROGINECOLOGIA 443
- Sergio Brasileiro Martins

Capítulo 45 Condutas consolidadas em uroginecologia na infecção urinária 447
- Aparecida Maria Pacetta
- Luciana Pistelli Gomes Freitas
- Thais Villela Peterson

Capítulo 46 Condutas consolidadas em uroginecologia na
síndrome da bexiga hiperativa 467
- Marair Gracio Ferreira Sartori
- Zsuzsanna Ilona Katalin de Jarmy Di Bella
- Sergio Brasileiro Martins

Capítulo 47 Condutas consolidadas em uroginecologia na
síndrome dolorosa vesical 475
- Silvia da Silva Carramao
- Susane Mei Hwang
- Antonio Pedro Flores Auge

Capítulo 48 Condutas consolidadas em uroginecologia na
síndrome geniturinária da pós-menopausa 483
- Virginia Celia de Carli Roncatti
- Ana Paula Pereira Ract
- Juliana Goncalves Yogolare

Capítulo 49 Condutas consolidadas em uroginecologia nas
malformações urogenitais 489
- Claudia Cristina Takano Novoa
- Sergio Brasileiro Martins

Seção 11

DOENÇA CARDIOVASCULAR NO CLIMATÉRIO 495
- Ivaldo da Silva
- Camilla Correia Parente Salmeron

Capítulo 50 Doença cardiovascular no climatério 497
- Ivaldo da Silva
- Camilla Correia Parente Salmeron

Seção **1**

SANGRAMENTO UTERINO ANORMAL NA MENACME: DO DIAGNÓSTICO AO TRATAMENTONO CONSULTÓRIO

1 Alternativas não cirúrgicas no tratamento do sangramento por adenomiose 33

2 Diagnóstico diferencial........................ 41

3 Tratamento clínico e resultados esperados no sangramento por leiomiomatose............................. 53

4 Tratamento do sangramento por disfunção ovulatória e de causa endometrial............................. 65

5 Tratamento do sangramento por pólipo endometrial na menacme: quando encaminhar para retirar? 75

SANGRAMENTO UTERINO ANORMAL NA MENACME: DO DIAGNÓSTICO AO TRATAMENTO NO CONSULTÓRIO

▶ Mariano Tamura Vieira Gomes*

INTRODUÇÃO

Define-se sangramento uterino anormal (SUA) como todo sangramento patológico proveniente do útero, no que diz respeito à regularidade, intensidade do fluxo, frequência ou duração, excluindo-se aqueles de origem obstétrica. Aproximadamente um terço de todas as mulheres vão apresentar SUA ao longo da vida reprodutiva, sendo uma anormalidade muito comum nos primeiros anos após a menarca e na perimenopausa[1]. O ciclo menstrual normal tem um intervalo de 24 a 38 dias, com fluxo de 3 a 7 dias e volume menstrual de 5 a 80 ml de perda sanguínea. Variações em qualquer um desses parâmetros já constitui sangramento uterino anormal[2]. Trata-se de um diagnóstico sindrômico muito prevalente na prática clínica diária[1], sendo frequente no consultório ginecológico, em atendimentos nas Unidades Básicas de Saúde e, quando agudo ou intenso, em Unidades de Pronto-Atendimento e Urgências Médicas.

Na maior parte dos casos, o SUA é de pequena intensidade, não impactando expressivamente o estado geral das pacientes. Porém, em algumas situações, pode gerar repercussão hemodinâmica aguda, a ponto de haver casos extremos em que procedimentos radiointervencionistas ou cirúrgicos são necessários, até mesmo com histerectomia. Nos casos crônicos, a perda sanguínea excessiva também pode gerar verdadeiros transtornos na qualidade de vida da paciente, não só devido ao constrangimento de sangramentos inesperados ao longo do dia, com trocas frequentes de absorventes, como também pela repercussão clínica, com quadros anêmicos de grau moderado a grave[3].

O manejo do SUA deve sempre considerar fatores como a sua etiologia e a faixa etária da paciente. Uma história detalhada e um exame físico minucioso devem ser realizados e todo ginecologista precisa estar familiarizado e atento ao padrão normal de menstruação e suas alterações, assim como com a propedêutica investigativa do SUA. Neste sentido, o uso do acrônimo PALM COEIN tem grande utilidade na distinção das etiologias do SUA, distinguindo o sangramento de origem estrutural, causado por alterações anatômicas do útero, do de

---

* Coordenador do Setor de Doenças Benignas do Útero da Escola Paulista de Medicina / UNIFESP - Supervisor de Residência em GO e Coordenador da Pós-Graduação em Cirurgia Robótica do Hospital Israelita Albert Einstein - Vice-presidente da CNE de Endoscopia Ginecológica da FEBRASGO.

causas não estruturais, anteriormente chamadas de *disfuncionais*[4]. As condutas terapêuticas são diversas e baseiam-se no diagnóstico etiológico, desejo reprodutivo, tratamentos prévios e comorbidades, entre outros fatores[5].

A seguir, estão apresentadas atualizações sobre o SUA, em especial no que diz respeito aos diagnósticos diferenciais, aspectos e características relevantes de acordo com a etiologia e tratamento possível no consultório ou ambulatório.

REFERÊNCIAS BIBLIOGRÁFICAS

1. Whitaker L, Critchley HO. Abnormal uterine bleeding. Best Pract Res Clin Obstet Gynaecol. 2016 Jul;34:54-65. [PMC free article] [PubMed].

2. Fraser IS, Critchley HO, Munro MG, Broder M. Can we achieve international agreement on terminologies and definitions used to describe abnormalities of menstrual bleeding? Hum Reprod. 2007 Mar;22(3):635-43. [PubMed].

3. Liu Z, Doan QV, Blumenthal P, Dubois RW. A systematic review evaluating health-related quality of life, work impairment, and health-care costs and utilization in abnormal uterine bleeding. Value Health. 2007 May-Jun;10(3):183-94. [PubMed].

4. Munro MG, Critchley HOD, Fraser IS., FIGO Menstrual Disorders Committee. The two FIGO systems for normal and abnormal uterine bleeding symptoms and classification of causes of abnormal uterine bleeding in the reproductive years: 2018 revisions. Int J Gynaecol Obstet. 2018 Dec;143(3):393-408. [PubMed].

5. ACOG committee opinion no. 557: Management of acute abnormal uterine bleeding in nonpregnant reproductive-aged women. Obstet Gynecol. 2013 Apr;121(4):891-896. [PubMed].

Alternativas não cirúrgicas no tratamento do sangramento por adenomiose

capítulo 1

▶ Mariano Tamura Vieira Gomes*
▶ Gustavo Anderman Silva Barison**
▶ Mariana Corinti Son***

INTRODUÇÃO

A adenomiose é uma doença ginecológica benigna que consiste na presença de estroma e glândulas endometriais no miométrio, gerando uma condição de hipertrofia do miométrio circundante e aumento do volume uterino. Sua prevalência varia amplamente de 5% a 70% e sua associação com sangramento uterino anormal (SUA) não é incomum[1]. Cerca de um terço das pacientes são assintomáticas, mas aquelas que apresentam sintomas podem ter dismenorreia em 25% dos casos e sangramento intenso e prolongado em 60% dos casos[1,2].

Embora seu diagnóstico frequentemente seja anatomopatológico, após histerectomia de mulheres multíparas, com mais de 40 anos, que apresentam dor pélvica e menstruação intensa, recentemente o cenário epidemiológico da adenomiose tem mudado. A doença tem sido cada vez mais diagnosticada em mulheres jovens com queixas álgicas e menstruais, além de infertilidade

---

* Coordenador do Setor de Doenças Benignas do Útero da Escola Paulista de Medicina / UNIFESP - Supervisor de Residência em GO e Coordenador da Pós-Graduação em Cirurgia Robótica do Hospital Israelita Albert Einstein - Vice-presidente da CNE de Endoscopia Ginecológica da FEBRASGO.
** Graduação em Medicina pela UNIFESP-EPM. Residência Médica pela UNIFESP-EPM. Especialização em Endoscopia Ginecológica pelo IAMSPE. Certificação em Cirurgia Robótica pela Intuitive Surgical. Doutorando do Setor de Mioma da UNIFESP-EPM.
*** Graduação em Medicina e Residência Médica em Ginecologia e Obstetrícia pela Universidade Federal de São Paulo (UNIFESP-EPM). Pós-graduanda do Setor de Mioma e Doenças Benignas do Útero do Departamento de Ginecologia da UNIFESP-EPM. Médica do grupo de Endoscopia Ginecológica do Hospital Israelita Albert Einstein (HIAE).

ou mesmo assintomática, graças à maior qualidade e sensibilidade dos exames de imagem, como a ultrassonografia transvaginal e a ressonância magnética[3]. A adenomiose é atualmente encontrada como achado de exame em 20% a 25% das mulheres inférteis[4].

Por vezes, o sangramento e a dor podem ser tão intensos a ponto de repercutir negativamente na qualidade de vida da paciente, sendo então necessária a introdução de algum tratamento.

A adenomiose pode ser classificada em dois tipos histológicos, definidos por exame de imagem: adenomiose difusa e adenomiose focal (ou adenomioma).

DIAGNÓSTICO

O diagnóstico inicia-se com a história clínica da paciente e a avaliação das queixas típicas; porém, exames complementares de imagem podem ser úteis. Dentre eles, a ultrassonografia e a ressonância magnética se destacam, tendo a última maior sensibilidade e especificidade.

TRATAMENTO

O tratamento para adenomiose está indicado para pacientes sintomáticas, com prejuízo da sua qualidade de vida. Para escolha do tratamento, deve-se levar em consideração múltiplos fatores, dentre eles: idade, sintomas, futuro reprodutivo e desejo de manter o útero. Na paciente com desejo reprodutivo e naquela que busca manter o órgão, opta-se pelo controle dos sintomas com medicação.

Vale ressaltar que não há medicação desenvolvida especificamente para adenomiose e sua terapêutica sintomática se faz seguindo os princípios e modelos da endometriose, cuja etiopatogenia pode ser considerada semelhante[5].

O tratamento cirúrgico definitivo da adenomiose é a histerectomia[6]. Entretanto, para as pacientes sintomáticas que não optam pela retirada do útero, existem alternativas para controle da doença. Dentre elas, destacamos o tratamento medicamentoso, que será apresentado em detalhes neste capítulo, o tratamento conservador cirúrgico minimamente invasivo (CMI), além do tratamento radiointervencionista (RI).

Como tratamento CMI, temos a opção da *uterine-sparing resection*, que se trata da ressecção de tecido miometrial que engloba a maior parte dos focos de adenomiose, objetivando a conservação do útero; no entanto, ainda com dados escassos na literatura quanto à reprodutibilidade e aos desfechos perinatais.

As opções de tratamento radiointervencionista são: embolização de artérias uterinas, ablação por radiofrequência e ultrassom focado de alta intensidade (HIFU – *high intensity focused ultrasound*). Nenhum deles, entretanto, tem indicação formal para adenomiose, ao contrário do que acontece nos leiomiomas, sendo até o momento considerados tratamentos de exceção, até que novos estudos venham a confirmar sua eficácia na adenomiose[3].

Tratamento Não Cirúrgico

O tratamento não cirúrgico padrão para o sangramento uterino anormal decorrente da adenomiose é farmacológico, podendo ser hormonal ou não hormonal[7,8].

Tratamento Não Hormonal

O ácido tranexâmico é um medicamento antifibrinolítico inicialmente utilizado em situações de trauma, mas que teve seu uso consagrado no controle do SUA, tanto por causas estruturais quanto não estruturais. Para a adenomiose, não é diferente, havendo redução do sangramento em 26%-54% dos casos[8].

Outra alternativa para controle do sangramento é o uso de anti-inflamatórios não esteroidais (AINEs). Essa classe de medicamentos reduz os níveis de prostaglandinas no tecido endometrial, acarretando melhora da dor e do sangramento em 10% a 52% dos casos[9]. Recomenda-se começar seu uso de 1 a 2 dias antes do início da menstruação, justamente para inibir a cascata inflamatória. No entanto, apesar de serem uma boa alternativa, os AINEs são menos eficazes no controle do sangramento em comparação com o ácido tranexâmico e os métodos hormonais[8].

Tratamento Hormonal

Existem diversas opções de tratamento hormonal para o sangramento uterino anormal proveniente da adenomiose[10]. São elas:

- Contraceptivos combinados (orais, adesivo, anel, injetável)

- Progestagênios

- Sistema intrauterino liberador de levonorgestrel (SIU-LNG)

- Dienogeste

- Danazol

- Análogos do GnRH (a-GnRH)

- Inibidores da aromatase

- Moduladores seletivos do receptor de progesterona (SPRM)

Os contraceptivos combinados, ou seja, compostos de estrogênio e progestagênio, são eficazes na redução do fluxo menstrual na posologia de uso contínuo, uma vez que a paciente em amenorreia mantém uma estabilidade endometrial e não sofre o estímulo de contração miometrial. Além disso, a decidualização endometrial também alivia a dismenorreia. De maneira geral, dois terços das pacientes ficam satisfeitas com o uso dos contraceptivos combinados, seja de uso oral, injetável, adesivo ou anel vaginal[11].

A ação dos progestagênios isolados envolve, além da decidualização, a subsequente atrofia endometrial. As evidências, entretanto, são limitadas para apoiar o uso do progestagênio isolado para tratar SUA e dor associados à adenomiose, diferentemente do que ocorre com a endometriose. Ensaios clínicos randomizados avaliando a qualidade de vida tiveram, curiosamente, uma alta taxa de desistência[12] e, por isso, mais estudos devem ser feitos para esclarecer essa associação e a eficácia terapêutica.

O sistema intrauterino liberador de levonorgestrel (SIU-LNG) é método de primeira linha na categoria não cirúrgica, com resultados semelhantes aos da histerectomia, tanto no quesito de incremento da hemoglobina, quanto na satisfação global das pacientes[13]. Um ensaio clínico randomizado que comparou histerectomia e SIU-LNG mostrou que o SIU-LNG foi responsável por redução do volume uterino, melhora da dor e da qualidade de vida, além de aumento dos níveis de hemoglobina em 6 meses e 1 ano, com satisfação global de 72% das pacientes[13].

Já o dienogeste é um progestagênio pouco utilizado para controle do sangramento em si, sendo mais indicado para o tratamento da dismenorreia. Por se tratar de uma progestagênio isolado, sabe-se que a frequência de escapes pode ser maior, logo, ensaios clínicos que mostram seu uso na adenomiose excluíram pacientes com anemia ou SUA[14], limitando nosso conhecimento a respeito.

O danazol é um composto derivado da testosterona. Tem fortes propriedades antigonadotróficas e tem sido utilizado como um tratamento para adenomiose e SUA[15]. Ele pode atuar diretamente no tecido endometriótico in vitro para inibir a síntese de DNA e induzir a apoptose. A experiência com o uso de terapia sistêmica com danazol em pacientes com adenomiose é limitada, devido aos seus efeitos adversos, como ganho de peso, cãibras, acne, hirsutismo, aumento das enzimas hepáticas, sintomas vasomotores, mudanças de humor, depressão e virilização da voz. Entretanto, a administração do composto via sistema intrauterino e anel vaginal em estudos recentes vêm mostrando resultados promissores, com menos efeitos colaterais[16,17].

Os análogos de GnRH inativam temporariamente os ovários e os efeitos do hipogonadismo subsequente geram redução do volume uterino, amenorreia e consequente alívio da dismenorreia. Por outro lado, os efeitos colaterais dessa medicação, tais como fogachos e síndrome vasomotora, atrofia genital, instabilidade do humor e redução de massa óssea, tornam seu uso prolongado potencialmente maléfico. A possível influência negativa na saúde cardiovascular pode ser gerenciada com a "terapia adicional" (*add-back therapy*) com estrogênio. Gosserrelina, leuprorrelina e triptorrelina são as alternativas mais usadas na prática clínica, porém com maiores evidências no tratamento da endometriose[18].

O aumento da atividade da aromatase foi detectado no tecido adenomiótico e fornece uma justificativa biológica para o tratamento com inibidores. A inibição dessa enzima poderia potencialmente resultar em um estado hipoestrogênico localizado, com melhora subsequente dos sintomas.

No entanto, existem dados clínicos muito limitados sobre os inibidores da aromatase (IAs) e sua eficácia no tratamento de sangramento menstrual intenso, dor pélvica e dismenorreia. Um pequeno estudo clínico investigou a eficácia dos IAs para o manejo de adenomiose, sangramento e dor pélvica. O letrozol (2,5 mg por dia, durante 12 semanas) reduziu subjetivamente o sangramento menstrual intenso (60,0%), a dor pélvica crônica (83,3%) e a dismenorreia (57,1%) na maioria das mulheres[19].

Os moduladores seletivos do receptor de progesterona (SPRMs), incluindo o acetato de ulipristal e a mifepristona, foram estudados no tratamento da adenomiose e mostraram melhora do sangramento menstrual intenso, mas com resultados variados com relação à dismenorreia[20,21]. O acetato de ulipristal (5 mg por dia, por 12 semanas) em mulheres com adenomiose e coexistência de miomas uterinos sintomáticos resultaram em uma redução do sangramento intenso para sangramento controlado em 90,2% da coorte[22]. Entretanto, mais estudos ainda são necessários para avaliar a segurança do seu uso, devido a relatos recentes de lesão hepática grave, inclusive com casos de falência hepática[23].

Novas linhas de tratamento também estão sendo estudadas, como os agonistas dopaminérgicos e os antagonistas de ocitocina.

A bromocriptina, um agonista dopaminérgico, mostrou melhora do sangramento menstrual intenso e da dismenorreia associados à adenomiose pela redução dos níveis de prolactina que, quando elevados, foram associados ao desenvolvimento da doença[24-27].

A superexpressão de receptores de ocitocina foi demonstrada em úteros com adenomiose, e esse aumento se relacionou com dismenorreia e SUA. Dadas tais descobertas, o epelsiban, um antagonista seletivo do receptor de ocitocina, foi desenvolvido para o tratamento de adenomiose, demonstrando segurança e tolerabilidade em um ensaio clínico de fase I[28].

CONSIDERAÇÕES FINAIS / CONCLUSÕES

Em resumo, existem alternativas diversas para o tratamento não cirúrgico do SUA relacionado à adenomiose, apesar de alguns tratamentos hormonais ainda apresentarem dados limitados sobre seu efeito na doença, além de não haver uma medicação com foco específico na adenomiose.

Dentre as opções hormonais, o SIU-LNG parece ser a primeira linha no controle do sangramento e da dismenorreia. Além disso, o dienogeste se mostrou superior aos COCs no controle da dismenorreia, apesar de apresentar piores resultados no controle do sangramento, devido aos escapes mais frequentes.

Os análogos de GnRH, apesar de efetivos ao gerarem amenorreia, podem ser considerados terapia de segunda linha, em virtude da sua ação hipoestrogênica, que limita o uso a longo prazo, com efeitos adversos prejudiciais principalmente no que diz respeito à redução da densidade mineral óssea, assim como piora em alguns domínios de qualidade de vida.

São ainda necessários mais estudos com inibidores da aromatase, moduladores seletivos da prolactina e da ocitocina e agonistas dopaminérgicos.

REFERÊNCIAS BIBLIOGRÁFICAS

1. Taran FA, Stewart EA, Brucker S. Adenomyosis: Epidemiology, Risk Factors, Clinical Phenotype and Surgical and Interventional Alternatives to Hysterectomy. Geburtshilfe Frauenheilkd. 2013 Sep;73(9):924-31.
2. Peric H, Fraser IS. The symptomatology of adenomyosis. Best Pract Res Clin Obstet Gynaecol. 2006 Aug;20(4):547-55.
3. Vannuccini S, Petraglia F. Recent advances in understanding and managing adenomyosis. F1000Res [Internet]. 2019 Mar 13;8. Available from: http://dx.doi.org/10.12688/f1000research.17242.1
4. Puente JM, Fabris A, Patel J, Patel A, Cerrillo M, Requena A, et al. Adenomyosis in infertile women: prevalence and the role of 3D ultrasound as a marker of severity of the disease. Reprod Biol Endocrinol. 2016 Sep 20;14(1):60.
5. Vannuccini S, Luisi S, Tosti C, Sorbi F, Petraglia F. Role of medical therapy in the management of uterine adenomyosis. Fertil Steril. 2018 Mar;109(3):398-405.
6. Quality USD of HAHSAFHRA, US Department of Health and Human Services; Agency for Healthcare Research and Quality. New study indicates that hysterectomy leads to better outcomes and greater patient satisfaction than medicine for abnormal uterine bleeding [Internet]. PsycEXTRA Dataset. 2004. Available from: http://dx.doi.org/10.1037/e428062005-001.
7. Marjoribanks J, Lethaby A, Farquhar C. Surgery versus medical therapy for heavy menstrual bleeding. Cochrane Database Syst Rev. 2016 Jan 29;(1):CD003855.
8. Matteson KA, Rahn DD, Wheeler TL 2nd, Casiano E, Siddiqui NY, Harvie HS, et al. Nonsurgical management of heavy menstrual bleeding: a systematic review. Obstet Gynecol. 2013 Mar;121(3):632-43.
9. Bofill Rodriguez M, Lethaby A, Farquhar C. Non-steroidal anti-inflammatory drugs for heavy menstrual bleeding. Cochrane Database Syst Rev. 2019 Sep 19;9:CD000400.
10. Abbott JA. Adenomyosis and Abnormal Uterine Bleeding (AUB-A) – Pathogenesis, diagnosis, and management [Internet]. Vol. 40, Best Practice & Research Clinical Obstetrics & Gynaecology. 2017. p. 68–81. Available from: http://dx.doi.org/10.1016/j.bpobgyn.2016.09.006.

11. Vercellini P, Viganò P, Somigliana E, Fedele L. Endometriosis: pathogenesis and treatment. Nat Rev Endocrinol. 2014 May;10(5):261-75.

12. Angioni S, Cofelice V, Sedda F, Loi E, Multinu F, Pontis A, et al. Progestins for Symptomatic Endometriosis: Results of Clinical Studies [Internet]. Vol. 10, Current Drug Therapy. 2015. p. 91–104. Available from: http://dx.doi.org/10.2174/1574885510021512221600051.

13. Ozdegirmenci O, Kayikcioglu F, Akgul MA, Kaplan M, Karcaaltincaba M, Haberal A, et al. Comparison of levonorgestrel intrauterine system versus hysterectomy on efficacy and quality of life in patients with adenomyosis. Fertil Steril. 2011 Feb;95(2):497-502.

14. Osuga Y, Fujimoto-Okabe H, Hagino A. Evaluation of the efficacy and safety of dienogest in the treatment of painful symptoms in patients with adenomyosis: a randomized, double-blind, multicenter, placebo-controlled study. Fertil Steril. 2017 Oct;108(4):673-8.

15. Barbieri RL. Danazol: molecular, endocrine, and clinical pharmacology. Prog Clin Biol Res. 1990;323:241-52.

16. Cobellis L, Razzi S, Fava A, Severi FM, Igarashi M, Petraglia F. A danazol-loaded intrauterine device decreases dysmenorrhea, pelvic pain, and dyspareunia associated with endometriosis [Internet]. Vol. 82, Fertility and Sterility. 2004. p. 239–40. Available from: http://dx.doi.org/10.1016/j.fertnstert.2003.11.058.

17. Mais V, Cossu E, Angioni S, Piras B, Floris L, Melis GB. Abnormal uterine bleeding: medical treatment with vaginal danazol and five-year follow-up. J Am Assoc Gynecol Laparosc. 2004 Aug;11(3):340-3.

18. Fedele L, Bianchi S, Frontino G. Hormonal treatments for adenomyosis. Best Pract Res Clin Obstet Gynaecol. 2008 Apr;22(2):333-9.

19. Badawy AM, Elnashar AM, Mosbah AA. Aromatase inhibitors or gonadotropin-releasing hormone agonists for the management of uterine adenomyosis: a randomized controlled trial [Internet]. Vol. 91, Acta Obstetricia et Gynecologica Scandinavica. 2012. p. 489–95. Available from: http://dx.doi.org/10.1111/j.1600-0412.2012.01350.x.

20. Bouchard P, Chabbert-Buffet N, Fauser BCJM. Selective progesterone receptor modulators in reproductive medicine: pharmacology, clinical efficacy and safety. Fertil Steril. 2011 Nov;96(5):1175-89.

21. Chabbert-Buffet N, Meduri G, Bouchard P, Spitz IM. Selective progesterone receptor modulators and progesterone antagonists: mechanisms of action and clinical applications. Hum Reprod Update. 2005 May;11(3):293-307.

22. Gracia M, Alcalà M, Ferreri J, Rius M, Ros C, Saco MA, et al. Ulipristal Acetate Improves Clinical Symptoms in Women with Adenomyosis and Uterine Myomas. J Minim Invasive Gynecol. 2018 Nov;25(7):1274-80.

23. Mahase E. Uterine fibroid drug is recalled after case of liver failure requiring transplant prompts EU review. BMJ. 2020 Mar 18;368:m1112.

24. Gellersen B, Bonhoff A, Hunt N, Bohnet HG. Decidual-type prolactin expression by the human myometrium. Endocrinology. 1991 Jul;129(1):158-68.

25. Yamashita M, Matsuda M, Mori T. Increased expression of prolactin receptor mRNA in adenomyotic uterus in mice. Life Sci. 1997;60(17):1437-46.

26. Stewart EA, Jain P, Penglase MD, Friedman AJ, Nowak RA. The myometrium of postmenopausal women produces prolactin in response to human chorionic gonadotropin and alpha-subunit in vitro. Fertil Steril. 1995 Nov;64(5):972-6.

27. Andersson JK, Khan Z, Weaver AL, Vaughan LE, Gemzell-Danielsson K, Stewart EA. Vaginal bromocriptine improves pain, menstrual bleeding and quality of life in women with

adenomyosis: A pilot study. Acta Obstet Gynecol Scand. 2019 Oct;98(10):1341-50.

28. Mahar KM, Enslin MB, Gress A, Amrine-Madsen H, Cooper M. Single – and Multiple-Day Dosing Studies to Investigate High-Dose Pharmacokinetics of Epelsiban and Its Metabolite, GSK2395448, in Healthy Female Volunteers. Clin Pharmacol Drug Dev. 2018 Jan;7(1):33-43.

capítulo 2

Diagnóstico diferencial

> Daniel Spadoto Dias*
> Leonardo Vieira Elias**
> Flavia Neves Bueloni Dias***

INTRODUÇÃO

O sangramento uterino anormal (SUA) é definido como uma perda menstrual excessiva, caracterizada por diferentes padrões que podem variar em volume, duração, intervalo e frequência. Comumente está associado a repercussões físicas, emocionais, sociais e materiais, podendo interferir diretamente na qualidade de vida das mulheres[1-4]. Há evidências indicando que as repercussões negativas estão frequentemente associadas às perdas menstruais maiores que 80 mL por ciclo[1]. Entretanto, a determinação objetiva do sangramento menstrual é difícil de ser realizada na prática clínica, sendo que a definição quanto ao impacto na qualidade de vida pode substituir a avaliação objetiva do sangramento como critério diagnóstico[1,3].

Sua prevalência é bastante variável entre 3% e 30% das mulheres em idade reprodutiva. As razões para este amplo espectro de estimativas estão relacionadas à idade (sendo maior entre as adolescentes e em mulheres na

---

* Professor Assistente Doutor do Departamento de Ginecologia e Obstetrícia da Faculdade de Medicina de Botucatu, Universidade Estadual Paulista Júlio de Mesquita Filho – FMB/Unesp. Responsável pelos Setores de Oncoginecologia, Endoscopia Ginecológica & Planejamento Familiar do Hospital das Clínicas da FMB/UNESP.

** Graduado pela Universidade de Ribeirão Preto - UNAERP (2007). Residência Médica em Ginecologia e Obstetrícia (2011) e Especialização em Endoscopia Ginecológica (2013) pela Faculdade de Medicina de Botucatu - UNESP. Título de Certificado de Atuação em Endoscopia Ginecológica pela FEBRASGO. Mestre em Tocoginecologia pela Faculdade de Medicina de Botucatu - UNESP (2014).

*** Mestre e Doutora em Ginecologia pela UNESP; Especializada em Endoscopia Ginecológica pelo Hospital Pérola Byington e pelo Centro Hospitalar e Universitário de Clermont-Ferrand, França. Atua nos Ambulatórios de Especialidades do HC-FMB/UNESP: Climatério e Menopausa, Contracepção e Endoscopia Ginecológica.

quinta década de vida), com o país de origem, com a forma de avaliação do sangramento e critérios diagnósticos[5-8]. Quando outros sintomas além do sangramento menstrual intenso são considerados, particularmente relacionados ao sangramento irregular e intermenstrual, a prevalência pode atingir mais de 35% desta população[4,8]. Além do mais, a avaliação subjetiva ou autorrelato, que incluem o impacto global na qualidade de vida, associam-se a taxas de prevalência mais elevadas quando comparadas às avaliações objetivas. De maneira geral, estima-se que aproximadamente um terço das mulheres serão afetadas em algum momento de suas vidas[4,5,9].

Ainda existem fatores que limitam o reconhecimento dessa condição tanto pelos profissionais de saúde quanto pelas mulheres afetadas[1,3]. A falta de conhecimento e a presença de ideias equivocadas acabam por limitar o acesso a um tratamento adequado. Entre os profissionais da saúde, os principais obstáculos são a avaliação quantitativa e qualitativa do volume menstrual e a acurácia das informações obtidas através das pacientes. Por sua vez, fatores culturais e falta de informações apropriadas ao contexto representam as principais barreiras para o reconhecimento do SUA pelas mulheres[3]. Trata-se de uma condição desafiadora tanto para as mulheres afetadas quanto para os profissionais de saúde, no que se refere ao diagnóstico e tratamento. Importante ressaltar as evidências disponíveis que sugerem que até metade das mulheres afetadas não procuram atendimento médico, mesmo que tenham acesso a um profissional de saúde[4,7]. Tal observação pode igualmente justificar a elevada variação na taxa de prevalência do SUA, acima relatada.

As manifestações variam de modesta a grave perturbação da produtividade no trabalho e da qualidade de vida, podendo apresentar um significativo impacto negativo e estar associado com elevados custos econômicos diretos e indiretos[5,10]. O SUA durante a menacme pode ocorrer de maneira isolada ou estar associado a outros sintomas e afeta em muitos casos o bem-estar físico e mental das mulheres. Tal efeito determina limitações das atividades diárias e mudanças no comportamento social, o que pode igualmente ocasionar uma redução do índice de saúde relacionado à qualidade de vida[11,12].

A Federação Internacional de Ginecologia e Obstetrícia (FIGO) propôs uma padronização da classificação do SUA para auxiliar no diagnóstico e orientar no tratamento e seguimento das mulheres acometidas. Um conjunto de terminologias e definições de parâmetros menstruais foi tabulado no Sistema de Classificação de Sangramento I da FIGO, tendo redefinido a classificação de normalidade do sangramento menstrual ao recomendar a abolição de termos dúbios e pouco informativos (em grande parte de origem latina e grega), tais como menorragia, metrorragia e sangramento uterino disfuncional[13,14]. A antiga terminologia foi por muitos anos utilizada internacionalmente de maneira díspar e sem reconhecimento consistente da comunidade acadêmica e em geral[15].

Por sua vez, o Sistema de Classificação de Sangramento II da FIGO, também denominado de PALM-COEIN, procura auxiliar na identificação das possíveis causas de SUA durante a menacme. Com base na estratificação clínica e em imagens, as causas de SUA foram categorizadas como "estruturais", isto é, que podem ser "visibilizadas" e/ou definidas histopatologicamente (pólipos, adenomiose, leiomiomas e malignidade ou hiperplasia endometrial atípica; PALM), e "não estruturais", no sentido de que não são definidas por imagem ou histopatologia e não podem ser visibilizadas (coagulopatias, distúrbios ovulatórios, distúrbios endometriais primários, iatrogênica e sem outra classificação; COEIN)[16]. A indicação do diagnóstico de causas não estruturais pode ser realizada durante a avaliação clínica, através da coleta de uma história detalhada e realização de um exame físico apropriado, por vezes apoiada em testes laboratoriais. A classificação PALM-COEIN, acrônimo refletindo as potenciais causas estruturais (PALM) e não estruturais (COEIN) do SUA, constitui uma tentativa de sistematização do diagnóstico e tratamento dessas condições.

É importante que os médicos reconheçam que esses sistemas FIGO se relacionam apenas à avaliação e ao gerenciamento do SUA fora do período gestacional. Existem outras causas de sangramento do trato genital e do trato urinário ou gastrointestinal que não são provenientes do útero. Geralmente, estas podem ser identificadas por um histórico apropriado do caso e realização de exame físico minucioso[12]. Com base nas classificações propostas pela FIGO, iremos discutir as possíveis causas de SUA nas mulheres em idade reprodutiva, buscando traçar estratégias para a elucidação da etiologia, frente aos principais diagnósticos diferenciais.

DIAGNÓSTICO

Como um roteiro para facilitar no direcionamento da investigação diagnóstica, o grupo Heavy Menstrual Bleeding: Evidence-Based Learning for Best Practice (HELP) sugere uma avaliação escalonada, que defina primariamente o impacto do sangramento na qualidade de vida das mulheres, seguido da avaliação clínica inicial e da identificação das mulheres que necessitam de propedêutica complementar[3]. A ordem exata dos exames a serem solicitados, bem como a abrangência da investigação, podem variar apropriadamente, dependendo de cada situação clínica. A avaliação pode ainda revelar mais de uma causa em potencial para a origem do SUA, sendo que, com frequência, lesões estruturais identificadas podem ser assintomáticas. Nessas circunstâncias, o julgamento clínico pode sugerir a instituição de uma prova terapêutica, a fim de determinar a relevância clínica dos achados potencialmente assintomáticos[17].

Definir os tipos de sintomas de SUA pelo Sistema de Classificação de Sangramento I da FIGO é um pré-requisito para a avaliação dos elementos complementares e possíveis diagnósticos pelo Sistema de Classificação II. A investigação das mulheres durante a menacme deve ser realizada de forma abrangente, respeitando a situação clínica e os recursos disponíveis, com interpretação cuidadosa dos achados quanto ao seu real papel na sintomatologia[4]. O primeiro passo na investigação do SUA é garantir que o sangramento não está relacionado a uma gravidez e é proveniente do canal cervical, ao invés de outro local, como a vagina, vulva, períneo ou região perianal. A gravidez pode ser facilmente descartada através da realização de um exame de urina ou soro com a mensuração da subunidade β da gonadotrofina coriônica humana (hCG). Uma avaliação inicial quanto à deficiência de ferro e para anemia, com mensuração de ferritina sérica, hemoglobina/hematócrito ou preferencialmente um hemograma completo, incluindo plaquetas, pode ser útil para quantificar as perdas sanguíneas relatadas de maneira objetiva[3,4].

Uma vez que o sangramento tenha sido confirmado ou suspeito de ser originário do canal cervical ou cavidade uterina, deve-se avaliar sistematicamente a paciente para cada um dos componentes do Sistema FIGO SUA II, a classificação PALM-COEIN[16]. Vale ressaltar que este sistema foi idealizado com a premissa de que uma única paciente pode ter uma ou mais condições relacionadas ao sintoma de SUA e que entidades estruturalmente definíveis, tais como adenomiose, leiomiomas e pólipos endometriais podem com frequência ser assintomáticos, a depender de sua localização, tamanho e extensão, não contribuindo de maneira efetiva para os sintomas clínicos da paciente[4,17].

Vários recursos da avaliação inicial, incluindo a história menstrual e o exame físico, podem ser úteis na identificação de pacientes que requerem uma avaliação complementar. Durante o exame físico ginecológico, além da observação do sangramento exteriorizando-se pelo canal cervical, o exame especular permite a visibilização eventual de um pólipo uterino, podendo ser indicativo de uma lesão endocervical ou até mesmo endometrial (SUA-P). O toque bimanual pode trazer informações relevantes quanto ao tamanho do útero, mobilidade, superfície, regularidade, podendo indicar possíveis causas de sangramento estrutural, tais como a adenomiose (SUA-A) e os leiomiomas uterinos (SUA-L). Na avaliação do sangramento de causa estrutural (PALM), a realização da ultrassonografia pélvica e/ou transvaginal pode ser de grande valia na identificação e caracterização destes achados.

Tanto a ultrassonografia bidimensional (2D) quanto tridimensional (3D), o Doppler colorido e a histerossonografia têm papel na caracterização de causas estruturais do SUA em mulheres durante a menacme. A declaração MUSA (Morphological Uterus Sonographic Assessment) é uma declaração de consenso sobre termos, definições e medidas que podem ser usados para descrever e relatar as características ultrassonográficas do miométrio, usando ultrassonografia em escala de cinza, Doppler colorido/power Doppler e ultrassonografia tridimensional. Nesta declaração, são apresentados os recursos ultrassonográficos e o uso da terminologia recomendada para descrever as duas lesões miometriais mais comuns (miomas e adenomiose) e os tumores do músculo liso uterino[18]. Os miomas devem ser descritos com precisão de acordo com diretrizes ultrassonográficas. Atualmente, um dos principais tópicos de interesse do ultrassonografista é a zona juncional endo/miometrial (ZJ), porque a mesma pode ser útil no discernimento entre um diagnóstico de mioma e adenomiose. Outro aspecto importante do ultrassom é a análise da vascularização diante de uma lesão uterina. Na verdade, o padrão vascular pode ser usado para fazer o diagnóstico diferencial entre mioma-adenomiose e leiomiossarcomas[19].

Foi demonstrado que a ultrassonografia transvaginal bidimensional tem sensibilidade e especificidade semelhantes para o diagnóstico de adenomiose quando comparada à ressonância magnética (RM)[20,21]. Há algum progresso em relação ao espectro de achados ultrassonográficos bidimensionais associados ao diagnóstico da adenomiose, mas não há ainda consenso sobre quantos e quais desses achados são necessários para certificação do diagnóstico[18,22]. Os oito critérios sugeridos pelo grupo MUSA são: (A) assimetrias da espessura miometrial; (B) cistos miometriais; (C) ilhas hiperecóicas no miométrio; (D) sombra acústica em forma de leque; (E) linhas e pontos subendometriais ecogênicos; (F) vascularidade translesional; (G) zona juncional irregular; e (H) interrupção da zona juncional. A presença de dois ou mais destes achados tem demonstrado um significativo valor preditivo para o diagnóstico de adenomiose[18]. Importante ressaltar que as características ultrassonográficas devem sempre ser correlacionadas aos sintomas clínicos para orientar um tratamento médico apropriado, seja este medicamentoso ou cirúrgico[19].

A avaliação da espessura endometrial pela ultrassonografia transvaginal, assim como o recurso Doppler, podem igualmente indicar uma condição endometrial tal como pólipos e displasia. Os achados ultrassonográficos de espessamentos focais, associados a um pedículo vascular único alimentando a lesão, são mais sugestivos de pólipos endometriais; ao passo que espessamentos difusos e irregulares, por vezes associados a um fluxo aumentado ao estudo Doppler, são mais sugestivos das displasias e eventualmente neoplasias endometriais[23,24]. A depender da experiência de cada serviço, a histerossonografia pode ser uma alternativa razoável para o diagnóstico de pólipos endometriais e leiomiomas submucosos[25]. Ainda assim, o padrão ouro para avaliação das patologias endometriais continua sendo a histeroscopia, procedimento que permite além da visibilização direta das lesões intracavitárias, a coleta de material histopatológico sob visão direta da área de interesse. A histeroscopia pode ser igualmente útil na classificação dos miomas submucosos e auxiliar na tomada de decisão, quanto ao seu manejo clínico-cirúrgico[26].

O estudo histopatológico permite em muitas ocasiões o diagnóstico definitivo da condição apresentada pela mulher, indicando o tratamento mais apropriado. Mas ressalta-se uma vez mais a importância de correlacionar a relevância clínica de tal achado com a sintomatologia apresentada. Por exemplo, é improvável que a presença de um único pólipo de 1 cm na cavidade endometrial seja a causa do SUA[4]. Em verdade, estudos demonstram que em torno de 25% dos pólipos endometriais com até 1 cm tendem a regredir espontaneamente no período de 12 meses, sugerindo que a conduta expectante seja apropriada para estes casos[27,28].

Dentre os grupos de maior interesse para investigação complementar, encontram-se mulheres em risco de displasias e neoplasias endometriais. Entre as mulheres com fatores sabidamente de risco, os critérios para amostragem endometrial de rotina podem variar entre os diferentes serviços. A realização de uma biópsia às cegas com cureta de Novak ou Pipelle de Cournier® na avaliação inicial pode ser justificada pela história clínica, fatores genéticos e idade da paciente. Em mulheres acima dos 45 anos, ainda que pensemos na disfunção ovulatória como provável causa não estrutural, a avaliação histológica do endométrio geralmente é necessária, principalmente naquelas com fatores de risco. Mulheres com sangramento intermenstrual, uma manifestação típica de pólipos endometriais, e mulheres que apresentem falha no tratamento empírico inicial, podem, eventualmente, se beneficiar de uma investigação histopatológica do endométrio[17]. Entretanto, a idade não é o único critério a ser considerado. Mulheres com obesidade grau II-III e histórico de SUA, cuja provável causa não estrutural seja ovulatória, devem ser igualmente submetidas a uma amostragem endometrial. Estas mulheres representam um grupo de risco para o desenvolvimento precoce, isto é, < 30 anos, de hiperplasia endometrial atípica, também denominada de *neoplasia intraepitelial endometrial* (NIE), e mesmo carcinoma endometrial (SUA-M).

Quando o acesso vaginal é difícil ou impossível, condição comumente encontrada entre as adolescentes e mulheres virginais, a ultrassonografia transvaginal, histerossonografia e histeroscopia podem não ser viáveis. Nestes casos, a avaliação do SUA de origem estrutural pode ser realizada através da ressonância magnética, de acordo com proposta investigacional individual, ou mesmo pelo exame histeroscópico com biópsia sob narcose, nos casos cuja suspeita é de uma condição intrauterina. Na ausência de achados imagenológicos e histopatológicos que justifiquem a razão do SUA, obrigatoriamente temos que aventar quanto à possiblidade de causas não estruturais (COEIN).

Um histórico estruturado, com questões pertinentes aos antecedentes pessoais e familiares de hemorragia, pode representar uma ferramenta útil e eficaz na triagem de potenciais mulheres acometidas por coagulopatias. A FIGO sugere uma ferramenta que demonstrou ter 90% de sensibilidade para a detecção de distúrbios relativamente comuns[29]. Esta triagem pode ser realizada pelo médico ginecologista, durante a investigação de um SUA que se demonstrou relacionar a uma causa não estrutural. Para aquelas mulheres com um resultado de triagem positivo, testes adicionais são necessários, e uma consulta com um médico especialista em distúrbios de coagulação, particularmente o hematologista, geralmente faz-se necessária. A avaliação laboratorial dos distúrbios de coagulação podem incluir ensaios para fator de von Willebrand, cofator de Ristocetina, tempo parcial de tromboplastina (PTT), entre outros[30]. Se os resultados desta avaliação forem positivos, a mulher é classificada como tendo um sangramento não estrutural, cuja origem é coagulopatia (SUA-C).

Durante a avaliação da história clínica das mulheres com SUA, a presença de menstruações cíclicas previsíveis, a cada 24-38 dias, é geralmente correlacionada à ocorrência da ovulação. Por sua vez, o sangramento tipicamente irregular em tempo e fluxo, e frequentemente intercalado com episódios de amenorreia, é associado a distúrbios ovulatórios. Se, baseando-se no Sistema FIGO SUA I, for sugerido que uma mulher tenha SUA relacionado a um distúrbio ovulatório, ela deve ser categorizada para tal (SUA-O). Se houver incerteza quanto ao estado ovulatório, a medição da progesterona sérica, como estimativa da fase lútea média, pode ser útil para confirmar a ovulação no ciclo atual. Considerando que a biópsia endometrial não é recomendada como método para determinação do estado ovulatório, quando realizada e adequadamente indicada, por exemplo, na investigação de alterações endometriais pré-malignas ou malignas, a presença de achados histopatológicos refletindo alteração secretora pode confirmar a ocorrência da ovulação naquele ciclo[4].

Parece evidente a relação entre a infecção do endométrio por clamídia e o SUA. Sendo assim, a depender da análise clínica, pode-se considerar a avaliação da presença do microrganismo em pacientes sintomáticas[31]. Embora os testes cervicais pareçam ser razoáveis, a relação entre as amostras cervicais obtidas e a confirmação da infecção endometrial ainda não está muito bem definida[32]. Se a endometrite crônica for identificada, as pacientes devem ser categorizadas como portadoras de SUA de causa não estrutural de origem endometrial (SUA-E).

Anteriormente, por convenção, mulheres com SUA associado ao uso de terapia anticoagulante eram categorizadas como de origem não estrutural por coagulopatia (SUA-C). Atualmente, este grupo de mulheres está incluído na categoria de iatrogenias (SUA-I). Isso inclui os modernos antagonistas não vitamina K, como a rivaroxabana, que parece ter um impacto ainda maior no volume do sangramento menstrual, comparado aos tradicionais antagonistas da vitamina K, tipificados pela varfarina[33,34]. Demais categorias selecionadas de farmacoterapia sistêmica, tais como dos esteroides gonadais (estrogênios, progestágenos e andrógenos), assim como agentes que afetam diretamente sua produção ou função local (produtos farmacêuticos não esteroides que contribuem para distúrbios ovulatórios, como aqueles que afetam o metabolismo da dopamina, incluindo fenotiazinas e antidepressivos tricíclicos), os sistemas e os dispositivos intrauterinos, quando relacionados ao SUA, os mesmos são classificados como de causa "iatrogênica" (SUA-I)[4,35].

A categoria "N", "não classificado de outra forma" (SUA-N), foi criada para acomodar entidades que raramente são encontradas ou estão ainda mal definidas, incluindo, mas não limitadas, a entidades como malformações arteriovenosas (MAVs) e o segmento inferior ou nicho cervical superior ("istmocele"), condições frequentemente encontradas em associação com cesarianas prévias e por vezes atribuídas como causa de SUA[36-38]. O diagnóstico de tais elementos, por vezes de exclusão, devido a baixa prevalência, pode ser baseado no uso da utrassonografia pélvica-transvaginal, Dopplerfluxometria,

histeroscopia, RM e angiografia miometrial a depender da disponibilidade, experiência e protocolo de cada serviço[36,37].

Uma vez identificadas as mulheres com SUA, é possível propormos uma investigação estruturada da causa do sangramento seguindo o Sistema de Classificação FIGO SUA II. Para avaliação apropriada das queixas clínicas da paciente, devemos primeiramente compreender o impacto que tal sintomatologia traz nas atividades de vida diária da mulher, tomando-se por base a manifestação do autorrelato. Uma história clínica detalhada, contendo dados epidemiológicos, descrição do padrão de sangramento apresentado pela mulher e eventuais alterações do mesmo, avaliação de antecedentes pessoais e familiares, associada a um exame físico ginecológico minucioso, podem indicar quais modalidades de exames complementares se fazem necessárias para elucidação diagnóstica. Frequentemente, as mulheres apresentam mais do que um diagnóstico possível, entre causas estruturais e não estruturais de SUA. A interpretação dos achados investigacionais deve ser criteriosa e racional, a fim de determinarmos o real papel de um diagnóstico específico na sintomatologia apresentada, o que permitirá a instituição de uma proposta terapêutica mais apropriada.

TRATAMENTO

O objetivo do tratamento é diminuir as repercussões do SUA, por meio da redução da perda de sangue menstrual, melhorando, assim, a qualidade de vida das pacientes[1,3,9,12]. A escolha da opção terapêutica deve ser feita considerando-se fatores clínicos e da própria paciente. Dentre estes fatores, devemos considerar a efetividade no alívio dos sintomas, a tolerância aos efeitos colaterais, a presença de condições clínicas e/ou comorbidades subjacentes, o risco de complicações, a duração do tratamento, a compatibilidade com fertilidade e/ou concepção futura e a aceitabilidade do método pela paciente[1,3,9]. O tratamento clínico deve ser considerado nas pacientes sem anormalidades histológicas ou estruturais significativas. Nos casos de contraindicação, falha ou não aceitabilidade do tratamento farmacológico, o tratamento cirúrgico deve ser considerado[3].

De maneira geral, o tratamento deve ser individualizado, respeitando o desejo reprodutivo das mulheres, e direcionado para o diagnóstico de maior probabilidade quanto à origem do sangramento. Frente às inúmeras opções terapêuticas medicamentosas e cirúrgicas, os tratamentos específicos para cada condição clínica serão discutidos em capítulo à parte. De uma maneira esquemática, apresentamos os fluxogramas propostos pelo grupo HELP para melhor indicação tanto do tratamento clínico quanto cirúrgico (Figuras 1 e 2)[3].

Contudo, há inúmeras situações em que o tratamento clínico pode ser instituído sem a realização de todas as investigações acima descritas. Em mulheres com baixo risco de malignidade ou anormalidades estruturais, geralmente, a investigação complementar com exames de imagem, avaliação

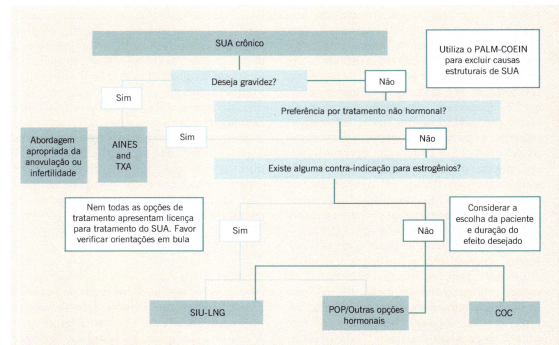

Figura 1 – Fluxograma *Heavy Menstrual Bleeding: Evidence-Based Learning for Best Practice* para tratamento do sangramento uterino anormal

SUA: Sangramento uterino anormal; AINEs: Anti-inflamatórios não esteroides; TXA: Ácido tranexâmico; POP: Pílula progestínica; SIU-LNG: Sistema intrauterino liberador de levonorgestrel; COC: Contraceptivo hormonal oral combinado.

Reproduzido com autorização dos autores: Sangramento uterino anormal: proposta de abordagem do Grupo Heavy Menstrual Bleeding: Evidence-Based Learning for Best Practice (HELP). FEMINA. 2015;43(4):161-6.

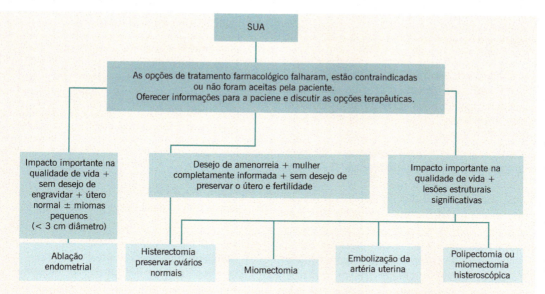

Figura 2 – Fluxograma *Heavy Menstrual Bleeding: Evidence-Based Learning for Best Practice* para tratamento cirúrgico do sangramento uterino anormal

SUA: Sangramento uterino anormal.

Reproduzido com autorização dos autores: Sangramento uterino anormal: proposta de abordagem do Grupo Heavy Menstrual Bleeding: Evidence-Based Learning for Best Practice (HELP). FEMINA. 2015;43(4):161-6.

laboratorial ou amostra endometrial não é necessária, pelo menos inicialmente. Notadamente, mulheres magras, na segunda década de vida, apresentando sangramento menstrual irregular, mas de volume leve ou normal, associado a um exame físico sem alterações, têm como causa provável uma origem ovulatória (SUA-O). Nestes casos, as mulheres poderão ser candidatas a uma conduta expectante ou serem submetidas a uma prova terapêutica com utilização de pílulas combinadas, contendo estrogênio e progestágeno administrados ciclicamente, anéis ou formulações de adesivos anticoncepcionais para fornecer sangramento de privação regular e previsível[4]. Alternativamente, estas mesmas terapias podem ser utilizadas de maneira contínua, visando suprimir o sangramento, de acordo com o desejo da mulher.

Uma situação semelhante ocorre quando uma paciente jovem, não tratada previamente, apresenta SUA de provável origem endometrial (SUA-E). A amostra do endométrio será desnecessária se a terapia médica simples for eficaz e aceitável para a paciente. Tal proposta parece ser razoável a fim de adiar uma investigação adicional com exame de imagem a depender da resposta clínica apresentada à prova terapêutica. Ainda assim, para mulheres com SUA, uma mensuração da hemoglobina e hematócrito é necessária, visto que muitas destas pacientes podem com certa frequência apresentar deficiência de ferro e anemia[17].

CONSIDERAÇÕES FINAIS / CONCLUSÕES

O SUA em mulheres em idade reprodutiva é uma manifestação clínica que pode estar associada a uma série de distúrbios ou entidades patológicas. Os sistemas FIGO para nomenclatura e sintomas (Sistema I) e para classificação das causas potenciais de SUA nos anos reprodutivos (Sistema II) foram projetados para facilitar a ciência básica e investigação clínica, bem como a aplicação prática, racional e consistente de terapias medicamentosas ou cirúrgicas nas mulheres afetadas. Embora seja reconhecido que esse nível elevado de complexidade tenha um valor maior para especialistas e pesquisadores, ele deve ser útil para qualquer provedor de saúde[4].

Os médicos, educadores e pesquisadores são incentivados a usar o conceito de matriz para orientar a avaliação de mulheres que sofrem de SUA. Após uma investigação apropriada, as mulheres podem ter uma ou mais causas potenciais ou contribuintes para os sintomas. Sendo assim, o sistema proposto pela FIGO foi projetado para permitir a notação multicategoria apropriada. Em algumas partes do mundo, como no Reino Unido, a proposta de "gerenciamento único" na primeira consulta (incluindo análise do histórico clínico, exame físico-ginecológico, ultrassonografia transvaginal e histeroscopia, quando indicadas, na mesma visita) tem sido preconizada para garantir agilidade e eficiência à proposta terapêutica[2,4]. Tal abordagem tem sido auxiliada pela aplicação sistemática dos dois sistemas FIGO, os quais permitem definir claramente quais sintomas estão presentes, utilizando o Sistema FIGO SUA I, e após uma avaliação estruturada, categorizar os achados e propor investigações complementares, utilizando o Sistema FIGO SUA II, a classificação PALM-COEIN.

REFERÊNCIAS BIBLIOGRÁFICAS

1. National Institute for Health and Clinical Excellence (NICE). NICE clinical guideline 44: Heavy menstrual bleeding. 2007. Available from: https://www.rcog.org.uk/en/guidelines-research-services/guidelines/heavy-menstrual-bleeding-nice-clinical-guideline-44/.

2. Nice. Overview | Heavy menstrual bleeding: assessment and management | Guidance | NICE. Nice Guidel. 2018. Available from: https://www.nice.org.uk/guidance/ng88.

3. Silva Filho AL da, Rocha ALL, Ferreira MCF, Celani M, Lamaita R, Cândido EB, et al. Sangramento uterino anormal: proposta de abordagem do Grupo Heavy Menstrual Bleeding: Evidence-Based Learning for Best Practice (HELP). Femina. 2015;43(4):161–6.

4. Munro MG, Critchley HOD, Fraser IS, Haththotuwa R, Kriplani A, Bahamondes L, et al. The two FIGO systems for normal and abnormal uterine bleeding symptoms and classification of causes of abnormal uterine bleeding in the reproductive years: 2018 revisions. Int J Gynecol Obstet. 2018;143(3):393–408.

5. Liu Z, Doan Q V., Blumenthal P, Dubois RW. A systematic review evaluating health-related quality of life, work impairment, and healthcare costs and utilization in abnormal uterine bleeding. Value Heal. 2007;10(3):183–94.

6. Matteson KA, Raker CA, Clark MA, Frick KD. Abnormal uterine bleeding, health status, and usual source of medical care: Analyses using the medical expenditures panel survey. J Women's Heal. 2013;22(11):959–65.

7. Fraser IS, Mansour D, Breymann C, Hoffman C, Mezzacasa A, Petraglia F. Prevalence of heavy menstrual bleeding and experiences of affected women in a European patient survey. Int J Gynecol Obstet. 2015;128(3):196–200.

8. Kazemijaliseh H, Tehrani FR, Behboudi-Gandevani S, Khalili D, Hosseinpanah F, Azizi F. A population-based study of the prevalence

of abnormal uterine bleeding and its related factors among Iranian reproductive-age women: An updated data. Arch Iran Med. 2017;20(9):558–63.

9. Singh S, Best C, Dunn S, Leyland N, Wolfman WL, Wolfman W, et al. Abnormal Uterine Bleeding in Pre-Menopausal Women. J Obstet Gynaecol Canada. 2013;35(5):473–5.

10. Frick KD, Clark MA, Steinwachs DM, Langenberg P, Stovall D, Munro MG, et al. Financial and Quality-of-Life Burden of Dysfunctional Uterine Bleeding Among Women Agreeing To Obtain Surgical Treatment. Women's Heal Issues. 2009;19(1):70–8.

11. Elias LV, Spadoto-Dias D, Leite NJ, Bueloni-Dias FN, Peres GF, Padovani CR, et al. Comparative Study between Endometrial Resection and Electrocoagulation in Patients with Abnormal Uterine Bleeding. Open J Obstet Gynecol. 2017;07(03):312–25.

12. Benetti-Pinto CL, De Sá Rosa-E-Silva ACJ, Yela DA, Júnior JMS. Sangramento uterino anormal. Vol. 39, Revista Brasileira de Ginecologia e Obstetricia. 2017.

13. Fraser IS, Critchley HOD, Munro MG, Broder M. A process designed to lead to international agreement on terminologies and definitions used to describe abnormalities of menstrual bleeding. Fertil Steril. 2007;87(3):466–76.

14. Fraser IS, Critchley HOD, Munro MG, Broder M. Can we achieve international agreement on terminologies and definitions used to describe abnormalities of menstrual bleeding? Hum Reprod. 2007;22(3):635–43.

15. Woolcock JG, Critchley HOD, Munro MG, Broder MS, Fraser IS. Review of the confusion in current and historical terminology and definitions for disturbances of menstrual bleeding. Fertil Steril. 2008;90(6):2269–80.

16. Munro MG, Critchley HOD, Broder MS, Fraser IS. FIGO classification system (PALM-COEIN) for causes of abnormal uterine bleeding in nongravid women of reproductive age. Int J Gynecol Obstet. 2011;113(1):3–13.

17. Munro MG. Practical aspects of the two FIGO systems for management of abnormal uterine bleeding in the reproductive years. Best Pract Res Clin Obstet Gynaecol. 2017;40:3–22.

18. Van Den Bosch T, Dueholm M, Leone FPG, Valentin L, Rasmussen CK, Votino A, et al. Terms, definitions and measurements to describe sonographic features of myometrium and uterine masses: A consensus opinion from the Morphological Uterus Sonographic Assessment (MUSA) group. Ultrasound Obstet Gynecol. 2015;46(3):284–98.

19. Fascilla FD, Cramarossa P, Cannone R, Olivieri C, Vimercati A, Exacoustos C. Ultrasound diagnosis of uterine myomas. Minerva Ginecologica. 2016;68:297–312.

20. Champaneria R, Abedin P, Daniels J, Balogun M, Khan KS. Ultrasound scan and magnetic resonance imaging for the diagnosis of adenomyosis: Systematic review comparing test accuracy. Acta Obstet Gynecol Scand; 2010;89:1374–84.

21. Bazot M, Daraï E. Role of transvaginal sonography and magnetic resonance imaging in the diagnosis of uterine adenomyosis. Fertil Steril. 2018;109(3):389–97.

22. Andres MP, Borrelli GM, Ribeiro J, Baracat EC, Abrão MS, Kho RM. Transvaginal Ultrasound for the Diagnosis of Adenomyosis: Systematic Review and Meta-Analysis. J Minim Invasive Gynecol. 2018;25:257–64.

23. Dias DS, Bueloni-Dias FN, Dias R, Nahás-Neto J, Nahás EAP. Pólipos endometriais e seu risco de malignização: aspectos epidemiológicos, clínicos e imunoistoquímicos. Femina. 2013;33–8.

24. Dias DS, Bueloni-Dias FN, Dias R, Nahás-Neto J, Petri Nahás EA, Leite NJ, et al. Usefulness of clinical, ultrasonographic, hysteroscopic, and immunohistochemical parameters in differentiating endometrial polyps from

endometrial cancer. J Minim Invasive Gynecol. 2014;21(2):296–302.

25. Bittencourt CA, dos Santos Simões R, Bernardo WM, Fuchs LFP, Soares Júnior JM, Pastore AR, et al. Accuracy of saline contrast sonohysterography in detection of endometrial polyps and submucosal leiomyomas in women of reproductive age with abnormal uterine bleeding: systematic review and meta-analysis. Ultrasound Obstet Gynecol. 2017;50(1):32–9.

26. Lasmar RB, Barrozo PRM, Dias R, Oliveira MAP de, Pontes A, Dias DS. Miomas submucosos: classificação pré-operatória para avaliação da viabilidade da cirurgia histeroscópica. Rev Bras Ginecol e Obs. 2004;26(4):305–9.

27. Lieng M, Istre O, Sandvik L, Qvigstad E. Prevalence, 1-Year Regression Rate, and Clinical Significance of Asymptomatic Endometrial Polyps: Cross-sectional Study. J Minim Invasive Gynecol. 2009;16(4):465–71.

28. Haimov-Kochman R, Deri-Hasid R, Hamani Y, Voss E. The natural course of endometrial polyps: Could they vanish when left untreated? Fertil Steril. 2009;92(2):828.e11-828.e12.

29. Kadir RA, Economides DL, Sabin CA, Owens D, Lee CA. Frequency of inherited bleeding disorders in women with menorrhagia. Lancet. 1998;351(9101):485–9.

30. Kouides PA, Conard J, Peyvandi F, Lukes A, Kadir R. Hemostasis and menstruation: Appropriate investigation for underlying disorders of hemostasis in women with excessive menstrual bleeding. Fertil Steril. 2005;84(5):1345–51.

31. Toth M, Patton DL, Esquenazi B, Shevchuk M, Thaler H, Divon M. Association between Chlamydia trachomatis and abnormal uterine bleeding. Am J Reprod Immunol. 2007;57(5):361–6.

32. Villagrana Zesati JR, López Hurtado M, Flores Salazar VR, de Haro Cruz MJ, Escobedo Guerra MR, Guerra Infante FM. [Persistence of Chlamydia trachomatis in endometrium and peritoneal fluid of infertile patients with negative cervical culture]. Ginecol y Obstet México. 2013;81(1):23–8.

33. De Crem N, Peerlinck K, Vanassche T, Vanheule K, Debaveye B, Middeldorp S, et al. Abnormal uterine bleeding in VTE patients treated with rivaroxaban compared to Vitamin K antagonists. Thromb Res. 2015;136(4):749–53.

34. Bryk AH, Piróg M, Plens K, Undas A. Heavy menstrual bleeding in women treated with rivaroxaban and vitamin K antagonists and the risk of recurrent venous thromboembolism. Vascul Pharmacol. 2016 Dec 1;87:242–7.

35. Fraser IS. Bleeding arising from the use of exogenous steroids. Bailliere's Best Pract Res Clin Obstet Gynaecol. 1999;13(2):203–22.

36. Bij dVA, van der Voet LF, Naji O, et al. Prevalence, potential risk factors for development and symptoms related to the presence of uterine niches following Cesarean section: systematic review. Ultrasound Obstet Gynecol. 2014;43(4).

37. Yoon D, Jones M, Taani J, Buhimschi C, Dowell J. A Systematic Review of Acquired Uterine Arteriovenous Malformations: Pathophysiology, Diagnosis, and Transcatheter Treatment. Am J Perinatol Reports. 2015;06(01):e6–14.

38. Tulandi T, Cohen A. Emerging Manifestations of Cesarean Scar Defect in Reproductive-aged Women. J Minim Invasive Gynecol. 2016;23(6):893–902.

capítulo **3**

Tratamento clínico e resultados esperados no sangramento por leiomiomatose

- Eduardo Zlotnik*
- Fernanda de Almeida Asencio**
- Carolina da Rocha Resende***

INTRODUÇÃO

Os miomas uterinos, também conhecidos como *leiomiomas*, são tumores benignos caracterizados pela proliferação de células do músculo liso uterino e matriz de colágeno; são os tumores benignos mais comuns em mulheres em idade reprodutiva[1].

Sua prevalência depende da idade. Podem ser detectados em até 80% das mulheres[10]. Estima-se que sejam sintomáticos em 50% das mulheres que os apresentam, com o pico de incidência dos sintomas ocorrendo entre mulheres na faixa dos 30 e 40 anos[1].

Os miomas são raros antes da puberdade, aumentam de prevalência durante os anos reprodutivos e diminuem de tamanho após a menopausa[2].

Os principais fatores de risco para o desenvolvimento de miomas são o aumento da idade (até a menopausa) e a ascendência africana. Em comparação com as mulheres brancas, as negras têm uma prevalência maior de

---

*   Mestre em Obstetrícia Hospital do Servidor Público Estadual. Doutor em Ginecologia pela Universidade de São Paulo. MBA em Saúde Insper – Einstein. Pós-graduação em Economia da Saúde pela Universidade de São Paulo. Vice-Presidente do Hospital Israelita Albert Einstein. Membro do Comitê de Tromboembolismo da FEBRASGO.

**   Ginecologista e Obstetra pelo Hospital Leonor Mendes de Barros, SP – Mestre pelo setor de Endoscopia Ginecologia e Endometriose da Faculdade de Ciências Médicas da Santa Casa de SP – Fellow em Cirurgia Pélvica Laparoscópica no IRCAD e no Hospital Universitário Hautpierre, Estrasburgo, França – Médica assistente do aprimoramento de endoscopia ginecológica do HIAE.

*** Residência em Ginecologia e Obstetrícia pela Santa Casa de São Paulo – Título de especialista em Endoscopia Ginecológica pela FEBRASGO – Médica assistente do aprimoramento de endoscopia ginecológica do HIAE – Médica responsável pelo serviço de histeroscopia no Hospital Vila Santa Catarina, SBIB Albert Einstein.

miomas ao longo da vida e sintomas mais intensos, que podem afetar sua qualidade de vida (Tabela 1)[2].

Tabela 1 – Fatores de risco para mioma uterino	
BAIXO RISCO	**ALTO RISCO**
Multípara	Ascendência africana
Menarca tardia	Idade > 40 anos
Tabagismo	Menarca precoce < 10 anos
Uso de contraceptivos orais	Nuliparidade
	Obesidade
	História familiar de miomas

Acredita-se que os miomas uterinos resultem do aumento da atividade mitótica no miométrio sob a influência dos hormônios femininos, no entanto, o que inicia o crescimento dos miomas ainda não está claro.

São classificados com base na sua localização:

- Intramurais (75%): localizados predominantemente na camada miometrial.
- Subserosos (20%): localizados logo abaixo da serosa.
- Submucosos (5%): localizados abaixo do endométrio, com projeção para a cavidade uterina.

Os sintomas e as opções de tratamento estão relacionados com o tamanho, número e localização dos tumores, além da história clínica. Os sintomas mais comuns incluem distúrbios de sangramento (geralmente sangramento intenso e irregular), sintomas decorrentes do volume, dor pélvica e subfertilidade.

Os miomas submucosos têm maior probabilidade de causar sangramento uterino anormal e afetar a fertilidade. Nos Estados Unidos, estima-se que o impacto econômico total relacionado aos miomas é entre 6 e 34 bilhões de dólares, o que inclui os custos diretos de saúde, bem como os custos indiretos devido a salários perdidos, invalidez e complicações obstétricas[3].

Nesse capítulo, abordaremos o tratamento do sintoma mais comumente associado aos miomas, que é o sangramento uterino anormal, com impacto significativo na qualidade de vida física, emocional e social da mulher afetada[4].

DIAGNÓSTICO

A suspeita clínica consiste em alguns achados sugestivos da doença, como: idade, raça, história ginecológica, sintomas apresentados pela paciente e no exame físico; com frequência, é observado um aumento do volume do útero. A propedêutica clínica adequada faz o diagnóstico da maioria dos casos, utilizando-se exames complementares para confirmação e classificação diagnóstica.

Dentre os exames complementares para elucidação diagnóstica, destaca-se a ultrassonografia transvaginal, que é a modalidade de imagem inicial preferida, de baixo custo, fácil acesso, reprodutível, e com alta sensibilidade (90% a 99%) para detectar miomas uterinos.

A ressonância magnética pélvica pode ser útil para determinar a extensão da vascularização ou degeneração dos miomas e também pode definir melhor sua relação com as superfícies serosa e mucosa. Tem alta sensibilidade para miomas submucosos.

A Federação Internacional de Ginecologia e Obstetrícia (FIGO) desenvolveu um sistema de classificação que permite a determinação da extensão da invasão na cavidade endometrial. A escala FIGO varia de 0 a 8, com o número mais baixo indicando maior proximidade com o endométrio.

Em casos de suspeita clínica de malignidade, ainda não há meios radiológicos confiáveis para diferenciar tumores benignos de malignos. Alguns preditores de malignidade na ressonância magnética incluem idade acima de 45 anos (odds ratio [OR] = 20), hemorragia intratumoral (OR = 21), espessamento endometrial (OR = 11), heterogeneidade de sinal ponderada em T2 (OR = 10), estado da menopausa (OR = 9,7) e origem não miometrial (OR = 4,9)[2].

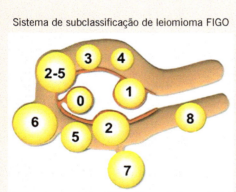

Submucoso	0	Pediculado Intracavitário
	1	< 50% intramural
	2	≥ 50% intramural
	3	Contato com endométrio: 100% intramural
Outros	4	Intramural
	5	Subseroso ≥ 50% intramural
	6	Subseroso < 50% intramural
	7	Subseroso pediculado
	8	Outros (ex. cervical, parasítico)
Híbrido (contato com endométrio e serosa)	2-5	O primeiro número refere-se ao endométrio e o segundo número à serosa. Neste exemplo, submucoso e subseroso com menos da metade do diâmetro nas cavidades endometrial e peritoneal

Figura 1 – Classificação anatômica dos miomas pela Federação Internacional de Ginecologia e Obstetrícia (FIGO)

Se o sangramento for o sintoma predominante e houver preocupação com anemia ou outras sequelas de perda sanguínea recorrente, um hemograma é indicado para o diagnóstico e controle terapêutico[2].

No momento, não há recomendação para a frequência de imagens para vigilância. Embora o crescimento do mioma possa ser pesquisado, não há uma base atual para um intervalo de tempo definido ou diretrizes atuais sobre como o crescimento deve ser monitorado. A reavaliação do intervalo geralmente é baseada em uma mudança nos sintomas clínicos[7].

TRATAMENTO

Consideramos neste capítulo os tratamentos clínicos, cujas opções disponíveis estão fundamentadas nas observações de que os miomas uterinos têm concentrações significativamente aumentadas de receptores de estrogênio e progesterona em comparação com o miométrio normal e que os esteroides ovarianos influenciam o crescimento dos miomas[1].

A fisiopatologia do sangramento menstrual intenso em mulheres com miomas é desconhecida, no entanto, os possíveis mecanismos incluem área de superfície endometrial aumentada, vascularização uterina aumentada, contratilidade uterina prejudicada, ulceração endometrial por miomas submucosos e compressão do plexo venoso dentro do miométrio, levando a ectasia venosa endometrial e congestão do miométrio e endométrio[1].

A escolha do tratamento ideal busca atender três objetivos: alívio dos sinais e sintomas, redução sustentada do tamanho dos miomas e manutenção ou melhora da fertilidade, ao mesmo tempo que minimiza os efeitos colaterais. Devido à sua natureza benigna, a escolha terapêutica mais conservadora deve ser considerada a fim de minimizar a morbidade e/ou efeitos colaterais, enquanto otimiza o resultado do paciente[3].

O manejo deve ser adaptado ao tamanho e localização dos miomas, a idade do paciente, sintomas, desejo de manter a fertilidade e acesso ao tratamento, e por último e não menos importante a experiência do médico[2].

Dentre as alternativas de medicações vigentes no Brasil para o tratamento do sangramento uterino anormal e mioma, podemos dividir em tratamentos não hormonais e hormonais. Dentre os não hormonais, temos o ácido tranexâmico e os anti-inflamatórios não hormonais. São hormonais os anticoncepcionais combinados, o sistema intrauterino com levonorgestrel, os análogos de GnRH, os moduladores seletivos de receptores de estrogênio e da progesterona, o Danazol.

A seguir, vamos descrever os medicamentos mais utilizados no Brasil.

1 – Tratamento não hormonal

A – Ácido tranexâmico

O ácido tranexâmico é um agente antifibrinolítico sintético. Foi aprovado pelo FDA em 2009 e é aceito mundialmente para o tratamento de sangramento menstrual intenso em mulheres com e sem miomas[8,9]. É um derivado sintético da lisina que evita a degradação da fibrina por meio de um bloqueio reversível do sítio de ligação da lisina no plasminogênio[3].

Mecanismos de ação: A principal causa de sangramento menstrual intenso em pacientes afetadas por miomas é uma mudança nas estruturas venosas do miométrio e endométrio, onde a presença de miomas pode causar ectasia venosa. Há uma compressão venosa subsequente pelo mioma e liberação local de fatores de crescimento vasoativos para o suprimento sanguíneo. Além disso, devido ao aumento do calibre dos vasos, há uma diminuição resultante nas ações hemostáticas normais das plaquetas e outros fatores de coagulação. O ácido tranexâmico é eficaz nessas circunstâncias porque tem efeitos antifibrinolíticos. Inibe competitivamente a ativação do plasminogênio em plasmina, que subsequentemente inibe o ativador do plasminogênio endometrial. O efeito é a diminuição da fibrinólise e da decomposição do coágulo e, portanto, a diminuição geral da perda de sangue menstrual[3,8].

Contraindicações e efeitos colaterais: O ácido tranexâmico é geralmente bem tolerado e o risco de tromboembolismo venoso não é aumentado naqueles tratados, pois não interfere com outros fatores de coagulação. Os efeitos colaterais mais comumente relatados são queixas gastrointestinais, como náuseas, vômitos ou diarreia, que foram relatados em até 12% dos pacientes[3].

Posologia recomendada: de 1 a 1,5 gramas, três vezes por dia, por 3-4 dias, com início no primeiro dia do ciclo menstrual.

Segundo última revisão da Cochrane sobre o uso de antifibrinolíticos no tratamento do sangramento uterino anormal em 2018, conclui com base nas evidências disponíveis que as medicações antifibrinolíticas parecem ser mais eficazes do que o placebo, AINEs e progestogênios orais na fase lútea na redução da perda de sangue menstrual, mas há algumas limitações a essas evidências. Os resultados são baseados em um número muito pequeno de participantes para todas as comparações e os dados para algumas comparações são fortemente distorcidos. O Effective Health Care Bulletin sobre tratamento eficaz de sangramento menstrual intenso (EHCB 1995)[4], avaliando a maioria dos estudos incluídos nesta revisão, estimou uma redução de 30%-55% na perda de sangue cíclica desde o início do uso de agentes antifibrinolíticos. Nessa revisão, também foram avaliados os riscos do uso dessa medicação; como os antifibrinolíticos retardam a quebra dos coágulos, existe a preocupação de que possam ter um risco associado aumentado de doença trombogênica (trombose venosa profunda). Estudos de longo prazo na Suécia, entretanto, mostraram que a taxa de incidência de trombose em mulheres tratadas com ácido tranexâmico é comparável à frequência espontânea de trombose em mulheres[5]. Porém existem poucos dados para a maioria das comparações para determinar se os antifibrinolíticos estavam associados a um risco aumentado de eventos adversos, e a maioria dos estudos não incluiu especificamente tromboembolismo como resultado[6].

B – Anti-inflamatórios não hormonais (AINH)

Os AINHs mostraram-se eficazes na redução do sangramento menstrual intenso e da dismenorreia em mulheres sem miomas, no entanto, não há estudos robustos mostrando benefícios semelhantes dos AINHs para a menorragia em mulheres com miomas uterinos[1]. Os AINHs reduzem a síntese de prostaglandinas no nível do endométrio por meio da inibição da ciclo-oxigenase. Os receptores de prostaglandina endometrial podem desempenhar um papel no desenvolvimento da vascularização aberrante e na promoção da neoangiogênese, que pode resultar em sangramento uterino anormal. Assim, a inibição da síntese de prostaglandinas auxilia na redução do sangramento menstrual[3].

Revisão recente da Cochrane, incluindo 18 ensaios clínicos randomizados, relatou os AINHs como superiores ao placebo ou comparáveis a outros tratamentos médicos. Em pacientes tratadas com AINHs, houve uma redução de 30% da perda de sangue menstrual. Esta classe de medicamentos parece ser eficaz apenas para o alívio dos sintomas, sem afetar o tamanho do mioma. No entanto, eles também podem ser benéficos no controle da anemia e da dor associada à menstruação. Não há diferenças relatadas na eficácia dos diferentes tipos de AINHs, portanto são considerados medicamentos apropriados para sangramento menstrual intenso, além de aliviar a dismenorreia. Eles também podem servir como uma alternativa caso os hormônios não sejam bem tolerados pela paciente[3].

A posologia dependerá do AINH de preferência do médico e da paciente; é recomendado o uso por 3-4 dias, com início no primeiro dia do ciclo menstrual.

2 – Tratamento não hormonal

O conceito amplamente aceito de que os hormônios esteroides ovarianos estradiol e progesterona estimulam o crescimento do mioma foi inicialmente proposto devido à sua frequência durante os anos reprodutivos, crescimento durante a gravidez e regressão após a menopausa. Uma série de estudos subsequentes in vitro e in vivo demonstraram o papel dos hormônios esteroides ovarianos na promoção da proliferação de células mioma. Um estudo recente demonstrou um papel fundamental da progesterona na estimulação do crescimento das células musculares lisas e do depósito da matriz extracelular (MEC), abrindo novas implicações terapêuticas para o uso de antiprogestágenos[3].

A – Anticoncepcionais orais combinados (ACO)

Os contraceptivos com estrogênio e progestágeno (pílulas anticoncepcionais orais, anel vaginal ou adesivo transdérmico) são a terapia médica mais comum utilizada por pacientes com sangramento uterino anormal e miomas, especialmente aqueles que desejam contracepção. No entanto, há poucas evidências de alta qualidade que apoiem essa prática. Questiona-se uma eficácia limitada, uma vez que o crescimento do mioma é estimulado por estrogênios e progestágenos. O uso de ACO não deve fornecer alívio sintomático em termos de redução do volume do mioma[1,6]. Em curto prazo, os ACOs podem ser usados para melhorar o sangramento menstrual intenso associado a miomas, principalmente por meio de seus efeitos supressores na proliferação endometrial, mas em geral não têm influência na redução do volume do mioma ou do tamanho uterino. As vantagens dos ACOs são a facilidade de acessibilidade, administração oral, baixo custo e perfil mínimo de efeitos colaterais.

B – Sistema intrauterino de progesterona (SIU- LNG)

O SIU-LNG apareceu pela primeira vez no mercado na década de 1990, e em 2009, a agência americana de vigilância sanitária, conhecida como FDA, aprovou seu uso para tratar sangramento menstrual intenso em mulheres que escolheram um dispositivo intrauterino para contracepção. Assim, transformou o tratamento do sangramento uterino anormal (SUA) nas últimas duas décadas. Ele se mostrou altamente eficaz na redução da perda de sangue menstrual e agora é considerado uma alternativa ao tratamento cirúrgico do SUA.

O sistema consiste em um dispositivo intrauterino em forma de T revestido com um reservatório de levonorgestrel que é liberado a uma taxa de 20 mcg/dia. Ele exerce seu efeito clínico impedindo a proliferação endometrial e, consequentemente, reduz a duração do sangramento e a quantidade de perda menstrual.

Vários estudos clínicos relataram que o SIU-LNG é um tratamento eficaz para o controle da menorragia e sangramento irregular associado a miomas. No entanto, os resultados relativos ao seu efeito no crescimento e volume dos miomas têm sido conflitantes[1].

Uma revisão sistemática que incluiu 1 RCT e 10 estudos observacionais determinou a eficácia e segurança do SIU-LNG como um tratamento em mulheres pré-menopáusicas com miomas uterinos sintomáticos[11]. Os resultados sugeriram que o SIU-LNG poderia diminuir o volume uterino e a espessura endometrial, reduzir significativamente a perda de sangue menstrual e aumentar os níveis de hemoglobina, ferritina e hematócrito nas participantes. Não havia evidência de redução no volume do mioma. Não houve efeitos adversos na função ovariana, exceto para a ocorrência de cistos ovarianos (3,7%). Outros efeitos adversos menores incluíram sensibilidade mamária (5,6%-31,3%), ganho de peso (10%-18,5%), dor pélvica (12%-18,8%) e dores de cabeça em 6,3%-12% das mulheres. No entanto, não foi relatada a recusa ou suspensão do uso de SIU-LNG por causa desses efeitos adversos. As taxas de expulsão do dispositivo (6,3% a 12%) foram baixas e foram associadas ao tamanho do mioma (maior que 3 cm) e à localização do mioma, levando a distorção da cavidade uterina. Sangramentos irregulares foram observados no início do período de acompanhamento e então diminuíram progressivamente[13].

A seleção apropriada de mulheres para o uso desse sistema é provavelmente a chave para os resultados bem-sucedidos, já que grandes miomas uterinos podem estar associados a dificuldades no momento da adaptação do dispositivo e subsequente maior descontinuação do dispositivo ou taxas de expulsão. O SIU atua como anticoncepcional e, portanto, não será uma opção para mulheres que desejam engravidar[1].

C – Agonistas GnRH

Por induzir o hipoestrogenismo e um estado de menopausa temporária, os agonistas de GnRH são usados para redução volumétrica dos miomas e restauro hematimétrico em mulheres sintomáticas. O uso no planejamento pré-operatório é controverso: há autores que sugerem uso benéfico principalmente nos casos de miomas submucosos. Os benefícios incluem a melhora da anemia pré-operatória, redução do volume do mioma, diminuição da vascularização e espessura endometrial com consequente melhora da visibilidade e redução da absorção do meio fluido. Por outro lado, esse preparo pré-operatório está associado a sangramento endometrial após a administração devido ao efeito *flare-up*[12].

Não podem ser usados por longos períodos devido aos efeitos colaterais como fogachos e perda óssea. Estudos mostram que há evidências modestas sobre a reposição hormonal, conhecida como *add-back-therapy* na redução da perda óssea[13]. Em revisão da Cochrane, concluiu-se que ainda são necessários estudos que avaliem o custo-efetividade e quais mulheres com mioma uterino se beneficiariam de fato com o tratamento[14].

Os mais utilizados são a Goserelina: 3,6 mg, subcutânea, mensalmente, ou 10,8 mg, trimestralmente, a Leuprorrelina depot: 3,75 mg e a Triptorrelina: 3,75mg.

3 – Outros medicamentos usados como alternativas terapêuticas

A – Moduladores Seletivos dos Receptores de Estrogênio (SERMs)

Os SERMs são ligantes do receptor de estrogênio que atuam como agonistas em alguns tecidos e como antagonistas em outros. A depender de sua estrutura química, os diferentes tipos de SERMs atuam de forma diferente num mesmo tecido. O mais conhecido, raloxifeno, mantém a atividade estrogênica benéfica no tecido ósseo e lipídico e atividade antiestrogência no endométrio e tecido mamáreo; o tamoxifeno atua como agonista estrogênico no útero e ossos e como antagonista na glândula mamária[15].

Devido ao seu efeito antiproliferativo endometrial, o raloxifeno tem sido estudado no tratamento de miomas uterinos com efeito na redução no volume de miomas e melhora da sintomatologia. No entanto, ainda são necessários mais estudos randomizados controlados que demonstrem sua eficácia.

B – Inibidores da aromatase

Os inibidores da aromatase inibem diretamente a síntese de estrogênio ovariana com um rápido efeito hipoestrogênico. Pode levar à redução do volume do mioma sem os efeitos adversos do hipoestrogenismo. São muito utilizados no tratametno de câncer de mamas, e os mais usados são o Letrozol, o Anastrozol e o Exemestano. Ainda são necessários estudos para o uso dos inibidores da aromatase no tratamento de miomas[16].

C – Danazol

O Danazol é uma droga sintética derivada de 17-etinil testosterona que eleva as concentrações de androgênios e reduz as concentrações de estrogênios, resultando na atrofia endometrial e redução volumétrica do mioma. Apesar desses benefícios, vários efeitos colaterais indesejados são relatados, entre eles acne, hirsutismo, ganho de peso, irritabilidade, dor musculoesquelética, fogachos, atrofia das mamas. Não há evidências que demonstrem os benefícios no tratamento de miomas com danazol superarem os riscos[21].

4 – Terapias não disponíveis no Brasil

Moduladores Seletivos dos Receptores de Progesterona (SPRMs)

Estabelecido o papel crucial da progesterona no crescimento e desenvolvimento dos miomas, os SPRMs têm se mostrado uma opção potente no tratamento clínico da patologia. Vários medicamentos tem sido estudados nessa categoria, mais largamente o acetato de ulipristal, além do mifepristone, asoprisnil e acetato de telapristone.

A – Acetato de Ulipristal

O ulipristal tem uma ação mista de agonista e antagonista dos efeitos da progesterona no miométrio e endométrio. Foi registrado na Europa e Estados Unidos para duas situações clínicas, como contracepção de emergência e tratamento de miomas uterinos[17]. Nos miomas, tem ação antiproliferativa, antifibrótica e favorece a apoptose, levando à redução volumétrica do mioma em até 48% dos casos. A amenorreia é induzida em até 90% dos casos[17-19].

Devido ao seu efeito antagonista, a progesterona no endométrio, e, portanto, causando o efeito estrogênico sem contraposição progestogênica, considera-se o risco do desenvolvimento de lesões pré-malignas endometriais. Uma revisão sistemática com 1.450 participantes em estudos de curto prazo mostrou alterações histológicas específicas, não fisiológicas, endometriais relacionadas ao ulipristal em 41% a 78,8% das mulheres durante o uso; 0,4% de incidência de hiperplasia endometrial e um caso de hiperplasia atípica. Todas as alterações se mostraram reversíveis após o fim do tratamento de até 4 meses com ulipristal[18]. Outros efeitos colaterais descritos são fogachos, cefaleia, náuseas e desconforto mamário[17].

O ulipristal foi autorizado em toda a União Europeia desde 2012 para o tratamento de sintomas moderados a severos em pacientes em programação cirúrgica. No entanto, após relato de casos de lesão hepática grave, podendo levar à necessidade de transplante hepático, a European Medicines Agency (EMA) recomenda o uso apenas em pacientes com contraindicação para o tratamento cirúrgico ou falha do tratamento cirúrgico, incluindo a embolização da artéria uterina.

B – Mifepristone

Uma revisão sistemática mostrou que há poucos estudos, e pequena amostra, para o tratamento com mifepristone. É efetivo na melhora do sangramento uterino anormal e da qualidade de vida, mas não há evidência na redução de volume do mioma ou do útero. Os trabalhos sugerem também alterações histológicas endometriais com hiperplasia cística. São necessários ainda mais estudos clínicos randomizados para a recomendação do mifepristone no tratamento de miomas uterinos[20].

5 – Terapia emergente, em estudo

Vitamina D

A vitamina D é um grupo de moléculas esteroides de pró-hormônios solúveis em gordura com efeitos semelhantes aos de hormônios. A forma de metabólito ativo da vitamina D é D3 (colecalciferol). Vários estudos em animais demonstraram os efeitos generalizados do colecalciferol, incluindo efeitos nos sistemas cardiovascular, imunológico e reprodutivo[9]. A vitamina D a longo prazo parece atuar como uma terapia antiproliferativa, antifibrótica e pró-apoptótica que fornece uma opção terapêutica segura e não cirúrgica para reduzir o tamanho do mioma uterino sem efeitos colaterais[10]. Estudos transversais e observacionais em mulheres com miomas demonstraram que níveis séricos mais baixos de vitamina D estavam inversamente correlacionados com o volume do mioma[3].

Estudos in vitro demonstraram que o tratamento de células fibroides imortalizadas com vitamina D causou uma redução no crescimento das células fibroides; este efeito pode ser atribuído à interação da vitamina D com antígenos nucleares, levando a uma menor expressão de proliferação e marcadores antiapoptóticos, e um efeito antifibrolítico mediado por metaloproteinase e expressão de colágeno. Além disso, um estudo in vivo usando um modelo de rato de miomas, demonstrou uma redução de 75% do tamanho do tumor uterino após a administração de D3 por 3 semanas.

Estudos adicionais são necessários para testar a eficácia da suplementação de vitamina D em mulheres no tratamento de miomas[3].

CONSIDERAÇÕES FINAIS / CONCLUSÕES

Quais pacientes podem se beneficiar do tratamento clínico do sangramento uterino anormal?

No momento da escolha do tratamento, devemos considerar a eficácia, segurança, tolerabilidade, facilidade de uso, benefícios auxiliares (por exemplo, contracepção) e custo, assim como a preferência da paciente e disponibilidade local[22].

A terapia médica também pode desempenhar um papel como uma medida temporizadora para mulheres sintomáticas que se aproximam da menopausa e desejam evitar a intervenção cirúrgica. Para mulheres que precisam de cirurgia, a terapia médica pode ser utilizada no pré-operatório para minimizar o sangramento e, assim, melhorar os níveis de hemoglobina pré-operatória ou para diminuir o tamanho do mioma em preparação para uma abordagem cirúrgica minimamente invasiva. A normalização dos níveis de hemoglobina no pré-operatório é fundamental para minimizar a morbidade associada às transfusões de sangue intraoperatórias e/ou pós-operatórias.

A escolha pelo tratamento clínico do sangramento uterino anormal e mioma deve ser individualizada, dependendo dos sintomas associados, tamanho e localização do mioma, desejo da mulher por fertilidade subsequente, história de tratamentos prévios e a possível necessidade de intervenções repetidas. No entanto, é importante lembrar e informar à paciente que essas opções médicas nem sempre são a forma definitiva de tratamento e os sintomas podem retornar quando o tratamento é interrompido. Portanto a escolha deve ser adaptada aos objetivos pessoais da paciente, e deve se pensar no tratamento clínico do mioma como de uma doença crônica, deixando a mulher atenta às variações sintomáticas e colocando as expectativas adequadas ao quadro clínico.

REFERÊNCIAS BIBLIOGRÁFICAS

1. Sinai Talaulikar V. Medical therapy for fibroids: An overview. Vol. 46, Best Practice and Research: Clinical Obstetrics and Gynaecology. 2018.
2. de la Cruz MSD, Buchanan EM. Uterine fibroids: Diagnosis and treatment. American Family Physician. 2017;95(2).
3. Kashani BN, Centini G, Morelli SS, Weiss G, Petraglia F. Role of Medical Management for Uterine Leiomyomas. Best Practice and Research: Clinical Obstetrics and Gynaecology. 2016;34.
4. Effective Health Care: The management of menorrhagia. Effective Health Care Bulletin, NIH, University of Leeds and NHS Centre for Reviews and Dissemination, University of York, Research Unit, Royal College of Physicians 1995.
5. Rybo G. Tranexamic acid therapy effective treatment in heavy menstrual bleeding: Clinical update on safety. Therapeutic Advances 1991;4:1-8.
6. Bryant-Smith AC, Lethaby A, Farquhar C, Hickey M. Antifibrinolytics for heavy menstrual bleeding. Vol. 2018, Cochrane Database of Systematic Reviews. 2018.
7. Florence AM, Fatehi M. Leyomioma. Stat Pearls [Internet]. Treasure Island: StatPearls Publishing; 2021.
8. Eder S, Baker J, Gersten J, Mabey RG, Adomako TL. Efficacy and safety of oral tranexamic acid in women with heavy menstrual bleeding and fibroids. Vol. 9, Women's Health. 2013.
9. Vergara D, Catherino WH, Trojano G, Tinelli A. Vitamin D: Mechanism of action and biological effects in uterine fibroids. Vol. 13, Nutrients. 2021.
10. Corachán A, Ferrero H, Escrig J, Monleon J, Faus A, Cervelló I, et al. Long-term vitamin D treatment decreases human uterine leiomyoma size in a xenograft animal model. Fertility and Sterility. 2020;113(1).
11. Jiang W, Shen Q, Chen M, Wang Y, Zhou Q, Zhu X. Levonorgestrel-releasing intrauterine system use in premenopausal women with symptomatic uterine leiomyoma: A systematic review. Vol. 86, Steroids. 2014.
12. Gutmann JN, Corson SL. GnRH agonist therapy before myomectomy or hysterectomy. Journal of Minimally Invasive Gynecology. 2005;12(6).
13. Moroni RM, Martins WP, Ferriani RA, Vieira CS, Nastri CO, Candido Dos Reis FJ, et al. Add-back therapy with GnRH analogues for uterine fibroids. Vol. 2015, Cochrane Database of Systematic Reviews. 2015.
14. Lethaby A, Puscasiu L, Vollenhoven B. Preoperative medical therapy before surgery for uterine fibroids. Vol. 2017, Cochrane Database of Systematic Reviews. 2017.
15. Deng L, Wu T, Chen XY, Xie L, Yang J. Selective estrogen receptor modulators (SERMs) for uterine leiomyomas. Cochrane Database of Systematic Reviews. 2012.
16. Rackow BW, Arici A. Options for medical treatment of myomas. Vol. 33, Obstetrics and Gynecology Clinics of North America. 2006.

17. Donnez J, Tatarchuk TF, Bouchard P, Puscasiu L, Zakharenko NF, Ivanova T, et al. Ulipristal Acetate versus Placebo for Fibroid Treatment before Surgery. New England Journal of Medicine. 2012;366(5).

18. de Milliano I, van Hattum D, Ket JCF, Huirne JAF, Hehenkamp WJK. Endometrial changes during ulipristal acetate use: A systematic review. Vol. 214, European Journal of Obstetrics and Gynecology and Reproductive Biology. 2017.

19. Ekanem E, Talaulikar V. Medical Therapy for Fibroids: What Next for Ulipristal Acetate? Vol. 38, Advances in Therapy. 2021.

20. Tristan M, Orozco LJ, Steed A, Ramirez-Morera A, Stone P. Mifepristone for uterine fibroids. Vol. 2021, Cochrane Database of Systematic Reviews. 2012.

21. Ke LQ, Yang K, Li J, Li CM. Danazol for uterine fibroids. Cochrane Database of Systematic Reviews. 2009.

22. Stewart EA. Uterine fibroids (leiomyomas): Treatment overview – UpToDate. UptToDate. 2020.

capítulo 4

Tratamento do sangramento por disfunção ovulatória e de causa endometrial

▶ Carolina Sales Vieira*

INTRODUÇÃO

Neste capítulo, serão abordadas as causas de sangramento uterino anormal (SUA) por disfunção ovulatória e de causa endometrial de acordo com o acrônimo PALM-COEIN criado pela Federação Internacional de Ginecologia e Obstetrícia (FIGO) para descrever as anormalidades associadas à ocorrência de SUA em mulheres durante a vida reprodutiva.

O SUA por disfunção ovulatória engloba uma série de condições clínicas que cursam com anovulação crônica (Tabela 1) e que se manifestam com irregularidade menstrual (amenorreia e sangramento infrequente, intercalados de períodos de sangramento com duração e/ou volume aumentados)[1]. Assim, de acordo com as definições de normalidade dos parâmetros relacionados ao ciclo menstrual (Tabela 2) da FIGO de 2018, as portadoras de SUA por disfunção ovulatória apresentarão ciclos com intervalos superiores a 38 dias e/ou com diferença entre o maior e o menor ciclo igual ou maior que 8 ou 10 dias a depender da idade da mulher (Corte[3] 8 dias para definição de irregularidade: mulheres com 26 a 41 anos; Corte[3] 10 dias para definição de irregularidade: mulheres com idade < 26 anos ou > 41 anos)[2]. A fisiopatologia deste sangramento é explicada pela anovulação. Na ausência de ovulação, o corpo lúteo não se desenvolve e o ovário deixa de secretar progesterona.

---

* Professora Associada do Departamento de Ginecologia e Obstetrícia e Responsável pelo Setor de Anticoncepção da Faculdade de Medicina de Ribeirão Preto - USP; Pós-Doutorado em Contracepção no Population Council, Nova York.

Isso resulta em proliferação endometrial contínua sem descamação e sem sangramento induzidos pela queda da progesterona. O resultado clínico é a presença de sangramento não cíclico, imprevisível e inconsistente em volume. O endométrio que se desenvolve no ambiente de estrogênio sem a oposição da progesterona é frágil, vascular e sem suporte estromal suficiente. À medida que uma área de sangramento começa a cicatrizar, outra área começa a descamar, o que pode resultar em sangramento prolongado e/ou frequente[1].

Já o SUA de causa endometrial é um sangramento uterino regular que se manifesta com aumento de volume e/ou de duração do fluxo menstrual, em mulheres sem anormalidades uterinas estruturais ou outras causas

Tabela 1 – Causas de anovulação que podem cursar com sangramento uterino anormal

Causas fisiológicas	Causas patológicas
Adolescência	**Anovulações hiperandrogênicas**
■ Imaturidade do eixo hipotálamo-hipófise-ovariano	■ Síndrome dos ovários policísticos
	■ Hiperplasia congênita da suprarrenal forma tardia
	■ Tumores produtores de androgênios
Climatério	**Hiperprolactinemia**
■ Falência ovariana fisiológica	■ Tumores (prolactinomas e pseudoprolactinomas)
	■ Medicamentos
	■ Hipotireoidismo
	Disfunções tireoidianas
	Disfunções hipotalâmicas (secundária a ganho ou perda de peso, ansiedade, entre outras)
	Insuficiência ovariana prematura
	■ Causa genética
	■ Causa autoimune
	■ Causa idiopática
	■ Causa iatrogênica (quimioterapia, radioterapia)
	Doenças primárias da hipófise ou hipotálamo

Tabela 2 – Parâmetros de normalidade relacionados ao ciclo menstrual de acordo com a Federação Internacional de Ginecologia e Obstetrícia, 2018.

Parâmetro	Normal	Anormal
Frequência do sangramento menstrual	24 a 38 dias	■ Ausência (sem sangramento): amenorreia ■ Infrequente: > 38 dias ■ Frequente: < 24 dias
Duração do sangramento menstrual	≤ 8 dias	Prolongado: > 8 dias
Volume do fluxo menstrual (determinado pela paciente)	Normal	■ Reduzido ■ Aumentado
Regularidade (diferença entre e o ciclo de maior duração e ciclo de menor duração)	Normal ou regular: ≤ 7-9 dias	Irregular: ≥ 8-10 dias*

Adaptada de Munro MG et al. 2018[2]

* Corte ≥ 8 dias para definição de irregularidade: mulheres com 26 a 41 anos; Corte ≥ 10 dias para definição de irregularidade: mulheres com idade < 26 anos ou > 41 anos

de SUA. Acredita-se que o SUA de causa endometrial ocorre por disfunção do endométrio. No entanto, os mecanismos que levam a essa disfunção não são completamente conhecidos, mas sabe-se que mecanismos relacionados à inflamação, hemostasia e angiogênese podem estar implicados na gênese deste sangramento[3].

DIAGNÓSTICO

Na história clínica, deve ser avaliado se o ciclo menstrual é regular (presente no SUA de causa endometrial) ou irregular (presente no SUA de causa ovulatória), além de outras características do ciclo menstrual, como o volume de sangramento, o número de dias de sangramento e o intervalo entre os ciclos. É importante documentar quando as alterações do ciclo menstrual se iniciaram e se a mulher está sangrando no momento da consulta. Quando o ciclo é irregular, é importante coletar informações sobre sintomas relacionados às principais causas de disfunção ovulatória (idade da menarca, sintomas de hiperandrogenismo, sintomas de hipoestrogenismo, sintomas de disfunções tireoidianas e sintomas relacionados à hiperprolactonemia). O uso de medicações que podem provocar SUA (como anticoagulantes e contraceptivos hormonais, por exemplo), o histórico familiar (especialmente buscando desordens da coagulação), a presença de sintomas relacionados à anemia (fadiga e palidez) e de outros sintomas que podem estar relacionados às alterações estruturais (como a dismenorreia) também devem ser investigados[1,3,4].

Após a história clínica, é importante realizar o exame físico geral e ginecológico. No exame físico geral, devem ser avaliados os sinais vitais e os sinais de anemia. No exame ginecológico, a inspeção (buscando identificar o local de sangramento caso a mulher esteja sangrando no momento da consulta), o exame especular (para avaliar se há lesões no colo uterino ou nas paredes vaginais, além de características do sangramento, caso presente) e o exame bimanual (para avaliar tamanho uterino, presença de massas anexiais, dor à mobilização do colo uterino e/ou à palpação dos anexos) devem ser realizados[1,3,4]. Quando a mulher estiver sangrando no momento da consulta, é essencial estabelecer se há estabilidade hemodinâmica ou não, lembrando que a alteração da frequência cardíaca é o primeiro sinal de instabilidade hemodinâmica.

Em relação aos exames complementares, devemos realizar o teste de gravidez sempre que houver risco de gravidez. O hemograma deve ser realizado em casos que cursam com aumento do volume menstrual e/ou com aumento do número de dias de sangramento. Os demais exames a serem realizados dependem da idade e do quadro clínico.

SUA de causa ovulatória: a adolescente com ciclo irregular, com menarca há menos de dois anos e sem outros sintomas, deve ser abordada como apresentando imaturidade do eixo hipotálamo-hipófise-ovariano, responsável por 95% dos casos de SUA em adolescentes[5]. Neste caso, nenhum exame adicional deve ser realizado. Caso a adolescente tenha ciclo irregular há mais de dois anos, devemos avaliar o quadro de anovulação crônica, tendo em conta os sintomas apresentados para a seleção dos exames complementares necessários[1,3]. A American Society for Reproductive Medicine (ASRM) recomenda iniciar a investigação de anovulação crônica com FSH, prolactina e TSH[6]. Na mulher adulta com ciclo irregular, devemos investigar a causa de anovulação crônica, especialmente se esta surge abaixo dos 40 anos[1,3], com exames iniciais sugeridos pela ASRM, ou seja, FSH, prolactina e TSH[6]. Nas mulheres com 40 anos ou mais, a avaliação de anovulação crônica perde a relevância já que a imensa maioria é por falência ovariana fisiológica[4]. É importante associar o exame ultrassonográfico transvaginal pela possibilidade de alteração estrutural concomitante com o quadro de anovulação crônica, especialmente em mulheres com 40 anos ou mais[1,4]. A Figura 1 mostra um fluxograma simplificado de investigação de SUA.

SUA por causa endometrial: trata-se de diagnóstico de exclusão em adolescentes e mulheres com ciclo regular, com queixa de aumento de volume menstrual ou de aumento do número de dias de sangramento. Nas adolescentes, as coagulopatias, especialmente a Doença de von Willebrand, devem ser excluídas nesses casos. Entre adolescentes com aumento do volume menstrual, 20% apresentam alguma coagulopatia[7]. Caso sejam excluídas as coagulopatias mais comuns, pode-se realizar a ultrassonografia pélvica para excluir as causas estruturais que são incomuns em adolescentes (1,3% das adolescentes com SUA têm causas estruturais)[8]. Alguns protocolos só realizam a ultrassonografia pélvica em adolescentes com SUA quando há falha do tratamento, uma vez que o achado de causas estruturais é infrequente e um estudo mostrou que os achados de alterações estruturais não modificaram a indicação de tratamento das adolescentes[8]. Após estas exclusões, pode-se considerar o sangramento como de causa endometrial. A Figura 1 mostra um fluxograma simplificado de investigação de SUA.

capítulo 4 — Tratamento do sangramento por disfunção ovulatória e de causa endometrial

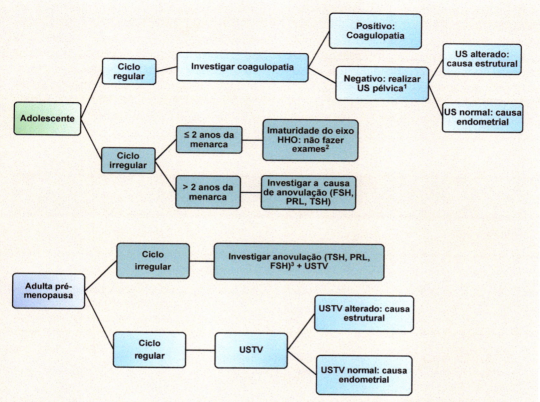

Figura 1 – Fluxograma simplificado de investigação de sangramento uterino anormal

US: Ultrassonografia; HHO: Hipotálamo-hipófise-ovariano; FSH: Hormônio folículo-estimulante; TSH: Hormônio tireoestimulante; PRL: Prolactina; USTV: Ultrassonografia transvaginal

1 Muitos protocolos não fazem US pélvica para excluir causa estrutural em adolescentes, dada a raridade de achados positivos

2 Caso tenha hospitalização para tratamento do sangramento, anemia (< 10 g/dL) ou necessidade de transfusão, investigar coagulopatia associada à imaturidade do eixo hipotálamo-hipófise-ovariano

3 A investigação da anovulação crônica é mais importante em mulheres com < 40 anos

A realização de biópsia endometrial deve ser realizada em mulheres não responsivas ao tratamento medicamentoso. Também pode ser considerada nas mulheres com 40 anos ou mais e nas mulheres mais jovens com fator de risco para câncer de endométrio[4].

TRATAMENTO

1. Medicamentoso

O tratamento medicamentoso do SUA de causa ovulatória depende de a mulher estar com quadro agudo de sangramento ou não. Nos quadros agudos, em que a mulher com anovulação crônica apresenta um episódio de sangramento, em geral prolongado e volumoso, após um período de amenorreia, há opções hormonais e não hormonais para cessar esse sangramento. Vale ressaltar que as opções contraceptivas hormonais para cessar o episódio agudo de sangramento envolvem o uso de multidose de contraceptivos orais combinados (COC) ou de progestagênios via oral[5,9]. Os métodos contraceptivos hormonais não orais não devem ser usados para cessar um episódio agudo de sangramento. A Tabela 3 apresenta as opções de tratamento do episódio agudo de SUA de causa ovulatória.

Tabela 3 – Opções de tratamento medicamentoso para episódios agudos de sangramento uterino anormal de causa ovulatória

Medicamento	Dosagem	Comentários
Multidose de COC com 30 μg de etinilestradiol (qualquer progestagênio associado)	1 comprimido, via oral, a cada 8 a 12 horas por 7 dias (a frequência depende da intensidade do sangramento)	Alta eficácia Não usar para quem tem contraindicação para métodos combinados de acordo com os critérios de elegibilidade da OMS[10]
Multidose de regulador de ciclo composto de 10 μg de etinilestradiol e 2 mg de noretisterona (Primosiston®)	1 comprimido, via oral, a cada 8 horas, por 7 dias	Alta eficácia Não usar para quem tem contraindicação ao uso de estrogênio Não fornece proteção contraceptiva
Multidose de progestagênio orais	■ Acetato de medroxiprogesterona, via oral, 10 a 20 mg (dose máxima de 80 mg/dia), a cada 6 a 12 horas por 7 dias ■ Norestisterona (Primolut-nor®), 10 mg, a cada 12 horas, por 30 dias	Alta eficácia Ambas as opções não fornecem proteção contraceptiva
Antifibrinolíticos	■ Ácido tranexâmico, 10 mg/kg dose de 8/8 h, EV ou VO (a depender da gravidade do caso), por 5 a 7 dias ■ Ácido épsilon aminocapróico, 100 a 200 mg/kg (dose máxima 30 g/dia) a cada 4 a 6 horas, EV ou VO (a depender da gravidade do caso), por 5 a 7 dias	Alta eficácia

Após o episódio agudo, devemos prescrever um tratamento hormonal de manutenção para evitar a recidiva do sangramento e proteger o endométrio da exposição contínua ao estrogênio sem oposição da progesterona[5,9]. A escolha do tratamento de manutenção depende da necessidade de contracepção, do desejo de sangramento cíclico, da presença de contraindicações ao estrogênio e da necessidade de redução do volume de sangramento. O tratamento dos casos de SUA de causa ovulatória que não apresentam sangramento no momento da consulta é o mesmo utilizado para a manutenção pós-parada do episódio agudo de sangramento[5,9]. A Tabela 4 mostra as opções

Tabela 4 – Opções de tratamento medicamentoso para manutenção pós-parada de episódio agudo de sangramento uterino anormal de causa ovulatória*

Medicamento	Comentários
Necessidade de contracepção	
Contraceptivo hormonal combinado (contraceptivo oral combinado, anel vaginal, adesivo e injetável mensal) usado de forma cíclica, contínua ou estendida	Avaliar critérios de elegibilidade da OMS[10]
Contraceptivos de progestagênio isolado [pílula de progestagênio, implante de etonogestrel, injetável trimestral e sistema intrauterino liberador de levonorgestrel (SIU-LNG)]	Avaliar critérios de elegibilidade da OMS[10] O SIU-LNG 52 mg é o contraceptivo associado à maior redução do volume menstrual (reduz o volume de sangramento de 70 a 90%)[11]
Sem necessidade de contracepção	
Podem ser usadas as opções contraceptivas descritas acima	
Progestagênios de segunda fase ■ Progesterona micronizada 200 mg/dia, VO, 12-14 dias por mês ■ Diidrogesterona 10 mg/dia, VO, 12-14 dias por mês ■ Acetato de medroxiprogesterona 5-10 mg VO, 12-14 dias por mês	Outras opções podem ser usadas

OMS: Organização Mundial de Saúde, VO: Via oral

* Estas medicações são as indicadas para o tratamento dos casos de sangramento uterino anormal de causa ovulatória que não apresentam sangramento no momento da consulta

de tratamento de manutenção pós-parada do episódio agudo de SUA de causa ovulatória. Conforme já mencionado, essas opções terapêuticas são as mesmas utilizadas para o tratamento do SUA de causa ovulatória sem sangramento no momento da consulta. Caso a mulher apresente distúrbios da tireoide ou hiperprolactinemia como causa do SUA de causa ovulatória, devemos realizar o tratamento específico dessas desordens. A adolescente com SUA de causa ovulatória causado por imaturidade do eixo hipotálamo-hipófise-ovariano pode optar por não usar medicamentos para controle do sangramento caso não sinta prejuízo de sua qualidade de vida[5,9].

Em situações de gravidade clínica, na qual outras causas de SUA, como, por exemplo, trombocitopenia provocada pelo tratamento oncológico ou a presença de coagulopatias severas, estão associadas ao SUA de causa ovulatória, o tratamento de manutenção pode envolver a supressão menstrual. Neste sentido, o uso de análogo de GnRH (leuprolida ou gosserrelina) é indicado, uma vez que a taxa de amenorreia dessas medicações chega a 73%-96% após o primeiro mês de uso. A duração de tratamento varia com a necessidade de manter a supressão menstrual, sendo importante ressaltar que quando a terapia com essas medicações se prolonga por mais de seis meses, é necessário o uso de add-back terapia (com estrogênio ou tibolona) para proteção da massa óssea[12].

O tratamento medicamentoso do SUA de causa endometrial tem como princípio a redução do volume menstrual, uma vez que estas mulheres apresentam sangramento menstrual aumentado em volume e/ou número de dias. As opções hormonais incluem os contraceptivos orais combinados, o anel vaginal, o sistema intrauterino liberador de levonorgestrel (SIU-LNG) 52 mg e o acetato de medroxiprogesterona de depósito[9]. Entre as opções não hormonais, os antifibrinolíticos ou os anti-inflamatórios podem ser utilizados nos primeiros cinco dias de cada ciclo menstrual[13,14]. A Tabela 5 resume as medicações utilizadas para o tratamento do SUA de causa endometrial. Em termos de potência para reduzir o volume de sangramento, o SIU-LNG 52 mg é a opção mais efetiva, reduzindo em até 90% o volume menstrual[11]. Os demais métodos hormonais e os antifibrinolíticos reduzem o volume menstrual em até 50%[13,14,16]. Os anti-inflamatórios são mais efetivos que o placebo (redução do volume menstrual de 25% a 35%), mas são menos efetivos que o SIU-LNG 52 mg e os antifibrinolíticos na redução do volume menstrual[14].

2. Cirúrgico

O tratamento medicamentoso é a primeira linha de tratamento para o SUA de causa ovulatória e o de causa endometrial. No entanto, quando há falha do tratamento medicamentoso, é necessária a reavaliação do caso, com realização de exame ultrassonográfico caso este não tenha sido realizado e a coleta de amostra endometrial (biópsia). Descartando a presença de malignidade, a realização de ablação endometrial é uma opção a ser considerada para o controle do SUA[4,17,18]. Outros procedimentos (como curetagem uterina para o episódio agudo de sangramento e a histerectomia) são considerados de exceção para o tratamento do SUA de causa ovulatória e o de causa endometrial, sendo reservados para situações em que há associações de causas de SUA, com falha do tratamento medicamentoso[4,5].

CONSIDERAÇÕES FINAIS / CONCLUSÕES

A presença de ciclo irregular, que traduz uma anovulação crônica, é encontrado no SUA de causa ovulatória. Já no SUA de causa endometrial, espera-se um ciclo regular

Tabela 5 – Opções de tratamento medicamentoso para o sangramento uterino anormal de causa endometrial

Medicamento	Comentários
SIU-LNG 52 mg	O SIU-LNG 52 mg é o contraceptivo associado à maior redução do volume menstrual (reduz o volume de sangramento de 70% a 90%)[11]
Contraceptivo combinado oral ou anel vaginal	Avaliar critérios de elegibilidade da OMS[10]
Injetável trimestral IM ou SC	Poucas evidências de seu uso em mulheres com sangramento uterino anormal
Ácido tranexâmico, 10 mg/kg dose de 8/8 h, via oral, nos primeiros 5 dias de cada ciclo menstrual	
Anti-inflamatório (qualquer um pode ser utilizado), via oral, nos primeiros 5 dias de cada ciclo menstrual	Menos efetivo que as demais opções

OMS: Organização Mundial de Saúde, IM: Intramuscular, SC: Subcutâneo, SIU-LNG: sistema intrauterino liberador de levonorgestrel

com aumento de volume e/ou duração do sangramento.

A história clínica, o exame físico e os exames complementares são necessários para o diagnóstico da causa de sangramento, bem como o planejamento do tratamento.

O tratamento do SUA de causa ovulatória depende da presença de episódio agudo de sangramento ou não. Na presença desse, é essencial cessar o sangramento. Posteriormente, deve-se iniciar o tratamento hormonal de manutenção para evitar a recidiva do sangramento e proteger o endométrio da exposição contínua ao estrogênio sem oposição da progesterona.

O tratamento do SUA de causa endometrial envolve a redução do volume menstrual com opções hormonais ou não hormonais, sendo o SIU-LNG 52 mg a opção mais efetiva para redução do volume de sangramento.

Embora o tratamento medicamentoso seja a primeira linha de tratamento para o SUA de causa ovulatória e o de causa endometrial, há situações de exceção, quando o tratamento medicamentoso falha. Nessas situações, nas quais pode haver outras causas associadas de SUA, o tratamento cirúrgico, como a ablação endometrial ou a histerectomia, deve ser considerado.

REFERÊNCIAS BIBLIOGRÁFICAS

1. The American College of Obstetricians and Gynecologists. Practice bulletin no. 136:

management of abnormal uterine bleeding associated with ovulatory dysfunction. Obstet Gynecol. 2013 Jul;122(1):176-185.

2. Munro MG, Critchley HOD, Fraser IS; FIGO Menstrual Disorders Committee. The two FIGO systems for normal and abnormal uterine bleeding symptoms and classification of causes of abnormal uterine bleeding in the reproductive years: 2018 revisions. Int J Gynaecol Obstet. 2018 Dec;143(3):393-408.

3. Whitaker L, Critchley HO. Abnormal uterine bleeding. Best Pract Res Clin Obstet Gynaecol. 2016 Jul;34:54-65.

4. Singh S, Best C, Dunn S, Leyland N, Wolfman WL. Abnormal Uterine Bleeding in Pre-Menopausal Women. J Obstet Gynaecol Can. 2018 May;40(5):e391-e415.

5. Deligeoroglou E, Karountzos V, Creatsas G. Abnormal uterine bleeding and dysfunctional uterine bleeding in pediatric and adolescent gynecology. Gynecol Endocrinol 2013;29:74–8.

6. Practice Committee of American Society for Reproductive Medicine. Current evaluation of amenorrhea. Fertil Steril. 2008 Nov;90(5 Suppl):S219-25.

7. ACOG Committee Opinion. Screening and Management of Bleeding Disorders in Adolescents With Heavy Menstrual Bleeding: Obstet Gynecol. 2019 Sep;134(3):e71-e83.

8. Pecchioli Y, Oyewumi L, Allen LM, Kives S. The utility of routine ultrasound in the diagnosis and management of adolescents with abnormal uterine bleeding. J Pediatr Adolesc Gynecol 2017;30:239–42.

9. Bradley LD, Gueye NA. The medical management of abnormal uterine bleeding in reproductive-aged women. Am J Obstet Gynecol. 2016 Jan;214(1):31-44.

10. World Health Organization. WHO - Medical eligibility criteria for contraceptive use. 5th ed. Geneva: WHO 2015. http://www.who.int/reproductivehealth/publications/family_planning/MEC-5/en/.

11. Bofill Rodriguez M, Lethaby A, Jordan V. Progestogen-releasing intrauterine systems for heavy menstrual bleeding. Cochrane Database Syst Rev. 2020 Jun 12;6(6):CD002126.

12. Kirkham YA, Ornstein MP, Aggarwal A, McQuillan S. Menstrual Suppression in Special Circumstances. J Obstet Gynaecol Can. 2019 Feb;41(2):e7-e17.

13. Bryant-Smith AC, Lethaby A, Farquhar C, Hickey M. Antifibrinolytics for heavy menstrual bleeding. Cochrane Database Syst Rev. 2018 Apr 15;4(4):CD000249.

14. Bofill Rodriguez M, Lethaby A, Farquhar C. Non-steroidal anti-inflammatory drugs for heavy menstrual bleeding. Cochrane Database Syst Rev. 2019 Sep 19;9(9):CD000400.

15. Lethaby A, Wise MR, Weterings MA, Bofill Rodriguez M, Brown J. Combined hormonal contraceptives for heavy menstrual bleeding. Cochrane Database Syst Rev. 2019 Feb 11;2(2):CD000154.

16. Küçük T, Ertan K. Continuous oral or intramuscular medroxyprogesterone acetate versus the levonorgestrel releasing intrauterine system in the treatment of perimenopausal menorrhagia: a randomized, prospective, controlled clinical trial in female smokers. Clin Exp Obstet Gynecol. 2008;35(1):57-60.

17. Bergeron C, Laberge PY, Boutin A, Thériault MA, Valcourt F, Lemyre M, Maheux-Lacroix S. Endometrial ablation or resection versus levonorgestrel intrauterine system for the treatment of women with heavy menstrual bleeding and a normal uterine cavity: a systematic review with meta-analysis. Hum Reprod Update. 2020 Feb 28;26(2):302-311.

18. Beelen P, van den Brink MJ, Herman MC, Geomini PMAJ, Dekker JH, Duijnhoven RG, et al. Levonorgestrel-releasing intrauterine system versus endometrial ablation for heavy menstrual bleeding. Am J Obstet Gynecol. 2021 Feb;224(2):187.e1-187.e10.

capítulo 5

Tratamento do sangramento por pólipo endometrial na menacme: quando encaminhar para retirar?

▶ Helizabet Salomao Abdalla Ayroza Ribeiro*
▶ Adolpho Roberto Kelm Junior**
▶ Paulo Augusto Ayroza Galvao Ribeiro***

INTRODUÇÃO

O Sangramento Uterino Anormal (SUA) consiste em frequente queixa de mulheres na menacme, podendo atingir até 30% das pacientes nesse período da vida, causando grande impacto na qualidade de vida física, emocional, sexual e profissional, sendo uma das três queixas mais comuns em consultórios de ginecologia[1].

Em 2011, a FIGO propôs classificação denominada PALM-COEIN (Figura 1) com objetivo de determinar as possíveis causas do sangramento[2].

Como pode-se observar na Figura 1, a primeira causa citada como fator provocador do SUA são os pólipos endometriais. Eles podem ser definidos como um crescimento hiperplásico de estroma e glândulas endometriais ao redor de um pedículo vascular. Podem ser únicos ou múltiplos, e também pediculados ou sésseis, de acordo com sua base[3].

O diagnóstico e o manejo de mulheres com pólipos endometriais são de fundamental importância, pois apesar de muitas vezes assintomáticos,

---

* Professora Adjunta da Faculdade de Ciências Médicas da Santa Casa de São Paulo; Chefe do Setor de Endoscopia Ginecológica e Endometriose do Departamento de GO da Santa Casa de São Paulo. Vice Presidente da Sociedade Brasileira de Endometriose – SBE. Vice Presidente da Comissão Nacional de Endometriose (CNE), FEBRASGO.

** Mestre em Ginecologia pela Santa Casa de São Paulo; Coordenador da Histeroscopia do Setor de Endoscopia e Endometriose da Santa Casa de São Paulo.

*** Professor Adjunto do Departamento de GO da Faculdade de Ciências Médicas da Santa Casa de São Paulo; Diretor do Departamento de Obstetrícia e Ginecologia da Santa Casa de São Paulo; Presidente da CNE em Endometriose da FEBRASGO.

até 68% das pacientes portadoras de pólipos do útero podem apresentar SUA[4]. Acrescenta-se a isso o fato de que a prevalência de pólipos em mulheres com infertilidade é de até 32%[5].

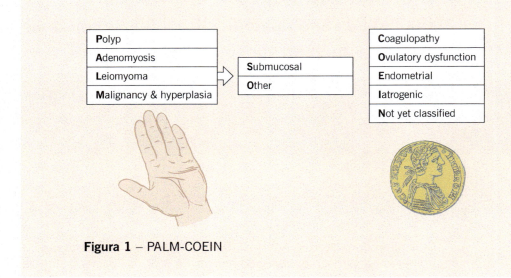

Figura 1 – PALM-COEIN

DIAGNÓSTICO

Seu diagnóstico é muitas vezes incidental e ocorre durante realização de exames de rotina, tal como ultrassonografia transvaginal. Pacientes que apresentem queixa de SUA devem ser submetidas a ultrassonografia transvaginal para avaliação inicial da causa. Outro método que pode ser usado no diagnóstico dos pólipos endometriais é a histerossonografia[6].

No entanto, a literatura é unânime em afirmar que a histeroscopia é o padrão ouro tanto no diagnóstico como no tratamento dos pólipos endometriais[3,6], pois trata-se de ferramenta que permite visualização direta da cavidade endometrial, além da possibilidade de obtenção de material para estudo anátomo-patológico. A dilatação e a curetagem tradicionalmente utilizadas nesses casos devem ser fortemente desencorajadas, uma vez que são procedimentos realizados "às cegas" e, portanto, com grande chance de não se atingir a cavidade uterina por inteiro, além de haver maior possibilidade de formação de sinequias, o que compromete o futuro reprodutivo da paciente

As inovações tecnológicas ocorridas nos últimos vinte anos nos equipamentos de histeroscopia permitiram relevante miniaturização nos diâmetros das óticas e culminaram na introdução do conceito do *See and Treat*, o qual consiste em realização concomitante do diagnóstico e da remoção dos pólipos através da histeroscopia em regime ambulatorial, sem a necessidade de internação hospitalar e/ou de procedimentos anestésicos[7], diminuindo assim riscos para a paciente e custos para o sistema de saúde

Dessa maneira, a possibilidade de polipectomia em regime ambulatorial trouxe bastante avanço no tratamento dessas pacientes.

Porém, num país com as dimensões do Brasil e de realidades econômicas tão distintas, poucos são os serviços que apresentam equipamentos modernos e equipes aptas para a realização do *See and Treat*.

TRATAMENTO

Conduta

Diante do exposto, a pergunta que se impõe é: quais seriam as pacientes que necessitam ser encaminhadas para polipectomia e em quais podemos adotar conduta expectante, lembrando que o objetivo desse capítulo é o enfoque em pacientes na menacme com sangramento uterino anormal?

Uma pesquisa realizada de maneira retrospectiva em 2017 na Inglaterra tentou avaliar a história natural dos pólipos, ou seja, o que acontece naquelas pacientes onde se adotou conduta expectante[8]. De acordo com este estudo, houve regressão espontânea dos pólipos em apenas 6,3% dos casos. O mesmo estudo também indicou que a regressão é mais frequente em mulheres na pré-menopausa e naquelas com sangramento uterino anormal. Já uma outra pesquisa, realizada com pacientes entre 45 e 50 anos, revelou uma taxa de regressão dos pólipos de 27% após 12 meses, sendo infrequente a regressão e/ou eliminação espontânea de pólipos maiores que 1,5 cm[9].

O Sangramento Uterino Anormal (SUA) é o sintoma mais frequente em portadoras de pólipos uterinos, podendo ser encontrado em até 40% das pacientes com queixa de SUA[10]. Por outro lado, mulheres portadoras de pólipos endometriais apresentam alterações menstruais em até 68% dos casos[4]. Outro dado que merece ser salientado é que a remoção dos pólipos acarreta melhora dos sintomas em taxas acima de 75% dos casos.

Preocupação frequente dos médicos e de suas pacientes refere-se ao risco de malignização dos pólipos. Revisão bibliográfica envolvendo 51 artigos e mais de 35 mil pacientes observou que a taxa de malignização foi de 2,73% na população em geral e de 1,12% em paciente na pré-menopausa. Pacientes sintomáticas também apresentavam maior risco de malignização (5,14%) do que nas mulheres assintomáticas[11].

Portanto, para conseguirmos responder à pergunta formulada no título do capítulo, devemos antes saber quais são as pacientes que apresentam maior risco de surgimento de pólipos e também de malignização dos mesmos.

A incidência de pólipos aumenta com a idade. Outro fator muito relacionado ao surgimento dos pólipos é o uso de tamoxifeno como terapia adjuvante para o câncer de mama, sendo que até 30% das usuárias desse medicamento apresentam pólipos[12]. Diabetes, hipertensão, obesidade e terapia hormonal com altas doses de estrogênio também associam-se a maiores taxas de pólipos uterinos[13].

Atenção especial deve ser dada a mulheres portadoras de Síndrome de Lynch (condição genética hereditária associada ao aparecimento de Câncer de Intestino antes dos 50 anos), onde existe também forte associação com hiperplasias e câncer endometriais. Dessa maneira, pacientes portadoras dessa síndrome e suas familiares devem ser submetidas a *screening* periódico através de biópsia endometrial por via histeroscópica[14].

CONSIDERAÇÕES FINAIS / CONCLUSÕES

Mesmo que muitas vezes assintomáticos, caso estejamos em uma situação com possibilidade de aplicação do conceito citado anteriormente conhecido como *See and Treat*, recomendamos a polipectomia ambulatorial de rotina.

Porém, apesar de amplamente utilizada ao redor do mundo, a histeroscopia cirúrgica ambulatorial possui limitações tais como tolerabilidade da paciente, disponibilidade de equipamentos e infraestrutura, além das limitações advindas da própria patologia (múltiplos pólipos, pólipos grandes, entre outras).

Na impossibilidade de polipectomia ambulatorial, recomendamos a remoção dos pólipos em paciente na menacme nas seguintes situações:

- pacientes com queixa de sangramento uterino anormal;

- pacientes com fatores de risco para hiperplasia endometrial ou câncer, tais como obesas, anovuladoras crônicas, diabéticas, usuárias de tamoxifeno, antecedentes familiares de neoplasia endometrial, portadoras de Síndrome de Lynch;

- pacientes com infertilidade;

- pacientes assintomáticas com pólipos maiores que 1,5 cm.

Já nas pacientes menopausadas, recomenda-se a remoção de todos os pólipos, em virtude do risco aumentado de malignização.

REFERÊNCIAS BIBLIOGRÁFICAS

1. Benetti-Pinto CL, Rosa-E-Silva ACJS, Yela DA, Soares Júnior JM. Abnormal Uterine Bleeding. Sangramento uterino anormal. Rev Bras Ginecol Obstet. 2017;39(7):358-368. doi:10.1055/s-0037-1603807.

2. Munro, Malcolm G et al. "The FIGO classification of causes of abnormal uterine bleeding in the reproductive years." Fertility and sterility vol. 95,7 (2011): 2204-8, 2208.e1-3. doi:10.1016/j.fertnstert.2011.03.079.

3. de Azevedo JM, de Azevedo LM, Freitas F, Wender MC. Endometrial polyps: when to resect?. Arch Gynecol Obstet. 2016;293(3):639-643. doi:10.1007/s00404-015-3854-3.

4. Clark TJ, Stevenson H. Endometrial Polyps and Abnormal Uterine Bleeding (AUB-P): What is the relationship, how are they diagnosed and how are they treated?. Best Pract Res Clin Obstet Gynaecol. 2017;40:89-104. doi:10.1016/j.bpobgyn.2016.09.005.

5. Hinckley MD, Milki AA. 1000 office-based hysteroscopies prior to in vitro fertilization: feasibility and findings. JSLS. 2004;8(2):103-107.

6. Salim S, Won H, Nesbitt-Hawes E, Campbell N, Abbott J. Diagnosis and management of endometrial polyps: a critical review of the literature. J Minim Invasive Gynecol. 2011;18(5):569-581. doi:10.1016/j.jmig.2011.05.018.

7. Bettocchi S, Nappi L, Ceci O, Selvaggi L. Office hysteroscopy. Obstet Gynecol Clin North Am. 2004;31(3):641-xi. doi:10.1016/j.ogc.2004.05.007.

8. Wong M, Crnobrnja B, Liberale V, Dharmarajah K, Widschwendter M, Jurkovic D. The natural history of endometrial polyps. Hum Reprod. 2017;32(2):340-345. doi:10.1093/humrep/dew307.

9. Lieng M, Istre O, Sandvik L, Qvigstad E. Prevalence, 1-year regression rate, and clinical significance of asymptomatic endometrial polyps: cross-sectional study. J Minim Invasive Gynecol. 2009;16(4):465-471. doi:10.1016/j.jmig.2009.04.005.

10. American Association of Gynecologic Laparoscopists. AAGL practice report: practice guidelines for the diagnosis and management of endometrial polyps. J Minim Invasive Gynecol. 2012;19(1):3-10. doi:10.1016/j.jmig.2011.09.003.

11. Uglietti A, Buggio L, Farella M, Chiaffarino F, Dridi D, Vercellini P, Parazzini F. The risk

of malignancy in uterine polyps: A systematic review and meta-analysis. Eur J Obstet Gynecol Reprod Biol. 2019 Jun;237:48-56. doi: 10.1016/j.ejogrb.2019.04.009. Epub 2019 Apr 15. PMID: 31009859.

12. Cohen I. Endometrial pathologies associated with postmenopausal tamoxifen treatment. Gynecol Oncol. 2004;94(2):256-266. doi:10.1016/j.ygyno.2004.03.048.

13. Nappi L, Indraccolo U, Di Spiezio Sardo A, et al. Are diabetes, hypertension, and obesity independent risk factors for endometrial polyps?. J Minim Invasive Gynecol. 2009;16(2):157-162. doi:10.1016/j.jmig.2008.11.004.

14. Meyer LA, Broaddus RR, Lu KH. Endometrial cancer and Lynch syndrome: clinical and pathologic considerations. Cancer Control. 2009;16(1):14-22. doi:10.1177/107327480901600103.

Seção **2**

ATUALIZAÇÃO EM DIVERSIDADE SEXUAL PARA O GINECOLOGISTA GERAL

6 Anticoncepção: quem precisa? 83

7 Como abordar a vítima de violência sexual 89

8 Como fazer o acolhimento? 97

9 Conceitos essenciais em diversidade sexual 103

10 Quando encaminhar o paciente da diversidade sexual para o especialista? 111

ATUALIZAÇÃO EM DIVERSIDADE SEXUAL PARA O GINECOLOGISTA GERAL

▶ Ivaldo da Silva*

INTRODUÇÃO

Aprendemos nas escolas médicas o modelo heterocisnormativo e tentamos reproduzir este atendimento ginecológico para as pessoas LGBTQIA+, mas o mesmo não contempla as necessidades desta população.

Nós, ginecologistas, devemos ter uma visão mais ampla das diversidades de corpos com mamas, vagina, útero, testículos ou mesmo próstata.

A população LGBTQIA+ tem mais dificuldade para procurar atendimento médico devido a nosso sistema de saúde ainda não estar totalmente estruturado para esta população. O treinamento de toda a equipe, a adequação do local de atendimento em que a pessoa possa se sentir menos exposta, juntamente com o atendimento que considere a sua diversidade são essenciais para uma boa relação médico-paciente.

Em resumo, somente iremos fornecer uma saúde de qualidade quando pudermos abordar gênero, orientação sexual e práticas sexuais de maneira natural e sem preconceito.

---

* Professor Associado Livre-docente do Departamento de Ginecologia da EPM-UNIFESP; Disciplina de Endocrinologia Ginecológica da EPM-UNIFESP; Coordenador Câmara de Extensão da UNIFESP; Pós-doutoramento Yale University, Doutorado e Mestrado – UNIFESP.

capítulo 6

Anticoncepção: quem precisa?

▶ Carlos Tadayuki Oshikata*

INTRODUÇÃO

Nenhuma pessoa é igual a outra. Somos diferentes no modo de pensar e agir e independentemente da nossa natureza biológica, influenciado ou não por questões culturais, religiosas e familiares, agimos e assumimos relacionamentos afetivos e/ou sexuais diferentes de outras pessoas. Essa individualidade não possui um padrão representativo único e o que é normal para um pode ser inconcebível a outros. E no âmbito da diversidade sexual, o não padrão, muitas vezes, leva as pessoas a sofrerem preconceitos, desprezos e desrespeitos, expondo a vulnerabilidades sociais, como violência sexual, gravidez indesejada, aquisição de uma infecção sexualmente transmissível (IST) e agravos na saúde mental[1].

A diversidade sexual é uma expressão ampla que caracteriza as múltiplas formas de vivência, de expressão sexual e da identidade de gênero. Nem sempre a identidade assumida corresponde ao sexo biológico[2].

No Brasil, a diversidade de gênero é observada em cerca de 1,9% da população com mais de 18 anos de idade. Pessoas identificadas como transgênero (TG) representam 0,69% da população brasileira e as pessoas que se consideram não binárias (NB) correspondem a 1,19% do total, ou seja, temos no Brasil 1.090.200 pessoas que se identificam como TG e 1.880.200 como NB em dados de 2018[3].

---

*   Professor Adjunto de Ginecologia e Obstetrícia da PUC-CAMPINAS. Mestre e doutor pelo CAISM – UNICAMP.

Pessoa transgênero é aquela que não se identifica com o seu sexo biológico atribuído ao nascimento. O transgênero feminino (TF) é a pessoa com atribuição masculina ao nascimento e que se identifica como mulher. Já o transgênero masculino (TM) é a pessoa com atribuição feminina ao nascimento que se identifica como homem. Pessoas não binárias são aquelas que não se identificam nem como masculinas nem como femininas[4].

Umas das preocupações em relação à diversidade sexual e de gênero é a ocorrência da gravidez indesejada. TM e não binários com atribuição feminina ao nascimento (NBF), em idade reprodutiva e com útero e ovários íntegros, que mantenham relações sexuais com intercurso vaginal receptivo, podem engravidar se não utilizarem métodos contraceptivos[4].

Muitas pessoas, nas mais diversas opções sexuais e de gênero assumidas, enfrentam inúmeras barreiras médicas e sociais para acessar o sistema de saúde. Essas dificuldades acontecem tanto para tratamento médico em geral, como para orientações e informações em relação a hormonização na transição de gênero e em relação a sua saúde sexual e reprodutiva[4,5].

A falta de treinamento dos profissionais de saúde durante o acolhimento é umas principais queixas. Muitos sentem-se desconfortáveis na sala de espera e constrangidos ao serem chamados pelo nome de batismo ou de acordo com o nome contido na carteira do convênio. Alguns sentem-se hostilizados durante as consultas devido a transfobia social e até institucional. Outros relatam inexperiência médica e desconhecimento no aconselhamento clínico e contraceptivo quando fazem uso da testosterona. Essas dificuldades acabam por fechar um ciclo vicioso que culmina com o distanciamento e aversão desse grupo aos serviços de saúde, contribuindo com a automedicação e a uma gravidez não programada[6,7]. Uma gravidez em usuários de testosterona expõe a um conflito na sua expressão social e na percepção de gênero, além de expor o feto a teratogênese. Para os usuários de testosterona, caso optem por uma gravidez, normalmente o retorno a fertilidade ocorre entre 3 e 6 meses, com média de 4 meses, após a suspensão da hormonização[7,8].

Estudos referem que apenas 30% dos médicos ginecologistas e obstetras sentem-se confortáveis em prestar atendimento a pessoas trans[6,7]. Isso corrobora com a dificuldade dos provedores em prestar um atendimento adequado em relação ao planejamento familiar e à contracepção, onde pouco se discute sobre os padrões de uso, segurança e eficácia dos métodos contraceptivos, principalmente entre os usuários de testosterona[8,9,10].

DIAGNÓSTICO

Antes da prescrever um método contraceptivo, alguns cuidados devem ser considerados, pois há uma percepção negativa quanto ao uso de contraceptivos hormonais, contendo ou não estrogênio, por parte dos TM e das NBF usuárias de testosterona. A maioria teme que o estrogênio possa afetar a transição ou a afirmação de gênero. Outras importantes recomendações é a discussão sobre os riscos e benefícios de cada método, suas vantagens e desvantagens e a discussão sobre os riscos de uma IST[4]. Para quem deseja engravidar futuramente, a criopreservação de gametas deve ser orientada, antes da transição de gênero[11].

A contracepção sempre deve ser individualizada, pois cada paciente prefere um método diferente para transição de gênero, seja ela hormonal ou cirúrgica, e os efeitos desejados não ocorrem de forma uniforme e ao mesmo tempo entre as pessoas, o que pode afetar a fertilidade em momentos diferentes do ciclo de transformação[4,5]. Deve-se reforçar que a testosterona não possui atividade contraceptiva mesmo em períodos de amenorreia, pois apesar de a testosterona provocar uma diminuição dos pulsos do LH e FSH, a supressão do eixo hipotálamo-hipófise-ovário (EHHO) não é total e o recrutamento folicular e o escape ovulatório pode ocorrer[6,8]. O estado de hiperandrogenismo induzido pela testosterona é semelhante ao das portadoras da síndrome dos ovários policísticos e na hiperplasia suprarrenal congênita, onde, apesar do quadro anovulatório e oligomenorreico, a ovulação pode ocorrer[6]. Portanto nos TM, TF, NBF que iniciaram a transição e não se submeteram a gonadectomia, histerectomia, laqueadura ou vasectomia, tanto a espermatogênese como a ovulação podem se manter ativas. A literatura refere que até 30% dos TM engravidam durante a transição com o uso da testosterona[7,8].

Além do efeito contraceptivo, os métodos devem ser compatíveis ao estilo de vida e gênero assumido. Muitos sentem dores durante a manipulação genital e pélvica, principalmente nos portadores de atrofia genital em uso de testosterona. A este grupo deve se evitar a prescrição de métodos invasivos pélvicos ou fazê-los com auxílio de analgesia. Sua ação também deve intencionar a melhora dos sintomas disfóricos de gênero, que afeta profundamente a sua identidade social, deve ser eficaz no tratamento dos sintomas pré-menstruais, na supressão do sangramento cíclico ou de escape, deve combater a cólica, a dor pélvica, a mastalgia e finalmente ter pouca interferência no processo de transição e afirmação de gênero[6,12].

Entre os principais efeitos desejados na hormonização feminilizante nas transfemininas está a supressão ou minimização das características sexuais secundárias masculinas. Outros efeitos desejados são o desenvolvimento das mamas (até Tanner 2 ou 3), redistribuição gordurosa facial e corporal, redução e alteração da pilificação, mudança nos padrões de suor e odor, diminuição da libido e das ereções, atrofia no volume testicular e a melhora na percepção emocional e social. Nos transmasculinos, os principais efeitos desejados pelos usuários de testosterona estão a amenorreia, o aumento do crescimento dos pelos, o engrossamento da voz, a redistribuição da gordura corporal, o aumento da massa muscular e da libido. Neste grupo, a testosterona causa efeitos secundários, como a alopecia androgênica, secura vaginal, atrofia genital e endometrial, favorecendo a dor pélvica e o sangramento de escape[11,13,14].

TRATAMENTO

Um grupo de risco de gravidez indesejada e com dificuldades de acesso aos serviços médicos é composto pelos TM, onde 20%

a 60,1% utilizam métodos contraceptivos de forma irregular[5,6]. Entre eles, 16,4% a 31% acreditam que a testosterona tem ação contraceptiva por provocar a amenorreia e até 20% engravidam durante o uso da testosterona[5,6]. Um fator agravante aos riscos de gravidez é que 5,5% a 9% dos TM referem que foram orientados pelos médicos sobre o fato de que a testosterona possui atividade contraceptiva[6,8,9].

O uso de contraceptivos orais combinados (COC), em usuários de testosterona, não possui contraindicações formais e específicas[15]. Muitos TM usuários de testosterona preferem evitar o uso de COC devido aos efeitos feminilizantes dos estrogênios, pela possibilidade de neutralizar ou retardar a masculinização e por serem incongruentes com a sua afirmação de gênero[6]. Apesar de os COC diminuírem os níveis de andrógenos produzidos pelo ovário e aumentarem a globulina carreadora dos esteroides sexuais (SHBG), o nível de estrogênio contido nos COC não contribui significativamente para inibir ou retardar a masculinização. E o nível de estradiol circulante mantém-se estável em usuários de testosterona, que também sofre conversão periférica pela aromatase[6,16]. Estudos, ainda não totalmente esclarecidos, indicam que o uso de contraceptivos hormonais com ultrabaixa concentração de etinilestradiol (10-20 µg) é benéfico em relação aos efeitos colaterais e a associação com progestágenos de ação androgênica, como levonorgestrel e gestodeno ou isolados, contendo apenas noretisterona, pode ser considerada[12].

Para os TF e NB, com atribuição masculina ao nascimento (NBM) e usuários de estrogênio, antiandrogênios, finasterida e análogo do GnRH (*gonadotrophin releasing hormone*), a espermatogênese não é totalmente suprimida e, portanto, métodos complementares, como o de barreira, devem ser estimulados[4,5]. A orquiectomia e a vasectomia são métodos contraceptivos eficazes para esse grupo[4].

CONSIDERAÇÕES FINAIS / CONCLUSÕES

Não existe o melhor ou o pior método contraceptivo. Fundamentalmente, a contracepção escolhida deverá ser aquela que menos interfira na transição ou afirmação de gênero, que seja congruente com sua identidade, que demande menos visitas aos serviços médicos, que cause menos desconforto, seja menos invasivo e discreto, já que a manipulação de embalagens contraceptivas ou a lembrança do seu uso vai contra a sua definição de gênero (Tabela 1)[6,8,17].

REFERÊNCIAS BIBLIOGRÁFICAS

1. Brasil. Ministério da Saúde. Secretaria de Vigilância em Saúde. Departamento de DST, Aids e Hepatites Virais. Diversidades sexuais. Adolescentes e jovens para educação entre pares. Saúde e Prevenção nas Escolas. Brasília, 2010.

2. São Paulo. Governo do Estado. Secretaria da Justiça e Cidadania. Coordenação de Políticas para a Diversidade Sexual. Diversidade sexual e cidadania LGBTI+. 4ª ed. São Paulo: SJC/SP, 2020. 56 p.

3. Spizzirri G, Eufrásio R, Lima MCP, Nunes HRC, Kreukels BPC, Steensma TD et al. Proportion of people identified as transgender and non-binary gender in Brazil. Sci Rep 2021; 11:2240.

4. Faculty of sexual & Reproductive Healthcare (FSRH). Clinical effectiveness unit (CEU) statement: contraceptive choices and sexual health for transgender and non-binary people, 2017. Disponível: https:// www.fsrh.org/documents/

Anticoncepção: quem precisa?

Tabela 1 – Principais opções de contraceptivos na diversidade sexual: transgênero, não binários e cisgênero

Método	Considerações
COC 10-20 μg de etinilestradiol	Eficaz como contraceptivo, na regularização ou supressão menstrual, pouca interferência na androgenização, não necessidade de comparecimento ao consultório médico de rotina e pode estimular o crescimento mamário. Risco: TVP e cardiovascular. Dosagem de etinil estradiol ideal: 10-20 μg. Progestágenos de eleição: noretisterona, levonorgestrel e gestodeno.
Patch-adesivo	Eficaz, com limitação de uso acima de 90 kg, dessexualizado. Mesmos cuidados e riscos que os COC.
Anel vaginal	Eficaz, com a limitação da necessidade de manipulação pélvica.
Progestágenos	Eficaz. Não contém estrogênio. A drospirenona tem efeito antiandrogênico e antimineralocorticoide; o desogestrel transforma em etonogestrel, aumentando o sangramento irregular e ganho de peso. A noretisterona tem efeito androgênico e atuação nas lipoproteínas; não é anovulatório em doses baixas.
Medroxiprogesterona injetável trimestral	Altamente eficaz. Induz a amenorreia rapidamente, atua na pele, cintura, mama; uso trimestral; dessexualizado. Altera o humor, peso e apetite. Demora na reestabilização da fertilidade. Altera LDL colesterol e pode interferir na densidade mineral óssea.
Implante de etonogestrel	Altamente eficaz, necessita de inserção e causa sangramento irregular; não necessita exame ginecológico regular.
SIL-LNG	Altamente eficaz, necessita de avaliação médica, pode causar constrangimento e desconforto na inserção (avaliar uso de analgesia), reduz sangramento e dismenorreia.
DIU T Cooper	Necessidade de avaliação ginecológica, dor na inserção (avaliar uso de analgesia), aumento do sangramento e dismenorreia, não age na síndrome pré-menstrual.
Preservativos masculino e feminino	Necessitam da cooperação entre os casais, protegem contra infecções sexuais, necessidade de uso adequado.

COC: contraceptivo oral combinado; TVP: trombose venosa profunda; SIL-LNG: sistema intrauterino liberador de levonorgestrel; DIU: dispositivo intrauterino
Adaptado de: Boudreau D. J Midwifery Womens Health 2019;64(4):395-402[8]
Hodax JK et al. J Pediatr Adolesc Gynecol 2020; 33:3-9[17]

fsrh-ceustatement-contraceptive-choices-andsexual-health-for/ [acessado em 30 de junho de 2021].

5. Gomez AM, Đỗ L, Ratliff GA, Crego PI, Hastings J. Contraceptive Beliefs, Needs, and Care Experiences Among Transgender and Nonbinary Young Adults. J Adolescent Health 2020; 67: 597-602.

6. Krempasky C. Contraception across the transmasculine spectrum. Am J Obstet Gynecol. Mounth 2019.

7. Amato P. "Fertility options for transgender persons." UCSF Transgender Care Navigation Program. June 17, 2016. Disponível: https://transcare.ucsf.edu/guidelines/fertility. [acessado em 30 de junho de 2021].

8. Boudreau D. Contraception care for transmasculine individuals on testosterone therapy. J Midwifery Womens Health. 2019;64(4):395-402.

9. Francis A, Jasani S, Bachmann G. Contraceptive challenges and the transgender individual. Womens Midlife Health 2018; 12: 1-4.

10. Cipresa D, Seidmanb D, Cloniger III C, Novae C, O'Sheae, Obedin-Maliverb J. Contraceptive use and pregnancy intentions among transgender men presenting to a clinic for sex workers and their families in San Francisco. Contraception 2017; 95: 186-189.

11. Deutsch MB. Guidelines for the Primary and Gender-Affirming Care of Transgender and Gender Nonbinary People. Center of Excellence for Transgender Health Department of Family & Community Medicine University of California, San Francisco 2nd Edition – June 17, 2016.

12. Kathy Jones, Martyn Wood, Liz Stephens. Contraception choices for transgender males. J Fam Plann Reprod Health Care 2017; 43:239-240.

13. Hembree WC, Cohen-Kettenis P, Delemarre-van de Waal HA, Gooren LJ, Meyer III WJ, Spack NP et al. Endocrine Treatment of Transsexual Persons: An Endocrine Society Clinical Practice Guideline. J Clin Endocrinol Metab 2009; 94: 3132-54.

14. Health care for transgender individuals. Committee Opinion No. 823. American College of Obstetricians and Gynecologists. Obstet Gynecol. 2021; 137: 75-87.

15. Bonnington A, Dianat S, Kerns J, Hastings J, Hawkins M, De Haan G et al. Society of Family Planning clinical recommendations: Contraceptive counseling for transgender and gender diverse people who were female sex assigned at birth. Contraception 2020; 102: 70-82.

16. Grimstad FW, Fowler KG, New EP, Ferrando CA, Pollard RR, Chapman G et al. Uterine pathology in transmasculine persons on testosterone: a retrospective multicenter case series. Am J Obstet Gynecol 2019; 220:257.e1–7.

17. Hodax JK, Wagner J, Sackett-Taylor AC, Rafferty J, Forcier M. Medical Options for Care of Gender Diverse and Transgender Youth. J Pediatr Adolesc Gynecol 2020; 33: 3-9.

capítulo 7

Como abordar a vítima de violência sexual

➤ Andre Luiz Malavasi Longo de Oliveira*

INTRODUÇÃO

A legislação penal brasileira classifica a violência sexual como Crimes Contra a Dignidade Sexual. Entre eles, destaca-se o estupro, artigo 213, como "constranger alguém, mediante violência ou grave ameaça, a ter conjunção carnal ou permitir que com ele se pratique outro ato libidinoso". Entende-se por violência a força física suficiente para superar a resistência da vítima. Por grave ameaça se define a ameaça do autor de praticar dano para a vítima, capaz de impedir sua reação. A conjunção carnal corresponde exclusivamente à penetração vaginal e o ato libidinoso compreende toda prática sexual diferente da penetração vaginal. O estupro de vulnerável, artigo 217-A, define como crime ter conjunção carnal ou praticar ato libidinoso com menor de 14 anos, ou contra alguém que, por enfermidade ou doença mental, não pode consentir ou oferecer resistência. Quando a primeira atitude da mulher que sofre violência sexual é a busca pelo Distrito Policial ou Delegacia de Defesa da Mulher, cabe à autoridade policial realizar o Boletim de Ocorrência Policial e requisitar o Exame de Corpo de Delito e Conjunção Carnal, realizado pelo Instituto Médico Legal (IML), que fará a coleta e preservação de evidências materiais do crime sexual. O acesso ao IML se faz exclusivamente pela requisição das autoridades competentes e os profissionais de saúde não podem solicitar esse procedimento. Ao término desses passos, a mulher deve ser orientada e apoiada para realizar atendimento em saúde, o mais

---

* Diretor da Ginecologia do Centro de Referência da Saúde da Mulher do Hospital Pérola Byington; Coordenador dos Representantes Credenciados da Capital na SOGESP.

breve possível. Caso a primeira alternativa da mulher seja a busca pelo serviço de saúde, não há impedimento legal ou ético para que o médico preste a assistência necessária, incluindo-se o exame físico e ginecológico, a prescrição de profilaxias ou outro tratamento necessário. Após o atendimento, a vítima deve ser apoiada para buscar a polícia, prestar depoimento ou se submeter ao exame do IML. Contudo, a mulher que sofre violência sexual não tem dever legal de noticiar o fato à polícia ou realizar o exame no IML.

ORIENTAÇÃO: Os profissionais de saúde devem cumprir a Lei n. 10.778/03, que estabelece a Notificação Compulsória de todo caso de violência contra a mulher, atendido por serviço de saúde público ou privado. Situações suspeitas ou confirmadas de abuso sexual envolvendo crianças e adolescentes menores de 18 anos devem, obrigatoriamente,

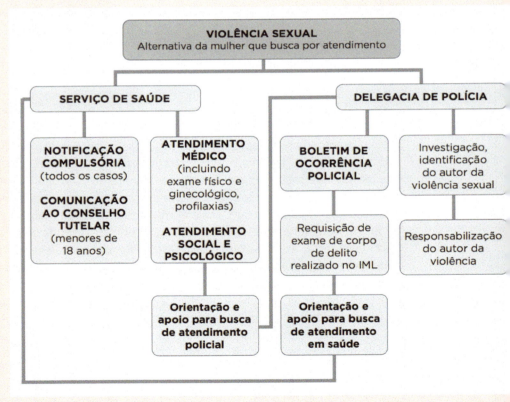

Quadro 1 – Alternativas de atendimento após crimes sexuais

ser comunicadas ao Conselho Tutelar, sem prejuízo de outras medidas legais, conforme artigo 13 do Estatuto da Criança e do Adolescente, Lei n. 8.069.

TRATAMENTO

A profilaxia das Doenças Sexualmente Transmissíveis (DST) não virais, da hepatite B e do HIV está indicada na exposição ao material biológico contaminante do autor da violência sexual, independente da presença ou gravidade das lesões genitais. As profilaxias devem ser oferecidas se ocorrer penetração vaginal e/ou anal sem uso de preservativo. Não são indicadas na exposição crônica ao mesmo autor ou se ocorrer uso de preservativo durante todo o estupro. Mulheres vacinadas para hepatite B não necessitam reforço vacinal ou imunoglobulina humana anti-hepatite B. Ocorrendo exclusivamente sexo oral forçado, não existe evidência que assegure a necessidade dos antirretrovirais para a prevenção da infecção pelo HIV. Nessas situações, riscos e benefícios devem ser ponderados e a decisão individualizada, considerando a motivação da paciente para o tratamento. A profilaxia para o HIV não deve ser indicada se não ocorrer ejaculação intrabucal. O teste anti-HIV no autor da violência deve ser feito, sempre que possível, com o objetivo de suspender os antirretrovirais, caso o teste seja negativo.

ORIENTAÇÃO: Pacientes que recebem ou não as profilaxias devem realizar investigação periódica das DST, com exames no ingresso do atendimento (sífilis, anti-HIV, hepatite B e C, HTLV I e II); com seis semanas (sífilis e anti-HIV); com três meses (sífilis, anti-HIV, hepatite B e C, HTLV I e II); e com

Quadro 2 – Profilaxias indicadas no atendimento de urgência em casos de violência sexual			
DST NÃO VIRAIS (prazo para início: 5 dias)			
CEFTRIAXONE			
Adultas, Adolescentes, Gestantes	500 mg-1,0 g	Intramuscular	dose única
Crianças	250-500 mg	Intramuscular	dose única
AZITROMICINA			
Adultas, Adolescentes, Gestantes	1,0 g	Oral	dose única
Crianças	20 mg/kg (dose máxima 1,0 g)	Oral	dose única
METRONIDAZOL			
Adultas, Adolescentes, Gestantes	2,0 g	Oral	dose única
Crianças	40 mg/kg (dose máxima 1,0 g)	Oral	dose única

Quadro 3 – Hepatite B

HEPATITE B (prazo para início: 14 dias)

VACINA CONTRA HEPATITE B

Adultas, Adolescentes, Gestantes	ml ou mcg, conforme fabricante	IM deltoide	ingresso, 30 dias e 180 dias
Crianças	ml ou mcg, conforme fabricante	IM vasto lateral	ingresso, 30 dias e 180 dias

IMUNOGLOBULINA (IGHAHB)

Adultas, Adolescentes, Gestantes	0,06 ml/kg	IM glúteo	dose única
Crianças	0,06 ml/kg	IM glúteo	dose única

HIV (prazo para início: 72 horas)

Quadro 4

Adolescentes > 12 anos	**TDF + 3TC +DTG**
Adultas	Alternativas: Impossibilidade de TDF: **AZT + 3TC + DTG** Impossibilidade de DTG: **TDF + 3TC + ATV/r** Impossibilidade de ATV/r: **TDF + 3TC + DRV/r**
Gestantes < 14 semanas	**TDF + 3TC +ATV/r**
Gestantes > 14 semanas	**TDF + 3TC +RAL**
	Alternativas: Impossibilidade de TDF: **AZT** Impossibilidade de RAL: **ATV/r** Impossibilidade de RAL e ATV/r: **DRV/r**
Usuárias de fenitoína, fenobarbital, carbamazepina	**TDF + 3TC +ATV/r**
Doença renal	**AZT + 3TC +DTG**
Crianças de 0 a 14 dias	**AZT + 3TC +NVP**
Crianças de 14 semanas a 2 anos	**AZT + 3TC +LPV/r**
	Impossibilidade de LPV/r: NVP
Crianças de 2 anos a 12 anos	**AZT + 3TC +RAL**
	Impossibilidade de RAL: LPV/R

Quadro 5

TDF + 3TC	Comprimido coformulado TDF 300 mg + 3TC 300 mg	1 cp VO 1 x ao dia
DTG	50 mg	1 cp VO 1 x ao dia
AZT + 3TC	Comprimido coformulado AZT 300 mg + 3TC150 mg	1 cp VO 2 x ao dia
ATV/r ATV RTV	300 mg 100 mg	1 cp VO 1 x ao dia 1 cp VO1 x ao dia
DRV/r DRV RTV	600 mg 100 mg	1 cp VO 2 x ao dia 1 cp VO 2 x ao dia
RAL	400 mg	1 cp VO 2 x ao dia

seis meses (anti-HIV, hepatite B e C, HTLV I e II). A avaliação laboratorial de DST no conteúdo vaginal, pesquisa endocervical ou investigação para o HPV dependerão da metodologia disponível nos serviços de saúde.

ATV/r é contraindicado em usuários de inibidores da bomba de prótons (ex.: omeprazol).

ATV/r em usuários de antagonista de receptores de H2 (ex.: ranitidina) deve ser administrado no maior intervalo possível, 12 h.

DTG não deve ser usado na gestação e período pré-concepção.

Atenção no uso de DTG em diabéticos: aumenta a concentração plasmática de metformina.

Não prescrever Metronidazol com ARV ou contracepção de emergência.

PROCEDIMENTOS DE JUSTIFICAÇÃO PARA O ABORTAMENTO PREVISTO EM LEI EM CASOS DE GRAVIDEZ DECORRENTE DE VIOLÊNCIA SEXUAL

O Decreto-Lei n. 2.848, inciso II, do artigo 128 do Código Penal estabelece que não há crime e que não se pune o abortamento praticado por médico quando a gravidez resulta de estupro. O abortamento deve ser precedido do consentimento da gestante ou, quando incapaz, de seu representante legal. O abortamento nos casos de gravidez decorrente de estupro não exige apresentação de Autorização Judicial, nem a abertura ou sentença de um processo contra o agressor. O abortamento não está juridicamente vinculado à apresentação do Boletim de Ocorrência

Policial ou do Exame de Corpo de Delito e Conjunção Carnal, do IML. Os profissionais de saúde não estão sujeitos à penalização caso se revele, posteriormente, que as informações não correspondam à verdade, se tomados todos os cuidados procedimentais, conforme artigo 20, § 1º, do Código Penal. Amostra de material embrionário ou fetal deve ser preservada para eventual análise de DNA para identificar e responsabilizar o autor do estupro. Esse material deve ser acondicionado sem fixador, formol ou álcool, para evitar a desnaturação do DNA, se possível em congelação a -30ºC.

ORIENTAÇÃO: A interrupção da gravidez nessas circunstâncias deve cumprir a Portaria MS/GM n. 1.508 do Ministério da Saúde, que estabelece os Procedimentos de Justificação e Autorização da Interrupção da Gravidez. Os procedimentos técnicos para o abortamento encontram-se na norma técnica Prevenção e Tratamento dos Agravos Resultantes da Violência Sexual Contra Mulheres e Adolescentes, Ministério da Saúde, 2012.

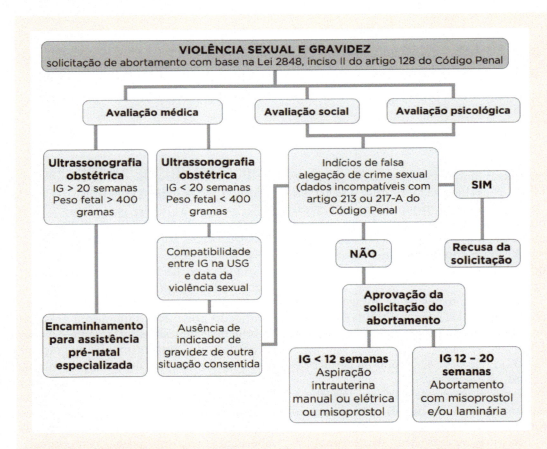

Quadro 6 – Procedimentos para avaliação da solicitação de interrupção da gravidez em caso de estupro

CONSIDERAÇÕES FINAIS / CONCLUSÕES

O atendimento às vítimas de violência sexual é uma importante atuação do médico ginecologista, prevenindo as complicações físicas e psíquicas e minimizando as sequelas deste agravo.

REFERÊNCIAS BIBLIOGRÁFICAS

1. Brasil. Ministério da Saúde. Secretaria de Vigilância em Saúde. Departamento de vigilância epidemiológica. Hepatites virais: o Brasil está atento. Brasília: Ministério da Saúde; 2005.
2. Brasil. Ministério da Saúde. Programa Nacional de DST e Aids. Controle das doenças sexualmente transmissíveis. Brasília: Ministério da Saúde; 2006.
3. Brasil. Ministério da Saúde. Programa Nacional de DST e Aids. Recomendações para terapia antirretroviral em adultos e adolescentes infectados pelo HIV. 6a edição. Brasília: Ministério da Saúde; 2007.
4. Centers for Disease Control and Prevention. Antiretroviral postexposure prophylaxis after sexual, injection-drug use, or other nonoccupational exposure to HIV in the United States: recommendations from the U.S. Department of Health and Human Services. MMWR 2005;54(No.RR-2).
5. World Health Organization, Regional Office for South-East Asia. Management of HIV infection and antiretroviral therapy in adults and adolescents: a clinical manual. (Technical Publication Series No. 58). Geneve: WHO;2007.

capítulo 8

Como fazer o acolhimento?

▶ Ana Paula Avritscher Beck*
▶ Emmanuel Nasser Vargas Araujo de Assis**

INTRODUÇÃO

O acesso à saúde no Brasil, muito além do que um direito previsto na Constituição de 1988 a partir do movimento da "Reforma Sanitária", é algo que deve ser constantemente aprimorado e discutido entre os profissionais de saúde[1]. Os protocolos de atenção aos indivíduos usuários dos sistemas de saúde são passíveis de mudanças e atualizações, uma vez que a prática da medicina baseada em evidência deve acompanhar as atualizações bibliográficas mais modernas e, também, as modificações das relações sociais. A promoção de saúde deve respeitar as interseccionalidades das populações, como forma de fornecimento de política pública eficaz e modificadora da realidade de vida.

A compreensão de demandas específicas da comunidade LGBT do ponto de vista de saúde aparece para o Governo Brasileiro no início da década de 80 com a epidemia do vírus HIV/AIDS (doença fortemente relacionada aos gays à época – embora ainda seja uma doença estigmatizante dessa comunidade, em virtude da homofobia estrutural). Com o passar dos anos e com grande auxílio dos movimentos sociais, entendeu-se a necessidade de promover políticas

---

* Médica do departamento materno infantil do hospital Israelita Albert Einstein, Preceptora dos residentes e Coordenadora da pós-graduação da Ginecologia e Obstetrícia da mesma instituição.

** Ginecologista e Obstetra pelo Hospital Santa Casa de Misericórdia de Vitória-ES com formação complementar em medicina fetal pelo Instituto Israelita Albert Einstein e no Processo Transexualizador pela Escola de Educação Permanente do Hospital das Clínicas da Faculdade de Medicina da Universidade de São Paulo (HCFMUSP). Compõe as equipes materno-infantil do Hospital Israelita Albert Einstein (HIAE) e do núcleo de atenção às pessoas Trans e Travestis da unidade de saúde Santa Cecília-SP.

públicas que respeitem as individualidades e as vulnerabilidades de cada pessoa pertencente à comunidade LGBTQIA+. Um grande marco para a construção de um sistema de saúde com mais equidade é o compromisso firmado pelo Ministério da Saúde em 2008, através do programa "Mais Saúde: Direito de Todos" (2008, com última revisão em 2010)[2].

É necessário compreender, ainda, que promover saúde vai muito além de prescrição de medicamentos e de exames. Uma sociedade saudável é fruto de várias ações em que o médico é apenas um dos vetores de promoção. Ter um ambiente acolhedor, com relações menos hostis e com comunicação não violenta, em que as pessoas tenham, por exemplo, suas individualidades abraçadas e seus nomes sociais respeitados, faz com que os usuários do sistema de saúde (sejam privados ou públicos) sintam-se pertencentes aos processos e que tenham melhor adesão ao seguimento[1].

Espaços e provedores de saúde muitas vezes transmitem microagressões heteronormativas, que comunicam às pessoas LGBTQIA+ que suas identidades, experiências e relacionamentos são anormais, patológicos, inesperados, indesejáveis ou vergonhosos e essas microagressões impactam negativamente a saúde dessa população. Os profissionais de saúde não são adequadamente treinados para atender às necessidades dos pacientes LGBTQIA +, resultando em sentimentos de isolamento e desconfiança entre os pacientes[3]. Importante notar também que apenas o treinamento de diversidade padrão pode não abordar suficientemente todas essas situações. As instituições devem também assumir responsabilidade por microagressões heteronormativas e tomar medidas para reduzir a frequência e mitigar seus efeitos no atendimento LGBTQIA+. Já existem estratégias para diminuir essas microagressões[4].

DIAGNÓSTICO

Sempre muito importante reforçar que não existe uma patologia específica que atinge a população LGBTQIA+. Essas pessoas experimentam mais problemas de saúde quando comparadas a pessoas não LGBTQIA+, problemas esses relacionados principalmente a discriminação e estigmas vividos ao longo da vida, sobretudo em lugares de cuidados e acessos a saúde. Ser um membro de um grupo de minoria que sofre discriminação pode causar altos níveis de estresse, também chamado de *estresse de minoria*, o que pode levar a comportamentos prejudiciais e uma gama ampla de problemas de saúde[5].

Em decorrência dessa situação descrita, podemos em geral nos deparar com as seguintes situações: Jovens LGBTQIA+ tem 2 a 3 vezes mais ideações suicidas e de vulnerabilidade social[6,7]. As lésbicas tem menor probabilidade de realizar exames preventivos para câncer[8], além de maior chance de estar acima do peso ou serem obesas[9]. Em se tratando de indivíduos transgêneros, essa situação se apresenta de maneira ainda mais intensa e profunda: a vitimização, os problemas de saúde mental, os índices de suicídio e as barreiras são ainda maiores do que na população LGBTQIA+ e nos indivíduos heterossexuais[10]. Idosos LGBTQIA+ enfrentam barreiras adicionais à saúde devido ao isolamento e à falta de serviços sociais. Em todas as faixas, existe um abuso maior de álcool e de tabaco[11].

TRATAMENTO
Estratégias para melhorar o acolhimento

Como forma de melhorar o acolhimento ou inclusão dessa população nos serviços de saúde, já existem várias estratégias que podem ser adotadas. Há uma publicação americana que sugere 10 estratégias para aperfeiçoar o atendimento. Citaremos abaixo cada uma delas[16]:

Liderança altamente envolvida – É muito importante que a liderança esteja altamente envolvida no compromisso de mudança ou criação de um ambiente inclusivo. Ajuda a traçar as estratégias e envolver o time. Ser essa pessoa que transmite as coordenadas passa segurança para toda a equipe.

Políticas claras para a população LGBTQIA+ – Aqui podemos pensar em políticas públicas e organizacionais. Mas em todos os ambientes de saúde há necessidade de termos políticas de não discriminação, políticas para o uso de banheiros, políticas para familiares e pessoas que dão suporte à população LGBTQIA+, já que é muito frequente que o papel de cuidadores nesses casos sejam amigos ou ainda que possam nomear pessoas de apoio sem ter que declarar seu vínculo.

Meio ambiente – Ao entrar em um ambiente novo, as pessoas procuram por pistas para entender aquele espaço; assim é para todos. Quando uma pessoa entra em um local acolhedor, com papéis de propaganda voltada à população LGBTQIA+, onde encontra um cuidado com pronomes, fotos com famílias diversas, ela se identifica com aquele lugar. Já se sente respeitada.

Fichas e prontuários – Há uma sugestão de revisão de todas as fichas e prontuários a serem preenchidos, para mudar questões com relação ao estado civil do paciente, assim como trocar nome de pai e mãe por filiação ou tutores, para incluir filhos de casais homoafetivos. Além de iniciar a ficha pelo nome que a pessoa gostaria de ser tratada, mais chamado de *nome social*, quando ele não coincide com o nome de registro.

Parcerias com a comunidade LGBTQIA+ da região – É importante saber as dores e aflições que cercam sua região, pois apesar de permear alguns temas comuns, a comunidade pode ter demandas específicas.

Todo o corpo de funcionários recebe treinamento e cuidados com a comunicação – O treinamento é essencial para todos os funcionários, de administrativos a recepção. Os profissionais de saúde que vão atender podem necessitar de apoio maior, pois podem ter questões específicas.

Coletar dados importantes sobre orientação sexual e identidade de gênero – Já muito conhecida a importância do conhecimento da população para ter dados para melhorar o atendimento e instaurar medidas preventivas, procurar disparidades, entre outras coisas.

Anamnese de histórico sexual adequada – Cuidar de afirmar que se obtém história sexual de todos os pacientes e afirmar isso aos pacientes e iniciar com perguntas inclusivas, tais como: "você está em um relacionamento?", "você se relaciona com homens, mulheres ou ambos?" e seguir com outras questões que julgar necessárias. Perguntas sobre função sexual, satisfação, desejos, traumas e planejamento familiar.

Ambulatório específico para a população LGBTQIA+ – Ter pessoas de referência nos serviços de apoio para que quaisquer dúvidas possam ser dirimidas em um único espaço e/ou encontro.

Ter pessoas LGBTQIA+ trabalhando no local.

Voltando nossa atenção especificamente para nossa especialidade, o médico ginecologista deve se colocar na posição de promotor de saúde e deixar de lado dogmas sociais, estigmas e preconceitos para o atendimento integral à população LGBTQIA+. Já em 2006, a "Rede Feminista de Saúde" publicou um dossiê chamado de "saúde das mulheres lésbicas – promoção da equidade e da integralidade" e identificou que 40% das mulheres que se identificam como lésbicas, bissexuais e/ou pansexuais não revelam a sua orientação sexual e, entre aquelas que falam abertamente com o profissional de saúde, 28% perceberam que o atendimento foi mais rápido que o habitual e 17% sentiram que o médico deixou de oferecer exames considerados por elas como fundamentais. Além disso, um trabalho científico pioneiro realizado entre 2002 e 2003, através do levantamento de dados do Centro de Referência e Treinamento em DST/Aids da Secretaria do Estado da Saúde de São Paulo (CRT DST/Aids/SES-SP), identificou que mulheres cisgêneras heterossexuais realizam com mais frequência o exame colpocitológico do colo uterino maior (89,7%) quando comparadas às mulheres cislésbicas e bissexuais (66,7%) – mesmo nas pessoas com nível socioeconômico mais alto. Pinto, em sua dissertação de mestrado, identificou que os profissionais de saúde não devem presumir que mulheres que fazem sexo com mulheres tem baixo risco para desenvolvimento de infecções sexualmente transmissíveis (IST) e/ou que, jamais, façam (ou fariam) sexo com pessoas com pênis.[12]

O médico ginecologista e obstetra, no contexto social atual, deve, ainda, estar familiarizado com as identidades de gêneros que vão muito além do binarismo homem-mulher/ macho-fêmea. Os homens transgêneros – aqueles que têm uma percepção de gênero diferente do que foi atribuído a ele de acordo com a sua genitália (vulva/vagina) ao nascimento – precisam ser acolhidos e incluídos nos processos de atendimento e rastreamento das patologias vulvovaginais, abdominopélvicas e mamárias[13]. A comunidade médica ainda tem sua produção científica e formulação de diretrizes pautadas pela heterocisnormatividade, invisibilizando uma parcela considerável de pacientes e suas demandas. Pacientes que apresentam hábitos de vida diferentes daqueles que nos foram ensinados ao longo da nossa formação não precisam ser agredidos verbalmente para que se sintam violentados. Nós falhamos enquanto médicos, promotores de saúde e atuantes na construção de um ambiente menos hostil e contrário à violências (seja ela verbal, física, reprodutiva e sexual) a partir do momento em que inferimos a ausência do desejo reprodutivo por ser uma mulher cislésbica e/ou um homem transgênero, quando não há espaço para discussão do prazer sexual durante a consulta, quando a pessoa não é alertada sobre as formas de contágio de infecções sexualmente transmissíveis individualizados às suas práticas, se há falta de conversa aberta e sem tabus sobre a necessidade (ou não de coleta) de exames de rastreamento de patologias vulvovaginais[14].

Os profissionais de saúde devem promover um ambiente em que o usuário se sinta confortável em dividir suas angústias e seus hábitos de vida, bem como identificar comportamentos que coloquem o paciente em risco para diversas IST, como por exemplo o HPV, HIV e hepatite B.

Desde 2018, o Ministério da Saúde vem fomentando, através de campanhas e cartilhas, a profilaxia pré-exposição (PREP) ao vírus HIV com associação de práticas seguras ao sexo (uso de condons) e medicação antirretroviral. A PreP consiste na tomada diária de um comprimido fruto da associação de 2 antirretrovirais (tenofovir e entricitabina), que garante um índice de proteção acima de

95% quando tomado de maneira contínua. O usuário já pode se beneficiar dessa proteção a partir de 7 dias para sexo anal e a partir de 20 dias para sexo vaginal. O atual cenário brasileiro alerta para uma nova curva epidêmica para o HIV/Aids, concentrada, sobretudo, em algumas populações e com aumento substancial nos últimos anos entre adolescentes e jovens. A prevalência de HIV entre mulheres cisgêneras profissionais do sexo é de 5,9%, entre pessoas que fazem uso de narcóticos (exceto álcool e maconha) de 10,5%, e entre gays e homens que fazem sexo com homens (HSH) de 31,2% na população transgênero (incluindo mulheres travestis)[15,16].

É fundamental que o ginecologista seja um elemento ativo nos processos de transformação da comunidade médica, removendo barreiras de acesso à população LGBTQIA+, acolhendo-as na sua integralidade e garantindo os seus direitos[15,16].

CONSIDERAÇÕES FINAIS / CONCLUSÕES

O desafio das instituições e equipes provedoras de saúde para a população vai muito além da superação de preconceito e discriminação contra a população LGBTQIA+; ela passa pelo reconhecimento do sujeito como um ser humano, com direitos, demandas específicas e necessidades de serviços de saúde que apenas o sujeito, como indivíduo bem acolhido, pode nos solicitar, quando trouxer a demanda real da consulta, sem ter que tergiversar ou ocultar o objetivo da consuta[18].

REFERÊNCIAS BIBLIOGRÁFICAS

1. Brasil M da S do. Política Nacional de Saúde Integral de Lésbicas, Gays, Bissexuais, Trabestis e Transexuais. 2013.

2. Saúde M da. Mais Saude Direito de Todos. 2010.

3. MacApagal K, Bhatia R, Greene GJ. Differences in Healthcare Access, Use, and Experiences Within a Community Sample of Racially Diverse Lesbian, Gay, Bisexual, Transgender, and Questioning Emerging Adults. LGBT Heal. 2016 Dec;3(6):434–42.

4. Dean MA, Victor E, Guidry-Grimes L. Inhospitable Healthcare Spaces: Why Diversity Training on LGBTQIA Issues Is Not Enough. J Bioeth Inq [Internet]. 2016 Dec 7;13(4):557–70. Available from: http://link.springer.com/10.1007/s11673-016-9738-9.

5. Healthy People 2020. Lesbian, Gay, Bisexual, and Transgender Health. Available from: %0Awww.healthypeople.gov/2020/topics-objectives/topic/lesbian-gay-bisexual-and-transgender%02health.

6. Garofalo R, Wolf RC, Wissow LS et al. Sexual orientation and risk of suicide attempts among a representative sample of youth. Arch Pediatr Adolesc Med. Arch Pediatr Adolesc Med. 1999;153(5):487–93.

7. Conron KJ, Mimiaga MJ LS. A population-based study of sexual orientation identity and gender differences in adult health. Am J Public Heal 2010 Oct;100(10)1953-60. Oct;100(10):1953-60.

8. Dilley JA, Simmons KW, Boysun MJ et al. Demonstrating the importance and feasibility of including sexual orientation in public health surveys: Health disparities in the Pacific Northwest. Am J Public Health. 2010;100(3):460-7. Am J Public Heal. 2010;100(3):460–7.

9. Struble CB, Lindley LL, Montgomery K et al. Overweight and obesity in lesbian and bisexual college women. J Am College Health. 2010;59(1):51-6. J Am Coll Heal 2010;59(1)51-6. 59(1):51–6.

10. National Gay and Lesbian Taskforce. National transgender discrimination survey:

Preliminary findings. Washington, DC. Natl Gay Lesbian Taskforce; 2009 Nov. 2009;Nov.

11. TL. H. Chapter 9: Alcohol use and alcohol-related problems among lesbians and gay men. Ann Rev of Nurs Res. 2005;23:283-325. Ann Rev Nurs Res. 2005;23:283-325.

12. Pinto VM, Basso CR, Barros CRS, Gutierrez EB. Factors associated with sexually transmitted infections: a population based survey in the city of São Paulo, Brasil. Ciência &Saude Coletiva,23(7):2423-2432,2018.

13. Souza; LMT deMaria F de SFVDMAVD et al. Artigo Sobre Violencia Contra A Mulher. 201 ISSN 1807 - 8214 [Internet]. Available from: https://www.scribd.com/document/495314360/artigo-sobre-violencia-contra-a-mulher.

14. Marisa FernandesI, Luiza Dantas SolerII MCBPL. Saúde das mulheres lésbicas e atenção à saúde: nem integralidade, nem equidade diante das invisibilidades. Rev Bis. 2018;19(2):dez.

15. Grant RM, Lama JR, Anderson PL, McMahan V, Liu AY, Vargas L, et al. Preexposure Chemoprophylaxis for HIV Prevention in Men Who Have Sex with Men. N Engl J Med [Internet]. 2010 Dec 30;363(27):2587–99. Available from: http://www.nejm.org/doi/abs/10.1056/NEJMoa1011205.

16. Ministério da Saúde. PROTOCOLO CLÍNICO E DIRETRIZES TERAPÊUTICAS PARA PROFILAXIA PRÉ-EXPOSIÇÃO (PrEP) DE RISCO À INFECÇÃO PELO HIV. Brasília. 2018. 2018.

17. Strait T, Languages I. Ten strategies. 2021;(April).

18. Paulino DB, Rasera EF, Teixeira F do B. Discursos sobre o cuidado em saúde de Lésbicas, Gays, Bissexuais, Travestis, Transexuais (LGBT) entre médicas(os) da Estratégia Saúde da Família TT - Discourses on the healthcare of lesbian, gay, bisexual, and transgender (LGBT) people adopted by doctors. Interface (Botucatu, Online) [Internet]. 2019;23:e180279–e180279. Available from: http://www.scielo.br/scielo.php?script=sci_arttext&amp%0Apid=S1414-32832019000100249.

capítulo 9

Conceitos essenciais em diversidade sexual

▶ Carmita Helena Najjar Abdo*

INTRODUÇÃO

Não raramente as palavras *sexo* e *gênero* são utilizadas como sinônimos. No entanto, pertencer a determinado sexo significa ser homem ou mulher, biologicamente, ao passo que gênero distingue masculino de feminino, pela perspectiva comportamental e psicológica[1].

Desde que a diversidade sexual passou a ser mais conhecida e divulgada, pelas novas formas de comunicação e interação social, essa diferença vem sendo muito discutida[2].

Apesar de não ser novo, o tema ainda instiga os estudiosos e a população geral, enquanto os estereótipos de masculinidade (força, iniciativa, coragem, competitividade) e os de feminilidade (fragilidade, ternura, necessidade de proteção, interesses domésticos) são questionados, mas persistem em vários meios[1].

O termo *identidade* deriva da palavra latina *identitas*, cujo significado é "o mesmo". Tal termo, quando relacionado à representação mental de uma pessoa sobre si mesma, significará alguma semelhança com os outros, em determinado sentido. Cada pessoa pode ter várias identidades, entre as quais a identidade étnica, nacional e religiosa[3].

---

* Psiquiatra, Professora do Departamento de Psiquiatria da FMUSP; Coordenadora do Programa de Estudos em Sexualidade (ProSex – IPq/HCFMUSP); Ex-Presidente da Associação Brasileira de Psiquiatria (ABP); Presidente da Associação Brasileira de Estudos em Medicina e Saúde Sexual; Membro do Departamento de Sexologia da FEBRASGO.

Já o termo *identidade sexual* diz respeito ao sexo atribuído ao nascimento e à identificação de um indivíduo como masculino ou feminino. Por outro lado, *identidade de gênero* é um termo mais abrangente, relacionado com a autopercepção de gênero que uma pessoa experimenta, homem, mulher ou outra categoria diferente[4]. A identidade de gênero determina em grande parte como as pessoas se distinguem, além de ser um suporte importante nas interações com os demais[5].

CONCEITOS EM DIVERSIDADE SEXUAL

No Quadro 1, encontram-se termos e definições atuais relacionados ao tema.

EVOLUÇÃO DOS CONCEITOS DE SEXO E GÊNERO NOS MANUAIS CLASSIFICATÓRIOS

O termo *gênero* é mencionado pela primeira vez no *Manual Diagnóstico e Estatístico dos Transtornos Mentais*, em sua quarta edição (DSM-IV, 1994), identificando pessoas que apresentam desconforto e sofrimento com o sexo que lhe foi designado ao nascimento[8]. À maioria dos bebês, ao nascer, é atribuído o gênero de nascimento: menino ou menina, de acordo com o sexo (genitália), o que se acompanha de expectativas sociais, comportamentais e expressões de gênero correspondentes a ele. Ao longo dos anos, entretanto, algumas crianças percebem que o gênero que lhes foi designado quando nasceram não é congruente com o gênero percebido por elas. Não obrigatoriamente as crianças terão desconforto como resultado dessa incongruência; por outro lado, se o ambiente no qual elas se desenvolvem for hostil ou hesitante na aceitação dessa característica, algumas estarão propensas a ocultar e/ou reprimir o gênero com o qual se identificam[9].

De fato, a identidade de gênero não está relacionada com a genitália do indivíduo. Para o DSM-IV-TR (2000), a identidade de gênero é um sistema complexo de crenças sobre a autossubjetividade em relação à masculinidade e à feminilidade[10]. A quinta versão do DSM, publicada em 2013 (DSM-5)[11], amplia a visão sobre gênero e sexo: sexo refere-se tanto a masculino quanto a feminino, associado aos aspectos biológicos e compreendido no contexto da capacidade reprodutiva, ou seja: cromossomos sexuais, genes, gônadas, hormônios sexuais e genitália interna e externa, bem como características sexuais secundárias. *Gênero* é um termo "guarda-chuva" habitualmente empregado para designar o papel social – menino ou menina, homem ou mulher –, que na maioria das pessoas está relacionado àquele designado ao nascimento. Contudo, o desenvolvimento do gênero recebe influências biopsicossociais e nem todos os indivíduos se percebem como homens ou mulheres[11]. Cada vez mais, o gênero com o qual uma pessoa se identifica tem sido considerado um *continuum* e não um binário (masculino ou feminino)[9,12].

VARIAÇÃO DE GÊNERO NA INFÂNCIA E ORIENTAÇÃO SEXUAL NA VIDA ADULTA

Os homossexuais tendem a referir mais frequentemente desconforto em relação ao

Conceitos essenciais em diversidade sexual

Quadro 1 – Terminologia e definição utilizada em temas de diversidade sexual[4]

Sexo e gênero não são sinônimos. Sexo são as características que distinguem biologicamente masculinidade e feminilidade. Essas características incluem: genes determinantes do sexo, cromossomos sexuais, gônadas, hormônios sexuais, genitália interna e externa e características sexuais secundárias (barba, mamas, por exemplo).

Gênero é o termo que designa o papel social (homem e mulher ou outra condição).

Gênero designado é aquele atribuído ao nascimento como homem ou mulher, que corresponde ao sexo masculino ou feminino, nesse momento.

Identidade de gênero é o gênero experimentado, o senso de gênero que a pessoa tem de si mesma.

Papel de gênero são os comportamentos, as atitudes e os traços de personalidade, que numa sociedade, em um dado momento histórico, designam masculino e feminino.

Expressão de gênero são as manifestações do gênero, as quais incluem nome, pronomes, roupas, tipo de corte de cabelo, comportamento, voz e características físicas, por exemplo.

Cisgênero (cis) é quem percebe seu próprio gênero compatível com o sexo atribuído ao nascimento.

Transgêneros (trans) são pessoas que não se identificam com o seu sexo designado ao nascimento. Antes se utilizava o termo 'transexual', mas esse foi perdendo terreno, pois as denominações passaram a focar no gênero e não no sexo. Essa mudança ocorreu na medida do maior conhecimento sobre as questões de sexo e gênero.

Gênero não binário designa quem sente que sua identidade de gênero está entre a masculina e a feminina; pode experimentar ambas as identidades em diferentes graus ou até não experimentar nenhuma mais especificamente.

A mulher transgênero (trans) identifica-se como mulher, mas o sexo designado ao nascimento foi masculino (com base nas características de sua genitália).

O homem transgênero (trans) identifica-se como homem, mas o sexo designado ao nascimento foi feminino (com base nas características de sua genitália).

Travesti é termo utilizado no Brasil para designar uma identidade transfeminina – mulher travesti: ou seja, pessoa que se identifica com o sexo designado ao nascimento, mas não se identifica com a expressão e as expectativas sociais/culturais associadas ao respectivo sexo. Então, mantém as características físicas (de homem) e as legitima, mas se veste e se comporta de modo característico ao sexo oposto (como mulher).

Disforia de gênero ou incongruência de gênero designa o sofrimento ou o desconforto experimentado, quando identidade de gênero e sexo atribuído ao nascimento não são congruentes.

Orientação sexual é a atração física e emocional de uma pessoa por outra do mesmo sexo e/ou do sexo oposto. Identidade de gênero e orientação sexual não são sinônimos. Pessoas trans e pessoas cis podem ser hetero, homo, bissexuais.

105

gênero na infância, quando comparados aos heterossexuais[13,14]. Além disso, a presença de variação de gênero na infância está associada à orientação homo ou bissexual na vida adulta[15,16]. Especula-se que a variação de gênero seja influenciada por exposição cerebral a hormônios sexuais, durante o desenvolvimento, e que este comportamento seja hereditário[17,18].

Pesquisas sobre orientação sexual na vida adulta e disforia de gênero encontraram diferenças em certas estruturas cerebrais de homossexuais e de heterossexuais[19,20] e em estruturas neuroanatômicas em transgêneros homens-para-mulheres e mulheres-para--homens[21,22].

No entanto, a metodologia dos estudos retrospectivos é passível de crítica, pelo viés de recordação dos participantes. Por outro lado, um estudo prospectivo avaliou fatores da infância que poderiam influenciar a disforia de gênero na adolescência e no adulto jovem, demonstrando que quanto mais intenso o relato de variação de gênero, maior a chance de persistência dessa variação na adolescência[18].

Mais estudos prospectivos com crianças representativas da população geral são necessários. O resultado de um deles, referente à variação de gênero na infância, orientação sexual e disforia de gênero na vida adulta, entre garotos e garotas da população geral, foi publicado há alguns anos[23]. Variação de gênero na infância e homossexualidade na vida adulta mostraram-se associadas na população geral. Entretanto, a correlação foi menos intensa do que nas amostras clínicas. Essa associação não se aplica para a maioria das crianças com variação de gênero e para homossexuais. Também não implica relação causal entre esses dois aspectos[23].

Com base nesses dados, pais e professores devem estar cientes de que o desfecho da orientação sexual e da disforia de gênero não pode ser previsto, com o conhecimento com que contamos atualmente. Consequentemente, deve-se evitar ações precipitadas (mudar o nome ou usar pronomes do outro gênero) e se recomendam atitudes mais neutras. Há autores que sugerem aos pais permitir, por exemplo, que o filho use vestido em um ambiente protegido, mas não em público, a menos que este desejo transgênero persista, com o passar dos anos[23]. Conhecer o desenvolvimento psicossexual em geral e como lidar com a variação de gênero pode minimizar a pressão dos pais sobre a criança, no sentido de se tornar mais próxima do gênero biológico, sendo mais tolerantes quanto ao comportamento variável do gênero da criança[24].

O FUTURO DA DIVERSIDADE SEXUAL

A 11ª edição da Classificação Internacional de Doenças e Condições Relacionadas à Saúde, da Organização Mundial de Saúde (publicada em 2022), criou uma nova seção para a incongruência de gênero, retirando essa condição do capítulo sobre transtornos mentais (CID-10)[25] e incluindo no capítulo "Condições relacionadas à Saúde Sexual"[26]. Na CID-11, a disforia de gênero é definida como incongruência acentuada e persistente entre o gênero experimentado por um indivíduo e o sexo a ele atribuído[26]. O DSM-5 também trouxe uma nova forma de entendimento da identidade de gênero (disforia de gênero)[11], a exemplo do que já havia feito com a orientação sexual (antes, "homossexualismo") que não mais é classificada como transtorno mental desde 1980 para os norte-americanos (DSM-III)[27] e desde 1992 para a Organização Mundial da Saúde (CID-10)[25].

Apesar de o número de indivíduos com disforia de gênero que frequentam clínicas para avaliação e pessoas que se autodiagnosticam com disforia de gênero/incongruência de gênero estar em franco crescimento nos últimos anos, em muitos países, faltam dados fidedignos sobre a prevalência dessa condição na população geral, de modo a permitir o planejamento dos serviços de saúde[28].

Outra situação que preocupa é a prevenção de problemas de saúde mental, predominantemente ansiedade, depressão e comportamento de automutilação[29]. Sendo os transgêneros um grupo psicologicamente vulnerável, devem ser implementados programas de acompanhamento que trabalhem o estresse de minorias, a discriminação, o reforço à proteção legal e o apoio social[30].

Estudos prospectivos são escassos e ainda não se tem todas as respostas a respeito dos tratamentos com hormônios: eficácia; qual o melhor perfil de efeitos adversos; que níveis de hormônios e por quanto tempo; papel e risco de análogos do hormônio liberador de gonadotrofinas (GnRH); uso de medicamentos mais antigos (acetato de ciproterona); por quanto tempo os jovens podem usar análogos de GnRH, antes de se introduzir hormônios do sexo oposto e quais são os prós e os contras dessa estratégia[28].

O apoio psicológico, a supressão da puberdade e o funcionamento psicossocial em adolescentes com disforia de gênero são temas relevantes a serem mais bem pesquisados. Da mesma forma, sobre cirurgia, há escassez de estudos quanto aos resultados e comparações de técnicas reconstrutivas de mamas, genitais e cordas vocais[31].

Preparar os clínicos para tratar os transgêneros, como qualquer outra população, não criando obstáculos ou questionando o acesso aos cuidados, é outra vertente. A implementação e o desenvolvimento de serviços multidisciplinares para identidade de gênero em todas as idades são providências fundamentais[32].

Biologia molecular, genética e exames de imagem funcional cada vez mais atraem investimentos. Geram interesse acadêmico, mas não necessariamente beneficiam os transgêneros. Estudos bem desenhados, embasados na clínica, podem servir de modelo para futuras e mais amplas pesquisas[28].

PREVALÊNCIA DE DISFORIA DE GÊNERO E DE ORIENTAÇÃO HOMO E BISSEXUAL NA POPULAÇÃO

A prevalência de adultos com disforia de gênero é estimada em 1:11.900 a 1:45.000 (homem-para-mulher) e 1:30.400 a 1:200.000 (mulher-para-homem), em estudos europeus e asiáticos[33]. Uma metanálise observou aumento dessa prevalência ao longo do tempo[34]. A crescente prevalência constatada decorre de uma multiplicidade de fatores: aumento da visibilidade das identidades transgêneros nos meios de comunicação; maior conscientização dessas pessoas sobre a disponibilidade de acompanhamento; maior tolerância social[34].

O DSM-5 estima disforia de gênero entre 0,005% e 0,014% nos adultos nascidos masculinos e entre 0,002% e 0,003% nos adultos nascidos femininos. A proporção em crianças varia de 2 a 4,5 de nascidos meninos para meninas. Na vida adulta, é maior nos indivíduos de sexo masculino ao nascimento, variando de 1 a 6,1[11].

Os índices de persistência da disforia de gênero desde a infância até a adolescência ou fase adulta são pouco conhecidos. O DSM-5 refere variação de 2,2% a 30% nos nascidos meninos para meninas e de 12% a 50% das nascidas meninas para meninos[11]. Apenas uma parcela das crianças identificadas com disforia de gênero preencherão os critérios para tal, quando se tornarem adultas. As demais se definirão como hetero, homo ou bissexuais[11].

Os indivíduos que acabam se identificando como homossexuais, lésbicas ou bissexuais nem sempre o fazem durante a adolescência. Ter relações sexuais com alguém do mesmo sexo não significa necessariamente que o adolescente seja homossexual. Além disso, muitos adolescentes homossexuais não tiveram ainda relações sexuais com alguém do mesmo sexo. As melhores estatísticas disponíveis são do *British Columbia Adolescent Health Survey*[35]: enquanto 1,5% de todos os meninos se identificaram como bissexuais, principalmente homossexuais ou completamente homossexuais, 3,5% dos meninos sexualmente ativos referiram que fizeram sexo com alguém do mesmo sexo nos últimos 12 meses. Três por cento das meninas se identificaram como bissexuais, principalmente homossexuais ou completamente homossexuais, enquanto 6,4% das meninas sexualmente ativas relataram ter feito sexo com alguém do mesmo sexo nos últimos 12 meses[35]. Um estudo recente com 344.815 adolescentes (média de 15,5 anos) encontrou que 13,9% das mulheres e 7,0% dos homens se identificaram como lésbicas, homossexuais, bissexuais ou não têm certeza quanto à orientação sexual[36].

Em adultos, recente estudo que analisou dados de 28 países encontrou que 90% dos homens e 90,7% das mulheres referiram orientação heterossexual. Mais homens (4,9%) do que mulheres (2,1%) relataram orientação homossexual, enquanto menos homens (5,1%) do que mulheres (7,2%) referiram orientação bissexual[37].

CONCLUSÃO

Os recursos tecnológicos, cuja maior acessibilidade ocorreu a partir do século XX, permitiram que novas tendências sexuais se expressassem de forma surpreendentemente eficiente, por meio de variados canais midiáticos, especialmente a partir dos anos 1990.

Em seguida, a diversidade sexual tornou-se domínio público, numa dimensão inédita. As consequências dessa mudança sem precedentes para a civilização ocidental ainda não foram calculadas.

Perplexidade, estigmatização, mapeamentos cerebrais e novas classificações diagnósticas são as respostas mais frequentes aos diferentes matizes da diversidade de orientações, identidades e preferências sexuais.

Educação da população geral (a começar nas escolas) e dos profissionais de saúde, em particular, é essencial para a compreensão e a tolerância e para melhor qualidade de vida de indivíduos transgêneros e seus familiares.

REFERÊNCIAS BIBLIOGRÁFICAS

1. Muehlenhard CL, Peterson ZD. Distinguishing between sex and gender: history, current conceptualizations, and implications. Sex Roles. 2011;64:791–803.

2. European Union Agency for Fundamental Rights. Professionally speaking: challenges to achieving equality for LGBT people. Viena: Publications Office of the European Union, 2016, p. 21-35.

3. Kroger J. Why is identity achievement so elusive? Identity, 2007;7(4):331-48.

4. World Professional Association for Transgender Health. Standards of care: For the health of transsexual, transgender, gender nonconforming people (v. 7); 2011. Disponível em: https://www.wpath.org/publications/soc. Acesso em 18 de junho de 2021.

5. Steensma TD, Kreukels BP, de Vries AL, Cohen-Kettenis PT. Gender identity development in adolescence. Horm Behav. 2013 Jul;64(2):288-97.

6. T'Sjoen G, Arcelus J, Gooren L, Klink DT, Tangpricha V. Endocrinology of transgender medicine. Endocr Rev. 2019 Feb 1;40(1):97-117.

7. Hembree WC, Cohen-Kettenis PT, Gooren L, Hannema SE, Meyer WJ, Murad MH, Rosenthal SM, Safer JD, Tangpricha V, T'Sjoen GG. Endocrine treatment of gender-dysphoric/gender-incongruent persons: An Endocrine

Society Clinical Practice Guideline. Endocr Pract. 2017 Dec;23(12):1437.

8. American Psychiatric Association. Diagnostic and statistical manual of mental disorders. 4th ed. Washington, DC: American Psychiatric Association, 1994.

9. Vance SR Jr, Ehrensaft D, Rosenthal SM. Psychological and medical care of gender nonconforming youth. Pediatrics. 2014 Dec;134(6):1184-92.

10. American Psychiatric Association. Diagnostic and statistical manual of mental disorders, 4th ed, Text Revision. Washington, DC: American Psychiatric Association, 2000.

11. Associação Psiquiátrica Americana. Manual diagnóstico e estatístico de transtornos mentais. 5ª ed. Porto Alegre: Artmed, 2013.

12. Cohen-Kettenis PT, Klink D. Adolescents with gender dysphoria. Best Pract Res Clin Endocrinol Metab. 2015 Jun;29(3):485-95.

13. Bailey JM, Zucker KJ. Childhood sex-typed behavior and sexual orientation: A conceptual analysis and quantitative review. Dev Psychol. 1995;31(1):43-55.

14. Smith YL, van Goozen SH, Kuiper AJ, Cohen-Kettenis PT. Transsexual subtypes: clinical and theoretical significance. Psychiatry Res. 2005 Dec 15;137(3):151-60.

15. Drummond KD, Bradley SJ, Peterson-Badali M, Zucker KJ. A follow-up study of girls with gender identity disorder. Dev Psychol. 2008 Jan;44(1):34-45.

16. Wallien MS, Cohen-Kettenis PT. Psychosexual outcome of gender-dysphoric children. J Am Acad Child Adolesc Psychiatry. 2008 Dec;47(12):1413-23.

17. Cohen-Bendahan CC, van de Beek C, Berenbaum SA. Prenatal sex hormone effects on child and adult sex-typed behavior: methods and findings. Neurosci Biobehav Rev. 2005 Apr;29(2):353-84.

18. van Beijsterveldt CE, Hudziak JJ, Boomsma DI. Genetic and environmental influences on cross-gender behavior and relation to behavior problems: a study of Dutch twins at ages 7 and 10 years. Arch Sex Behav. 2006 Dec;35(6):647-58.

19. Allen LS, Gorski RA. Sexual orientation and the size of the anterior commissure in the human brain. Proc Natl Acad Sci U S A. 1992 Aug 1;89(15):7199-202.

20. Swaab DF, Chung WC, Kruijver FP, Hofman MA, Ishunina TA. Sexual differentiation of the human hypothalamus. Adv Exp Med Biol. 2002;511:75-100; discussion 100-5.

21. Garcia-Falgueras A, Swaab DF. A sex difference in the hypothalamic uncinate nucleus: relationship to gender identity. Brain. 2008 Dec;131(Pt 12):3132-46.

22. Luders E, Sánchez FJ, Gaser C, Toga AW, Narr KL, Hamilton LS, Vilain E. Regional gray matter variation in male-to-female transsexualism. Neuroimage. 2009 Jul 15;46(4):904-7.

23. Steensma TD, van der Ende J, Verhulst FC, Cohen-Kettenis PT. Gender variance in childhood and sexual orientation in adulthood: a prospective study. J Sex Med. 2013 Nov;10(11):2723-33.

24. de Vries AL, Cohen-Kettenis PT. Clinical management of gender dysphoria in children and adolescents: the Dutch approach. J Homosex. 2012;59(3):301-20.

25. Organização Mundial da Saúde. Classificação de transtornos mentais e de comportamento da CID-10. Descrições Clínicas e Diretrizes Diagnósticas. Porto Alegre: Artmed, 1993.

26. World Health Organization. International classification of diseases 11th revision (ICD-11). Disponível em: https://icd.who.int/. Acesso em 27 de maio de 2021.

27. American Psychiatric Association. Diagnostic and statistical manual of mental disorders. 3rd ed. Washington, DC: American Psychiatric Association, 1980.

28. Arcelus J, Bouman WP. Current and future direction of gender dysphoria and gender

incongruence research. J Sex Med. 2015 Dec;12(12):2226-8.

29. Claes L, Bouman WP, Witcomb G, Thurston M, Fernandez-Aranda F, Arcelus J. Non-suicidal self-injury in trans people: associations with psychological symptoms, victimization, interpersonal functioning, and perceived social support. J Sex Med. 2015 Jan;12(1):168-79.

30. Davey A, Bouman WP, Arcelus J, Meyer C. Social support and psychological well-being in gender dysphoria: a comparison of patients with matched controls. J Sex Med. 2014 Dec;11(12):2976-85.

31. Costa R, Dunsford M, Skagerberg E, Holt V, Carmichael P, Colizzi M. Psychological support, puberty suppression, and psychosocial functioning in adolescents with gender dysphoria. J Sex Med. 2015 Nov;12(11):2206-14.

32. Bouman WP, Richards C, Addinall RM, Arango de Montis J, Arcelus D, Duisin I, et al. Yes and yes again: Are standards of care which require two referrals for genital reconstructive surgery ethical? Sexual and Relationship Therapy. 2014;29(4):377-89.

33. De Cuypere G, Van Hemelrijck M, Michel A, Carael B, Heylens G, Rubens R, Hoebeke P, Monstrey S. Prevalence and demography of transsexualism in Belgium. Eur Psychiatry. 2007 Apr;22(3):137-41.

34. Arcelus J, Bouman WP, Van Den Noortgate W, Claes L, Witcomb G, Fernandez-Aranda F. Systematic review and meta-analysis of prevalence studies in transsexualism. Eur Psychiatry. 2015 Sep;30(6):807-15.

35. Saewyc E, Poon C, Wang N, Homma Y, Smith A; The McCreary Centre Society. Not yet equal: the health of lesbian, gay, & bisexual youth in BC. Vancouver: McCreary Centre Society; 2007.

36. Phillips G 2nd, Beach LB, Turner B, Feinstein BA, Marro R, Philbin MM, Salamanca P, Felt D, Birkett M. Sexual identity and behavior among U.S. high school students, 2005-2015. Arch Sex Behav. 2019 Jul;48(5):1463-1479.

37. Rahman Q, Xu Y, Lippa RA, Vasey PL. Prevalence of sexual orientation across 28 nations and its association with gender equality, economic development, and individualism. Arch Sex Behav. 2020 Feb;49(2):595-606.

capítulo **10**

Quando encaminhar o paciente da diversidade sexual para o especialista?

▶ Sergio Henrique Pires Okano*
▶ Giordana Campos Braga**

INTRODUÇÃO

Entende-se por diversidade sexual TODAS as práticas relacionadas ao comportamento sexual humano. Ao contrário do que se acredita, o comportamento diverso não engloba apenas gays, lésbicas, bissexuais, travestis, transexuais, queers, pessoas intersexo e assexuais (LGBTQIA+), mas também a população cis e heterossexual. A população LGBTQIA+ enfrenta invisibilidade e inúmeras dificuldades de acesso às redes de saúde por preconceito, desconhecimento dos serviços de saúde e despreparo dos profissionais[1].

Em 2011, o Ministério da Saúde instituiu através da Portaria n. 2.836 de 1º de Dezembro a Política Nacional de Saúde Integral de Lésbicas, Gays, Bissexuais, Travestis e Transexuais[2]. Entretanto, poucos projetos e protocolos foram implementados para que essa população recebesse uma atenção à saúde pública e adequada às suas particularidades. A questão da diversidade sexual é pouco discutida na graduação e residência médica, tornando os generalistas, muitas vezes, inseguros com relação aos cuidados específicos desta população.

---

*   Ginecologista e Obstetra pelo Hospital das Clínicas de Ribeirão Preto da Faculdade de Medicina de Ribeirão Preto da Universidade de São Paulo (HCRP-FMRP-USP). Médico colaborador do Ambulatório de Estudos em Sexualidade Humana e Incongruência de Gênero (AESH/AING) dos HCRP-FMRP-USP. Sexologista titulado pela AMB/FEBRASGO. Mestre pela Universidade de São Paulo (USP). Professor em Universidade de Ribeirão Preto. Membro do Conselho Municipal de Atenção à Diversidade Sexual de Ribeirão Preto.

** Professora Doutora do curso de medicina da Universidade de Ribeirão Preto (UNAERP). Realizou residência médica em Ginecologia e Obstetrícia no IMIP-PE e possui Mestrado e Doutorado em Tocoginecologia pela Universidade de São Paulo (USP-Ribeirão Preto). Professora da pós-graduação de Saúde Pública da Universidade de São Paulo (USP-Ribeirão Preto), com experiência na área de Saúde Reprodutiva e Atenção Primária à Saude.

Por muitos anos, o comportamento sexual, a identidade de gênero e a orientação sexual foram confundidos com ideologias, perversões e patologias, entretanto, nas últimas décadas passaram a ser estudados e entendidos cientificamente e ganharam importância quanto à compreensão do ser humano como um ser sexual. Este capítulo tem por objetivo fornecer instrumentos para que o médico ginecologista possa realizar um atendimento acolhedor e integral à população de mulheres bissexuais e homoafetivas, e de pessoas transexuais, utilizando a atenção secundária e terciária para fins específicos.

DIAGNÓSTICO

Na literatura médica, os pilares do comportamento sexual são sustentados pelas definições de sexo biológico, identidade de gênero, expressão de gênero e orientação sexual. Ao nascimento, ocorre a classificação biológica de acordo com o fenótipo da genitália em sexo biológico masculino, feminino ou intersexo. Essa categorização, que deriva de condições genéticas e hormonais, influencia características e comportamentos tipificados a determinado papel de gênero esperado para essa pessoa dentro da sociedade. Entretanto, em uma parcela da população, a percepção desse comportamento não é congruente com essa designação, havendo neste caso uma identidade de gênero transgênera. Nesse grupo, encontram-se as pessoas transexuais, não binárias e de gênero fluido. Outro pilar tem como base o objeto de desejo desse indivíduo, ou seja, a sua orientação sexual. Pessoas que possuem o objeto de desejo diferente do seu gênero são conhecidas como heterossexuais; enquanto aquelas que possuem desejo pelo mesmo gênero são conhecidas como homossexuais. Existem também as pessoas que se classificam como bissexuais, ou seja, possuem desejo por mais de um gênero, ou pansexuais, cuja atração afetivo-sexual independe dessa identidade de gênero ou da sua expressão[1].

Mulheres cisgêneras e trans podem ser consideradas lésbicas e bissexuais se o objetivo de desejo afetivo-sexual for outra mulher (cis ou trans). Dentro do contexto cisgênero, a literatura médica se refere a essas mulheres como Mulheres que Fazem Sexo com Mulheres (MSM).

As condições relacionadas à orientação sexual deixaram de integrar os manuais de diagnósticos em 1992 e após a publicação da 11ª edição do Código Estatístico Internacional de Doenças (CID-11) a transgeneridade (classificada como incongruência de gênero (IG) nesse manual) deixou de integrar os transtornos sexuais, para pertencer às condições relacionadas a saúde sexual[3], evitando-se a sua a sua estigmatização e patologização.

De acordo a CID-11, a IG em adolescentes e adultos é caracterizada pela aparente e persistente incongruência entre o gênero vivenciado pelo indivíduo e seu sexo designado ao nascimento, manifestado por, pelo menos, outras duas dessas características: (1) um forte sentimento de desconforto com suas características sexuais primárias ou secundárias, devido à incongruência com o gênero vivenciado; (2) um forte desejo de se livrar destas características incongruentes ao gênero vivenciado; (3) um forte desejo de ter características sexuais primárias ou secundárias do gênero vivenciado; (4) um forte desejo de ser tratado (de viver e ser aceito) de acordo com o gênero vivenciado.

A incongruência de gênero na criança costuma ser uma condição acentuada e inclui um forte desejo de pertencer a um gênero diferente do sexo designado, uma forte aversão a sua anatomia sexual ou a caracteres sexuais secundários, além de forte desejo pelos caracteres sexuais que combinem com o sexo vivenciado. Brincadeiras de faz de conta e fantasias, brinquedos e jogos ou atividades e amigos pertencem ao gênero vivenciado mais do que ao sexo designado ao nascimento. O diagnóstico da IG deve permanecer por ao menos 2 anos e o comportamento de variância e preferências de gênero isoladamente não fazem o diagnóstico[3].

Por definição, considera-se homem trans ou transexual masculino a pessoa que se identifica como homem porém foi designado ao nascimento com outro sexo, e mulher trans ou transexual feminina, a pessoa que se identifica como mulher porém foi designada ao nascimento com outro sexo.

TRATAMENTO

1. O que cabe ao generalista?

Com relação à população bissexual e homoafetiva de mulheres cis, os cuidados relacionados a rastreios oncológicos, metabólicos e endocrinológicos não diferem dos cuidados das mulheres heterossexuais. É importante lembrar que o conhecimento das práticas sexuais deste grupo favorece as orientações quanto à prevenção de gravidez e de infecções sexualmente transmissíveis (ISTs). Com relação à população trans, os rastreios endócrino-metabólicos também seguem as mesmas orientações, atentando-se para as nuances metabólicas que o uso de hormônios pode promover; a presença de próstata, mama e colo do útero (em pessoas que ainda os possuem); ou condições de

bases, como a síndrome dos ovários policísticos, mais prevalente na população de homens trans do que em mulheres cis.

1.1. Saúde Sexual

Pessoas férteis com vagina, colo do útero e útero (mulheres cis, homens trans e pessoas não binárias e intersexo com esses órgãos), que têm relações com pessoas com pênis, podem engravidar, e por isso necessitam de aconselhamento contraceptivo. As orientações e contraindicações são as mesmas propostas pelos critérios de elegibilidade da Organização Mundial de Saúde para uso de contraceptivos (OMS) ou do Center for Desease Control and Prevention (CDC) e para as mulheres cis[4,5]. É importante ressaltar que, naquelas pessoas que não possuem risco de gravidez espontânea, o uso de contraceptivos pode se associar a melhoria do volume de sangramento, das cólicas menstruais e/ou de TPM e devem ser oferecidos, especialmente para transexuais masculinos cujas características da síndrome pré-menstrual e menstruação podem desencadear importantes sentimentos disfóricos.

1.2. Rastreios Oncológicos

Com relação aos rastreamentos oncológicos, sabe-se que a nuliparidade, o tabagismo, a obesidade, o sedentarismo e o consumo excessivo de álcool são fatores de risco para o desenvolvimento de neoplasias[6]. Entre as MSM e pessoas transexuais, observa-se uma menor adesão aos serviços de saúde, menores taxas de exames ginecológicos e mamários e, consequentemente, menores taxas de coleta de colpocitologia e exames mamográficos[1]. As dificuldades de acesso, muitas vezes, são resultado da falta de conhecimento do profissional de saúde que acolhe essas pessoas, das crenças e mitos com relação aos cuidados que devem ser oferecidos, do preconceito institucional e social, do medo de sofrer hostilização além de experiências negativas previamente vivenciadas[8,9]. Tais fatores podem postergar um diagnóstico oncológico, aumentando assim a incidência de algumas condições, sobretudo nas MSM, apesar de o Colégio Americano de Ginecologia e Obstetrícia (ACOG) defender que não existem dados suficientes que sustentem um maior risco de câncer em pessoas trans do que no restante da população[7].

Em 2001, Marrazzo evidenciou que mulheres lésbicas sexualmente ativas poderiam apresentar lesões precursoras do câncer de colo de útero, mesmo sem penetração pênis-vagina prévia[10]. Uma metanálise de 2017 identificou que há uma chance maior de mulheres bissexuais apresentarem diagnóstico de câncer de colo do útero, comparadas com mulheres heterossexuais (OR 1,94 [IC 95% 1,46-2,59])[11], reforçando a importância de oferecer o exame ginecológico e a coleta de citologia para MSM e homens trans entre os 25 e 65 anos de idade, que já tiveram relações receptivas penetrativas vaginais[12]. Em homens trans, o uso da testosterona promove atrofia vaginal, sendo, por vezes, necessária a estrogenização prévia ao exame ginecológico[13]. Para aquelas pessoas que se sentem constrangidas pelo desconforto causado pelo exame ginecológico, é possível discutir a possibilidade de realização do autoteste para detecção do HPV[7].

Em mulheres cislésbicas e bissexuais, acredita-se haver um maior risco para o câncer de mama devido à prevalência de alguns fatores, como nuliparidade, consumo excessivo de álcool, tabagismo e obesidade[6]. Algumas pesquisas sugerem que esse risco chega a ser três vezes maior do que no restante da população[8]. Entretanto, diante das atuais evidências, ainda é incerto afirmar que realmente exista uma alta incidência dessa neoplasia entre MSM, uma vez que não há registros referentes à orientação sexual em bancos de dados ou grande estudos de coorte que avaliem esse desfecho nessas populações[14].

Em pessoas trans, o diagnóstico de câncer de mama parece ocorrer, em média, mais precocemente do que na população geral (aos 51,5 anos nas mulheres trans e aos 44,5, nos homens trans)[15,16]. A maior exposição ao estrogênio devido à obesidade ou a fontes exógenas em mulheres trans pode se associar a esse risco[17,18]. Entretanto, não existem dados que confirmem que a incidência dessa neoplasia na população de mulheres trans seja maior do que na população geral[19,20]. Mulheres trans que realizam ou realizaram o tratamento hormonal com estrogênio podem apresentar desenvolvimento mamário, e assim como em homens trans não mastectomizados, devem ser orientadas a investigar o câncer de mama conforme orientado pelas diretrizes para as mulheres cis[7]. A mastectomia é um procedimento que reduz o risco de desenvolvimento do câncer de mama[21]. Por esse motivo, atualmente, não existem evidências de que homens trans assintomáticos que realizaram a mastectomia necessitem de avaliação mamária[16].

1.3. Prevenção de ISTs

As orientações de prevenção de ISTs devem se atentar às práticas sexuais vivencidas por essa população - sexo oral, sexo digital, contato entre vulvas, tribadismo, entre outras. Apesar de, comumente, as orientações de prevenção de ISTs se limitarem ao uso do preservativo externo (masculino), é importante reforçar que o uso do preservativo interno (vaginal), ou de calcinhas ou placas de látex (obtidas através da abertura do preservativo masculino ou dental dams), pode auxiliar na proteção externa da vulva a infecções[22]. Embora pouco difundida e aplicável, a utilização de luvas e dedeiras de látex, associada à higiene das mãos e unhas, também podem auxiliar nessa prevenção[22].

Em situações onde a penetração possa ocorrer por pênis ou objetos sexuais (vibrador, por exemplo), é importante a utilização do preservativo externo e a sua troca caso haja compartilhamento do objeto com a parceria. MSM e homens trans devem ser orientados sobre o risco potencial de transmissão de infecções no período menstrual[23-25].

Além dos métodos de barreira, é importante checar o calendário vacinal. As vacinas de Hepatite B e HPV, disponíveis no SUS, são eficazes na prevenção dessas infecções. A vacinação para o HPV está indicada para todas as meninas dos 9 aos 14 anos ou mulheres cis imunossuprimidas até os 45 anos, sendo possível o uso por mulheres cis não imunossuprimidas na rede suplementar até os 45 anos e o homens cis até os 26[26]. Nas pessoas que praticam sexo oroanal, é importante orientar sobre a necessidade de vacinação para a Hepatite A devido ao risco de transmissão através dessa prática[27,28]. Pessoas que apresentam comportamento de risco ou se relacionam com pessoas com comportamento de risco para HIV, também podem fazer uso da Profilaxia Pré-Exposição do HIV (PrEP)[29].

Nas pessoas que praticam sexo anal receptivo, orientar uso de lubrificantes e cuidados quanto à higiene anal. O uso de enemas para evitar a eliminação de fezes durante o ato sexual está associado a maior susceptibilidade à infecção pelo HPV e HIV[30]. A utilização de frascos descartáveis e de uso individual para a realização da prática minimizam a transmissão dessas infecções. A identificação precoce de lesões de HPV na mucosa retal e anal parece ser eficaz com uso do autoteste, assim como a avaliação com o proctologista[31,32].

1.4. Mudança de estilo de vida e hábitos alimentares saudáveis

A presença de hábitos nocivos, como tabagismo, etilismo em excesso e sedentarismo são fatores de risco para o aumento de eventos cardiovasculares como a trombose (sobretudo nas pessoas que usufruem do tratamento hormonal). Tais hábitos também predispõem a maior incidência do câncer de mama, colo do útero, pulmão e intestino. O tabagismo está relacionado ao desenvolvimento de osteoporose em pessoas menopausadas ou gonadectomizadas que estão sem uso de hormônios há mais de 5 anos[33,34].

Um estudo brasileiro, que incluiu mulheres trans (n = 46) que receberam terapia hormonal cruzada por pelo menos 3 meses e homens cis (n = 22), observou uma densidade de massa óssea 18,3% menor nas mulheres trans, associada a diminuição de massa magra após um ano de seguimento[33]. As orientações quanto à prática de exercícios físicos, dieta balanceada e saudável, perda de peso, exposição solar e abandono de vícios são essenciais para redução da morbimortalidade[35].

1.5. Ansiedade e Depressão

Embora não haja relação de causalidade entre pertencer ao meio LGBTQIA+ e desenvolver transtornos de ansiedade e/ou depressão, a chance de essa população apresentar esse agravo é maior do que na população geral [OR = 2,94; IC 95% 27-3,80), sendo essa média maior entre as MSM do que entre homens LGBTQIA+ [diferença entre as médias = 0,34, 95% IC = 0,16-0,51][36]. O transtorno de ansiedade social, fobia específica e depressão são os diagnósticos em saúde mental mais comuns nessa população[37].

O modelo de estresse da minoria considera aspectos internos e externos aos quais as minorias, entre elas a população LGBTQIA +, são submetidas, baseado no tripé de violência, LGBTIfobia e estigmatização[38]. Tal condição impacta na formação subjetiva, na construção da autopercepção e do autocuidado, e nas relações interpessoais. Apesar da legalização das vivências LGBTQIA+ no

Brasil, essa população ainda enfrenta diversas barreiras de acesso às redes de saúde e desafios à saúde mental. Conflitos de origem emocional, estigmatização, fragilidade das relações interpessoais, vulnerabilidade e discriminação predispõem a esse quadro[37].

Pessoas com diagnóstico de IG também apresentam alto risco para depressão e ansiedade, e maiores taxas de ideação suicida e suicídio[39]. Um estudo europeu demonstrou uma prevalência de depressão na população transexual que chega a 38%[40], enquanto a taxa de ideação/tentativa de suicídio é até 20 vezes maior do que na população geral[41].

2. Saúde Mental Especializada

Devido à necessidade de acompanhamento psicológico por pelo menos um ano, pessoas com IG que demandam cirurgia devem ser encaminhadas ao serviço especializado para seguimento e avaliação[42]. O acompanhamento de saúde mental dessas pessoas deve ser realizado por profissional qualificado. Recomenda-se formação complementar (pós-graduação) no assunto e manejo de DSM-5, além de constante atualização no assunto[43]. A assistência psicológica não deve se orientar por um modelo patologizado ou corretivo da transexualidade e de outras vivências da diversidade sexual, mas atuar como ferramenta de apoio ao sujeito, a fim de fornecer apoio e autenticidade à sua demanda[44]. Embora haja o questionamento sobre a prescrição do tratamento hormonal em vigência de quadros depressivos, uma revisão sistemática evidenciou que, embora conflitantes quanto à melhora do quadro depressivo, em nenhum dos estudos houve associação da prescrição com piora do quadro da disforia[45].

As populações homoafetivas e bissexuais, eventualmente, também podem necessitar do encaminhamento ao serviço especializado de saúde mental. A LGBTfobia pode ser internalizada pela crença de que a apenas a cis-heteronormatividade é correta. Devido à negação da própria identidade e orientação, sintomas egodisfóricos podem estar presentes[37]. Práticas relacionadas à chamada *cura gay* não são permitidas pelo Conselho Federal de Psicologia e estão associadas a piora da depressão e sintomas ansiosos[46].

A presença de figuras protetoras, relacionamentos e vínculos de amizade dentro da própria comunidade LGBTQIA+ se constituem como fatores de resiliência para essa população[37,39].

3. Tratamento Hormonal na população Trans

O acompanhamento e a realização do início do tratamento devem ser, preferencialmente, realizados por equipe treinada e especializada, que muitas vezes não se encontram na atenção primária. Este é um dos motivos para o encaminhamento de pacientes trans aos serviços secundários e terciários. O tratamento hormonal é regulamentado no Brasil pelo Ministério da Saúde através da Portaria n. 2.803/13[1]. Em 2019, a Resolução do Conselho Federal de Medicina modificou as orientações para início do tratamento hormonal a partir dos 16 anos de idade e o bloqueio puberal em adolescentes a partir do estádio II de Tanner em situações experimentais[42].

O tratamento hormonal para o homem trans envolve a prescrição de testosterona e para a mulher trans estrogênio associado ou não a drogas antiandrogênicas, como a espironolactona e a ciproterona ou análogos do GnRH; essas drogas têm o objetivo de reduzir a expressão e a produção endógena de androgênios e de fornecer características fenotípicas do gênero vivenciado. O uso de estrogênios promove o aumento das mamas, aumento de depósito de gordura em região dos quadris e redução dos níveis de testosterona; enquanto o uso de testosterona tem o objetivo de aumentar a massa muscular, aumentar o clitóris e evidenciar caracteres sexuais secundários masculinos, como o aumento de pelos e mudança no timbre da voz. O uso de estrogênio está associado ao risco de desenvolvimento de doenças tromboembólicas, ao desenvolvimento de macroprolactinomas, câncer de mama, doença coronariana e cerebrovascular, colelitíase e hipertrigliceridemia; enquanto o uso de testosterona, ao alto risco de eritrocitose (hematócrito > 50%), disfunções e lesões hepáticas, doença coronariana e cerebrovascular, hipertensão e câncer de mama e uterino, além de infertilidade transitória[47].

4. Procedimentos Cirúrgicos

Os procedimentos cirúrgicos oferecidos consistem de procedimentos genitais, craniofaciais e mamários. Antigamente, a procura pela adequação cirúrgica estava relacionada, entre outras condições, à mudança da documentação de nome social e sexo, o que não é mais uma exigência atualmente. Todos os pacientes que expressam a demanda cirúrgica devem ser encaminhados aos serviços de referência.

No Brasil, existem cinco serviços habilitados para realização desses procedimentos: Hospital de Clínicas de Porto Alegre (UFRS); Hospital Universitário Pedro Ernesto (UERJ); Hospital de Clínicas da Faculdade de Medicina da USP; Hospital das Clínicas de Goiânia (UFG); e Hospital das Clínicas da Universidade Federal de Pernambuco (UFPE). O processo transexualizador contempla, no SUS, a redesignação genital de homens e mulheres trans, a plástica mamária bilateral, a mamoplastia masculinizadora, a histerectomia com anexectomia e colpectomia, e a tireoplastia[47,48].

5. Acolhimento da Criança e do Adolescente LGBTQIA+

Sabe-se que a grande maioria das pessoas trans se identificam com a condição desde a infância[49,50]. Levantamentos sugerem que crianças e adolescentes gays, lésbicas e bissexuais percebem retrospectivamente esse comportamento entre 7 e 9 anos, e apresentam a percepção do desejo afetivo-sexual por outra pessoa a partir dos 10 anos[51].

Adolescentes LGBTQIA+ apresentam mais taxas suicidas do que os heterossexuais e sofrem constantes agressões físicas e verbais, além de, muitas vezes, encontrarem-se em situações de vulnerabilidade social por sofrer rejeição inclusive do ambiente familiar[52,53]. Sabe-se que adolescentes que convivem em ambientes familiares e escolares pouco acolhedores apresentam piores indicadores de saúde mental[54].

As evidências mais recentes sugerem que as intervenções de afirmação de gênero melhoram as condições de saúde mental em adolescentes transgêneros[54]. Não são permitidas intervenções cirúrgicas ou a prescrição de hormônios para crianças, entretanto, o CFM permite a possibilidade de bloqueio hormonal na adolescência após o estádio de Tanner II[55].

6. Reprodução Assistida para população de MSM e transexuais

Populações LGBTQIA+ podem gestar ou assumir o papel de pais e mães através da gravidez ou da adoção. É importante reforçar que não existe evidência de que a criação por pais transgêneros, ou homoafetivos, seja prejudicial para a educação de crianças[56]. Uma revisão da literatura identificou que entre as preocupações desses pais, encontra-se o medo da transferência do estigma para seus filhos e as dificuldades de entendimento da transição para a criança e adolescente[56,57].

Levantamentos sugerem que mais da metade dos homens trans referem desejo de gestação em algum momento da vida[58]. Infelizmente, para essa população, os tratamentos hormonais e cirúrgicos podem inviabilizar esse desejo, sendo essencial a discussão de uma possível preservação da fertilidade previamente ao início das terapêuticas[59]. Da mesma forma, oferecer técnicas de reprodução para casais homoafetivos é necessário, uma vez que essas famílias estão sujeitas a procedimentos clandestinos que podem colocar as partes em risco de exposição à ISTs, violência e reconhecimento jurídico da paternidade ou maternidade pelo "doador(a) não anônimo".

Atualmente, as Resoluções do Conselho Federal de Medicina n. 2.168/17, 2.283/20 e 2.294/21 permitem a realização de técnicas de reprodução assistida para pessoas homossexuais e transgêneras. A doação de gametas pode ser anônima, através de banco de sêmen ou óvulos, ou realizada por parente de até quarto grau de uma das parcerias, desde que não haja consanguinidade com o(a) outro(a) doador(a). Em casais em que ambas as partes possuem útero, é permitida a gestação compartilhada e para aqueles que não o possuem, recorrer à concessão temporária de útero em parentes de até quarto grau, que já possuam filhos vivos. A gestação compartilhada consiste na implantação no útero de um embrião formado pelo gameta da parceria[55,60,62].

Infelizmente, o acesso aos procedimentos de reprodução assistida não está disponível em muitas regiões do país, gerando uma barreira de acesso a essas populações e casais inférteis. Essa limitação faz com que muitas dessas pessoas procurem as redes alternativas de doadores ou pratiquem auto-inseminação com sêmen de pessoa conhecida ou doador dessas redes alternativas. Tais procedimentos podem desencadear situações de sofrer violência, vulnerabilidade e aquisição de uma IST ou questões jurídicas envolvendo parentalidade[61].

CONSIDERAÇÕES FINAIS / CONCLUSÕES

Apesar dos cuidados específicos dessa população e da falta de contato e conhecimento pelos profissionais de saúde quanto aos cuidados com as populações não cisgêneras heteronormativas da diversidade sexual, o conhecimento das práticas de acolhimento e a necessidade de encaminhamento para os serviços especializados promovem a equidade, a integralidade e a universalidade no acesso dessas populações às redes de saúde. O médico generalista tem total condição de acolher grande parte das demandas dessa população, assim como realizar o seguimento das condições clínicas dos casos que não envolvam situações de desejo de reprodução assistida, seguimento psiquiátrico ou processo transexualizador, além de acolher e realizar o seguimento de crianças e adolescentes trans.

REFERÊNCIAS BIBLIOGRÁFICAS

1. Ministério da Saúde. Política Nacional de Saúde Integral de Lésbicas, Gays, Bissexuais, Travestis e Transexuais. 2013.

2. Ministério da Saúde. PORTARIA No 2.836, DE 1o DE DEZEMBRO DE 2011 [Internet]. 2011 dez [citado 9 de maio de 2021]. http://bvsms.saude.gov.br/bvs/saudelegis/gm/2011/prt2836_01_12_2011.html.

3. WHO. International Classification of Diseases 11th Revision [Internet]. 2018 [acessado em: 9 de maio de 2021]. Disponível em: https://icd.who.int/en.

4. Curtis KM. U.S. Medical Eligibility Criteria for Contraceptive Use, 2016. MMWR Recomm Rep [Internet]. 2016;65.

5. WHO. Medical eligibility criteria for contraceptive use. Fifth edition. 5o ed. WHO; 2015.

6. Institute of Medicine. The Health of Lesbian, Gay, Bisexual, and Transgender People: Building a Foundation for Better Understanding. 2011.

7. ACOG. Health Care for Transgender and Gender Diverse Individuals. 2021;137(3):14.

8. Cochran SD, Mays VM, Bowen D, Gage S, Bybee D, Roberts SJ, et al. Cancer-related risk indicators and preventive screening behaviors among lesbians and bisexual women. Am J Public Health. abril de 2001;91(4):591–7.

9. Fredriksen-Goldsen KI, Emlet CA, Kim H-J, Muraco A, Erosheva EA, Goldsen J, et al. The physical and mental health of lesbian, gay male, and bisexual (LGB) older adults: the role of key health indicators and risk and protective factors. The Gerontologist. agosto de 2013;53(4):664–75.

10. Marrazzo JM, Koutsky LA, Kiviat NB, Kuypers JM, Stine K. Papanicolaou test screening and prevalence of genital human papillomavirus among women who have sex with women. Am J Public Health. junho de 2001;91(6):947–52.

11. Robinson K, Galloway KY, Bewley S, Meads C. Lesbian and bisexual women's gynaecological conditions: a systematic review and exploratory meta-analysis. BJOG Int J Obstet Gynaecol. fevereiro de 2017;124(3):381–92.

12. Instituto Nacional de Câncer José Alencar Gomes da Silva. Diretrizes Brasileiras para o Rastreamento do Câncer do Colo do Útero. 2. ed. rev. atual. Rio de Janeiro [RJ]: Ministério da Saúde; 2016.

13. Peitzmeier SM, Khullar K, Reisner SL, Potter J. Pap test use is lower among female-to-male patients than non-transgender women. Am J Prev Med. dezembro de 2014;47(6):808–12.

14. Meads C, Moore D. Breast cancer in lesbians and bisexual women: systematic review of incidence, prevalence and risk studies. BMC Public Health. 5 de dezembro de 2013;13:1127.

15. Hartley RL, Stone JP, Temple-Oberle C. Breast cancer in transgender patients: A systematic review. Part 1: Male to female. Eur J Surg Oncol. outubro de 2018;44(10):1455–62.

16. Stone JP, Hartley RL, Temple-Oberle C. Breast cancer in transgender patients: A systematic review. Part 2: Female to Male. Eur J Surg Oncol. outubro de 2018;44(10):1463–8.

17. Brown GR, Jones KT. Incidence of breast cancer in a cohort of 5,135 transgender veterans. Breast Cancer Res Treat. janeiro de 2015;149(1):191–8.

18. Maglione KD, Margolies L, Jaffer S, Szabo J, Schmidt H, Weltz C, et al. Breast cancer in male-to-female transsexuals: use of breast imaging for detection. AJR Am J Roentgenol. dezembro de 2014;203(6):W735-740.

19. Asscheman H, Giltay EJ, Megens JAJ, de Ronde WP, van Trotsenburg MAA, Gooren LJG. A long-term follow-up study of mortality in transsexuals receiving treatment with cross-sex hormones. Eur J Endocrinol. abril de 2011;164(4):635–42.

20. van Kesteren PJ, Asscheman H, Megens JA, Gooren LJ. Mortality and morbidity in transsexual subjects treated with cross-sex hormones. Clin Endocrinol (Oxf). setembro de 1997;47(3):337–42.

21. Jakub JW, Peled AW, Gray RJ, Greenup RA, Kiluk JV, Sacchini V, et al. Oncologic Safety of Prophylactic Nipple-Sparing Mastectomy in a Population With BRCA Mutations: A Multi-institutional Study. JAMA Surg. 1o de fevereiro de 2018;153(2):123–9.

22. Vieira RC, Borret RH. Capítulo 25 - Mulheres cis lésbicas. In: Saúde LGBTQIA+ - Práticas de Cuidado Transdisciplinar. 1o Ed.Santana do Parnaíba [SP]: Malone; 2021. p. 211.

23. Gorgos LM, Marrazzo JM. Sexually transmitted infections among women who have sex with women. Clin Infect Dis Off Publ

Infect Dis Soc Am. dezembro de 2011;53 Suppl 3:S84-91.

24. Pinto VM, Tancredi MV, Tancredi Neto A, Buchalla CM. Sexually transmitted disease/ HIV risk behaviour among women who have sex with women. AIDS Lond Engl. outubro de 2005;19 Suppl 4:S64-69.

25. Wang X-F, Norris JL, Liu Y-J, Reilly KH, Wang N. Health-related attitudes and risk factors for sexually transmitted infections of Chinese women who have sex with women. Chin Med J (Engl). agosto de 2012;125(16):2819–25.

26. Cruz LM. Fantinato, FFST. Coordenadora Geral do Programa Nacional de Imunizações. Ofício nº 203/2021/CGPNI/DEIDT/SVS/MS. Brasília (DF). 03/03/2021.

27. LEENTVAAR-KUIJPERS A, KOOL JL, VEUGELERS PJ, COUTINHO RA, VAN GRIENSVEN GJP. An Outbreak of Hepatitis A among Homosexual Men in Amsterdam, 1991–1993. Int J Epidemiol. 1o de fevereiro de 1995;24(1):218–22.

28. Brook MG. Sexual transmission and prevention of the hepatitis viruses A-E and G. Sex Transm Infect. 1o de dezembro de 1998;74(6):395–8.

29. Cáceres CF, O'Reilly KR, Mayer KH, Baggaley R. PrEP implementation: moving from trials to policy and practice. J Int AIDS Soc. 2015;18(4S3):20222.

30. Li P, Yuan T, Fitzpatrick T, Smith K, Zhao J, Wu G, et al. Association between rectal douching and HIV and other sexually transmitted infections among men who have sex with men: a systematic review and meta-analysis. Sex Transm Infect. setembro de 2019;95(6):428–36.

31. Albuquerque A, Rios E, Schmitt F. Recommendations Favoring Anal Cytology as a Method for Anal Cancer Screening: A Systematic Review. Cancers. 4 de dezembro de 2019;11(12).

32. Chen C-C, Chou Y-Y. Predictive value of the anal cytology for detecting anal intraepithelial neoplasia or worse: A systematic review and meta-analysis. Diagn Cytopathol. abril de 2019;47(4):307–14.

33. Fighera TM, Lindenau JD, Silva E da, Spritzer PM. Impact of cross-sex hormone therapy on bone mineral density and body composition in transwomen - Fighera - 2018 - Clinical Endocrinology - Wiley Online Library [Internet]. [citado 14 de maio de 2021]. Disponível em: https://onlinelibrary.wiley.com/doi/abs/10.1111/cen.13607.

34. Center of Excellence for Transgender Health. Guidelines for the Primary and Gender-Affirming Care of Transgender and Gender Nonbinary People. 2o ed. University of California, San Francisco: Madeline B. Deutsch; 2016.

35. Brasil. Ministério da Saúde. Política Nacional de Atenção Integral à Saúde da Mulher Princípios e Diretrizes. 2004.

36. Lucassen MF, Stasiak K, Samra R, Frampton CM, Merry SN. Sexual minority youth and depressive symptoms or depressive disorder: A systematic review and meta-analysis of population-based studies. Aust N Z J Psychiatry. 1o de agosto de 2017;51(8):774–87.

37. Branquinho B, Benedito L, Ciasca S. Capítulo 45 - Síndrome Depressivas e Ansiosas. In: Saúde LGBTQIA+: práticas de cuidado transdisciplinar. Santana de Parnaíba (SP): Manole; 2021. p. 390.

38. Meyer IH. Prejudice, Social Stress, and Mental Health in Lesbian, Gay, and Bisexual Populations: Conceptual Issues and Research Evidence. Psychol Bull. setembro de 2003;129(5):674–97.

39. Lerri M, Romão A, Santos M, Giami A, Ferriani R, Lara L. Clinical Characteristics in a Sample of Transsexual People. Rev Bras Ginecol E Obstetrícia RBGO Gynecol Obstet. outubro de 2017;39(10):545–51.

40. Heylens G, Elaut E, Kreukels BPC, Paap MCS, Cerwenka S, Richter-Appelt H, et al. Psychiatric characteristics in transsexual individuals: multicentre study in four European countries. Br J Psychiatry J Ment Sci. fevereiro de 2014;204(2):151–6.

41. Blosnich JR, Brown GR, Shipherd, PhD JC, Kauth M, Piegari RI, Bossarte RM. Prevalence of Gender Identity Disorder and Suicide Risk Among Transgender Veterans Utilizing Veterans Health Administration Care. Am J Public Health. outubro de 2013;103(10):e27–32.

42. BRASIL. Conselho Federal de Medicina. Resolução no 2.265, de 20 de Setembro de 2019. Diário Oficial da União; 2020.

43. WPATH. VII - Saúde Mental. In: Normas de atenção à saúde das pessoas trans e com variabilidade de gênero. 2012. p. 24–5.

44. BRASIL. Conselho Federal de Psicologia. Nota técnica sobre processo transexualizador e demais formas de assistência às pessoas trans. 2013.

45. Baker KE, Wilson LM, Sharma R, Dukhanin V, McArthur K, Robinson KA. Hormone Therapy, Mental Health, and Quality of Life Among Transgender People: A Systematic Review. J Endocr Soc [Internet]. 2 de fevereiro de 2021 [citado 13 de maio de 2021];5(4). Disponível em: https://www.ncbi.nlm.nih.gov/pmc/articles/PMC7894249/.

46. BRASIL. Conselho Federal de Psicologia. Resolução no 01/1999. 1999.

47. Hembree WC, Cohen-Kettenis PT, Gooren L, Hannema SE, Meyer WJ, Murad MH, et al. Endocrine Treatment of Gender-Dysphoric/Gender-Incongruent Persons: An Endocrine Society Clinical Practice Guideline. J Clin Endocrinol Metab. 1o de novembro de 2017;102(11):3869–903.

48. São Paulo (SP). Secretaria Municipal da Saúde. Coordenação da Atenção Primária à Saúde. Protocolo para o atendimento de pessoas transexuais e travestis no município de São Paulo. Secretaria Municipal da Saúde|SMS|PMSP; 2020.

49. Blanchard R. Nonhomosexual gender dysphoria. J Sex Res. 1o de janeiro de 1988;24(1):188–93.

50. Okano SHP. Características clínicas e sociodemográficas de uma população com incongruência de gênero. Ribeirão Preto (SP): Universidade de São Paulo; 2020.

51. Ryan C. Helping Families Support Their Lesbian, Gay, Bisexual, and Transgender (LGBT) Children. 2009;12.

52. Costa, AB, Strey MN, Cúnico SD. Gênero e Violência: Repercussões nos processos psicossociais e de saúde [Internet]. Editora da PUCRS - EDIPUCRS. [citado 21 de maio de 2021]. Disponível em: https://editora.pucrs.br/livro/1352/.

53. Clements-Nolle K, Lensch T, Baxa A, Gay C, Larson S, Yang W. Sexual identity, adverse childhood experiences, and suicidal behaviors. J Adolesc Health Off Publ Soc Adolesc Med. fevereiro de 2018;62(2):198–204.

54. Call DC, Challa M, Telingator CJ. Providing Affirmative Care to Transgender and Gender Diverse Youth: Disparities, Interventions, and Outcomes. Curr Psychiatry Rep. 13 de abril de 2021;23(6):33.

55. BRASIL. Conselho Federal de Medicina. Resolução no 2.283/2020. 2020.

56. Stotzer R, Herman J, Hasenbush A. Transgender Parenting: A Review of Existing Research. 2014.

57. Hafford-Letchfield T, Cocker C, Rutter D, Tinarwo M, McCormack K, Manning R. What do we know about transgender parenting?: Findings from a systematic review. Health Soc Care Community. 2019;27(5):1111–25.

58. Wierckx K, Van Caenegem E, Pennings G, Elaut E, Dedecker D, Peer F, et al. Reproductive wish in transsexual men. Hum Reprod Oxf Engl. 28 de novembro de 2011;27:483–7.

59. Sterling J, Garcia MM. Fertility preservation options for transgender individuals. Transl Androl Urol. março de 2020;9(S2):S215-S21S226.

60. BRASIL. Conselho Federal de Medicina. Resolução no 2.168/2017. 2017.

61. Vitule C, Machin R, Couto MT. Práticas reprodutivas lésbicas: reflexões sobre genética e saúde. Ciência Saúde Coletiva. dezembro de 2017;22:4031–40.

62. BRASIL. Conselho Federal de Medicina. Resolução no 2.294/2021. 2021.

Seção **3**

COMORBIDADES NA MULHER CLIMATÉRICA

11	Osteoporose	127
12	Síndrome geniturinária	149
13	Síndrome metabólica	159
14	Transtornos do humor	167

COMORBIDADES NA MULHER CLIMATÉRICA

▶ Nilson Roberto de Melo*

INTRODUÇÃO

O climatério é uma fase da vida da mulher de profundas modificações físicas, psíquicas e sociais, consequência da falência ovariana, que resulta na redução na produção de estrogênio.

A expectativa média de vida aumentou muito no último século, resultado da disseminação da água potável, do saneamento básico, do aprimoramento nos tratamentos médicos, com o aparecimento dos antibióticos e com objetivo cada vez mais preponderante na assistência médica preventiva, que culminou com o surgimento das vacinas e medidas simples de prevenção, tais como higiene íntima. Deve-se ressaltar que a mulher vive de sete a oito anos a mais do que os homens, portanto, temos um contingente maior de mulheres com mais idade.

A falência gonadal, com consequente hipoestrogenismo, associado ao aumento na longevidade, eleva a possibilidade de ocorrência das comorbidades, que podem causar piora no bem-estar e na qualidade de vida da mulher nesta faixa etária.

Menopausa corresponde a última menstruação espontânea na vida da mulher e ocorre ao redor dos 48 aos 50 anos, portanto, atualmente a mulher brasileira vive 40% da sua vida em regime de carência estrogênica, no período de pós-menopausa, o que pode causar uma série de consequências e comorbidades, tais como síndromes genitourinária e metabólica, osteoporose, transtornos do humor, disfunções sexuais.

A síndrome genitourinária aumenta em frequência e em intensidade com o decorrer do tempo após a menopausa, o oposto do que acontece com os fogachos, que reduzem em intensidade e frequência com o passar dos anos. A mucosa vaginal se adelgaça, com redução da elasticidade e rugosidade, com menor turgor, com elevação no pH vaginal, o que causa dispareunia, torna-se mais suscetível a traumatismos e aumento das infecções vaginais. Ocorre maior frequência nas infecções urinárias, carúncula uretral, urgência miccional e incontinência urinária de esforço, além das alterações vulvares, tais como redução do tecido adiposo dos grandes lábios, assim como diminuição e adelgaçamento nos pelos vulvares.

A síndrome metabólica torna-se mais frequente com redução na lipoproteína de alta densidade (HDL), elevação na lipoproteína de baixa densidade (LDL), assim como nos triglicerídeos, na glicemia de jejum e nos níveis de pressão arterial sistólica e diastólica, assim

---

* Livre-docente em Ginecologia pela FMUSP; Presidente da SIBOMM - Sociedad Iberoamericana de Osteología y Metabolismo Mineral; Presidente da SOBRAGE – Sociedade Brasileira de Ginecologia Endócrina; Ex-Presidente da FEBRASGO e Ex-Presidente da FLASOG.

como na circunferência aumentada da cintura, pois há aumento na obesidade, com deposição maior de gordura visceral.

A osteoporose é uma doença caracterizada pela fragilidade e alterações na microarquitetura óssea, e o desfecho clínico primário é a ocorrência de fraturas de baixo impacto, sendo muito mais frequente no sexo feminino. Tais fraturas ocorrem com maior frequência nas vértebras, no fêmur proximal e no rádio distal (fratura de Colles). Embora algumas fraturas vertebrais possam ser assintomáticas, outras causam dor, incapacidade física e deformidades, o que compromete o bem-estar e reduz a expectativa de vida. A fratura de quadril está associada a 20% de mortalidade no primeiro ano após a fratura, portanto é fundamental que os tocoginecologistas contribuam para a prevenção das fraturas ósseas, pois a osteoporose representa um custo econômico, social e de qualidade de vida muito elevado.

Os sintomas psíquicos são muito comuns e se manifestam como transtornos do humor, nervosismo, irritabilidade, depressão, melancolia, labilidade emocional, choro fácil e outros sintomas. A depressão e o humor deprimido talvez sejam os mais frequentes, fato que também tem grande prevalência no puerpério, momento de vida em que a mulher apresenta hipoestrogenismo acentuado e repentino, que é a depressão puerperal e o "baby blues", o que mostra a associação dos transtornos de humor com o hipoestrogenismo.

A disfunção sexual é muito frequente, pois ocorre a atrofia vaginal, com dispareunia de entrada e de profundidade, mas principalmente da primeira, com desconforto vaginal. A essas modificações associa-se a alteração na resposta sexual, que pode estar alterada em decorrência da redução na resposta clitoridiana e ao estímulo, com menor lubrificação e expansão vaginal durante a fase de excitação e durante o orgasmo, embora a qualidade deste último fique inalterada. Essas alterações, associadas a fatores psíquicos, podem causar redução na libido.

Os fundamentos na promoção da saúde estão compreendidos nos princípios da saúde para todos, da Organização Mundial de Saúde, que tem como princípio "agregar vida aos anos e não apenas anos à vida", por este motivo, espero que vocês façam boa leitura a respeito das comorbidades no climatério relatadas nesse capítulo, com profissionais médicos do mais alto gabarito e com as últimas evidências científicas.

capítulo **11**

Osteoporose

▶ Marcelo Luis Steiner*
▶ Luciano de Melo Pompei**
▶ Cesar Eduardo Fernandes***

INTRODUÇÃO

O aumento da expectativa de vida e o consequente envelhecimento populacional associam-se ao aumento da prevalência de osteoporose e fraturas de fragilidade[1]. Tal fenômeno certamente ocorre no Brasil, onde a expectativa de vida saltou de 50 anos em 1952 para 71 em 2010 e estima-se que será de 80 anos em 2050[2]. E estima-se que o número de fraturas de quadril por ano, hoje em torno de 120 mil, chegará a 160 mil neste período[3].

As fraturas osteoporóticas representam um problema de saúde pública, tanto pelo custo financeiro do seu tratamento, como pelo impacto nas atividades laborais de indivíduos acometidos. Além disso, representam a principal causa de morbidade e mortalidade em mulheres na pós-menopausa[3]. Estudo de coorte americano demonstrou que, naquele país, o número de mulheres que experimentam uma fratura em um ano é superior ao número somado daquelas acometidas por câncer de mama, infarto do miocárdio ou acidente vascular cerebral[4].

Considerando esse cenário, estratégias públicas e institucionais visando a prevenção, identificação dos indivíduos de risco e tratamento adequado são fundamentais para a diminuição dos impactos dessa doença. Independente

---

* Professor Afiliado do Departamento de Ginecologia e Obstetrícia da FMABC; Coordenador de Ensino e Pesquisa da Mattergroup; Secretário da CNE de Osteoporose FEBRASGO e da ABRASSO Fellow em Osteoimunologia na Emory University.

** Professor Assistente da Disciplina de Ginecologia da FMABC; Livre-docente pela Faculdade de Medicina da USP; Secretário Geral da SOGESP.

*** Professor Titular da Disciplina de Ginecologia da Faculdade de Medicina do ABC; Diretor Científico da FEBRASGO.

da estratégia, o ginecologista desempenha papel central, por acompanhar a mulher em momentos definidores da sua saúde óssea. Sendo assim, é imperioso que ele tenha conhecimento adequado da fisiologia óssea, saiba identificar mulheres com risco de osteoporose ou fratura osteoporótica e seja capaz de estabelecer o melhor tratamento.

OSTEOPOROSE E RESISTÊNCIA ÓSSEA

Osteoporose é uma doença sistêmica caracterizada por diminuição da massa óssea e alteração arquitetural do tecido ósseo, com um aumento da fragilidade óssea e da susceptibilidade a fraturas[5]. Apesar desta definição clara, esta doença passou nos últimos 30 anos por uma série de outras definições e classificações que levaram a confusões diagnósticas e terapêuticas.

No período prévio ao exame de densitometria óssea (DEXA), eram considerados com osteoporose apenas indivíduos com fratura por fragilidade[6,7]. Depois, já com o advento deste exame, a Organização Mundial da Saúde (OMS) definiu a classificação da osteoporose baseada na massa óssea. Indivíduos com T score < – 2.5 dp apresentavam osteoporose, risco aumentado para fratura e deveriam ser tratados[8]. Entretanto, no início deste século, observou-se que a abordagem para prevenção de fraturas baseada apenas na massa óssea era ineficaz. Indivíduos com massa óssea normal ou osteopenia também apresentavam fratura[9]. Atualmente, a estimação do risco absoluto individual de fratura como determinante da abordagem terapêutica impõe novo conceito na assistência a osteoporose[10].

Segundo Reid IR, o principal desafio não é fazer o diagnóstico de osteoporose, mas identificar o risco de fratura a curto e longo prazo e estabelecer a conduta terapêutica adequada[7]. Ocorre que, a despeito da existência de ferramentas clínicas auxiliares como o FRAX[11], identificar o risco de fratura e basear

nela a conduta terapêutica pode ser desafiador e impreciso para muitos ginecologistas.

Dessa forma, torna-se importante o conhecimento dos principais fatores envolvidos na resistência do tecido ósseo que podem influenciar uma decisão clínica. O tecido ósseo é composto por uma porção mineral, contendo basicamente cristais de hidroxiapatita ($Ca10(PO4)6(OH)2$); uma porção orgânica (~90% colágeno tipo 1, ~5% proteínas não colágenas (NCPs),~2% gordura/peso corpóreo e água. A tendência para um osso fraturar depende da quantidade de osso mineralizado (quantidade óssea), também referida como densidade mineral óssea, quando avaliada em uma área projetada. E de fatores relacionados à composição (percentual de cada componente), mineralização (organização dos minerais e tamanho e perfeição dos cristais), quantidade e disposição do colágeno, morfologia, microarquiterura e presença de microfraturas, que compõem aquilo conhecido como "qualidade óssea"[12-14].

O risco de fratura está diretamente relacionado a alterações na quantidade e na qualidade óssea, sendo mandatória a avaliação de ambos na definição do risco.

DIAGNÓSTICO

Determinação do Risco de Fratura

Avaliação da Quantidade Óssea

A avaliação da massa óssea é feita através da medição da densidade mineral óssea areal ou volumétrica. A primeira é feita através de tecnologias como Absorciometria por Dupla

Emissão de raios-X (DXA), Ultrassonometria de calcâneo (QUS) e a volumétrica normalmente por Tomografia Computadorizada Quantitativa (QCT).

A DXA é o exame mais utilizado na prática clínica para diagnóstico, monitoração e investigação clínica do paciente com osteoporose[8]. Nela, a DMO é descrita como um valor absoluto em g/cm^2 (DMOa), T-score (comparação da massa óssea do indivíduo com a média da massa óssea de uma população adulta jovem saudável) e Z-score (comparação da massa óssea do indivíduo com a média da massa óssea de uma população pareada pela idade e sexo), ambas expressas em desvios-padrões (DP)[8].

No ano de 1994, a Organização Mundial da Saúde (OMS) estabeleceu o diagnóstico densitométrico para mulheres na pós-menopausa de acordo com os limiares de T-score, conforme demonstrado na Tabela 1. Interessante saber que, para cada declínio de 1 desvio-padrão da massa óssea, existe um aumento de 1,3 a 2,5 vezes no risco de fratura em qualquer sítio ósseo avaliado[5]. O valor de corte do T-score de – 2,5 DP foi determinado por identificar osteoporose em aproximadamente 30% das mulheres na pós-menopausa quando a DMO foi medida na coluna, quadril ou antebraço. Além disso, associa-se a um risco importante de fratura ao longo da vida, sendo um critério consagrado para indicar tratamento antifratura.

Para a avaliação da densidade mineral de crianças, adolescentes, mulheres na menacme e homens entre 20 e 50 anos de idade deve-se usar o Z-score. Nestes casos, um Z-score igual ou menor que – 2,0 DP é definido como tendo baixa massa óssea para idade e se acima de – 2,0 deve ser classificado como normal para a idade[5,15].

Os sítios ósseos avaliados na DXA e que permitem o diagnóstico e o monitoramento da resposta terapêutica são coluna lombar (L1-L4) e o quadril (colo de fêmur ou fêmur total). O rádio 33% (ou Rádio 1/3) do antebraço não dominante pode ser utilizado como sítio ósseo alternativo apenas para fins de diagnóstico. Lembrar que o diagnóstico densitométrico de osteoporose baseia-se no sítio com menor valor de T-score dentre todos avaliados[15].

Na avaliação do resultado de um exame de DXA, atentar para sua qualidade técnica. Exames de má qualidade podem induzir a diagnósticos e condutas incorretas. Considera-se posicionamento ideal da coluna lombar quando ela está centrada e alinhada,

Tabela 1 – Categorias para o diagnóstico de osteoporose segundo a OMS	
Categoria	**Definição**
Normal	T-score > - 1 DP
Osteopenia	-1 > T-score > - 2,5 DP
Osteoporose	T-score ≤ - 2,5 DP
Osteoporose estabelecida	T-score = ≤ - 2,5 DP e presença de uma ou mais fraturas por fragilidade óssea (colo do fêmur, transtrocantérica, punho-distal de rádio e coluna)

Tabela 2 – Indicações para realização de exame de densitometria óssea[3]
Mulheres com idade ≥ 65 anos ou homens com idade ≥ 70 anos
Mulheres na pós-menopausa < 65 anos de idade e homens (50 a 70 anos) com fatores de risco
Adultos com fraturas de fragilidade
Adultos com doença ou condição associada à perda de massa óssea
Adultos em uso de medicações associadas com baixa massa óssea ou perda óssea
Pacientes onde a terapia farmacológica esteja sendo considerada
Pacientes em tratamento, a fim de monitorar a eficácia da terapêutica
Pacientes que não estejam em tratamento, onde a evidência de perda óssea poderia indicar tratamento

as cristas ilíacas visíveis e a imagem do exame incluem a quinta vértebra lombar e a décima segunda torácica. Já em relação ao quadril, o eixo femural deve estar alinhado, a perna rodada internamente (o tracânter menor se vê pouco ou não se vê) e o Scan precisa incluir o ísquio e o trocânter maior[15].

Avaliação da Qualidade Óssea

Diferente da quantidade óssea, não há, até o momento, um método acurado e aplicável à prática clínica para avaliação da qualidade óssea[14]. A avaliação deste componente da resistência óssea é feita de maneira indireta através dos fatores de risco clínicos de fratura[5].

A constatação de que fatores clínicos associam-se a maior risco de fratura independente da massa óssea e aumentam a sensibilidade para predição da fratura transformou a abordagem da osteoporose[5,12]. Atualmente, há situações em que a decisão da estratégia terapêutica dispensa a avaliação da densidade mineral óssea e baseia-se apenas no risco absoluto de fratura determinado por fatores de risco clínicos[5,16,17].

O exemplo mais claro do impacto dos fatores clínicos no risco de fratura é a idade. Para uma densidade mineral óssea compatível com T-score de – 2.5 DP no colo femoral, o risco de fratura varia significativamente com a idade: aos 50 anos, a probabilidade de fratura de quadril em 10 anos é 2%, já aos 80 de 12%[18].

Na prática clínica, entretanto, há dúvidas sobre como avaliar e utilizar os fatores de risco clínicos. Questões como quantos e quais fatores são mais importantes e como utilizá-los para tomada da decisão terapêutica são pertinentes.

Visando facilitar e auxiliar na identificação dos indivíduos com risco de fratura através dos fatores de risco clínicos, foram criados modelos de ferramentas clínicas que combinam a idade e o gênero com esses fatores e estimam o risco de fratura para os próximos cinco ou dez anos[5]. Dentre elas,

Tabela 3 – Principais fatores de risco para osteoporose e fraturas osteoporóticas[3]

Fatores de Risco Não Modificáveis	Fatores de Risco Modificáveis
História Familiar de Osteoporose ou de fratura causada pela Osteoporose	Tabagismo
Fratura Prévia por fragilidade	Baixo Peso (menor que 57 kg) e Baixo Índice de Massa Corporal (IMC < 19)
Sexo Feminino	Baixa ingestão de cálcio
Etnia Caucasiana ou Asiática	Alcoolismo
Idade > 65 anos	Doenças Crônicas (Artrite Reumatoide, Parkinsonismo, Hipertireoidismo)
Baixo peso durante infância até adulto jovem	Uso de medicamentos (Corticoides, Inibidores de aromatase)
Uso crônico de corticoides	Deficiência Visual
Quedas frequentes	Sedentarismo

o Fracture Risk Assessment Tool (FRAX), desenvolvido pela organização mundial de saúde, é a mais utilizada. Este modelo, disponível na internet, estima a probabilidade de fratura de quadril e "fraturas maiores" (fraturas vertebrais clínicas, antebraço, quadril e ombro) nos próximos 10 anos. É individualizado e pode ajudar a identificar os candidatos a tratamento antifratura[19].

O FRAX brasileiro está disponível para uso clínico desde 2013[20]. Há questionamentos epidemiológicos, principalmente relacionados ao tamanho e heterogeneidade dos quatro estudos, que serviram como banco de dados para sua concepção, porém, deve-se considerar que a formatação desta ferramenta é dinâmica e evolutiva, sendo possível a inclusão futura de estudos epidemiológicos ou fatores de risco, que melhorem sua acurácia.

A Sociedade Brasileira de Reumatologia (SBR) propôs os seguintes critérios para a indicação para tratamento antifratura[21]:

- pacientes com história prévia de fraturas por fragilidade, sem necessidade de uma avaliação adicional com DMO;

- pacientes com T-score igual ou menor do que – 2,5 DP na coluna lombar, colo femural, fêmur total ou rádio 33%;

- pacientes sem fratura prévias: basear a avaliação na probabilidade de fratura em 10 anos com o FRAX Brasil através do limiar de intervenção de acordo com idade.

Diferente de algumas sociedades em que o critério de intervenção é fixo e independente da idade, a SBR e a Associação Brasileira de Avaliação Óssea e Osteometabolismo (ABRASSO) seguem a metodologia estabelecida pelo National Osteoporosis Guideline Group (NOGG), pela qual o risco e a intervenção variam com a idade (Figura 1). Os limiares de intervenção foram definidos seguindo os seguintes parâmetros:

- limiar inferior de assistência (LAT): valores do FRAX de indivíduos sem nenhum fator de risco de acordo com a idade;

- limiar de intervenção: valores de FRAX equivalente à presença de uma fratura prévia de acordo com a idade;

- limiar superior de assistência (UAT): equivale a valores 1,2 vezes o valor do limiar de intervenção (aumento no risco em 20% ao limiar de intervenção).

Na assistência à osteoporose, indivíduos abaixo do LAT possuem baixo risco e só devem ser orientados em relação a hábitos de vida. Já aqueles entre LAT e UAT seriam os de médio risco e deveriam ter sua densidade óssea avaliada para definição da assistência. E indivíduos acima do UAT seriam de alto risco e deveriam receber tratamento medicamentoso.

Por fim, considerando todas as informações relativas à resistência óssea e ao risco de fratura, a abordagem proposta por Kannis JA e cols, representada na Figura 2, mostra

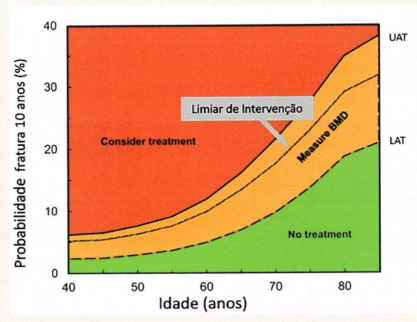

Figura 1

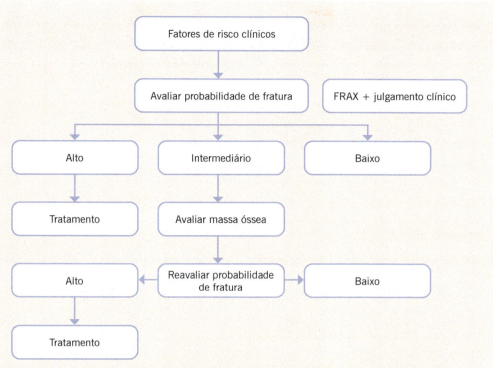

Figura 2 – Algoritmo de assistência de indivíduos com risco de fratura utilizando fatores de risco clínicos e avaliação de massa óssea[22]

ser uma boa estratégia na assistência à osteoporose[22].

Exames Laboratoriais e Marcadores de Remodelação Óssea

A introdução do tratamento farmacológico em indivíduos com alto risco de fratura deve ser sempre acompanhado da exclusão de causas secundárias de osteoporose. Tais causas variam em mais de 50% nas mulheres no período reprodutivo e próximo de 30% naquelas na pós-menopausa[23]. A não identificação destas pode determinar abordagens terapêuticas erradas ou ineficazes[24].

Os exames laboratoriais são importantes na identificação de fatores ou estados clínicos que contribuam para o comprometimento ósseo[23,24]. Avaliando estratégias para abordar a osteoporose secundária em mulheres recém-diagnosticadas com osteoporose, Tannenbaum C e cols concluíram que 98% das causas serão diagnosticadas solicitando os seguintes exames: calciúria de 24 horas, cálcio sérico, hormônio paratireoideano (PTH), 25(OH) vitamina D para todas as mulheres e TSH para aquelas em uso de tiroxina[25].

Marcadores de remodelação óssea são produtos bioquímicos identificados no sangue ou na urina que refletem a atividade

Tabela 4 – Resultados laboratoriais e suspeita diagnóstica na assistência à saúde óssea

Exames Laboratoriais	Diagnóstico provável
Paratormônio intacto elevado	Hiperparatireoidismo
Cálcio elevado	Hiperparatireoidismo primário, metástase óssea
Calciúria de 24 horas elevada	Hipercalciúria, hiperparatireoidismo primário
Calciúria de 24 horas baixa	Deficiência de vitamina D, Má absorção de cálcio
TSH elevado	Hipotireoidismo
Eletroforese de proteínas com pico monoclonal	Mieloma múltiplo
Fosfatase alcalina elevada	Osteomalácia, Doença de Paget
FSH elevado e estradiol baixo	Insuficiência ovariana
Anticorpos: antigliadina, antiendomísio positivos	Doença celíaca

metabólica do tecido ósseo e são categorizados como marcadores de formação ou reabsorção óssea (Tabela 5)[26].

No ano de 2012, foi publicada uma orientação para o P1NP e o CTX serem os marcadores de remodelação de referência na prática clínica e nos ensaios clínicos[27]. A concentração dos marcadores de remodelação óssea é utilizada na predição do risco de fratura e como método de monitoramento da resposta terapêutica. Estudos demonstram, apesar de modesta, uma associação entre os níveis de marcadores de remodelação óssea e a ocorrência de fratura. Entretanto, não há algoritmos que incluem os marcadores ósseos para estimar o risco de fratura, sendo essa utilização não consagrada na prática clínica[28].

De maneira distinta, eles podem ser úteis na avaliação de causas secundárias de osteoporose e no monitoramento da resposta terapêutica de medicamentos antifratura. Valores de concentração muito elevados, em mulheres sem tratamento, podem indicar aumento do remodelamento ósseo relacionado a metástase óssea, mieloma múltiplo e hiperparatireoidismo primário. Já a efetividade do tratamento é explicada pelos marcadores de maneira semelhante a densidade mineral óssea, com a vantagem de permitir uma avaliação mais precoce.

Ocorre que questões referentes a dificuldade de padronizar a metodologia de análise e definir valores de referência impediram, até momento, a elaboração de uma diretriz clínica objetiva e efetiva[28].

Pesquisadores da universidade Sheffield (Inglaterra) propõem um fluxograma prático no monitoramento de medicamentos

Tabela 5 – Marcadores bioquímicos da remodelação óssea

MARCADORES DA FORMAÇÃO ÓSSEA

- Fosfatase Alcalina Sérica Ósseo Específica (FA fração óssea)
- Osteocalcina (OC)
- Propeptídeo N-terminal de pró-colágeno tipo 1 (P1NP)
- Propeptídeo C-terminal de pró-colageno tipo 1 (P1CP)

MARCADORES DA REABSORÇÃO ÓSSEA

- Telopeptídeo C-terminal de colágeno do tipo 1(urinário – CTX; sangue – S-ßCTX)
- Telopeptídeo N-terminal de colágeno do tipo 1(urinário – NTX; sangue – S-NTX)
- Fosfatase ácida tártaro resistente
- Deoxipiridinolina urinária total e livre (DPD total e livre)

antifraturas. Nele recomendam a realização do marcador (P1NP ou CTX) no momento da decisão de iniciar o tratamento. Após um mês, sugerem avaliar a aderência ao medicamento e com seis meses realizar nova medida de marcador de remodelamento. Consideram resposta adequada se a diminuição do P1NP é superior à menor mudança significativa de 10 µg/L ou inferior à média geométrica para mulheres jovens (35 µg/L). No caso do CTX, que tem a vantagem de alterar mais precocemente que o P1NP, o valor médio é 280 ng/L, a menor mudança significativa em torno de 100 ng/L (60-80 ng/L dependendo do método). Vale ressaltar que os valores estabelecidos por estes autores referem-se ao método utilizado pelo laboratório local da instituição, não devendo ser universalizado. Cada laboratório deve estabelecer seus pontos de corte de acordo com o método e referência utilizados[29,30].

Nos últimos anos, foram incorporadas ao exame de DXA a possibilidade de avaliações complementares que podem contribuir ao diagnóstico e a conduta da osteoporose.

O TBS (Trabecular Bone Score) é um índice gerado por software acoplado no densitômetro que consegue calcular a diferença entre os vários tons de cinza em pixels da imagem gerada no exame DXA e permite uma avaliação indireta da arquitetura do osso trabecular. Assim, valores maiores de TBS correlacionam-se com microarquitetura do tecido ósseo trabecular preservada e valores menores a uma microarquitetura deteriorada[31,32].

Índices baixos de TBS mostram ser um preditor significativo de risco para fratura e, quando incorporado ao Fracture Risk Assessment Tool (FRAX) ou associado ao resultado da DMO e fatores de risco clínicos, podem ajudar na decisão terapêutica[32].

A avaliação radiológica de uma fratura vertebral costuma ser feita por análise semiquantitativa através da medição da altura vertebral, conforme abordagem estabelecida

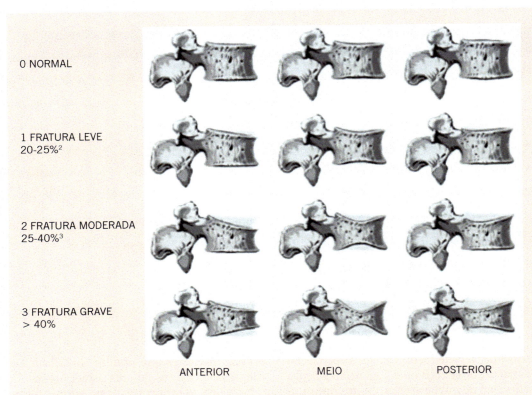

FIGURA 3 – Diagrama esquemático da análise semiquantitativa feita por Genant da gravidade das fraturas verterbrais

por Genant HK (Figura 3)[33]. As fraturas são classificadas como grau 1 (leve) quando possuem uma redução próxima de 20% a 25% na altura das regiões anterior, médio e/ou posterior em comparação com as vértebras adjacentes. Fratura vertebral grau 2 (moderada) equivale a uma redução próxima de 25% a 40% e fratura grau 3 (grave) a uma redução superior a 40%.

Há a possibilidade de realizar avaliação de uma fratura vertebral usando a DXA, por metodologia conhecida como VFA. As vantagens em relação à análise de radiografias (Genant) incluem maior conveniência, uma vez que ela pode ser realizada ao mesmo tempo que a DXA e no mesmo equipamento; dose de radiação mais baixa e custo menor. Além disso, a VFA permite uma detecção mais precoce das fraturas vertebrais prevalentes[34].

TRATAMENTO

Tratamento farmacológico

No momento prévio de iniciar o tratamento antifratura, é importante fazer a adequação do cálcio e da vitamina D conforme demonstrado na Figura 4.

Recentemente, o Instituto de Medicina Americano (IOM), objetivando a saúde

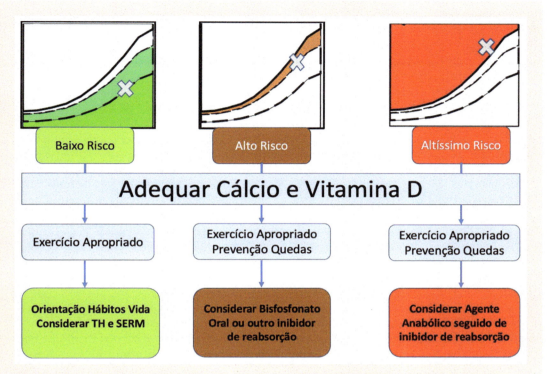

Figura 4 – Opções de tratamento baseado no risco do FRAX conforme algoritmo proposto por European Society for Clinical and Economic Aspects of Osteoporosis, Osteoarthritis and Musculoskeletal Diseases (ESCEO) and the International Osteoporosis Foundation (IOF)[16]

esquelética, fez recomendações nutricionais de ingestão de cálcio para homens e mulheres entre as idades de 19 e 50 anos de 1.000 mg/dia, devendo ser aumentada para 1.200 mg/dia para mulheres com idade entre 51 e 70 anos. O benefício da suplementação de cálcio no risco de fratura é modesto e normalmente não está indicado como monoterapia para indivíduos com risco de fratura. Sua utilização é consagrada como adjuvante de medicamentos antifraturas, para indivíduos com baixa ingesta e fragilidade óssea, aqueles que possuem baixa absorção intestinal e usuários de corticoides[35].

Já em relação à vitamina D, indivíduos com risco de osteoporose devem possuir nível sérico entre 30 e 60 ng/ml. Pacientes com deficiência, ou seja, com concentrações séricas inferiores a 10 ng/mL de 25(OH) vitamina D, podem necessitar de até 50.000 UI de vitamina D3 por via oral, 1 vez por semana, durante 6 a 8 semanas e após, manter dose de manutenção de 1.000-2.000 UI por dia ou 7.000-14.000 UI por semana[35].

Os medicamentos disponíveis para tratar mulheres com risco de fratura por fragilidade podem ser divididos em dois grupos: medicamentos anticatabólicos (antirreabsortivos) e pró-formadores (anabólicos). Os medicamentos antirreabsortivos agem no remodelamento ósseo, diminuindo a reabsorção óssea por meio da atuação na ação biológica dos osteoclastos. Os principais medicamentos desse grupo são os bisfosfonatos (BF), a terapia de reposição hormonal (TRH), os moduladores seletivos do receptor do estrogênio (SERM) e o denosumabe[23,35].

Os medicamentos anabólicos estimulam a formação óssea e também possuem ação antirreabsortiva. Eles permitem a restauração da microarquitetura óssea, com melhor conectividade trabecular e maior espessura cortical. No Brasil, essa classe é representada pela Teriparatida e pelo Romosozumabe.

Bisfosfonatos (BF)

Os BF são considerados medicamentos de primeira linha na prevenção de fratura por fragilidade. Utilizados há longa data e com adequada evidência científica, demonstram boa eficácia terapêutica, segurança farmacológica e facilidade de administração.

Todos os BF são análogos sintéticos do pirofosfato inorgânico, cujo átomo de oxigênio, que liga os dois fosfatos, é substituído por um átomo de carbono. Essa substituição torna-os resistentes à degradação biológica e aptos ao uso clínico. Na configuração molecular composta pelo átomo de carbono ligado aos dois átomos de fosfato, há a presença de duas cadeias laterais (R1 e R2), que permitem a formulação de diferentes tipos de BF. A substituição do radical 1 por um grupo hidroxila aumenta a afinidade da molécula aos cristais de cálcio, e a do radical 2 por um átomo de nitrogênio leva ao aumento da potência clínica e determina seu mecanismo de ação[36].

Os BF têm afinidade por hidroxiapatita, que está presente em grande quantidade no tecido ósseo. Do total absorvido, aproximadamente 50% chegam ao tecido ósseo,

concentrando-se nos sítios de remodelação ativa, e o restante é excretado pela urina[37].

Nos sítios de remodelação óssea, os BF são absorvidos pelos osteoclastos, nos quais bloqueiam a cadeia enzimática do mevalonato através da inibição da enzima farnesil sintetase. A consequência é a ocorrência de uma desorganização citoesquelética, que afeta a capacidade biológica, e da apoptose dos osteoclastos[36,37].

Dessa forma, os BF determinam uma diminuição importante na taxa de remodelamento ósseo, primeiramente pela diminuição da reabsorção óssea e posteriormente pela diminuição na formação óssea, já que ambos os processos (formação e reabsorção) são acoplados. Além disso, eles também melhoram a arquitetura trabecular e cortical ao agir na hipomineralização relacionada à osteoporose, aumentando a densidade mineral e reduzindo a taxa de apoptose de osteócitos[36,37].

A absorção intestinal dos BF orais é baixa (cerca de 1%) e diminui na presença de alimentos, sais de cálcio ou outros minerais. Sendo assim, a administração deve ser feita em jejum mínimo de 30 minutos, antes da primeira refeição e com um copo cheio d'água.

Os BF disponíveis para o tratamento da osteoporose são o alendronato de sódio (ALN), nas doses orais de 10 mg por dia ou 70 mg por semana; o risedronato de sódio (RIS), nas doses orais de 5 mg por dia, 35 mg por semana ou 150 mg por mês; o ibandronato de sódio (IBN), na dose oral de 150 mg por mês; e o ácido zoledrônico (AZ), com opção única endovenosa de 5 mg uma vez ao ano[38].

A eficácia dos BF é avaliada pela sua capacidade de diminuir o risco de fraturas vertebrais e não vertebrais. De maneira geral, todos os BF, ministrados de maneira adequada, reduzem significativamente o risco de fraturas vertebrais. Ensaios clínicos demonstram redução no risco de fratura vertebral entre 35 e 70%[39-41].

Da mesma forma, o ALN, o RIS e o AZ apresentam eficácia comprovada na diminuição do risco de fraturas não vertebrais. Metanálise da Cochrane Collaboration, avaliando mulheres com osteoporose, relatou diminuição do número de fraturas não vertebrais em 23% com ALN e em 20% com RIS[42,43]. E um ensaio clínico comparando AZ com placebo encontrou diminuição de 25% após 3 anos de acompanhamento[44]. Já o IBN apresentou benefício no tratamento de fraturas não vertebrais apenas em uma população de alto risco (baixa densidade mineral óssea de colo femoral – T-score < – 3,0 DP), por análise post hoc[45].

A opção entre um dos BF disponíveis não deve ser baseada na comparação de eficácia. Estudos frontais (*head-to-head*) para comparar a diferença de eficácia entre eles são escassos e pouco robustos. A escolha deve basear-se em critérios clínicos, posologia e capacidade de aderência ao tratamento.

Os BF são compostos seguros e seus benefícios superam os potenciais riscos. O principal evento adverso relacionado ao uso dos compostos orais é a toxicidade gastrointestinal. Pode produzir esofagite química, náuseas, prisão de ventre, flatulência etc. Por causa desses efeitos, recomenda-se que a paciente ingira o medicamento com um copo cheio de água e não fique em decúbito horizontal antes de 30 minutos. Relatos de casos sugeriram uma relação entre BF orais e câncer de esôfago, mas essa relação não foi encontrada na análise de grandes bancos de dados[38].

No medicamentoso intravenoso, os efeitos adversos comuns são: febre, calafrios, dor muscular e articular, sintomas de gripe (síndrome *flu-like*), vômitos e sintomas de fase aguda. Costumam ter intensidade de leve a moderada, com remissão em no máximo 3 dias após a aplicação. Há relatos da ocorrência de fibrilação atrial em usuários de AZ, principalmente durante a infusão do medicamento, sendo importante ponderar a indicação desse medicamento em pacientes com arritmias[38]. A principal via de eliminação dos BF é a renal, sendo assim contraindicado o seu uso em pacientes com insuficiência renal grave.

Os BF, como mencionado anteriormente, diminuem a taxa de remodelamento ósseo. No uso prolongado, esse efeito sobre o tecido ósseo compromete a estrutura óssea e diminui sua resistência. Usuárias desses medicamentos apresentam maior incidência das chamadas *fraturas atípicas de fêmur* (fraturas subtrocantéricas/femorais diafisárias incomuns de baixa energia) e osteonecrose de mandíbula quando comparadas a não usuárias[38].

A interrupção do tratamento com BF em indivíduos que não são de alto risco, por um período determinado (tempo livre da droga ou *drug holiday*), demonstra diminuir a ocorrência de fraturas atípicas, sem impactar a redução das fraturas osteoporóticas[46]. Isso é plausível no tratamento com BF, pois eles possuem eliminação lenta do esqueleto, que determina, mesmo após a sua interrupção, um retardo na reversão dos seus efeitos biológicos sobre o tecido ósseo.

A realização do *drug holiday* deve ser criteriosa, obedecendo principalmente ao risco de fratura da paciente e características farmacológicas de cada tipo de BF. Mulheres consideradas de alto risco para fratura não tem indicação para tempo livre do medicamento (Figura 5). O monitoramento é feito anualmente por meio do exame de densitometria óssea, sendo recomendado o retorno do medicamento na ocorrência de perda significativa de massa óssea[46].

TERAPIA DE REPOSIÇÃO HORMONAL E OSTEOPOROSE

A reposição de estrogênio demonstra ter efeito preventivo na perda de massa óssea e na diminuição do risco de fratura.

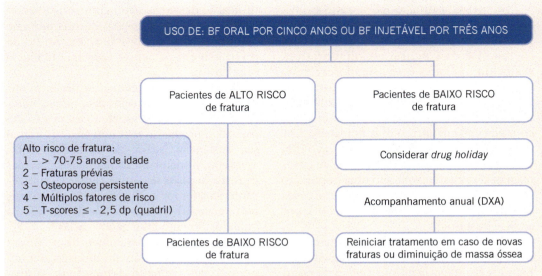

Figura 5 – Proposta de algoritmo de recomendação para uso prolongado de bisfosfonatos[46]

Estudos observacionais e ensaios clínicos demonstram benefício da TH sobre a densidade mineral óssea (DMO), independente do tipo e da dose de estrogênio utilizada[47]. Os ensaios clínicos Postmenopausal Estrogen-Progestin Intervention Trial (PEPI) e o Womens Health Initiative (WHI) utilizaram 0,625 mg de estrogênio equino conjugado (EEC) associado a medroxiprogesterona (AMP) ou progesterona micronizada (PM) e demonstraram ganho de 3,5% a 5% e 4,5% na coluna lombar e 1,7% e 3,7% no colo do fêmur, respectivamente[48,49]. A utilização de doses menores de EEC, como de 0,45 mg associados ou não a AMP também demonstrou ganho na DMO quando comparada ao placebo[50]. Da mesma forma, conforme estudos de Prestwood KM e cols, a reposição de estradiol nas doses de 1 mg, 0,5 mg e até na ultrabaixa de 0,25 mg determina ganho na DMO quando comparada ao placebo[51-53]. Já uma metanálise de nove ensaios clínicos mostrou que o uso por 1-2 anos de estrogênio transdérmico, quando comparado ao momento basal, associa-se a um incremento de 3,4-3,7% na DMO. Mesmo doses ultrabaixas (0,014 mg) de estradiol por via transdérmica aumentam DMO[54].

Consistente com o efeito na DMO, a TH possui eficácia na prevenção primária de fraturas por fragilidade. Diversos estudos observacionais corroboram com essa evidência e demonstram que usuárias possuem redução no risco de fratura superior a 30% em diferentes sítios esqueléticos. Alguns ensaios clínicos contribuem com essa evidência. No WHI, por exemplo, ambos os braços (EEC + AMP e EEC isolado), demonstraram redução significativa de fraturas vertebrais e de quadril próximo de 34% e de outras fraturas clínicas em torno de 23%. Semelhante ao ocorrido na DMO, tais benefícios demonstram existir independente do tipo de estrogênio e do progestagênio associado, mas há poucos dados disponíveis na avaliação da eficácia de doses inferiores às convencionais[55-58].

O tratamento com tibolona demonstra atuação semelhante a TH convencional tanto para o ganho de DMO como para diminuição de fraturas. No estudo Long-Term Intervention on Fractures with Tibolone (LIFT), observou-se um aumento na DMO de 4,5% na coluna lombar e 3,1% no colo de fêmur mesmo com a utilização de 1,25 mg de tibolona na comparação com placebo. Já a diminuição de fraturas vertebrais foi de 45% e de não vertebrais de 26%[57].

As diretrizes sobre a utilização de terapia hormonal no tratamento da osteoporose são divergentes. A Sociedade Norte-Americana de Menopausa (NAMS) e a Associação Brasileira de Climatério (SOBRAC) consideram-na opção de primeira linha para mulheres com idade inferior a 60 anos ou com 10 anos de menopausa (NAMS classifica como nível evidência A e consenso SOBRAC como D). A Sociedade Internacional de Menopausa (IMS) tem mesma recomendação, com a ressalva de ser primeira escolha apenas para mulheres com sintomas vasomotores (nível de evidência A)[29]. Já as sociedades americana e europeia de endocrinologia consideram a TH para mulheres com idade inferior a 60 anos ou com 10 de menopausa, quando há intolerância ou contraindicação para os bisfosfonatos ou denosumabe e baixo risco para evento tromboembólico. E, por fim, o Colégio Americano de Clínicos (ACP) recomenda não utilizar TH.

Modulador seletivo do receptor de estrógeno (SERM)

Os SERMs são um grupo de moléculas com estruturas distintas e com capacidade de ligação ao receptor estrogênico. Dependendo do tecido-alvo, podem ter ação agonista ou antagonista ao estrogênio. Cada SERM possui propriedades farmacológicas específicas, que determinam um potencial clínico individual e não podem ser considerados drogas iguais. Aprovados para uso clínico no Brasil, há o tamoxifeno (primeira geração) e o raloxifeno (segunda geração)[62].

O tamoxifeno possui efeito agonista estrogênico no tecido ósseo, mas sua indicação clínica é para prevenção secundária ao câncer de mama. Já o raloxifeno, na dose de 60 mg, tem aprovação comercial para prevenção e tratamento da osteoporose pós-menopáusica. A sua ação agonista no receptor estrogênico do tecido ósseo estimula a produção de esteoprotegerina, que inibe a ativação e a maturação dos osteoclastos. Além disso, estudos experimentais demonstram ação na proliferação e na ativação biológica dos osteoblastos[63].

Ensaios clínicos comparando o raloxifeno com placebo evidenciaram redução significativa (aproximadamente 30%) no número de fraturas vertebrais e também no agravamento delas. Entretanto, a redução de fratura de quadril e fraturas não vertebrais (RR = 0,9; IC 95% 0,8-1,1) não foi significativa quando comparada com a do placebo[64,65].

O raloxifeno possui ação de prevenção primária para câncer de mama em mulheres com risco aumentado para esta doença e com osteoporose pós-menopáusica.

No acompanhamento de mulheres usando esse medicamento por 8 anos, observou-se diminuição de 66% (HR = 0,34; IC 95% 0,22-0,50) de câncer de mama invasivo. No entanto, sua utilização associa-se a aumento da ocorrência de fogachos e risco aumentado para tromboembolismo venoso (RR = 3,1; IC 95% 1,5-6,2)[65].

Dessa forma, sua principal indicação é para pacientes com idade inferior a 65 anos, que possuem menor risco para fraturas não vertebrais e que tenham risco pessoal ou familiar para câncer de mama[57].

Denosumabe

Na remodelação óssea, são fundamentais a diferenciação e a ativação dos osteoclastos. Esse evento depende de três moléculas: o fator estimulador de colônia dos macrófagos (M-CSF), o ativador do receptor do fator kappa B nuclear (RANK) e o seu ligante (RANKL). A interação RANK-RANKL é primordial para maturação e atuação dos osteoclastos e é contrarregulada, por meio da inibição dessa ligação, pela osteoprotegerina (OPG)[66].

Tanto o RANKL como a OPG são sintetizados pelos osteoblastos, que, dependendo do tipo de sinalização, podem estimular ou inibir a reabsorção[66]. Quando há estímulo para aumentar a reabsorção óssea, ocorre a produção de RANKL, que, liberado na corrente sanguínea, encontra seu receptor RANK na superfície de monócitos (pré-osteoclastos de origem hematopoiética) e estimula a sua migração para o tecido ósseo. Na superfície óssea, ocorre a fusão de alguns monócitos para formar o osteoclasto maduro – célula multinucleada e com uma de suas bordas na forma de escova.

O denosumabe é um anticorpo humano contra o RANKL. Ele possui alta afinidade e ligação potente com o RANKL e impede a sua interação com o RANK, inibindo a formação do osteoclasto e, como consequência, a reabsorção óssea. O ensaio clínico Fracture Reduction Evaluation of Denosumab in Osteoporosis Every 6 Months (FREEDOM) e o seu estudo de extensão de monitoramento fornecem a avaliação mais consistente sobre a utilização clínica desse medicamento. A dose de 60 mg injetados via subcutânea a cada 6 meses demonstrou redução de 68% nas fraturas vertebrais, de 20% nas fraturas não vertebrais e de 40% nas de quadril, após 36 meses de tratamento. Há evidências de manutenção do efeito terapêutico nas mulheres acompanhadas por 10 anos[67].

O denosumabe pode ser considerado seguro, com o número de eventos adversos relacionados à frequência de infecções, doenças cardiovasculares ou de neoplasias similares ao encontrado nas pacientes tratadas com placebo. Todos os eventos adversos encontrados no ensaio clínico apresentaram diminuição de sua frequência no estudo extensão[67]. Ressalta-se que erupções cutâneas e eczemas foram mais frequentes nas usuárias de denosumabe (3%) em comparação com o placebo (1%) (p < 0,001). Entretanto, o risco de doenças cutâneas relacionado ao uso da medicação diminuiu após o terceiro ano de uso[68]. Há ocorrência de osteonecrose de mandíbula: 5,2 casos para cada 10.000 pacientes-ano[69].

A excreção do denosumabe não é via renal, tornando-o uma opção interessante para pacientes com insuficiência renal. Há preocupação relativa a supressão excessiva do remodelamento ósseo por longo período. Na comparação com o ALN, o denosumabe é um inibidor mais potente de marcadores do remodelamento ósseo[60].

Diferente do ocorrido com os BF, os efeitos terapêuticos no tecido ósseo conquistados com o denosumabe perdem-se após 1 ano de suspensão da medicação. Recentemente, relatos de casos associaram sua descontinuação com um aumento na incidência de fraturas vertebrais[70]. Efeito rebote de elevação dos biomarcadores da remodeção óssea pode acontecer após descontinuação do denosumabe.

Análise das pacientes participantes do estudo FREEDOM e de sua extensão, que utilizaram pelo menos duas ou mais doses do medicamento, demonstrou que a descontinuação está associada a um aumento na taxa de fraturas vertebrais comparada ao uso de placebo, mas a diferença não mostrou significância estatística. Entretanto, a ocorrência de múltiplas fraturas vertebrais foi significativamente maior no grupo tratado em relação ao placebo e, aqueles com fratura vertebral prévia apresentaram maior risco para uma nova fratura com a descontinuação[71]. Assim, recomenda-se a transição para outro tratamento antifratura com a interrupção do tratamento com denosumabe, sendo os bisfosfonatos os mais indicados.

Teriparatida

Trata-se de um fragmento aminoterminal (1-34) do hormônio paratireoidiano (PTH) humano bioquimicamente sintetizado, também chamado de PTHrh(1-34). O PTH estimula a formação e a reabsorção e pode aumentar ou diminuir a massa óssea, dependendo da forma de administração. A sua administração contínua resulta no aumento persistente da concentração sérica do PTH, o que leva a um aumento da reabsorção óssea. Já a administração diária determina elevações transitórias na concentração desse hormônio, estimula de maneira intermitente o osteoblasto e tem ação anabólica no tecido ósseo[72].

A dose da teriparatida é de 20 mcg em injeções subcutâneas diárias. O efeito anabólico permite a restauração da microarquitetura óssea, incluindo melhor conectividade trabecular e maior espessura cortical. Há também benefício relacionado à diminuição no risco de fratura vertebral e não vertebral. Ensaio clínico avaliando mulheres com fraturas prévias e idade média de 70 anos utilizando randomicamente teriparatida ou placebo demonstrou uma diminuição de 65% no risco de fratura vertebral e de 40% no de não vertebral quando comparada ao placebo[73].

Os efeitos colaterais mais encontrados são: tonturas, cãibras nas pernas, vermelhidão e irritação no local da injeção, dor de cabeça, náuseas, artralgias, mialgias, letargias e fraqueza. Estudos realizados em roedores mostraram que a administração de altas doses aumentou o risco para osteossarcoma[73].

Pacientes candidatas a esse tratamento têm alto risco de fraturas relacionadas a osteoporose, incluindo fraturas por compressão vertebral, associado a densidade mineral óssea na faixa da osteoporose ou densitometria óssea com T-score inferior a – 3,0 DP. Ou seja, são mulheres com o tecido ósseo comprometido e/ou com potencial de tratamento por medicamento antirreabsortivo diminuído. O curso do tratamento com teriparatida é de 18 a 24 meses, em função da duração dos testes iniciais de fraturas e em virtude de o efeito parecer diminuir após esse período[73].

Romosozumabe

No mecanismo de remodelamento ósseo, além da sinalização RANKL-RANK-OPG já abordada anteriormente, há a sinalização Wnt β-catenina/Esclerostina. De maneira simples, a sinalização de glicoproteínas da família Wnts (Wingless) no osteoblasto promove a estabilização de β-cateninas, que promovem o estímulo para produção de OPG e este, por sua vez, inibe os osteoclastos e a reabsorção óssea. Como balanço fisiológico dessa sinalização, a glicoproteína esclerostina, produzida por osteócitos, atua como antagonista do Wnt, desestabilizando a β-catenina e favorecendo a reabsorção óssea pela menor produção da OPG[74].

O Romosozumabe é um anticorpo monoclonal humano que se liga à esclerostina, impedindo sua atuação biológica e, com isso, favorecendo a formação óssea e diminuição da reabsorção. Sua eficácia foi avaliada no The Fracture Study In Postmenopausal Women with Osteoporosis (FRAME Study), ensaio clínico multinacional, randomizado, duplo-cego, placebo-controlado e grupo paralelo[75].

Nesse estudo, o grupo de indivíduos que utilizaram o Romosozumabe por 12 meses teve 73% menos chance de ter uma nova fratura vertebral quando comparado ao grupo que utilizou placebo (p < 0.001).

Já a diminuição de fraturas clínicas foi de 36% (p = 0.008). Já com 24 meses, a taxa de fraturas vertebrais diminuiu em 75% (p < 0.001) no grupo que utilizou Romosozumabe e transicionou para Denosumabe em relação àquele que utilizou placebo e passou para o Denosumabe. Neste estudo, os eventos adversos foram balanceados nos dois grupos.

O ensaio clínico Active-Controlled Fracture Study in Postmenopausal Women with Osteoporosis at High Risk (ARCH) demonstrou superioridade do Romosozumabe sobre o Alendronato de Sódio para fraturas vertebrais (48%) e quadril (38%) na avaliação de 2 anos. Entretanto, no primeiro ano de avaliação, observou-se um maior número de eventos cardiovasculares sérios no grupo utilizando Romosozumabe quando comparado ao grupo utilizando Alendronato (50 de 2.040 pacientes (2,5%) comparado a 38 (1,9%); OR 1.31; IC 95% 0,85–2,00). O provável mecanismo envolvido nesse aumento de risco não é totalmente conhecido e há questionamento sobre a casualidade direta do medicamento. De qualquer forma, não se recomenda o uso em indivíduos de risco cardiovascular e história prévia de infarto ou acidente vascular cerebral[76].

CONSIDERAÇÕES FINAIS / CONCLUSÕES

Dentro da abordagem multidisciplinar da osteoporose, o médico ginecologista, como clínico da mulher em várias fases de sua vida, deve desempenhar papel central na assistência à osteoporose e ao risco de fraturas. A redução dos impactos pessoais e epidemiológicos desta doença está diretamente associada à capacidade de identificar, prevenir e tratar os indivíduos por ela acometidos. Doravante, são fundamentais os conhecimentos e atualizações fornecidos neste capítulo.

REFERÊNCIAS BIBLIOGRÁFICAS

1. Johnell O. & Kanis J. A. An estimate of the worldwide prevalence and disability associated with osteoporotic fractures.Osteoporos. Int. 17, 1726-1733 (2006).

2. 2012 – Latin America Audit-Brazil in https://www.iofbonehealth.org/sites.

3. Pedro AO, Plaper PG and Szejnfeld VL. Conceito de osteoporose e impacto na saúde publica. Manual Brasileiro de Osteoporose. 2021. pg17.

4. Cauley JA, Wampler NS, Barnhart JM et al. Incidence of fractures compared to cardiovascular disease and breast cancer: the Women's Health Initiative Observational Study. Osteoporos Int. 2008 Dec;19(12):1717-23.

5. Kanis JA Diagnosis of osteoporosis and assessment of fracture risk. Lancet. 2002Jun 1;359(9321):1929-36.

6. Järvinen TL, Michaëlsson K, Jokihaara J e cols.Overdiagnosis of bone fragility in the quest to prevent hip fracture. BMJ. 2015 May 26;350:h2088.

7. Reid IR. Short-term and long-term effects of osteoporosis therapies. Nat. Rev. Endocrinol. 11, 41 2015.

8. Kanis JA. Assessment of fracture risk and its application to screening for postmenopausal osteoporosis: synopsis of a WHO report. WHO Study Group. Osteoporos Int 1994;4:368-81.

9. Siris ES, Miller PD, Barrett-Connor E e cols. Identification and Fracture Outcomes of Undiagnosed Low Bone Mineral Density in Postmenopausal Women Results From the National Osteoporosis Risk Assessment. JAMA. 2001;286(22):2815-2822.

10. Dawson-Hughes, B. et al. Implications of absolute fracture risk assessment for osteoporosis practice guidelines in the USA. Osteoporos. Int. 19, 449–458 (2008).

11. Zerbini CA, Szejnfeld VL, Abergaria BH e cols Incidence of hip fracture in Brazil and the development of a FRAX model. Arch Osteoporos. 2015;10:224.

12. Ruppel ME, Miller LM, Burr DB. The effect of the microscopic and nanoscale structure on bone fragility. Osteoporos Int 2008;19:1251–1265.

13. Bouxsein ML, Seeman E. Quantifying the material and structural determinants of bone strength. Best Pract Res Clin Rheumatol 2009;23:741–753.

14. Boskey AL. Bone composition: relationship to bone fragility and antiosteoporotic drug effects. BoneKEy Reports 2, Article number: 447 (2013).

15. Ramos RML et al. Dual energy X-ray absorptimetry: fundamentals, methodology, and clinical applications Sep-Oct 2012;54(5):410-23.

16. Kanis JA, Harvey NC, McCloskey E et al. Algorithm for the management of patients at low, high and very high risk of osteoporotic fractures. Osteoporosis International (2020) 31:1–12.

17. Kanis JA, Oden A, Johansson H e cols FRAX® and its applications to clinical practice. Bone 44 (2009) 734–743.

18. Kanis JA Johnell O, Oden A, Dawson A, De Laet C, Jonsson B. Ten year probabilities of osteoporotic fractures according to BMD and diagnostic thresholds. Osteoporos Int 2001;12:989–95.

19. Kanis JA, Johnell O, Oden A et al. FRAX™ and the assessment of fracture probability in men and women from the UK Osteoporos Int. 2008 Apr; 19(4): 385–397.

20. Zerbini CA, Szejnfeld VL, Abegaria BH e cosl. Incidence of hip fracture in Brazil and the development of a FRAX model. Arch Osteoporos. 2015;10:224.

21. Radominsk SC, Bernardo W, de Paula AP e cols. Diretrizes brasileiras para o diagnóstico e tratamento da osteoporose em mulheres na pós-menopausa. Rev Bras Reumatol. 2017;57(S2):S452–S466.

22. Kanis JA, McCloskey EV, Johansson H e Oden A. Approaches to the targeting of treatment for osteoporosis. Nature Reviews Rheumatology 5, 425-431 (August 2009).

23. Cosman F, de Beur SJ, LeBoff MS e cols. Clinician's Guide to Prevention and Treatment of Osteoporosis Osteoporos Int. 2014; 25(10): 2359–2381.

24. Pedro AO, Plaper PG and Szejnfeld VL. Capitulo 6 – Exames laboratoriais. Manual Brasileiro de Osteoporose. 2021. pg49.

25. Tannenbaum C, Clark J, Schwartzman K e cols. Yield of Laboratory Testing to Identify Secondary Contributors to Osteoporosis in Otherwise Healthy Women. The Journal of Clinical Endocrinology & Metabolism 2002 87(10):4431–4437.

26. Tsung-Rong Kuo and Chih-Hwa Chen. Bone biomarker for the clinical assessment of osteoporosis: recent developments and future perspectives Biomarker Research (2017) 5:18.

27. D. Bauer, J. Krege, N. Lane, et al., National Bone Health Alliance Bone Turnover Marker Project: current practices and the need for US harmonization, standardization, and common reference ranges, Osteoporos. Int. 23 (2012) 2425–2433.

28. H.A. Morris, R. Eastell, N.R. Jorgensen Clinical usefulness of bone turnover marker concentrations in osteoporosis Clin Chim Acta. 2017 Apr;467:34-41.

29. S. Vasikaran, R. Eastell, O. Bruyère, et al., IOF-IFCC bone marker standards working group. Markers of bone turnover for the prediction of fracture risk and monitoring of osteoporosis treatment: a need for international reference standards, Osteoporos. Int. 22 (2011) 391–420.

30. Diez-Peres A, Naylor KE, Abrahamsen B et al. International Osteoporosis Foundation and European Calcified Tissue Society Working Group. Recommnedation for the screening of adherence to oral bisphosphonate. Osteoporos Int 2017; 28: 767-74.

31. Silva BC, Leslie WD. Trabecular Bone Score: A New DXA-Derived Measurement for Fracture Risk Assessment. Endocrinol Metab Clin North Am. 2017 Mar;46(1):153-180.

32. McCloskey EV, Odén A, Harvey NC et al. A Meta-Analysis of Trabecular Bone Score in Fracture Risk Prediction and Its Relationship to FRAX. J Bone Miner Res. 2016 May;31(5):940-8.

33. Genant HK, Wu CY, van Kuijk C, Nevitt MC. Vertebral fracture assessment using a semiquantitative technique. J Bone Miner Res. 1993 Sep;8(9):1137-48.

34. James F. Griffith. Identifying osteoporotic vertebral fracture Quant Imaging Med Surg. 2015 Aug; 5(4): 592–602.

35. Richard Eastell,1 Clifford J. Rosen,2 Dennis M. Black. Pharmacological Management of Osteoporosis in Postmenopausal Women: An Endocrine Society* Clinical Practice Guideline. J Clin Endocrinol Metab 104: 1595–1622, 2019.

36. Papapoulos SE. Bisphosphonates actions: Physical chemistry revisited. Bone 2006 38:613-616.

37. Rogers MJ. From Molds and Macrophages to Mevalonate: A Decade of Progress in Understanding the Molecular Mode of Action of Bisphosphonates. Calcif Tissue Int (2004) 75:451–461.

38. Ensrud KE and Crandall CJ. Bisphosphonates for Postmenopausal Osteoporosis. JAMA Insights 2019 322(20):2017-2018.

39. Black DM, Cummings SR, Karpf DB, et al. Randomised trial of effect of alendronate on risk of fracture in women with existing vertebral fractures. Fracture Intervention Trial Research Group. Lancet. 1996; 348:1535-1541.

40. Harris ST, Watts NB, Genant HK, et al. Effects of risedronate treatment on vertebral and nonvertebral fractures in women with postmenopausal osteoporosis: a randomized controlled trial. JAMA. 1999; 282:1344-1352.

41. Black DM, Delmas PD, Eastell R, et al. Once-yearly zoledronic acid for treatment of postmenopausal osteoporosis. N Engl J Med. 2007; 356:1809-1822.

42. Wells GA, Cranney A, Peterson J e cols. Risedronate for the primary and secondary prevention of osteoporotic fractures in postmenopausal women. Cochrane Database Syst Rev. 2008 Jan 23;(1).

43. Wells GA, Cranney A, Peterson J e cols. Alendronate for the primary and secondary prevention of osteoporotic fractures in postmenopausal women. Cochrane Database Syst Rev. 2008 Jan 23;(1).

44. Lyles KW, Colón-Emeric CS, Magaziner JS e cols. Zoledronic acid and clinical fractures and mortality after hip fracture., N Engl J Med. 2007 Nov 1;357(18).

45. Chesnut III CH, Skag A, Christiansen C e cols. Effects of oral ibandronate administered daily or intermittently on fracture risk in postmenopausal osteoporosis. J Bone Miner Res. 2004 Aug;19(8):1241-9.

46. Adler RA, El-Hajj Fuleihan G, Bauer DC, Camacho PM, Clarke BL, Clines GA, Compston JE, Drake MT, Edwards BJ, Favus MJ, Greenspan SL, McKinney R Jr, Pignolo RJ, Sellmeyer DE. Managing osteoporosis in patients on long-term bisphosphonate treatment: report of a task force of the American Society for Bone and Mineral Research. J Bone Miner Res. 2016;31(1):16–35.

47. Well G, Tugwell P, Shea B et al. Meta-analisys of the efficacy of hormone replacement therapy in treating and preventing osteoporosis in

postmenopausal women. Endocrine Reviews. 2002 Aug;23(4):529-39.

48. The Writing Group for the PEPI. Effects of hormone therapy on bone mineral density: results from the postmenopausal estrogen/progestin interventions (PEPI) trial. JAMA. 1996 Nov 6;276(17):1389-96.

49. Cauley JA, Robbins J, Chen Z et al. Effects of estrogen plus progestin on risk of fracture and bone mineral density: the Women's Health Initiative randomized trial.

50. Cummings SR, Jackson RD, LaCroix AZ, LeBoff M, Lewis CE, McGowan J, Neuner J, Pettinger M, Stefanick ML, Wactawski-Wende J, Watts NB; Women's Health Initiative Investigators. JAMA. 2003 Oct 1;290(13):1729-38.

51. Lindsay R, Gallagher C, Kleerekoper M et al Effect of lower doses of conjugated equine estrogens with and without medroxyprogesterone acetate on bone in early postmenopausal women. 2002; JAMA 287:2668–2676.

52. Prestwood KM, Kenny AM, Unson C, Kulldorff M (2000) The effect of low dose micronized 17[beta]-estradiol on bone turnover, sex hormone levels, and side effects in older women: a randomized, double blind, placebo-controlled study. J Clin Endocrinol Metab 85:4462–4469 39.

53. Prestwood KM, Kenny AM, Kleppinger A, Kulldorff M (2003) Ultralow-dose micronized 17[beta]-estradiol and bone density and bone metabolism in older women. A randomized controlled trial. JAMA 290:1042–1048.

54. Abdi F, Mobedi H, Bayat F, Mosaffa N, Dolatian M, Tehrani F (2017) The effects of transdermal estrogen delivery on bone mineral density in postmenopausal women: a meta-analysis. Iranian J of Pharm Res 16(1):380–389.

55. Linlin Zhu, Xinyan Jiang, Yuhong Sun, Wenhuan Shu. Effect of hormone therapy on the risk of bone fractures: a systematic review and meta-analysis of randomized controlled trials. Menopause 2016 Apr;23(4):461-70.

56. Patricia Barrionuevo,1,2 Ekta Kapoor,1,3 Noor Asi et al1Efficacy of Pharmacological Therapies for the Prevention of Fractures in Postmenopausal Women: A Network Meta-Analysis. J Clin Endocrinol Metab 104: 1623–1630, 2019.

57. The NAMS 2017 Hormone Therapy Position Statement Advisory Panel. The 2017 hormone therapy position statement of The North American Menopause Society.Menopause. 2017 Jul;24(7):728-753.

58. Lindsay R, Gallagher C, Kleerekoper M et al Effect of lower doses of conjugated equine estrogens with and without medroxyprogesterone acetate on bone in early postmenopausal women. 2002; JAMA 287:2668–2676.

59. Albergaria B-H. Quais os efeitos da terapêutica hormonal na massa óssea e no risco de fratura por fragilidade? Capítulo 9 do Consenso Brasileiro de Terapêutica Hormonal da Menopausa – Associação Brasileira de Climatério (SOBRAC).

60. Baber RJ, Panay N, Fenton A; IMS Writing Group 2016 IMS Recommendations on women's midlife health and menopause hormone therapy. Climacteric. 2016 Apr;19(2):109-50.

61. Qaseem, A., Forciea, M. A., McLean, R. M., & Denberg, T. D. (2017). Treatment of Low Bone Density or Osteoporosis to Prevent Fractures in Men and Women: A Clinical Practice Guideline Update From the American College of Physicians. Annals of Internal Medicine, 166(11), 818.

62. Hadji P. The evolution of selective estrogen receptor modulators in osteoporosis therapy. Climacteric. 2012 Dec;15(6):513-23.

63. Taranta A, Brama M, Teti A e cols. The selective estrogen receptor modulator raloxifene regulates osteoclast and osteoblast activity in vitro. Bone. 2002 Feb;30(2):368-76.

64. Ettinger B1, Black DM, Mitlak BH e cols. Reduction of vertebral fracture risk in postmenopausal women with osteoporosis treated with raloxifene: results from a 3-year randomized clinical trial. Multiple Outcomes of Raloxifene Evaluation (MORE) Investigators. JAMA. 1999 Aug 18;282(7):637-45.

65. Siris ES, Harris ST, Eastell R e cols. Skeletal effects of raloxifene after 8 years: results from the continuing outcomes relevant to Evista (CORE) study.J Bone Miner Res. 2005 Sep;20(9):1514-24.

66. Cummings SR, San Martin J, McClung MR et al (2009) Denosumab for prevention of fractures in postmenopausal women with osteoporosis. N Engl J Med 361:756–765.

67. Papapoulos S, Chapurlat R, Libanati C et al (2012) Five years of denosumab exposure in women with postmenopausal osteoporosis: results from the first two years of the FREEDOM extension. J Bone Miner Res 27:694–701.

68. Brown JP, Prince RL, Deal C e cols Comparison of the effect of denosumab and alendronate on BMD and biochemical markers of bone turnover in postmenopausal women with low bone mass: a randomized, blinded, phase 3 trial. J Bone Miner Res. 2009 Jan;24(1):153-61.

69. Deeks ED. Denosumab: A Review in Postmenopausal Osteoporosis. Drugs Aging. 2018 Feb;35(2):163-173.

70. Brown JP et al Arthritis Rheumatol. 2016; 68 (suppl 10).

71. Peter Burckhardt, Mohamed Faouzi, Thierry Buclin, Olivier Lamy, and the Swiss Denosumab Study Group. Fractures After Denosumab Discontinuation: A Retrospective Study of 797 Cases. J Bone Miner Res. 2021 May 19.

72. Jiang Y, Zhao JJ, Mitlak BH, Wang O, Genant HK, Eriksen EF. Recombinant humam parathyroid hormone (1-34) [teriparatide] improves both cortical and cancellous bone structure. J Bone Miner Res 2003;18(11):1932-41.

73. Neer RM, Arnaud CD, Zanchettan JR. Effect of parathyroid hormone (1-34) on fractures and bone mineral density in postmenopausal women with osteoporosis. N Engl J Med 2001;344(19):1434-41.

74. Krishnan V, Bryant HU, Macdougald OA. Regulation of bone mass by Wnt signaling. J Clin Invest. 2006 May. 116(5):1202-9.

75. Romosozumab Treatment in Postmenopausal Women with Osteoporosis. Cosman F, Crittenden DB, Adachi JD, Binkley N, Czerwinski E, Ferrari S, Hofbauer LC, Lau E, Lewiecki EM, Miyauchi A, Zerbini CA, Milmont CE, Chen L, Maddox J, Meisner PD, Libanati C, Grauer A.N Engl J Med. 2016 Oct 20;375(16):1532-1543.

76. Saag KG, Petersen J, Brandi ML, Karaplis AC, Lorentzon M, Thomas T, Maddox J, Fan M, Meisner PD, Grauer A. Romosozumab or Alendronate for Fracture Prevention in Women with Osteoporosis N Engl J Med. 2017 Oct 12;377(15):1417-1427.

capítulo **12**

Síndrome geniturinária

▶ Jorge Nahas Neto*
▶ Eliana Aguiar Petri Nahas**

INTRODUÇÃO

O climatério e a pós-menopausa não representam doenças, mas caracterizam-se pela crescente deficiência estrogênica. Nesse período, as mulheres apresentam sintomas como ondas de calor, suores noturnos, insônia, fadiga e sintomas vulvovaginais que incluem ressecamento vaginal, prurido, ardor, perda da elasticidade e dispareunia[1]. Esses sintomas são frequentemente associados a atrofia vulvovaginal, condição que resulta da diminuição de estrogênio nos tecidos da vulva e vagina[2,3]. Um consenso da International Society for the Study of Women's Sexual Health e da North American Menopause Society sugeriu nova terminologia para os sintomas do trato geniturinário relacionados à menopausa[4]. Para os autores, o termo *atrofia vulvovaginal* seria inadequado, pois descreve a aparência da vulva e vagina, sem especificar a presença de sintomas associados. O termo *síndrome geniturinária* é mais preciso e abrangente, definido como um conjunto de sinais e sintomas associados à diminuição nos valores de estrogênio e outros esteroides sexuais, envolvendo alterações nos grandes e pequenos lábios, clitóris, intróito, vagina, uretra e bexiga[4].

Os sintomas referentes à síndrome geniturinária da menopausa (SGM) podem ser divididos em três categorias: os genitais, como ressecamento vulvovaginal, prurido, ardor, irritação; os sexuais, como diminuição da lubrificação, desconforto, dor/dispareunia, disfunção sexual; e os urinários,

---

* Professor Livre-Docente do departamento de Ginecologia e Obstetrícia da Faculdade de Medicina de Botucatu – UNESP.

** Professora Livre-Docente do Depto. de Ginecologia e Obstetrícia da Faculdade de Medicina de Botucatu – UNESP.

como disúria, urgência miccional, infecção do trato urinário recorrente[2,4] (Tabela 1). A menopausa natural é a causa mais comum de SGM, mas outras condições associadas ao hipoestrogenismo podem apresentar sintomas semelhantes. Estas situações incluem: amenorreia hipotalâmica (anorexia nervosa, exercícios físicos intensos); hiperprolactinemia; puerpério/lactação; insuficiência ovariana prematura; ooforectomia bilateral (menopausa cirúrgica); tratamentos para câncer (radiação pélvica, quimioterapia, terapia endócrina); e uso de certos medicamentos, tais como agonistas do GnRH (no tratamento de endometriose e miomas uterinos), tamoxifeno e inibidores da aromatase[3].

Tabela 1 – Sintomas da síndrome geniturinária da menopausa	
Categorias	**Sintomas**
Genitais	Ressecamento Vulvovaginal, Prurido, Queimação, Irritação, Corrimento vaginal
Sexuais	Diminuição da lubrificação, Dor, Desconforto, Dispareunia, Sangramento pós-coito, Disfunção sexual
Urinários	Disuria, Noctúria, Urgência miccional, Infecção recorrente do trato urinário

EPIDEMIOLOGIA

A SGM afeta cerca de 50% das mulheres na peri e pós-menopausa. Entretanto, essa incidência é provavelmente sub-reportada e subestimada[5]. O estudo VIVA (Vaginal Health: Insights, Views and Attitudes), multicêntrico internacional, contou com a participação de 3.250 mulheres (idade 55-65 anos) europeias[6], norte-americanas[7] e canadenses[8], avaliadas através de um questionário eletrônico sobre a saúde vaginal. As mulheres relataram sintomas de ressecamento vaginal em 80% dos casos, seguido de dispareunia em 50% e desconforto/prurido em 45%. A maioria das mulheres (62%) relatou a gravidade destes sintomas como moderada ou grave[6-8].

Estudo semelhante foi realizado na América Latina (VIVA-LATAM), com a participação de 504 mulheres brasileiras. Entre estas, 56% relataram sintomas de atrofia vaginal, 76% descreveram como moderados ou graves e 48% apresentavam os sintomas há pelo menos um ano. Mais de 50% das mulheres conheciam a terapia hormonal local e 40% haviam usado esse tratamento. Os autores concluem que mulheres brasileiras na pós-menopausa provavelmente se beneficiariam de maior conscientização sobre os sintomas da SGM, conhecendo a natureza crônica da condição e as opções de tratamento disponíveis[9].

Ao contrário das ondas de calor, que são temporárias e desaparecem mesmo na ausência de tratamento, os problemas associados à SGM aumentam com a idade e estes não regridem espontaneamente, acarretando tempo de sofrimento prolongado e silencioso, com impacto significativo na saúde sexual e qualidade de vida global[3,10]. Em diversos estudos, as mulheres entrevistadas relataram que SGM trouxe consequências negativas sobre a vida sexual em 70%-80% dos casos, sendo que 70% das mulheres sentem-se menos sensuais, com interferência no relacionamento[6-8,11]. O recente estudo CLOSER (CLarifying Vaginal Atrophy's Impact On SEx and Relationships), realizado no Brasil, investigou como a SGM afeta os relacionamentos entre 360 mulheres na pós-menopausa e seus parceiros. Em 70% dos casos, atrofia vaginal fez com que as mulheres evitassem a intimidade sexual, resultando em sexo menos satisfatório, com impacto negativo nos sentimentos e na autoestima. Mulheres (76%) e homens (70%) relataram que o tratamento com estrogênio vaginal melhorou o relacionamento sexual, principalmente por aliviar a dispareunia. Uma atitude proativa dos profissionais de saúde é essencial para educar as mulheres sobre atrofia vaginal e os benefícios potenciais do tratamento[12].

FISIOPATOLOGIA

A redução dos estrogênios resulta na reversão dos suportes vascular, celular e estrutural dos tecidos urogenitais, observados em mulheres na pré-menopausa[2]. Receptores estrogênicos (α e β) são expressos no epitélio, no tecido conjuntivo e na musculatura lisa da vulva, vagina, uretra e trígono vesical[13]. Valores baixos de estrogênio resultam em expressão diminuída de receptor estrogênico-β, aumento das células parabasais vaginais, diminuição das células superficiais vaginais, aumento do pH vaginal e diminuição do microbioma dominante de lactobacilos[3,14]. Em mulheres na menacme, os lactobacilos de Doderlein convertem o glicogênio epitelial em ácido lático, mantendo o pH vaginal em 3,5-4,5 (ácido). Os lactobacilos também produzem peróxido de hidrogênio que, em combinação com pH baixo, ajudam a suprimir os microrganismos patogênicos dentro do ecossistema vaginal e manter a dominância dos lactobacilos[13]. Com o hipoestrogenismo ocorre redução na secreção de glicogênio pelas células vaginais, levando à redução na produção de ácido lático com aumento no pH vaginal[2]. O termo *vaginite atrófica* é empregado para descrever o desenvolvimento de um quadro inflamatório, derivado do crescimento de patógenos após a perda da dominância de lactobacilos e do ambiente protetor ácido[1].

As manifestações atróficas, decorrentes do hipoestrogenismo, tornam o epitélio, especialmente de vulva e vagina: 1 – finos pelo adelgaçamento epitelial; 2 – frágeis pela diminuição da elasticidade decorrente da hialinização e fragmentação de fibras elásticas; 3 – pálidos pela redução da vascularização e do fluxo sanguíneo; e 4 – ressecados pela redução da hidratação da mucosa decorrente da diminuição da concentração de polissacarídeos e ácido hialurônico no interior da derme, e pela diminuição da secreção vaginal. Esta é composta por transudado vascular, muco cervical, células epiteliais, fluídos do endométrio, leucócitos, produtos bacterianos e secreções vulvares das glândulas de Bartholin e de Skene[1,13].

DIAGNÓSTICO

A SGM pode ser diagnosticada com base nos sintomas relatados pela paciente e no exame ginecológico[2,3] (Tabela 2). Com baixos níveis séricos de estrogênio sérico, o colágeno e a gordura diminuem, levando à redução da elasticidade e ao adelgaçamento da mucosa vaginal evidenciado durante o exame pélvico por perda da rugosidade, palidez e friável ao esfregaço ou inserção do espéculo. Com o fluxo vascular diminuído, observa-se redução da lubrificação com evidente ressecamento. O epitélio torna-se composto predominantemente por células parabasais à medida que há diminuição dos estrogênios, assim como o glicogênio é perdido, levando ao aumento dos níveis de pH, perda de lactobacilos e aumento da suscetibilidade a bactérias patogênicas. Além disso, as secreções vaginais diminuídas podem levar à ausência ou diminuição da lubrificação na atividade sexual, fragilidade vaginal com sangramento pós-coito, com potencial perda secundária do desejo sexual[2,15].

O hipoestrogenismo, além de seu impacto na vagina, pode afetar adversamente o epitélio, o tecido conjuntivo e o músculo liso da vulva, uretra e trígono vesical. Os pelos púbicos são reduzidos, a gordura dos grandes lábios são reabsorvidas e os pequenos lábios podem afinar e regredir. Carúncula uretral, que aparece como um tecido vermelho carnudo proliferativo na entrada da uretra, pode estar presente. O introito vaginal pode retrair e perder elasticidade e pode ocorrer estreitamento e estenose do canal vaginal ao longo do tempo em mulheres sexualmente inativas se não for tratado. Uma fissura posterior no introito pode estar presente ou ocorrer como resultado do exame ginecológico[2,16] (Tabela 2).

TRATAMENTO

O principal objetivo do tratamento na SGM é o alívio dos sintomas. As terapias de primeira linha recomendadas pela North American Menopause Society (NAMS) para sintomas leves incluem lubrificantes durante a atividade sexual e hidratantes vaginais de longa ação. Para as mulheres com sintomas da SGM moderados a intensos que não respondem ao tratamento inicial, as terapias incluem estrogênios vaginais de baixa dosagem, o prasterone (DHEA) vaginal ou o ospemifeno oral (SERM). E para mulheres com sintomas vasomotores associados, a terapia hormonal (TH) sistêmica é opção eficaz. A melhora dos sintomas da SGM com o tratamento pode levar de 1 a 3 meses e o uso contínuo geralmente é necessário, pois os sintomas tendem a retornar com a cessação do tratamento[1].

Lubrificantes e Hidratantes

Os lubrificantes vaginais têm ação temporária e são utilizados imediatamente antes e durante a relação sexual para diminuir a irritação causada pelo atrito, fornecendo alívio de curto prazo dos sintomas de ressecamento vaginal[2,17]. Podem melhorar o desconforto

Tabela 2 – Síndrome geniturinária da menopausa: achados de exame	
Exame	**Achados**
Vulva	Redução/perda de pelos pubianos, afinamento/fusão dos lábios e do clitóris, fissura posterior
Vagina	Retração do introito, palidez, eritema, petéquias, perda da rugosidade, redução de secreções vaginais e cervicais, pH> 5
Uretra	Proeminência/carúncula do meato uretral

vaginal e o prazer sexual, mas não têm a capacidade de reverter as alterações atróficas da mucosa vaginal[17]. São produtos não hormonais de venda livre, e estão disponíveis a base de água, silicone ou óleo[1,2] (Tabela 3). Não existem muitas pesquisas sobre segurança e efeitos adversos dos lubrificantes[18]. É aconselhável dar preferência para aqueles que são isosmolares e fisiologicamente mais semelhantes às secreções vaginais naturais[18] ou à base de silicone[1]. E produtos perfumados, aquecedores ou estimulantes podem ser irritantes para algumas mulheres e devem ser experimentados inicialmente pela paciente em pequenas quantidades[2].

Os hidratantes atuam reidratando a mucosa vaginal[2]. São produtos não hormonais com ação prolongada que, ao contrário dos lubrificantes, devem ser usados regularmente duas a três vezes por semana e podem diminuir o ressecamento e reduzir o pH vaginal[19]. São produtos que contém um polímero que se adere à parede vaginal e se liga às moléculas de água. Essas então são liberadas para o tecido vaginal, com o objetivo de recriar as secreções vaginais[2].

São bioadesivos que contem ácidos como o poliacrílico ou o hialurônico (Tabela 3). Em alguns hidratantes também há a adição de ácido lático para tornar o pH mais ácido[1,20]. Alguns estudos mostram que os hidratantes produzem aumento da elasticidade da vagina, da lubrificação e restauração do pH vaginal normal[20]. Em uma revisão sistemática, os hidratantes mostraram, dentro do período do estudo, resultados clínicos semelhantes aos estrogênios aplicados localmente, mas não demonstraram melhora objetiva no pH vaginal ou índice de maturação[21]. O hidratante vaginal com aplicação independente do ato sexual é possibilidade terapêutica indicada para todas as mulheres com ressecamento vaginal, sendo especialmente uma opção para aquelas que não desejam ou não podem fazer uso da terapia estrogênica[1].

Terapia estrogênica

O estrogênio é o tratamento mais eficaz para SGM[1,2]. As formulações administradas localmente atuam diretamente nos tecidos sensíveis ao estrogênio do trato geniturinário,

Tabela 3 – Síndrome geniturinária da menopausa: tratamentos disponíveis no Brasil		
Tratamento	**Tipo**	**Composição/Dose**
Não hormonal	Lubrificantes	Base de água, óleo ou silicone
	Hidratantes	Ac. Hialurônico
		Ac. Poliacrílico
		Ac. Poliacrílico + Ac. Hialurônico
Hormonal	Estrogênios	Estriol creme 1 mg/g
		Promestrieno creme ou óvulo 10 mg/g
		Estradiol comprimido 10 μg/cp

aliviando os sintomas da SGM[22]. A terapêutica estrogênica promove o crescimento celular vaginal e a maturação celular, a recolonizarão com lactobacilos, aumenta o fluxo sanguíneo vaginal, diminui o pH vaginal para os valores da menacme, melhora a espessura e a elasticidade vaginal e a resposta sexual, com repercussões positivas para a saúde vaginal e sexual[1,15]. Como também pode melhorar a incontinência urinária e os sintomas de bexiga hiperativa, e pode ser útil na prevenção de infecção urinária recorrente[1,2,23]. O estrogênio administrado por via vaginal promove alívio dos sintomas geniturinários com absorção mínima e é preferível à TH sistêmica quando apenas os sintomas geniturinários estão presentes. Quando a TH sistêmica é necessária para tratar outros sintomas da menopausa, observa-se resolução satisfatória dos sintomas geniturinários, embora estrogênio vaginal em baixa dosagem possa ser adicionado, se necessário[1].

Os estrogênios tópicos são usados há muitos anos, com eficácia em 90% dos casos[22]. As preparações incluem: comprimido, anel e cápsula contendo estradiol; creme, gel e óvulo de estriol; promestrieno em creme e óvulo; e estrogênios conjugados em creme. A disponibilidade das diferentes apresentações é variável em todo o mundo[23]. Disponíveis no Brasil temos o promestrieno (creme ou óvulo), estriol (creme) e o 17-β-estradiol (comprimido intravaginal de 10µg) (Tabela 3). O tratamento estrogênico tópico vaginal geralmente consiste em dose diária de ataque por 15 a 30 dias, seguida por redução para 2 a 3 vezes por semana até alcançar a mínima dose que mantenha a integridade vaginal[23]. A resposta ao tratamento leva de 4 a 6 semanas, podendo ser usada durante 1-3 meses para alívio dos sintomas, embora estes possam reaparecer após a cessação do tratamento[1,2]. Uma revisão da Cochrane, incluindo 30 ensaios clínicos com 6.325 mulheres, comparou a eficácia das preparações estrogênicas intravaginais no alívio dos sintomas de atrofia vaginal na pós-menopausa. Esta revisão concluiu que todos os produtos testados aliviaram os sintomas de ressecamento vaginal e dispareunia, com eficácia semelhante[22].

A justificativa para a administração tópica é fornecer estrogênio diretamente ao tecido-alvo e minimizar a absorção sistêmica e, portanto, os potenciais efeitos adversos[23]. Apesar da escassez de dados de segurança a longo prazo, não há limite máximo de tempo estabelecido para a manutenção do tratamento e o uso pode ser mantido enquanto houver necessidade[1]. Em revisão da Cochrane, para as formulações aprovadas de estrogênio para uso vaginal não há aumento do risco de hiperplasia endometrial em até 52 semanas[22]. Recente revisão sistemática, baseada em ensaios clínicos randomizados e estudos observacionais, também confirmou a segurança endometrial do estrogênio vaginal por até 12 meses de seguimento[24]. Assim, o uso associado de progestagênio em mulheres com útero empregando estrogênio local de baixa dose não é necessário[1]. E a vigilância endometrial com ultrassom transvaginal ou amostragem endometrial não é necessária[2]. Entretanto, as mulheres devem ser informadas, para procurar atendimento médico em caso de sangramento vaginal[2,3]. Com relação à segurança, análise secundária do estudo Women's Health Initiative (WHI) não evidenciou aumento de risco de doença cardiovascular (DCV) e câncer de mama ou endométrio após 6 anos de uso de estrogênio vaginal[25]. O Nurses Health Study constatou que ao longo de 18 anos de acompanhamento, após ajuste para covariáveis, os riscos de DCV, câncer de mama ou endométrio, e tromboembolismo não foram diferentes entre usuárias (n = 896) e não usuárias (n = 52.901) de estrogênio vaginal[26].

Mulheres com histórico de câncer de mama devem receber métodos não hormonais – lubrificantes e hidratantes – como tratamentos de primeira linha da SGM, devido a preocupações com a absorção sistêmica de preparações de estrogênio tópico[2,23]. Contudo, mulheres com sintomas intensos ou refratários ao tratamento não hormonal podem receber estrogênio vaginal após discussão informada sobre os riscos e benefícios, de preferência em avaliação conjunta com oncologista[2]. Nesses casos, as preparações de estrogênio com menor absorção, como comprimido de 10 µg de estradiol, são uma escolha razoável[2,27]. A American Society of Clinical Oncology também recomenda terapias não hormonais como primeira linha e estrogênios vaginais de baixa dose como segunda linha[28]. Contudo, não existem dados suficientes para confirmar a segurança do uso vaginal de estrogênio em mulheres com câncer de mama[1].

Laser

Terapias baseadas em energia, incluindo laser (CO2 fracionado ou YAG Erbium) e radiofrequência são tratamentos emergentes e empregados globalmente para a SGM[2,3]. São intervenções que melhoram os sintomas por meio de processo por lesão controlada do epitélio, seguido por reparo e remodelamento, que estimula a formação de colágeno e elastina[3]. O tratamento com laser geralmente consiste em 3 a 4 aplicações, com intervalo de 4 a 6 semanas, sendo procedimento ambulatorial[29,30]. Recente revisão sistemática que incluiu 49 estudos, sendo 37 com laser de CO2, sugeriu que a terapia a laser é eficaz e segura em mulheres na pós-menopausa com SGM. No entanto, alguns estudos não foram controlados por simulação ou placebo, com número de mulheres pequeno e tempo de seguimento curto[31]. Embora o tratamento com laser para SGM seja promissor, especialmente para sobreviventes de câncer de mama[32], mais estudos randomizados de longo prazo são necessários para avaliar a segurança e eficácia antes da adoção generalizada[3]. A ACOG e outras sociedades também recomendam estudos randomizados antes de considerar uma opção principal de manejo padrão na SGM[1,23,33].

CONSIDERAÇÕES FINAIS / CONCLUSÕES

1. A SGM é um problema crônico, em resposta à perda do estrogênio nos tecidos geniturinários, com efeitos na função geniturinária e sexual.

2. Os ginecologistas devem questionar e avaliar a presença da SGM, e fornecer orientação sobre a fisiologia dos sintomas e as opções de tratamento disponíveis.

3. A escolha do tratamento depende da intensidade dos sintomas, da eficácia e segurança, e da preferência individual de cada paciente.

4. Os tratamentos não hormonais como lubrificantes e hidratantes são eficazes para mulheres com sintomas leves da SGM.

5. O estrogênio vaginal é o tratamento mais eficaz para os sintomas moderados e graves da SGM, podendo ser empregado em qualquer idade.

6. A associação de progestagênio não é recomendada para proteção endometrial em usuárias de estrogênio vaginal em baixa dose.

7. Não há limite de tempo para a manutenção do tratamento, que deve ser individualizado e mantido enquanto durarem os sintomas.

8. Em mulheres com câncer de mama, o tratamento da SGM é individualizado, com terapias não hormonais como primeira linha. A utilização de estrogênio vaginal por curto prazo deve levar em consideração a gravidade dos sintomas e a concordância do oncologista.

REFERÊNCIAS BIBLIOGRÁFICAS

1. The 2020 genitourinary syndrome of menopause position statement of The North American Menopause Society. Menopause. 2020;27(9):976-92.

2. Phillips NA, Bachmann GA. The genitourinary syndrome of menopause. Menopause 2021;28(5):579-588.

3. Spadt SK, Larkin LC. Genitourinary syndrome of menopause: the unmet need. Menopause 2021;28(4):444-446.

4. Portman DJ, Gass MLS, on behalf of the Vulvovaginal Atrophy Terminology Consensus Conference Panel. Genitourinary syndrome of menopause: New terminology for vulvovaginal atrophy from the International Society for the Study of Women's Sexual Health and The North American Menopause Society. Maturitas 2014; 79:349–354.

5. Palacios S, Castelo-Branco C, Currie H, Mijatovic V, Nappi R, Simon J, et al. Update on management of genitourinary syndrome of menopause: A practical guide. Maturitas 2015;82:307–312.

6. Nappi RE, Kokot-Kierepa M. Vaginal Health: Insights, Views & Attitudes (VIVA) – results from an international survey. Climacteric 2012;15:36–44.

7. Simon J, Kokot-Kierepa M, Goldstein J, Nappi R. Vaginal health in the United States: results from the Vaginal Health: Insights, Views & Attitudes survey. Menopause 2013;20(10):1403-8.

8. Frank SM, Ziegler C, Kokot-Kierepa M, Maamari R, Nappi RE. Vaginal Health: Insights, Views & Attitudes (VIVA) survey – Canadian cohort. Menopause Int 2013;19:20-27.

9. Pompei LM, Wender MCO, de Melo NR, Kulak J Jr, Pardini D, Machado RB, et al. Vaginal Health: Insights, Views & Attitudes survey in Latin America (VIVA-LATAM): focus on Brazil. Climacteric. 2021;24(2):157-163.

10. Particco M, Djumaeva S, Nappi RE, Panay N, Palacios S; EVES Study investigators. The European Vulvovaginal Epidemiological Survey (EVES): impact on sexual function of vulvovaginal atrophy of menopause. Menopause. 2020;27(4):423-429.

11. Nappi R, Palacios S, Panay N, Particco M, Krychman M. Vulvar and vaginal atrophy in four European countries: evidence from the European REVIVE Survey. Climacteric 2016; 19(2):188–197.

12. Pompei LM, Wender MCO, Kulak J Jr, Pires I, Suvarna Y, Nappi RE. Impact of postmenopausal vaginal discomfort on sex and relationships in Brazil: the CLOSER survey. Climacteric. 2021 26:1-7.

13. Suckling J, Lethaby A, Lethaby R. Local oestrogen for vaginal atrophy in postmenopausal women. Cochrane Database Syst Rev 2006 Oct 18;(4):CD001500.

14. Kagan R, Kellogg-Spadt S, Parish SJ. Practical treatment considerations in the management of genitourinary syndrome of menopause. Drugs Aging 2019;36:897-908.

15. Ghandi J, Chen A, Dagur G, Suh Y, Smith N, Cali B, et al. Genitourinary syndrome of menopause; an overview of clinical manifestations, pathophysiology, etiology, evaluation and management. Am J Obstet Gynecol 2016;215:704-711.

16. Mitchell CM, Waetjen LE. Genitourinary changes with aging. Obstet Gynecol Clin North Am 2018;45:737-750.

17. Edwards D, Panay N. Treating vulvovaginal atrophy/genitourinary syndrome of menopause: how important is vaginal lubricant and moisturizer composition? Climacteric. 2016;19(2):151-61.

18. Potter N, Panay N. Vaginal lubricants and moisturizers: a review into use, efficacy, and safety. Climacteric. 2021;24(1):19-24.

19. Gracia C. ACOG Practice Bulletin No. 141: management of menopausal symptoms. Obstet Gynecol 2014;123:202.

20. Dos Santos CCM, Uggioni MLR, Colonetti T, Colonetti L, Grande AJ, Da Rosa MI. Hyaluronic Acid in Postmenopause Vaginal Atrophy: A Systematic Review. J Sex Med. 2021;18(1):156-66.

21. Biehl C, Plotsker O, Mirkin S. A systematic review of the efficacy and safety of vaginal estrogen products for the treatment of genitourinary syndrome of menopause. Menopause 2019;26:431-453.

22. Lethaby A, Ayeleke RO, Roberts H. Local oestrogen for vaginal atrophy in postmenopausal women (Review). Cochrane Database Syst Rev. 2016 Aug 31;2016(8):CD00150.

23. Hirschberg AL, Bitzer J, Cano A, Ceausu I, Chedraui P, Durmusoglu F, et al. Topical estrogens and non-hormonal preparations for postmenopausal vulvovaginal atrophy: An EMAS clinical guide. Maturitas 2021; 148:55–61.

24. Crandall, A. Diamant, N. Santoro. Safety of vaginal estrogens: a systematic review. Menopause 2020;27(3):339–360.

25. Crandall CJ, Hovey KM, Andrews CA, Chlebowski RT, Stefanick ML, Lane DS, et al. Breast cancer, endometrial cancer, and cardiovascular events in participants who used vaginal estrogen in the Women's Health Initiative Observational Study. Menopause 2018;25:11-20.

26. Bhupathiraju SN, Grodstein F, Stampfer MJ, Willett WC, Crandall CJ, Shifren JL, et al. Vaginal estrogen use and chronic disease risk in the Nurses' Health Study. Menopause 2018;26(6):603–610.

27. Farrell R. ACOG Committee Opinion # 659. The use of vaginal estrogen in women with a history of estrogen dependent breast cancer. Obstet Gynecol 2016;127:e93-e96.

28. Carter J, Lacchetti C, Andersen BL, Barton DL, Bolte S, Damast S, et al. Interventions to address sexual problems in people with cancer: American Society of Clinical Oncology Clinical Practice Guideline Adaptation of Cancer Care Ontario Guideline. J Clin Oncol 2018;36:492-511.

29. Tadir Y, Gaspar A, Lev-Sagie A, Alexiades M, Alinsod R, Bader A, et al. Light and energy based therapeutics for genitourinary syndrome of menopause: Consensus and controversies. Lasers Surg Med. 2017;49(2):137-159.

30. Paraiso MFR, Ferrando CA, Sokol ER, Rardin CR, Matthews CA, Karram MM, et al. A randomized clinical trial comparing vaginal laser therapy to vaginal estrogen therapy in women with genitourinary syndrome of menopause: The VeLVET trial. Menopause 2020;27:50-56.

31. Sarmento ACA, Lírio JF, Medeiros KS, Marconi C, Costa APF, Crispim JC, et al. Physical methods for the treatment of genitourinary syndrome of menopause: A systematic review. Int J Gynaecol Obstet. 2021;153(2):200-219.

32. Faubion SS, Larkin LC, Stuenkel CA, Bachmann GA, Chism LA, Kagan R, et al. Management of genitourinary syndrome of menopause in women with or at high risk for breast cancer: consensus recommendations from The North American Menopause Society and The International Society for the Study of Women's Sexual Health. Menopause 2018;25:596-608.

33. ACOG Position Statement: Fractional Laser Treatment of Vulvovaginal Atrophy and U.S. Food and Drug Administration Clearance. Available at: https://www.acog.org/clinical-information/policy-and-position-statements/position-statements/2018/fractional-laser-treatment-of-vulvovaginal-atrophy-and-us-food-and-drug-administration-clearance.

capítulo 13

Síndrome metabólica

- Cesar Eduardo Fernandes*
- Luciano de Melo Pompei**
- Marcelo Luis Steiner***

INTRODUÇÃO

A síndrome metabólica (SM) se caracteriza pela associação de dislipidemia, diabetes mellitus do tipo 2 (DM2) ou intolerância à glicose, hipertensão arterial e excesso de peso ou obesidade central. Interligando estas alterações metabólicas está a resistência à insulina (hiperinsulinemia), razão pela qual é também conhecida como *síndrome de resistência à insulina*. É a doença metabólica mais comum da atualidade e também a principal responsável pela ocorrência das doenças cardiovasculares (DCV).

Vale ressaltar que a SM está fortemente ligada a um estilo de vida caracterizado por fácil acesso a alimentos altamente calóricos, com baixa densidade de nutrientes e inatividade física.

O aumento da massa gorda, em particular, a adiposidade com acúmulo intra-abdominal de gordura ocupa um lugar central no determinismo da SM. A obesidade, per si, é um fator de risco independente para a SM e para as doenças cardiometabólicas. A obesidade aumenta o risco de mortalidade, ao influenciar a incidência de algumas comorbidades, incluindo DM2, DCV e câncer. Parecem existir muitas vias reguladoras mecanicistas comuns, que

---

* Professor Titular da Disciplina de Ginecologia da Faculdade de Medicina do ABC; Diretor Científico da FEBRASGO.

** Professor Assistente da Disciplina de Ginecologia da FMABC; Livre-docente pela Faculdade de Medicina da USP; Secretário Geral da SOGESP.

*** Professor Afiliado do Departamento de Ginecologia e Obstetrícia da FMABC; Coordenador de Ensino e Pesquisa da Mattergroup; Secretário da CNE de Osteoporose FEBRASGO e da ABRASSO. Fellow em Osteoimunologia na Emory University.

talvez se cruzam, podendo ser moduladas coletivamente. Na interseção de todas essas doenças, encontra-se o aumento da adiposidade e inflamação associada ao aumento da obesidade em si.

Embora existam poucos dados epidemiológicos apontando a prevalência de SM no Brasil, levantamentos apontam cerca de 30% em sua incidência na nossa população. Durante o período menopáusico, observa-se um incremento de sua prevalência que pode, por seu turno, explicar parcialmente a aceleração aparente das DCV no período pós-menopáusico. A transição menopáusica está associada com o aparecimento de muitos dos componentes da SM, incluindo o aumento da adiposidade central (intra-abdominal), uma mudança para um perfil lipídico e lipoproteico mais aterogênico, com aumento dos níveis plas- máticos do LDL, dos triglicérides e redução de HDL. Também, observa-se um aumento da glicemia e dos níveis de insulina. O surgimento desses fatores de risco para DCV pode se dar por resultado direto da falência ovariana e do estado de deficiência estrogênica, como também ser um resultado indireto das consequências metabólicas resultantes da redistribuição de gordura central em decorrência do hipoestrogenismo subjacente.

As mulheres na pós-menopausa tendem a ganhar peso quando chegam à menopausa. Ao mesmo tempo, experimentam uma redistribuição da gordura corporal, mudando a típica distribuição ginoide feminina da menacme para um padrão androide. Aumentos significativos no peso corporal acima de 5 kg nos 36 primeiros meses após a menopausa foram observados e encontram explicação no aumento de gordura corporal total. Aproximadamente 70% das mulheres americanas, na faixa etária de 40 a 59 anos, têm sobrepeso ou obesidade, o que ressalta a importância do entendimento acerca dos fatores que influenciam a gordura corporal e sua distribuição, particularmente, durante o período de transição menopáusica e nos primeiros anos da fase pós-menopáusica.

A terapêutica hormonal (TH) pode, por sua vez, atenuar esta redistribuição de gordura corporal observada no período pós-menopáusico. Estudos demons- tram que usuárias de hormônios não apresentam aumentos significativos do peso corporal da gordura corporal total, da gordura no tronco e dos braços, enquanto que não usuárias de TH experimentam aumentos significativos em todos estes parâmetros.

Da mesma forma, a gordura abdominal também se mostra melhor em mulheres que usam TH (Figura 1). Trabalhos demonstram que a TH reduz a obesidade abdominal, a resistência à insulina, o diabetes de início recente, os lipídios, a pressão arterial, as moléculas de adesão e os fatores pró-coagulantes em mulheres sem diabetes e resistência reduzida à insulina e glicemia de jejum em mulheres com diabetes. A TH por via oral, diferente da via transdérmica, afeta negativamente a PCR e a proteína S.

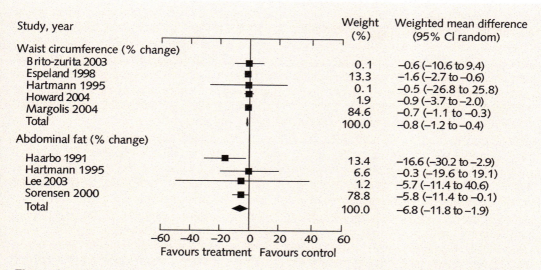

Figura 1 – Efeito da terapia de reposição hormonal na obesidade abdominal em mulheres sem diabetes. Os valores de circunferência da cintura e gordura abdominal (% de alteração) são fornecidos

DIAGNÓSTICO

O Painel de Tratamento de Adultos III (ATP III) do National Cholesterol Education Program (NCEP) elaborou uma definição para a síndrome metabólica (National Cholesterol Education Program, 2002), que foi atualizada pela American Heart Association e pelo National Heart Lung and Blood Institute em 2005 (Grundy et al., 2005). De acordo com a definição do NCEP ATP III, a síndrome metabólica está presente se três ou mais dos cinco critérios a seguir forem atendidos:

- circunferência da cintura acima de 102 cm (homens) ou 89 cm (mulheres);

- pressão arterial acima de 130/85 mmHg;

- triglicerídeos de jejum (TG) nível acima de 150 mg/dl;

- colesterol de lipoproteína de alta densidade (HDL) em jejum inferior a 40 mg/dl (homens) ou 50 mg/dl (mulheres);

- glicemia de jejum acima de 100 mg/dl.

A definição do NCEP ATP III é um dos critérios de síndrome metabólica mais amplamente utilizados. Ele incorpora as principais características de hiperglicemia/resistência à insulina, obesidade visceral, dislipidemia aterogênica e hipertensão. Utiliza medidas e resultados laboratoriais de fácil acesso ao médico, facilitando sua aplicação clínica e epidemiológica. Também é simples e fácil de lembrar. É importante ressaltar que não exige que nenhum critério específico seja atendido; apenas que pelo menos três dos cinco critérios sejam atendidos. Assim, a definição não se baseia em nenhuma noção preconcebida da causa subjacente da síndrome metabólica, seja resistência à insulina ou obesidade.

Em 2005, a International Diabetes Foundation (IDF) publicou novos critérios para a síndrome metabólica (Zimmet et al., 2005). Embora inclua os mesmos critérios gerais que as outras definições, exige que a obesidade, mas não necessariamente a resistência à insulina, esteja presente. O requisito de obesidade é atendido por pontos de corte específicos da população. Isso explica o fato de que diferentes populações, etnias e nacionalidades têm diferentes distribuições de normas para peso corporal e circunferência da cintura. Ele também reconhece que a relação entre esses valores e o risco de Diabetes tipo 2 ou DCV difere em diferentes populações. Embora a obesidade visceral seja agora reconhecida como um fator importante, a definição da IDF tem sido criticada por sua ênfase na obesidade, ao invés da resistência à insulina, na fisiopatologia.

TRATAMENTO

O tratamento da SM pressupõe que, como base, se promovam intervenções dirigidas a mudanças do estilo de vida (MEV), com o objetivo de diminuir a ingestão calórica, aumentar os níveis de atividade física e otimizar a composição da dieta; continuam sendo ferramentas fundamentais para a correção da dislipidemia aterogênica e resistência à insulina presentes em indivíduos com SM.

Quando as MEV de vida falham, oferecem resultados parciais ou não podem ser implementadas, as intervenções farmacológicas devem ser iniciadas. No mais das vezes, são necessárias múltiplas intervenções farmacológicas para a correção adequada dos fatores de risco individuais incluídos na SM. As intervenções farmacológicas compreendem a inclusão de medicações para o tratamento das dislipidemias, da hipertensão arterial e da intolerância à glicose, para as quais os praticantes têm um grande número de opções de drogas embasadas em guidelines bem fundamentados.

O tratamento farmacológico da obesidade tem sido o mais desafiador. Como mencionado, além risco das DCV, a obesidade também aumenta o risco de certos tipos de câncer. Como exemplos, a contribuição da obesidade para o câncer é de até 40% para o adenocarcinoma endometrial e esofágico. As tendências atuais indicam que, em 2030, haverá mais 500.000 casos de câncer associados à obesidade nos Estados Unidos. Além disso, a prevalência de distúrbios neuropsiquiátricos, particularmente demência, depressão e ansiedade, aumenta na obesidade. Estas taxas crescentes de obesidade e distúrbios concomitantes com risco de vida ressaltam a necessidade de estratégias seguras e eficazes para tratar essa complexa condição médica, entre as quais os tratamentos farmacológicos, além, claro, de múltiplas outras estratégias que incluem as MEV, com mudanças de hábitos alimentares, aumento das atividades físicas/exercícios e cirurgia bariátrica, quando indicada

Vários foram os tratamentos farmacológicos testados ao longo do tempo com esse propósito. Nos últimos 20 anos, vários medicamentos antiobesidade foram descobertos, comercializados e posteriormente retirados do mercado. Apesar de mostrar eficácia durante os estágios iniciais do tratamento, a terapêutica para a obesidade, infelizmente, sempre se mostrou acompanhada de efeitos colaterais adversos após o uso a longo prazo. Entretanto, há que se reconhecer, temos tido avanços com fármacos que atendem mais a fisiopatologia envolvida no ganho de peso e com menos efeitos colaterais. Entre estes, é possível mencionar os análogos do GLP-1, um hormônio peptídico, naturalmente sintetizado pelas células L do intestino delgado distal, e liberado em resposta à digestão de carboidratos e gorduras. O GLP-1 medeia o controle do apetite via liberação de insulina, inibição do glucagon, bem como absorção e metabolismo de macronutrientes. Os receptores de GLP-1 são membros da família GPCR e são expressos amplamente em ilhotas pancreáticas, rim, pulmão, coração e numerosas regiões dos sistemas nervoso central e periférico.

Um dos análogos do GLP-1 aprovado para o tratamento da obesidade é a Liraglutida, que tem mostrado evidências sobre a sua eficácia na redução de eventos cardiovasculares e mortes entre portadores de DM2 e DCV estabelecida. Certamente, este e outros fármacos antiobesidade serão considerados no capítulo específico sobre o tratamento da obesidade.

A TH, quando indicada para o alívio dos sintomas neurovegetativos próprios do período, para tratar a síndrome geniturinária e para a prevenção da osteoporose, não agrava a SM e todas as evidências de que se dispõe neste momento, ao contrário, mostram efeitos benéficos para reduzir as mortalidades por DCV nesta situação.

CONSIDERAÇÕES FINAIS / CONCLUSÕES

A SM está fortemente ligada a um estilo de vida caracterizado por fácil acesso a alimentos altamente calóricos, com baixa densidade de nutrientes e inatividade física.

Durante o período menopáusico, observa-se um incremento da prevalência da SM, que pode, por seu turno, explicar parcialmente a aceleração aparente das DCV no período pós-menopáusico.

A transição menopáusica está associada com o aparecimento de muitos dos componentes da SM, incluindo o aumento da adiposidade central (intra-abdominal), uma mudança para um perfil lipídico e lipoproteico mais aterogênico, com aumento dos níveis plasmáticos do LDL, dos triglicérides e redução de HDL. Também, observa-se um aumento da glicemia e dos níveis de insulina.

As mulheres na pós-menopausa tendem a ganhar peso quando chegam à menopausa. Ao mesmo tempo, experimentam uma redistribuição da gordura corporal, mudando a típica distribuição ginoide feminina da menacme para um padrão androide.

De acordo com a definição do NCEP ATP III, a síndrome metabólica está presente se três ou mais dos cinco critérios a seguir forem atendidos: circunferência da cintura acima de 102 cm (homens) ou 89 cm (mulheres), pressão arterial acima de 130/85 mmHg, triglicerídeos de jejum (TG) nível acima de 150 mg/dl, colesterol de lipoproteína de alta densidade (HDL) em jejum inferior a 40 mg/dl (homens) ou 50 mg/dl (mulheres), glicemia de jejum acima de 100 mg/dl.

O tratamento da SM pressupõe que, como base, se promovam intervenções dirigidas a mudanças do estilo de vida (MEV) com o objetivo de diminuir a ingestão calórica e aumentar os níveis de atividade física.

As intervenções farmacológicas compreendem a inclusão de medicações para o tratamento das dislipidemias, da hipertensão arterial e da intolerância à glicose, para as quais os praticantes têm um grande número de opções de drogas embasadas em guidelines bem fundamentados.

A TH, quando indicada nesta etapa da vida, não agrava a SM e todas as evidências de que se dispõe neste momento, ao contrário, mostram efeitos benéficos para reduzir a mortalidade por DCV nesta situação.

REFERÊNCIAS BIBLIOGRÁFICAS

1. Allott EH, Hursting SD. Obesity and cancer: mechanistic insights fromtrans-disciplinary studies.Endocr Relat Cancer.2015;22(6):R365–R386.

2. Arabi A, Garnero P, Porcher R, et al. Changes in body composition during post-menopausal hormone therapy: a 2 year prospective study. Hum Reprod 2003;18:1747-1752.

3. Berger NA. Obesity and cancer pathogenesis. Ann N Y Acad Sci.2014;1311:57–76.

4. Bouchard, C . Genetics and the metabolic syndrome. Int J Obes 1995; 19(suppl 1): S52–S59.

5. Bullock BP, Heller RS, Habener JF. Tissue distribution of messenger ribonucleic acid encoding the rat glucagon-like peptide-1 receptor. Endocrinology. 1996; 137:2968–2978.

6. Carr MC. The Emergence of the Metabolic Syndrome withe MenopauseJ Clin Endocrinol Metab 2003;88:2404–2411.

7. Cho GJ, Lee JH, Park HT, Shin JH, Hong SC, Kim T, Hur JY, Lee KW, Park YK, Kim SH. Postmenopausal status according to years since menopause as an independent risk factor for the metabolic syndrome. Menopause 2008;15(3):524-9.

8. Di Carlo C, Tommaselli GA, Sammartino A, et al. Serum leptin levels and body composition in postmenopausal women: effects of hormone therapy. Menopause 2004;11:466-473.

9. Drucker DJ. Enhancing the action of incretin hormones: a new whey forward? Endocrinology. 2006;147:3171–3172.

10. Flint A, Raben A, Ersboll AK, Holst JJ, Astrup A. The effect of physiological levels of glucagon-like peptide-1 on appetite, gastric emptying, energy and substrate metabolism in obesity. Int J Obes Relat Metab Disord. 2001; 25:781–792.

11. French, SA, Story, M, Jeffery, RW. Environmental influences on eating and physical activity. Annu Rev Public Health 2001; 22: 309–335.

12. Fukagawa NA, Bandini LG, Young JB. Effect of age on body composition and resting metabolic rate. Am J Physiol 1990;259:E233-8.

13. Gambacciani M, Ciaponi M, Cappagli B, et al. Prospective evaluation of body weight and body fat distribution in early postmenopausal women with and without hormonal replacement therapy. Maturitas 2001;39:125–32.

14. Garcia-Jimenez C, Gutierrez-Salmeron M, Chocarro-Calvo A, Garcia-Martinez JM, Castano A, De la Vieja A. From obesity to diabetes andcancer: epidemiological links and role of therapies.Br J Cancer.2016;114(7):716–722.

15. Grundy SM, Cleeman JI, Daniels SR, et al. American Heart Association; National Heart, Lung, and Blood Institute. Diagnosis and management of the metabolic syndrome: an American Heart Association/National Heart, Lung, and Blood Institute Scientific Statement. Circulation. 2005;112(17):2735-52.

16. Gutzwiller JP, Degen L, Heuss L, Beglinger C. Glucagon-like peptide 1 (GLP-1) and eating. Physiol Behav. 2004; 82:17–19.

17. Han TS, Lean ME. A clinical perspective of obesity, metabolic syn-drome and cardiovascular disease. JRSM Cardiovasc Dis.2016;25;5:2048004016633371.

18. Jiamsripong P, Mookadam M, Honda T, Khandheria BK, Mookadam F. The metabolic syndrome and cardiovascular disease: Part I. Prev Cardiol; 2008;11(3):155-61.

19. Lahti-Koski M. Body mass index and obesity among adults in Finland. Doctoral dissertation, Department of Public Health, University of Helsinki Helsinki, Finland, 2001.

20. Lavin JH, Wittert GA, Andrews J, Yeap B, Wishart JM, Morris HA, et al. Interaction of insulin, glucagon-like peptide 1, gastric

inhibitory polypeptide, and appetite in response to intraduodenal carbohydrate. Am J Clin Nutr. 1998; 68:591–598.

21. Lovejoy JC, Champagne CM, de Jonge L, Xie H, Smith SR. Increased visceral fat and decreased energyexpenditure during the menopausal transition. International Journal of Obesity 2008;32,949–958.

22. Marso SP, Daniels GH, Brown-Frandsen K, et al. Liraglutide and cardiovascular outcomes in type 2 diabetes. N Engl J Med. 2016;375(4):311–322.

23. Mosca L, Banka CL, Benjamin EJ, et al. - Evidence-Based Guidelines for Cardiovascular Disease Prevention in Women: 2007 Update. Circulation 2007;115:1481-1501.

24. Narayanaswami V, Dwoskin LP. Obesity: Current and Potential Pharmacotherapeutics and Targets. Pharmacol Ther. 2017 February; 170: 116–147.

25. Naslund E, Bogefors J, Skogar S, Gryback P, Jacobsson H, Holst JJ, et al. GLP-1 slows solid gastric and inhibits insulin, glucagon, and PYY release in humans. Am J Physiol. 1999;277:R910–916.

26. National Cholesterol Education Program (NCEP) Expert Panel on Detection, Evaluation, and Treatment of High Blood Cholesterol in Adults (Adult Treatment Panel III). Third Report of the National Cholesterol Education Program (NCEP) Expert Panel on Detection, Evaluation, and Treatment of High Blood Cholesterol in Adults (Adult Treatment Panel III) final report. Circulation. 2002;106(25):3143-421.

27. NCI. 2012. http://www.cancer.gov/cancertopics/factsheet/Risk/obesity.

28. Ogden CL, Carroll MD, Curtin LR, McDowell MA, Tabak CJ, Flegal KM. Prevalence of overweight and obesity in the United States, 1999–2004. JAMA 2006; 295: 1549–1555.

29. Petry NM, Barry D, Pietrzak RH, Wagner JA. Overweight and obesity are associated with psychiatric disorders: results from the National Epidemiologic Survey on Alcohol and Related Conditions. Psychosom Med. 2008; 70:288–297.

30. Rask Larsen J, Dima L, Correll CU, & Manu P. The pharmacological management of metabolic syndrome. Expert Review of Clinical Pharmacology 2018;11(4), 397–410.

31. Salaroli LB, Barbosa GC, Mill JG, Mlina MCB. Prevalence of metabolic syndrome in population-basedstudy, Vitoria, ES. Arq. Bras. Endocrinol Metab. 2007;51/7:1143-1152.

32. Salpeter SR, Walsh JM, Ormiston TM, Greyber E, Buckley NS, Salpeter EE. Meta-analysis: effect of hormone-replacement therapy on components of the metabolic syndrome in postmenopausal women. Meta-analysis: effect of hormone-replacement therapy on components of the metabolic syndrome in postmenopausal women. Diabetes Obes Metab. 2006;8(5):538-54.

33. Sites CK, Brochu M, Tchernof Aet al.. Relationship between hormone replacement therapy use with body fat distribution and insulin sensi- tivity in obese postmenopausal women. Metabolism 2001;50:835-840.

34. Sørensen MB, Rosenfalck AM, Højgaard L, et al. Obesity and sarcopenia after menopause are reversed by sex hormone replacement therapy. Obes Res 2001;9:622-626.

35. Spencer CP, Godsland IF, Stevenson JC. Is there a menopausal metabolic syndrome? Gynecol Endocrinol. 1997;11:341-355.

36. Swinburn, B, Egger, G, Raza, F. Dissecting obesogenic environments. The development and application of a framework for identifying and prioritizing environmental interventions for obesity. Prev Med 1999; 29: 563–570.

37. Thomsen C, Rasmussen O, Lousen T, Holst JJ, Fenselau S, Schrezenmeir J, et al. Differential effects of saturated and monounsaturated fatty acids on postprandial lipemia and incretin

responses in healthy subjects. Am J Clin Nutr. 1999; 69:1135–1143.

38. Vanhala, M, Vanhala, P, Kumpusalo, E. Relation between obesity from childhood to adulthood and the metabolic syndrome: population based study. BMJ 1998; 317: 319–319.

39. Zimmet P, Boyko EJ, Collier GR, de Courten M. Etiology of the metabolic syndrome: potential role of insulin resistance, leptin resistance, and other players. Ann NY Acad Sci 1999;18/892:25-44.

40. Zimmet P, Magliano D, Matsuzawa Y, et. al. (2005). The metabolic syndrome: a global public health problem and a new definition. Journal of atherosclerosis and thrombosis. 2005;12(6), 295-300.

capítulo 14

Transtornos do humor

▸ Joel Renno Junior*

INTRODUÇÃO

O climatério é um período de particular vulnerabilidade às manifestações psiquiátricas depressivas, e a depressão tem associações significativas com doenças ginecológicas e obstétricas como endometriose, síndrome do ovário policístico, infertilidade, falência ovariana prematura e abortamento espontâneo recorrente. Em função da alta prevalência dos sintomas e sinais clínicos depressivos no sexo feminino, particularmente no climatério, a alta suspeição diagnóstica é pertinente. Por isso, ginecologistas estão em posição profissional estrategicamente importante para a realização do rastreamento nas pacientes. Neste sentido, propõe-se uma maior aproximação entre ginecologistas e psiquiatras, de modo que a disposição mútua possibilite maior compartilhamento dos conhecimentos e das questões desta interface médica[1].

EPIDEMIOLOGIA E ETIOPATOGENIA

A depressão apresenta no sexo feminino uma prevalência ao longo da vida de aproximadamente 20% e o risco de sua manifestação na mulher é 1,5 a 3 vezes superior ao do homem. A maior vulnerabilidade da mulher para a depressão parece estar parcialmente associada a oscilações rápidas e intensas dos hormônios reprodutivos, que influenciam os sistemas

---

* Ph.D em Ciências pelo Departamento de Psiquiatria da FMUSP. Professor Colaborador do Departamento de Psiquiatria da FMUSP. Diretor do Programa Saúde Mental da Mulher (ProMulher) do Instituto & Departamento de Psiquiatria da FMUSP. Coordenador da Comissão de Saúde Mental da Mulher da Associação Brasileira de Psiquiatria (ABP).

serotoninérgico e noradrenérgico. De fato, a partir da puberdade, torna-se notável um aumento significativo de episódios depressivos, o que sugere a existência de influências endócrinas relevantes. O estrogênio modula a atividade de vias bioquímicas envolvidas na patogênese da depressão, tais como o eixo hipotálamo-hipófise-adrenal e os mecanismos de neuroplasticidade, incluindo a regulação do fator neurotrófico derivado do cérebro. Devido aos efeitos monoaminérgicos, os polimorfismos e alterações em genes relacionados à síntese e ao metabolismo de estrogênio têm sido associados ao maior risco de sintomas e sinais depressivos[2].

Concomitante ao declínio da função ovariana, o climatério é a longa transição para a vida não reprodutiva da mulher. Durante o climatério, ocorre a perimenopausa, caracterizada por irregularidade menstrual e oscilações hormonais erráticas. A perimenopausa estende-se até um ano após a última menstruação - a menopausa, aos 51 anos de idade, aproximadamente -, enquanto a transição menopausal é o período iniciado a partir da irregularidade menstrual até a menopausa. Embora sua concentração varie significativamente durante tais períodos reprodutivos, o nível sérico do hormônio folículo-estimulante encontra-se, de modo característico, frequentemente elevado, principalmente quando mensurado entre o segundo e o quinto dia da fase menstrual folicular[1].

Estudos transversais e prospectivos investigaram a relação entre climatério e manifestações depressivas e constataram um aumento significativo – de até três vezes – no número de mulheres com sintomas e sinais depressivos durante este período. Este risco elevado foi identificado mesmo entre mulheres sem episódios depressivos anteriores. Os resultados de recente metanálise apoiam a hipótese de uma associação entre as oscilações hormonais femininas e a depressão ao mostrar que o risco da doença após a menopausa está relacionado à idade da menopausa e à duração da menacme. Os autores da metanálise concluíram que uma exposição mais longa aos hormônios endógenos - consequência de um período reprodutivo mais duradouro e uma menopausa mais tardia - estava associada a um menor risco de depressão após a menopausa[3].

APRESENTAÇÃO CLÍNICA E DIAGNÓSTICO

Durante a perimenopausa, particularmente, constata-se maior frequência e também maior gravidade nas manifestações depressivas. O surgimento ou a exacerbação de sintomas e sinais depressivos no climatério, principalmente na perimenopausa, poderiam ser secundários a distúrbios do ciclo sono-vigília oriundos do impacto das manifestações vasomotoras (fogachos e sudorese noturna) na mulher, sendo esta hipótese descrita como "efeito dominó". Com efeito, a perimenopausa é considerada por alguns autores como um fator de risco independente para a depressão, principalmente com a presença de fogachos e sudorese noturna. As manifestações vasomotoras foram identificadas como fatores preditivos independentes para a depressão na perimenopausa. Assim, sudorese noturna e principalmente fogachos durante o climatério são sinais de alerta para a pertinência do rastreamento da depressão e para a alta suspeição da doença. Os seguintes fatores também estão significativamente associados a um maior risco de depressão no climatério: TDPM prévio; expectativas e percepções negativas a respeito do climatério; doença crônica durante a menacme; obesidade mórbida; eventos estressores[4].

Deve-se estar atento à possível sobreposição de manifestações climatéricas e depressivas. Os principais sintomas e sinais compartilhados são a redução da atenção, a diminuição da energia, o desejo sexual hipoativo e as alterações do sono. Esta avaliação nosológica e seu diagnóstico diferencial podem ser auxiliados pelo Questionário da Saúde da Mulher e pela Escala Climatérica de Greene. Para o rastreamento de episódio de Depressão, o Patient Health Questionnaire-9 (PHQ-9) mostrou-se um instrumento válido em brasileiros[2].

TRATAMENTO

No climatério, os principais tratamentos para a depressão são os inibidores seletivos de recaptação da serotonina, os inibidores seletivos de recaptação da noradrenalina e serotonina, a terapia hormonal e a psicoterapia. A psicoterapia pode ser especialmente benéfica para as mulheres que vivenciam com maior intensidade as questões vinculadas às modificações físicas, psicológicas e sociais peculiares a este período da vida e aos conflitos íntimos relacionados a sentimentos de perda e medo. Identificaram-se dois estudos específicos sobre a eficácia da psicoterapia em mulheres com depressão na perimenopausa, cujos resultados foram favoráveis à terapia cognitiva[5].

Embora possa ser benéfica a algumas pacientes de modo particular, a terapia hormonal estrogênica para a depressão no climatério apresenta evidências científicas divergentes e controversas. The North American Menopause Society considera que os resultados dos estudos são insuficientes para a indicação da terapia hormonal como tratamento adjunto de depressão, de acordo com parecer científico publicado em 2017. Segundo as Diretrizes do Canadian Network for Mood and Anxiety Treatments (CANMAT) de 2016, a terapia hormonal poderia ser recomendada como tratamento de segunda escolha para mulheres sem contraindicações e que compreendessem bem os riscos adversos envolvidos. Nestes casos, quando a terapia com estrogênio é utilizada na perimenopausa, deve ser combinada com progestágeno em dose suficiente para suprimir a ovulação[6].

A respeito do tratamento medicamentoso da depressão, algumas questões de eficácia e tolerabilidade persistem. Setenta por cento dos pacientes permanece apresentando manifestação clínica relevante após tratamento com antidepressivo de primeira escolha. Cinquenta por cento deles abandona o tratamento em função de efeitos adversos ou intoleráveis, como aumento de peso ou disfunção sexual. Uma das possíveis respostas para tais questões é a identificação de fatores preditores de maior eficácia e tolerabilidade, tais como sexo, idade ou manifestações clínicas específicas. Assim, pode-se aplicar esta abordagem para o aperfeiçoamento do tratamento no climatério. Questiona-se, portanto, a existência de antidepressivo que possa ser candidato à terapia de primeira escolha - eficaz e tolerável - para a depressão no climatério com manifestações vasomotoras, pois até 80% das mulheres relatam fogachos neste período. Fogachos geralmente começam dois anos antes da menopausa, atingem pico um ano após e gradualmente diminuem ao longo de cerca de 10 anos. Estão associados com sintomas e sinais depressivos, distúrbios do sono e pior qualidade de vida e, por isso, o tratamento concomitante é pertinente[7].

Portanto, selecionar de modo mais criterioso e específico a terapia antidepressiva é uma abordagem que pode resultar em benefícios relevantes às pacientes no climatério, pois características individuais podem ser referências estratégicas para escolhas terapêuticas mais eficazes, seguras e toleráveis. Considerando-se as peculiaridades da depressão da mulher no climatério e em função da qualidade dos estudos, destacam-se paroxetina, escitalopram e desvenlafaxina dentre as opções das terapias medicamentosas. Em 2013, a FDA aprovou paroxetina para o tratamento de fogachos. Neste contexto terapêutico em particular, apresenta-se com menor ênfase citalopram, duloxetina, mirtazapina, quetiapina e venlafaxina. Dos medicamentos mencionados, escitalopram e desvenlafaxina têm recebido maior atenção de pesquisadores e periódicos científicos. Um ensaio clínico randomizado comparou-os e concluiu que desvenlafaxina e escitalopram apresentam eficácia, segurança e tolerabilidade semelhantes para mulheres com depressão na pós-menopausa, com idade entre 40 e 70 anos[5,7].

Dois ensaios clínicos randomizados controlados por placebo indicaram a eficácia de desvenlafaxina no tratamento da depressão no climatério. Nesta população, uma análise conjunta de nove ensaios clínicos demonstrou que o medicamento apresenta índices de remissão significativos. Ensaio clínico aberto durante a pós-menopausa concluiu que desvenlafaxina promove resposta terapêutica moderada e sustentada. A respeito das manifestações vasomotoras, cinco ensaios clínicos randomizados controlados por placebo indicaram a eficácia da substância. Os resultados demonstraram que a dose diária mais eficaz para fogachos e sudorese noturna é 100 mg. Resposta clínica semelhante ao placebo foi constatada em um estudo randomizado. Em relação à função sexual, análise integrada de nove ensaios clínicos randomizados controlados por placebo mostrou que 1% das mulheres em uso de desvenlafaxina declararam redução da libido e anorgasmia. Dois ensaios clínicos randomizados controlados por placebo apresentaram índices semelhantes entre placebo e o medicamento na função sexual em mulheres. Quanto à variação da massa corporal, metanálise de 10 ensaios clínicos controlados com placebo investigou a alteração de peso e constatou ausência de diferença estatística significativa entre o placebo e a desvenlafaxina: menos de 1% das pacientes tratadas com a substância

apresentaram alteração clínica significativa da massa corporal[6,7].

A respeito de escitalopram, em ensaio clínico aberto envolvendo mulheres de 45 a 65 anos, o medicamento demonstrou efetividade no tratamento da depressão. Especificamente na perimenopausa, mostrou-se efetivo em ensaio clínico aberto no tratamento da depressão associada a fogachos. Em comparação com etinilestradiol e acetato de noretindrona, escitalopram esteve associado a maior remissão de manifestações depressivas em estudo clínico randomizado do qual participaram mulheres com transtornos depressivos no climatério. Quanto à sua eficácia para fogachos, um ensaio clínico randomizado controlado por placebo concluiu que a substância é uma terapia eficaz e segura para este sintoma vasomotor. No entanto, outro estudo que utilizou os mesmos métodos não identificou diferença significativa entre escitalopram e placebo no tratamento de fogachos no climatério. Dois ensaios clínicos randomizados controlados por placebo indicaram que o medicamento reduziu o impacto negativo dos fogachos na qualidade de vida de mulheres no climatério. Um ensaio clínico aberto envolvendo mulheres no climatério mostrou redução significativa na frequência e intensidade de fogachos. Em relação à disfunção sexual, metanálise concluiu que escitalopram apresenta um dos menores índices dentre os inibidores seletivos de recaptação da serotonina. Os índices clínicos da função sexual relativos a escitalopram e ao placebo foram semelhantes em ensaio clínico randomizado controlado por placebo no qual participaram mulheres com fogachos durante o climatério. Em ensaio clínico randomizado controlado por placebo envolvendo mulheres de 40 a 62 anos de idade, não foi identificada piora na função sexual durante o uso de escitalopram. Quanto a alterações de massa corporal, o medicamento foi associado a pequenas alterações de peso após 12 semanas de tratamento, com um aumento médio de 0,14 kg, em ensaio clínico aberto randomizado. Houve pequeno aumento de peso após trinta e duas semanas de uso de escitalopram em pacientes com Depressão, independentemente da dose utilizada, de acordo com ensaio clínico aberto[5,6].

CONSIDERAÇÕES FINAIS / CONCLUSÕES

A depressão climatérica deve ser estudada por suas especificidades e particularidades. O diagnóstico nem sempre é simples pela intersecção sintomatológica entre a depressão e o climatério, sendo importante a escolha de instrumentos de rastreio e diagnóstico apropriados. A avaliação e o tratamento de fogachos pode ser importante para a potencialização do efeito antidepressivo. Entre os antidepressivos utilizados no período, a desvenlafaxina e o escitalopram são seguros tanto para o tratamento dos sintomas vasomotores quanto dos sintomas depressivos e ambos têm poucos efeitos adversos.

REFERÊNCIAS BIBLIOGRÁFICAS

1. Llaneza P, García-Portilla MP, Llaneza-Suárez D, Armott B, Pérez-López FR. Depressive disorders and the menopause transition. Maturitas. 2012;71(2):120-30.

2. de Kruif M, Spijker AT, Molendijk ML. Depression during the perimenopause: a meta-analysis. J Affect Disord. 2016;206:174-180.

3. Soares CN. Depression and menopause: current knowledge and clinical recommendations for a critical window. Psychiatr Clin North Am. 2017;40(2):239-254.

4. Worsley R, Bell RJ, Gartoulla P, Robinson PJ, Davis SR. Moderate-severe vasomotor symptoms are associated with moderate-severe depressive symptoms. J Womens Health (Larchmt). 2017;26(7):712-718.

5. Soares CN. Tailoring strategies for the management of depression in midlife years. Menopause. 2017;24(6):699-701.

6. MacQueen GM, Frey BN, Ismail Z, Jaworska N, Steiner M, Lieshout RJ, Kennedy SH, Lam RW, Milev RV, Parikh SV, Ravindran AV; CANMAT Depression Work Group. Canadian Network for Mood and Anxiety Treatments (CANMAT) 2016 clinical guidelines for the management of adults with major depressive disorder: section 6. Special populations: youth, women, and the elderly. Can J Psychiatry. 2016;61(9):588-603.

7. Minuzzi L, Frey B, Soares C. Depression during the menopausal transition: an update on epidemiology and biological treatments. Focus. 2012;10:22-27.

Seção **4**

ABORDAGEM PRÁTICA DAS PACIENTES COM ENDOMETRIOSE

15 Como fazer o tratamento e o seguimento clínico da endometriose 175

16 Desfechos obstétricos: cuidados no pré-natal e no parto em pacientes com endometriose 179

17 Indicações de preservação da fertilidade na endometriose 185

18 Tratamento cirúrgico: indicações e limites na endometriose 191

19 Endometriose: quando suspeitar e como diagnosticar 201

ABORDAGEM PRÁTICA DAS PACIENTES COM ENDOMETRIOSE

▶ Mauricio Simões Abrão*

INTRODUÇÃO

A endometriose é uma doença fascinante. Apesar de ser uma doença ginecológica de relevante prevalência na população feminina, principalmente em idade reprodutiva, ainda pertence às doenças de causas multifatoriais e ainda não totalmente bem esclarecidas. Muitas são as teorias para tentar explicar a patogênese tão complexa que pode envolver diversos órgãos e tecidos, inclusive aqueles não pertencentes ao sistema reprodutivo, e suas mais diversas formas de apresentações. Essa doença requer diagnóstico clínico e por imagem especializado, o que exige um pouco mais de cada um de nós, ginecologistas: empenho, dedicação e atualização constantes. Apesar de não termos desvendado a chave inicial para os casos com que nos deparamos frequentemente, traçamos ao longo de anos um caminho bastante seguro e de sucesso para a melhora da qualidade de vida de nossas pacientes. A abordagem prática da endometriose hoje é uma realidade. Conhecemos os sintomas mais relevantes e suas diversas apresentações clínicas. O diagnóstico cada vez mais preciso nos permite ter um panorama objetivo e real de cada caso. Contemplamos diversos fluxogramas para o acompanhamento e tratamento da doença e sabemos que o caminho é longo, mas que dispomos das armas necessárias para essa batalha. Para isso, precisamos nos aprofundar cada vez mais no conhecimento da doença, estudar a fundo as bases patológicas e fatores envolvidos em sua gênese e progressão, sejam eles imunológicos, genéticos, epigenéticos ou metabólicos, e amplificar as bases do tratamento da endometriose com todas as armas disponíveis, sejam elas clínicas, cirúrgicas ou multiprofissionais, almejando novos alvos terapêuticos, sempre com o objetivo maior de tratar da melhor forma cada mulher que traz consigo esta doença e todos os percalços que apresenta durante sua vida. Este material portanto será de suma relevância e promete aprofundar e ao mesmo tempo simplificar, organizando o pensamento para demonstrar que o acompanhamento da endometriose é factível para todos os ginecologistas.

---

* Professor Associado e Coordenador do Setor de Endometriose do Departamento de Obstetrícia e Ginecologia da FMUSP; Gestor do Serviço de Ginecologia do Hospital BP – A Beneficência Portuguesa de São Paulo; Presidente da AAGL.

capítulo 15

Como fazer o tratamento e o seguimento clínico da endometriose

> Cassiana Rosa Galvao Giribela*

INTRODUÇÃO

Manejo clínico da endometriose

O tratamento clínico é considerado eficaz no controle da dor pélvica na endometriose e deve ser o tratamento de escolha na ausência de indicações absolutas para cirurgia (Figura 1)[1].

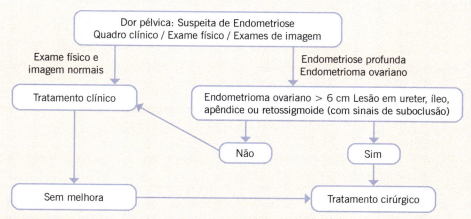

Figura 1 – Fluxograma do tratamento da dor pélvica na paciente com endometriose.
Fonte: Podgaec S. Endometriose. São Paulo: Federação Brasileira das Associações de Ginecologia e Obstetrícia (FEBRASGO); 2014.[9]

---

* Mestrado e Doutorado pela Faculdade de Medicina da Universidade de São Paulo Título de especialista em Ultrassom, Laparoscopia e Histeroscopia pela FEBRASGO.

DIAGNÓSTICO

Não abordaremos o diagnóstico da endometriose neste capítulo, tema que já foi explorado em capítulo prévio.

TRATAMENTO

Anti-inflamatórios Não Hormonais (AINHs)

É a primeira linha de agentes usados para o controle da dor e dismenorreia, sendo que seu mecanismo de ação ocorre no tecido endometriótico ectópico que possui receptores da COX 1 e COX 2. Tanto os inibidores seletivos quanto não seletivos da COX são amplamente usados para o alívio da dor. Inibidores seletivos da COX 2, como rofecoxibe, podem inibir o crescimento de tecido endometriótico. Apesar das evidências inconclusivas sobre a eficácia dos AINHs no controle da dor na endometriose, além dos efeitos gastrointestinais, um teste terapêutico com seu uso é sugerido[2,3].

Contraceptivos Hormonais Combinados

Consistem na primeira linha de tratamento hormonal da dor na endometriose. Seu mecanismo de ação é levar à decidualização do tecido endometriótico e à progressão mais lenta da doença. Seu baixo custo, facilidade na administração e tolerabilidade são os pontos-chave do seu amplo uso na prática clínica. Comparada ao uso cíclico, a terapia contínua mostrou ter melhor controle da dor pélvica. Fatores limitantes ao seu uso no tratamento clínico da endometriose são a administração de longo prazo, o risco de tromboembolismo e as altas taxas de recorrência após descontinuação[4].

Agonistas do GnRH

Seu mecanismo de ação é levar ao hipoestrogenismo, à amenorreia e à regressão dos implantes endometrióticos. São candidatas ao seu uso as mulheres que tiveram falha no tratamento com contraceptivos, ou que não podem usá-los por contraindicações médicas. No Brasil, está disponível nas formas injetáveis, com altas taxas de alívio da dor e períodos longos livres de sintomas de até 12 meses. São aprovados para uso por até 6 meses devido aos efeitos do hipoestrogenismo, como ondas de calor, atrofia vaginal, perda de massa óssea e anormalidades no perfil lipídico[5,6].

Inibidores da Aromatase

A atividade da aromatase é ausente no endométrio normal, mas é superexpressada na endometriose. Inibidores da aromatase de terceira geração que podem ser administrados por via oral são o anastrazole, letrozole e exemestane. Usados em combinação com contraceptivos orais combinados, agonistas do GnRH ou progesterona, podem diminuir significantemente a dor relacionada à endometriose, melhorar a qualidade de vida e diminuir o tamanho das lesões[7].

Porém, seus efeitos colaterais incluem cistos foliculares ovarianos e perda de massa óssea com uso de longo prazo. Para solução deste problema, podem ser associados aos agonistas do GnRH e pílulas anticoncepcionais, evitando o crescimento folicular e diminuindo a perda de massa óssea, no caso dos contraceptivos[8].

Contraceptivos Contendo Progestagênios

Os contraceptivos contendo progestagênios estão disponíveis nas formas orais, injetáveis ou sistema intrauterino com liberação de levonorgestrel (SIU-LNG), sendo boas opções para mulheres com contraindicações ao estrogênio.

Os progestagênios estudados incluem: acetato de ciproterona, dianogeste, didrogesterona, gestrinona, linestrenol, acetato de medroxiprogesterona, megestrol, norentindrona[9].

Acetato de Medroxiprogesterona

Este progestagênio está disponível nas formas injetável e oral. A formulação oral não apresenta dose padrão, sendo usadas de 10 a 100 mg por dia de 3 a 6 meses, apresentando variados graus de melhora da dor relacionada à endometriose. A apresentação injetável tem a vantagem de melhor adesão, evitando a administração diária e absorsão gastroinstenial errática[10,11].

Dianogeste

É um derivado da 19-nortestosterona, tendo como mecanismo de ação a alta especificidade por receptores da progesterona, apresentando menos efeitos colaterais antiandrogênicos. Observou-se que a administração contínua leva a decidualização e atrofia das lesões de endometriose. Possui ação anti-inflamatória, antiangiogênica e antiproliferativa. Na dose de 2 mg ou 4 mg por dia, demonstrou segurança, eficácia no tratamento dos sintomas e melhora da qualidade de vida. Apresenta boa tolerabilidade, sendo que os efeitos colaterais incluem sangramento irregular, que melhora com o tempo[12,13].

Sistema Intrauterino Contendo Levonorgestrel (SIU-LNG)

SIU-LNG é um dispositivo contendo 52 mg de levonorgestrel, liberando 20 microgramas por dia durante um período de 5 anos. Seu mecanismo pelo qual leva a melhora da dor pélvica na endometriose é que o progestagênio induz a atrofia endometrial

e hipomenorreia com possível diminuição da menstruação retrógrada. Outro ponto importante é que a maior concentração de progesterona na cavidade peritonial leva à supressão do tecido endometrial ectópico por ação anti-inflamatória e funções imunomodulatórias. Estudos demonstram sucesso no uso em mulheres com adenomiose e endometriose profunda retovaginal. Observa-se também diminuição das taxas de recorrência de dismenorreia após a cirurgia laparoscópica com a sua inserção[14-16].

Implante de Etonogestrel

Inserido intradérmico no braço, contém o progestogênio etonogestrel, oferecendo contracepção por 3 anos. Walch et al., em estudo com 41 mulheres com endometriose, mostraram eficácia similar na melhora da dor, e perfil de efeitos colaterais, do implante comparado ao acetato de medroxiprogesterona de depósito, com mesmo grau de satisfação[17].

Pode ser outra opção em endometriose sintomática em casos selecionados, em mulheres que não desejam fertilidade. Porém estudos maiores são necessários[9].

TERAPIAS COMPLEMENTARES

Terapias complementares ao tratamento hormonal podem ser indicadas no seguimento das pacientes com endometriose sintomática. São diversas modalidades: acupuntura, fisioterapia do assoalho pélvico, psicoterapia ou ainda analgésicos como gabapentina e amitriptilina. Recomenda-se seguimento, em conjunto com especialista no manejo da dor para otimizar a analgesia[1].

É fundamental avaliar outras causas de dor em mulheres já diagnosticadas com endometriose que não responderam ao tratamento clínico[1].

CONCLUSÕES

O tratamento clínico hormonal é eficaz no controle da dor pélvica e deve ser a terapêutica de escolha na ausência de indicações absolutas para cirurgia. Os progestagênios de diversos tipos e vias de administração e os contraceptivos orais combinados são as medicações de primeira linha. Porém não devem ser oferecidos para mulheres com desejo reprodutivo. A escolha do tratamento clínico e via de administração deve ser individualizada.

REFERÊNCIAS BIBLIOGRÁFICAS

1. Podgaec S, Caraça DB, Lobel A, Bellelis P, Lasmar BP, Lino CA, et al. São Paulo: Federação Brasileira das Associações de Ginecologia e Obstetrícia (FEBRASGO); 2018. (Protocolo FEBRASGO - Ginecologia, no. 32/Comissão Nacional Especializada em Endometriose).

2. Marjoribanks J, Ayeleke RO, Farquhar C, et al. Nonsteroidal anti-inflammatory drugs for dysmenorrhoea. Cochrane Database Syst Rev. 2015; 7.

3. Dogan E, Saygili U, Posaci C, et al. Regression of endometrial explants in rats treated with the cyclooxygenase-2 inhibitor rofecoxib. Fertil Steril. 2004; 82(Suppl 3):1115–1120.

4. Zorbas KA, Economopoulos KP, Vlahos NF. Continuous versus cyclic oral contraceptives for the treatment of endometriosis: a systematic review. Arch Gynecol Obstet. 2015; 292(1):37–43.

5. Winkel CA, Scialli AR. Medical and surgical therapies for pain associated with endometriosis. J Womens Health Gend Based Med. 2001; 10(2):137–62.

6. Prentice A, Deary AJ, Goldbeck-Wood S, et al. Gonadotrophin-releasing hormone analogues for pain associated with endometriosis. Cochrane Database Syst Rev. 2000; 2:CD000346.

7. Bulun SE, Zeitoun KM, Takayama K, et al. Molecular basis for treating endometriosis with aromatase inhibitors. Hum Reprod Update. 2000; 6(5):413–418.

8. Nawathe A, Patwardhan S, Yates D, et al. Systematic review of the effects of aromatase inhibitors on pain associated with endometriosis. BJOG. 2008; 115(7):818–822.

9. Rafique S, DeCherney A.H. MEDICAL MANAGEMENT OF ENDOMETRIOSIS Clin Obstet Gynecol. 2017 September ; 60(3): 485–496.

10. Moghissi KS, Boyce CR. Management of endometriosis with oral medroxyprogesterone acetate. Obstet Gynecol. 1976; 47(3):265–267.

11. Luciano AA, Turksoy RN, Carleo J. Evaluation of oral medroxyprogesterone acetate in the treatment of endometriosis. Obstet Gynecol. 1988; 72(3 Pt 1):323–327.

12. Schindler AE. Dienogest in long-term treatment of endometriosis. Int J Womens Health. 2011; 3:175–184.

13. Kohler G, Faustmann TA, Gerlinger C, et al. A dose-ranging study to determine the efficacy and safety of 1, 2, and 4mg of dienogest daily for endometriosis. Int J Gynaecol Obstet. 2010; 108(1):21–25.

14. Vercellini P, Vigano P, Somigliana E. The role of the levonorgestrel-releasing intrauterine device in the management of symptomatic endometriosis. Curr Opin Obstet Gynecol. 2005; 17(4):359–365.

15. Fedele L, Bianchi S, Zanconato G, et al. Use of a levonorgestrel-releasing intrauterine device in the treatment of rectovaginal endometriosis. Fertil Steril. 2001; 75(3):485–488.

16. Vercellini P, Frontino G, De Giorgi O, et al. Comparison of a levonorgestrel-releasing intrauterine device versus expectant management after conservative surgery for symptomatic endometriosis: a pilot study. Fertil Steril. 2003; 80(2):305–309.

17. Walch K, Unfried G, Huber J, et al. Implanon versus medroxyprogesterone acetate: effects on pain scores in patients with symptomatic endometriosis–a pilot study. Contraception. 2009; 79(1):29–34.

capítulo 16

Desfechos obstétricos: cuidados no pré-natal e no parto em pacientes com endometriose

› Julio Cesar Rosa e Silva*
› Ana Carolina Tagliatti Zani Mantovi**
› Julia Kefalas Troncon***

INTRODUÇÃO

Historicamente, o período gravídico-puerperal era considerado como um período de quiescência de focos endometrióticos devido ao ambiente progestagênico, o que levaria à atrofia dos focos endometriais ectópicos[1,2]. Dessa forma, acreditava-se que pacientes diagnosticadas clinicamente com endometriose se beneficiariam da gestação, tendo melhora significativa ou até remissão dos sintomas álgicos[3]. Contudo, evidências atuais sugerem uma complexidade de mecanismos muito maior do que o suposto, mostrando que o ambiente inflamatório relacionado à doença estaria ligado à redução na qualidade dos oócitos e alterações do endométrio eutópico, afetando a implantação embrionária, a decidualização e a placentação[1,2]. Assim, surge quantidade crescente de dados na literatura evidenciando correlação entre endometriose e desfechos obstétricos desfavoráveis, como abortamento, prematuridade e maior frequência de placenta prévia, possivelmente relacionada a anormalidades na contração e peristalse uterina[4–6].

---

* Professor Associado e chefe do DGO-FMRP-USP; Diretor Técnico Científico da Sociedade Brasileira de Endometriose; Presidente da CNE de Endometriose da FEBRASGO.

** Ginecologista e Obstetra com Mestrado e Especialização em Videoendoscopia Ginecológica pelo Hospital das Clínicas da Faculdade de Medicina de Ribeirão Preto (USP) e Diretora de Atenção à Saúde do Centro de Referência da Saúde da Mulher de Ribeirão Preto – SP (Mater).

*** Médica Assistente do Setor de Endoscopia Ginecológica e Dor Pélvica Crônica e do Setor de Reprodução Humana e Mestre pelo Hospital das Clínicas da FMRP-USP; Especialista em Endoscopia Ginecológica e em Sexologia pela FEBRASGO.

DIAGNÓSTICO

Endometriose é definida pela presença de tecido endometrial fora da cavidade uterina. Embora o padrão ouro do diagnóstico seja a confirmação histopatológica, seu quadro clínico por vezes exuberante e com características particulares de dispareunia, dismenorreia e dor pélvica permite um diagnóstico presuntivo. Acredita-se que acometa cerca de 10% das mulheres em idade reprodutiva e cerca de 40% das mulheres inférteis[4,6]. O mecanismo que liga endometriose à infertilidade e ao abortamento provavelmente é múltiplo, envolvendo alteração da qualidade dos oócitos, alterações do ambiente uterino que dificultam a adequada implantação embrionária e o processo de placentação[1]. Em decorrência da infertilidade, não é desprezível o número de pacientes que irão recorrer a um tratamento de Reprodução Assistida (RA), a qual por si só tem riscos obstétricos associados[7].

No que concerne às lesões endometrióticas propriamente ditas, há relatos durante a gestação de apresentarem desde regressão até estabilidade e, eventualmente, crescimento[2]. Existem ainda outros riscos descritos na literatura, como ruptura de endometrioma, hemoperitônio devido à ruptura de lesões, perfuração intestinal e endometrioma infectado[2,3,5,7].

MECANISMOS FISIOPATOLÓGICOS ASSOCIADOS

Uma maior atividade inflamatória uterina e em todo o ambiente pélvico-abdominal se constitui em um dos pilares de grande parte das manifestações clínicas e complicações presentes nas pacientes acometidas por endometriose. No que se refere ao período gravídico, o aumento de citocinas, prostaglandinas e da atividade macrofágica possivelmente é o responsável não só pelo quadro de infertilidade, como também pelo prejuízo à qualidade oocitária e embrionária que levaria a maior frequência de abortamento, parto pré-termo e ruptura prematura de membranas[1,4,6,7,14].

Anormalidades na zona juncional endomiometrial, presentes em pacientes com endometriose profunda e com adenomiose, levariam a disrupções no delicado processo de placentação com anomalias no remodelamento das arteríolas espiraladas, aumentando a incidência de complicações hipertensivas, como a pré-eclâmpsia, e alterações placentárias, como o descolamento prematuro de placenta[6,7,10]. Ainda, alterações na peristalse e contratilidade uterina presentes em pacientes portadoras de endometriose poderiam favorecer gestações com placenta prévia[5,6,14].

Devido a uma postulada resistência a progesterona nessas pacientes, tanto o mecanismo de receptividade endometrial quanto de placentação poderiam estar prejudicados[8,10].

Além dos mecanismos acima mencionados, quando existe infertilidade e a gravidez decorre de RA, somam-se os fatores de risco gestacional intrínsecos a esta técnica[4-7].

DESFECHOS OBSTÉTRICOS DESFAVORÁVEIS

Nos últimos anos, é crescente o corpo de evidências que corrobora desfechos obstétricos desfavoráveis dentre pacientes com endometriose, com ou sem intervenção cirúrgica prévia. A seguir, faremos uma breve revisão dos achados mais relevantes da literatura.

Com relação à análise de índices de abortamento presumidamente maiores em pacientes com endometriose[8,9], revisões da literatura encontraram resultados conflitantes, portanto uma associação clara ainda não está estabelecida[10,11].

Um grande estudo prospectivo de coorte conduzido no Japão[4] verificou risco relativo aumentado de corioamniorrexe prematura pré-termo e placenta prévia em pacientes que referiam diagnóstico de endometriose, independente de concepção espontânea ou por RA. Conforme revisão sistematizada conduzida por grupo brasileiro e publicada em 2020[6], evidências de boa qualidade também correlacionam endometriose a maiores taxas de prematuridade, possivelmente devido ao desequilíbrio entre fatores inflamatórios e hormonais na gestação, em que já existe uma interação prejudicada entre decídua e trofoblasto. A mesma revisão apontou índices maiores de parto cesárea nos estudos avaliados.

Uma metanálise recente sobre o tema[7] encontrou os seguintes desfechos adversos mais frequentes em pacientes portadoras de endometriose: pré-eclâmpsia (Odds Ratio (OR) 1,19; Intervalo de Confiança (IC) 95% 1,08-1,31), parto pré-termo (OR 1,46; 95% IC 1,26-1,69), placenta prévia (OR 2,99; 95% IC 2,54-3,53), descolamento prematuro de placenta (OR 1,40; 95% IC 1,12-1,76) e maiores taxas de parto cesárea (OR 1,49; 95% IC 1,35-1,65), além de maior frequência de natimortos (OR 1,27; 95% IC 1,07-1,51).

Outra metanálise conduzida na Espanha em 2018[12] confirmou os achados descritos acima, com aumento do risco de parto pré-termo tanto nas gestações espontâneas (OR: 1,59; 95% IC: 1,32-1,90) como após RA (OR: 1,43; 95% IC: 1,14-1,79). Além disso, essa metanálise mostrou risco aumentado de recém-nascidos pequenos para a idade gestacional em pacientes com endometriose (OR: 1,16; 95% IC: 1,05-1,28), não havendo diferença significativa com relação a restrição de crescimento intrauterino.

A abordagem cirúrgica da endometriose prévia à gestação não parece interferir positiva ou negativamente nos desfechos obstétricos subsequentes[5]. De acordo com estudo conduzido na Universidade de Berne na Suíça e publicado em 2018, pacientes com endometriose tiveram índices maiores de hipertensão gestacional e restrição de crescimento intrauterino (RCIU) em comparação com controles sem a doença, além de maior frequência de placenta prévia. Felizmente, não encontraram prejuízo aos índices de partos vaginais mesmo em pacientes previamente submetidas a ressecção intestinal de lesão endometriótica, embora anastomose intestinal pregressa durante o ato cirúrgico tenha estado positivamente associada a parto cesariana[5].

Em contrapartida a tais achados, um estudo de caso-controle[13] verificou incremento nos índices de placenta prévia e hemorragia pós-parto entre portadoras de endometriose independente de concepção natural ou por RA, porém verificou taxas maiores de alteração da implantação placentária dentre pacientes com abordagem cirúrgica prévia. Importante, no entanto, considerar se tal desfecho se deveria à fibrose e aderências da abordagem cirúrgica em si, prejudicando a peristalse uterina e contribuindo para a placentação baixa, ou se seria um viés de graus mais avançados da doença dentre pacientes com indicação cirúrgica.

Em 2016, grupo italiano publicou um estudo multicêntrico de coorte[14] que avaliou desfechos gestacionais em pacientes com endometriose profunda com lesão residual após abordagem cirúrgica de pelo menos 2 cm no compartimento posterior. Seus resultados mostraram que, independentemente de concepção espontânea ou por RA, em comparação com pacientes sem diagnóstico de endometriose, pacientes acometidas pela doença tiveram maior risco de parto pré-termo, placenta prévia, descolamento prematuro de placenta e hipertensão gestacional, além de maiores índices de parto cesárea. Além disso, no parto operatório foram mais frequentes complicações em pacientes com endometriose, como sangramento de lesões intestinais ou vesicais e necessidade de histerectomia. Tais desfechos negativos ocorreram a despeito da coexistência de adenomiose.

COMPLICAÇÕES NO PERÍODO GRAVÍDICO-PUERPERAL RELACIONADAS À ENDOMETRIOSE

Além dos desfechos obstétricos desfavoráveis relacionados a mecanismos intrínsecos como os acima citados, importante também lembrar da morbidade potencialmente associada a complicações ocasionadas pelo crescimento ou decidualização nos focos de endometriose durante o período gravídico-puerperal. Tais complicações estão documentadas em relatos de casos dispersos pela literatura, e prevalecem no segundo e terceiro trimestre gestacional[11]. As principais relatadas são: perfuração intestinal, uroperitôneo, hemoperitôneo por sangramento de foco endometriótico, apendicite, abscesso de endometrioma[3,11,14]. Tais lesões são relatadas independentemente de tratamento cirúrgico prévio[11].

Rotura uterina é quase duas vezes mais frequente nestas mulheres, em particular naquelas com cicatriz uterina por abordagem prévia[11]. Mesmo em pacientes sem abordagem miometrial direta, a ressecção cirúrgica prévia de lesões ístmicas e intimamente aderidas à parede uterina pode levar ao enfraquecimento da mesma, aumentando o risco de rotura.

TRATAMENTO

O tratamento cirúrgico da endometriose, embora tenha benefícios já estabelecidos em melhora de dor, não parece ter efeito benéfico demonstrado na redução de desfechos obstétricos desfavoráveis, mesmo porque a cirurgia não restabelece disfunções inflamatórias, moleculares e imunológicas associadas à existência da endometriose[11].

Desta forma, é necessária cautela, pois não há dados que corroborem a indicação cirúrgica pré-gestacional como forma de prevenção de complicações gestacionais[11].

Embora desfechos obstétricos venham se mostrando mais frequentes em pacientes com endometriose, não há recomendações de que se modifique a indicação da via de parto em decorrência da existência da doença ou mesmo de sua abordagem cirúrgica prévia, sendo tais pacientes passíveis de terem parto vaginal com sucesso[5]. Há evidência de maiores índices de cesariana nesta população[6], mas há de se considerar que complicações obstétricas como as acima mencionadas poderiam justificar a via cirúrgica de parto.

A importância de um acompanhamento pré-natal adequado e de qualidade, assim como em qualquer gestação, se torna imperativa no que concerne a um grupo de pacientes com risco aumentado de complicações de tamanha gravidade e morbidade, como é o caso da placenta prévia e descolamento prematuro de placenta[7]. O conhecimento dos possíveis desfechos adversos pelo médico obstetra é fundamental, tanto quanto o adequado aconselhamento a estas pacientes[14]. Deve-se reiterar ainda que a abordagem cirúrgica da endometriose prévia à gestação não parece ter impacto protetor suficiente sobre tais desfechos negativos para que seja recomendada com este fim[14].

Apesar de numerosos estudos corroborando a associação entre endometriose e os desfechos obstétricos desfavoráveis acima descritos, revisão sistematizada não pôde concluir em definitivo tal efeito causal[11] e levanta alguns pontos de interesse e foco para pesquisas futuras. A literatura existente até o momento traz múltiplos estudos observacionais, alguns com casuística pequena e com grande heterogeneidade em relação ao grau e morfologia da endometriose das pacientes, à forma de diagnóstico da endometriose, à concomitância de adenomiose, e à forma de concepção. Em contrapartida, pela infertilidade muitas vezes decorrente da endometriose, não é desprezível o número de mulheres que requer RA para engravidar, e é fundamental que futuros estudos priorizem o ajuste da análise para essa variável, que carrega consigo riscos independentes de complicações obstétricas[11].

Ademais, as taxas elevadas de cesariana podem em parte estar relacionadas a fatores comportamentais, dor abdominal e nível maior de ansiedade tanto entre as pacientes quanto entre os próprios médicos envolvidos na sua assistência[11].

CONSIDERAÇÕES FINAIS / CONCLUSÕES

Não obstante os inúmeros questionamentos que ainda cercam nosso conhecimento sobre a endometriose, maiores ainda são as dúvidas com relação ao seu impacto sobre a gravidez, um tema ainda de recente objeto de estudo. Enquanto aguardamos as respostas, contudo, devemos zelar por uma assistência obstétrica de excelência especialmente para este grupo de pacientes.

REFERÊNCIAS BIBLIOGRÁFICAS

1. Pirtea P, Cicinelli E, De Nola R, de Ziegler D, Ayoubi JM. Endometrial causes of recurrent pregnancy losses: endometriosis, adenomyosis, and chronic endometritis. FertilSteril. 2021 Mar;115(3):546–60.

2. Leeners B, Farquhar CM. Benefits of pregnancy on endometriosis: can we dispel the myths? FertilSteril. 2019 Aug;112(2):226–7.

3. Leeners B, Damaso F, Ochsenbein-Kölble N, Farquhar C. The effect of pregnancy on endometriosis—facts or fiction? Hum Reprod Update. 2018 May 1;24(3):290–9.

4. Harada T, Taniguchi F, Onishi K, Kurozawa Y, Hayashi K, Harada T, et al. Obstetrical Complications in Women with Endometriosis: A Cohort Study in Japan. Sachdeva G, editor. PLOS ONE. 2016 Dec 22;11(12):e0168476.

5. Nirgianakis K, Gasparri ML, Radan A-P, Villiger A, McKinnon B, Mosimann B, et al. Obstetric complications after laparoscopic excision of posterior deep infiltrating endometriosis: a case–control study. FertilSteril. 2018 Aug;110(3):459–66.

6. Annicchino G, Malvezzi H, Piccinato C de A, Podgaec S. Is there an Increased Risk for Unfavorable Obstetric Outcomes in Women with Endometriosis? An Evaluation of Evidences. Rev Bras Ginecol E Obstetrícia RBGO Gynecol Obstet. 2020 Apr;42(04):200–10.

7. Breintoft K, Pinnerup R, Henriksen TB, Rytter D, Uldbjerg N, Forman A, et al. Endometriosis and Risk of Adverse Pregnancy Outcome: A Systematic Review and Meta-Analysis. J Clin Med. 2021 Feb 9;10(4).

8. Porpora MG, Tomao F, Ticino A, Piacenti I, Scaramuzzino S, Simonetti S, et al. Endometriosis and Pregnancy: A Single Institution Experience. Int J Environ Res Public Health. 2020 Jan 8;17(2).

9. Farland LV, Prescott J, Sasamoto N, Tobias DK, Gaskins AJ, Stuart JJ, et al. Endometriosis and Risk of Adverse Pregnancy Outcomes. Obstet Gynecol. 2019 Sep;134(3):527–36.

10. Brosens I, Brosens JJ, Fusi L, Al-Sabbagh M, Kuroda K, Benagiano G. Risks of adverse pregnancy outcome in endometriosis. FertilSteril. 2012 Jul;98(1):30–5.

11. Leone Roberti Maggiore U, Inversetti A, Schimberni M, Viganò P, Giorgione V, Candiani M. Obstetrical complications of endometriosis, particularly deep endometriosis. FertilSteril. 2017 Dec;108(6):895–912.

12. Pérez-López FR, Villagrasa-Boli P, Muñoz-Olarte M, Morera-Grau Á, Cruz-Andrés P, Hernandez AV, et al. Association Between

Endometriosis and Preterm Birth in Women With Spontaneous Conception or Using Assisted Reproductive Technology: A Systematic Review and Meta-Analysis of Cohort Studies. Reprod Sci Thousand Oaks Calif. 2018 Mar;25(3):311–9.

13. Miura M, Ushida T, Imai K, Wang J, Moriyama Y, Nakano-Kobayashi T, et al. Adverse effects of endometriosis on pregnancy: a case-control study. BMC Pregnancy Childbirth. 2019 Dec;19(1):373.

14. Exacoustos C, Lauriola I, Lazzeri L, De Felice G, Zupi E. Complications during pregnancy and delivery in women with untreated rectovaginal deep infiltrating endometriosis. FertilSteril. 2016 Oct;106(5):1129-1135.e1.

capítulo 17

Indicações de preservação da fertilidade na endometriose

▶ Rui Alberto Ferriani*

INTRODUÇÃO

A possibilidade de infertilidade em pacientes com endometriose é alta, principalmente nos casos com acometimento ovariano e endometriose infiltrativa. Duas possibilidades nos fazem pensar em tentar preservar o potencial reprodutivo da mulher, tendo em vista o comprometimento da reserva ovariana: (1) a doença pode progredir e comprometer o parênquima ovariano; (2) o tratamento cirúrgico pode promover danos permanentes aos ovários. Há vários estudos que mostram que a presença de endometriomas ovarianos promove diminuição da reserva, seja expresso pela diminuição da contagem de folículos antrais, seja pela dosagem de AMH diminuída[1].

As pacientes com endometriomas têm menor resposta à estimulação ovariana controlada durante um tratamento de Reprodução Assistida, e necessitam de doses maiores de gonadotrofinas quando estimuladas. Se a paciente tem uma endometriose severa, estes danos sobre a reserva podem ser permanentes e comprometer a sua fertilidade atual ou futura, e por isso deve-se discutir, caso não deseje gravidez no momento, a possibilidade de tentar preservar sua função reprodutiva.

Por outro lado, se submetida a cirurgia, as consequências podem ser permanentes. Uma cistectomia por endometrioma pode, mesmo com boa experiência do cirurgião, promover dano do tecido ovariano remanescente,

---

* Professor Titular de Ginecologia e Obstetrícia da USP – Ribeirão Preto; Presidente CNE de Reprodução Humana da FEBRASGO; Chefe Setor Reprodução Humana HC Ribeirão Preto.

com perda folicular extensa, relacionada à própria coagulação eletroci-rúrgica ou a inflamação local associada ao procedimento. O risco é maior no caso de endometriomas, principalmente bilaterais. Ressalta-se aqui a importância de que, caso a paciente vá ser operada, o cirurgião evite insultos desnecessários ao parênquima ovariano saudável, e evite a coagulação profunda nos ovários, que podem ferir os vasos sanguíneos que surgem do hilo ovariano.

DIAGNÓSTICO

O que pode ser feito

Primeiramente, sempre discutir sobre futuro reprodutivo em pacientes com endometriose confirmada ou suspeita. Caso não haja possibilidade de concepção imediata, as técnicas hoje disponíveis são o congelamento de óvulos, de embriões e de tecido ovariano. O congelamento de óvulos ou embriões tem resultados favoráveis já consagrados; estão disponíveis em praticamente todas as clínicas de reprodução humana, possibilitam o planejamento cirúrgico e reprodutivo e não afetam a reserva ovariana. Além disso, boa parte das pacientes com endometriose poderão necessitar de tratamentos de reprodução assistida no futuro, e retirar os óvulos do ambiente peritoneal adverso de pacientes com endometriose pode ser uma boa tática para melhorar sua fertilidade.

Como argumentos contrários ao congelamento precoce de óvulos/embriões, pacientes com endometriose possuem maior risco de infecções e abscessos quando submetidas a punções ovarianas. São limitações possíveis destes métodos a baixa produção de óvulos em pacientes que já apresentam baixa reserva (seja pela presença de endometriomas, seja pela idade mais avançada), a necessidade de um parceiro (em casos de congelamento de embriões) e o custo do procedimento, muitas vezes inacessível para algumas pacientes.

Quanto ao congelamento de tecidos, tem se mostrado uma técnica eficaz, que pode ser feita no momento da intervenção cirúrgica, o que é conveniente. Além disso, não é necessária estimulação ovariana, poupa-se o tecido congelado de eventual recorrência da doença e, teoricamente, mantém-se o potencial da função reprodutiva e manutenção da esteroidogênese. O método ainda é considerado experimental, devido aos poucos resultados observados na literatura em relação ao uso posterior do tecido congelado, na maioria das vezes após um reimplante na própria paciente. Avaliação recente mostra que o método está longe de ser totalmente desenvolvido e requer ainda esforços contínuos para a sua melhoria[2].

TRATAMENTO

Resultados e chances

O congelamento de óvulos é a técnica mais utilizada em casos de endometriose, pelo fato de ser comum em mulheres jovens e sem relacionamentos conjugais bem definidos, e seus resultados hoje em dia são bastante aceitáveis, mas é preciso esclarecer às pacientes que congelar não significa necessariamente ter uma criança no futuro. Em geral, as técnicas de congelamento propiciam uma chance média de 5 % de gravidez por óvulo congelado[3], e pode-se esperar, na média, um nascimento para cada 20 a 25 óvulos congelados. Estes resultados podem ser piores se a mulher já tiver uma idade mais avançada, caindo bastante após os 40 anos de idade. O número médio de óvulos produzido a cada estimulação ovariana gira em torno de 8 a 10, e pode também cair sensivelmente com o avanço da idade.

Quanto à utilização posterior de óvulos congelados, a maior experiência disponível em casos de endometriose foi publicada recentemente, com os resultados de utilização posterior de 485 mulheres com endometriose, com idade média de 35 ± 3,7 anos que se submeteram a congelamento de óvulos no passado[4,5]. Os resultados apresentados mostram uma taxa de gravidez clínica de 95,4% para mulheres que tinham congelado 20 óvulos e tinham menos de 35 anos e de 79,6% se elas tinham mais de 35 anos de idade. O número médio de óvulos por ciclo de estimulação foi de 6,2 ± 5,9, e foi significativamente menor em quem já tinha se submetido a cirurgia prévia[5]. Estes resultados reforçam que os melhores resultados obtidos, em termos de congelamento de óvulos, são obtidos em pacientes mais jovens e antes de serem operadas, o que deve balizar a decisão de quando propor estas técnicas às pacientes. Por outro lado, quanto mais jovens, menor a possibilidade de uso do material congelado e maior a possibilidade de uso espontâneo.

Conduta prática

Tendo em vista o risco de comprometimento ovariano de todo ou parte dos ovários, seja pela presença de endometriomas, seja pelos riscos de injúria de tecido saudável durante um procedimento cirúrgico, o aconselhamento reprodutivo é obrigatório a toda paciente diagnosticada ou com forte suspeita de endometriose. Trata-se de doença crônica, com poucas possibilidades de cura espontânea, que promove um futuro reprodutivo incerto, sendo que temos poucos instrumentos sensíveis capazes de predizer o risco ou sucesso reprodutivo da maioria das pacientes.

Assim, no consultório do ginecologista geral, ou do especialista em reprodução ou do cirurgião, o aconselhamento reprodutivo deve ser feito para toda mulher em idade reprodutiva que ainda não tenha completado a prole, e deve destacar as vantagens da concepção precoce, preferencialmente espontânea, tendo em vista esta incerteza reprodutiva, e nos casos em que não é possível, deve destacar a possibilidade da tentativa de preservar a função reprodutiva.

O aconselhamento deverá ser personalizado, mas obrigatoriamente deve considerar preocupações com gestações futuras. Os fatores a considerar na tomada de decisão individualizada incluem a idade da mulher, a presença de fatores associados de infertilidade, a extensão e localização da lesão, indicadores de reserva ovariana, a história de cirurgias prévias e o acesso ao tratamento. Como visto, o sucesso do futuro reprodutivo será tanto maior quanto mais jovem for a paciente, quanto melhor for sua reserva ovariana (níveis adequados de AMH) e se não foi previamente submetida a cirurgia. A presença de endometrioma é determinante também no risco de perda de função, sendo pior se for bilateral. Pensando em propedêutica necessária para essa tomada de decisão, dados clínicos fundamentais incluem relacionamento atual, planos futuros de ter filhos e presença de dor pélvica importante. Exames que podem auxiliar incluem o espermograma (quando houver parceiro), dosagem de AMH e ultrassonografia pélvica com mapeamento pélvico completo.

Embora não haja evidências científicas robustas sobre a melhor estratégia, opiniões e dados de estudos observacionais orientam as informações para aconselhar a quem deve ser oferecido o congelamento[5,6].

Uma análise SWOT sobre o congelamento de óvulos na endometriose identifica como fortalezas a possibilidade de uso dos próprios óvulos no futuro e resultados convincentes dos métodos de congelamento[7]. Como fraquezas destacam-se a baixa reserva ovariana, seja decorrente da idade avançada, da presença de endometriomas e consequente a cirurgias prévias, e o alto custo do tratamento. Mas é relevante que a oportunidade gerada por um aconselhamento na hora adequada vai propiciar preservar óvulos em mulheres ainda com boa reserva ovariana, embora seja uma fraqueza a possibilidade de uso futuro incerta.

A indicação de obter óvulos congelados e que tenham uma utilidade no futuro, com resultados promissores, será mais benéfica em mulheres que se apresentam com endometrioma bilateral não operado e naquelas que já tiveram cirurgia prévia de endometrioma unilateral e no momento apresentam recorrência uni ou bilateral. Casos com menos probabilidade de uso serão aqueles que já tiveram cirurgia prévia de endometrioma e estão sem recorrência no momento, naqueles que no momento apresentam apenas endometrioma unilateral e menos ainda, embora não se tenha dados suficientes, nos casos de endometriose infiltrativa sem a presença de endometriomas.

CONSIDERAÇÕES FINAIS

Baseados em dados observacionais, contrapondo os benefícios do congelamento de óvulos com os riscos envolvidos e com a possibilidade de uso futuro, as indicações de preservação com maior probabilidade de benefícios futuros seriam nos casos de presença de endometriomas ovarianos, casos com risco de recorrência, presença de endometriomas volumosos e história prévia de cirurgia. As chances futuras serão melhores se o congelamento ocorrer antes dos 35 anos de idade e preferencialmente antes de a paciente ter sido submetida a cirurgia, o que implica uma atitude médica consciente e cautelosa, a fim de não perder o momento ideal de indicar a preservação de fertilidade e ao mesmo tempo identificar o melhor momento para aproveitamento futuro máximo.

REFERÊNCIAS BIBLIOGRÁFICAS

1. Seyhan A, Ata B, Uncu Gl. The Impact of Endometriosis and Its Treatment on Ovarian Reserve. Semin Reprod Med 2015 Nov;33(6):422-8.

2. Dolmans MM, von Wolff M, Poirot C, Diaz-Garcia C, Cacciottola L, Boissel N, Liebenthron J, Pellicer A, Donnez J, Andersen CY Sem , Transplantation of cryopreserved ovarian tissue in a series of 285 women: a review of five leading European centers. Fertil Steril . 2021 May;115(5):1102-1115.

3. Cobo A, García-Velasco JA, Remohí J, Pellicer A Oocyte vitrification for fertility preservation for both medical and nonmedical reasons.Fertil Steril. 2021 May;115(5):1091-1101.

4. Cobo A, Giles J, Paolelli S, Pellicer A, Remohí J, García-Velasco JA. Oocyte vitrification for fertility preservation in women with endometriosis: an observational study. Fertil Steril. 2020 Apr;113(4):836-844.

5. Cobo A, Coello A, de Los Santos MJ, Giles J, Pellicer A, Remohí J, García-Velasco JA. Number needed to freeze: cumulative live birth rate after fertility preservation in women with endometriosis Reprod Biomed Online. 2021 Apr;42(4):725-732.

6. Somigliana E, Viganò P, Filippi F, Papaleo E, Benaglia L, Candiani M, Vercellini P. Fertility preservation in women with endometriosis: for all, for some, for none? Hum Reprod . 2015 Jun;30(6):1280-6.

7. Streuli I, Benard J, Hugon-Rodin J, Chapron C, Santulli P, Pluchino N. . Shedding light on the fertility preservation debate in women with endometriosis: a swot analysis Eur J Obstet Gynecol Reprod Biol . 2018 Oct;229:172-8.

capítulo **18**

Tratamento cirúrgico: indicações e limites na endometriose

- Mauricio Simões Abrão*
- Priscila de Almeida Barbosa**
- Marina de Paula Andres Amaral***

INTRODUÇÃO

A endometriose é uma doença inflamatória crônica, caracterizada pela presença de tecido endometrial (estroma e glândulas) implantado fora da cavidade uterina. A endometriose afeta cerca de 10%-15% das mulheres em idade reprodutiva, mas quando falamos de pacientes que sofrem com dor pélvica essa prevalência pode chegar a 15%-45% e, em pacientes com infertilidade, a 30%-71%[1].

A definição de endometriose original proposta por Sampson em 1927[2], que define a doença como estroma e/ou glândulas do tecido endometrial fora da cavidade uterina, tornou-se um pouco simplista, visto que é possível perceber na prática cirúrgica que grande parte da lesão de endometriose é composta de tecido muscular e fibrose. Em nódulos retrovaginais, a maior parte do tecido é composta de tecido fibromuscular e em endometriomas ovarianos cerca de 40% do cisto é composto de tecido fibrótico[3]. Além disso, é comum no tratamento cirúrgico da endometriose a presença de aderên-

---

* Professor Associado e Coordenador do Setor de Endometriose do Departamento de Obstetrícia e Ginecologia da FMUSP; Gestor do Serviço de Ginecologia do Hospital BP – A Beneficência Portuguesa de São Paulo; Presidente AAGL.

** Médica pela Faculdade de Medicina da Universidade de São Paulo. Residência médica em Ginecologia e Obstetrícia pelo Hospital das Clínicas da FMUSP. Fellow em Cirurgia Ginecológica Minimamente Invasiva no Hospital BP - certificado pela AAGL.

*** Médica pela da Faculdade de Medicina da Universidade de São Paulo. Residência médica em Ginecologia e Obstetrícia pelo HCFMUSP. Mestrado em Ginecologia e Obstetrícia pela FMUSP. Médica Associada do Programa de Fellowship em Cirurgia Ginecológica Minimamente Invasiva do Hospital BP – A Beneficência Portuguesa de São Paulo.

cias pélvicas, onde não é encontrado tecido endometrial[4]. A presença de tecidos fibromuscular e fibrótico deve ser futuramente considerada parte importante na patogênese da doença, e pode ser potencial alvo para tratamentos futuros da endometriose[3].

A endometriose pode ser classificada como doença superficial, ovariana e profunda. A doença profunda é definida quando há infiltração do peritônio maior que 5 mm. As apresentações clínicas de cada tipo de doença variam entre os pacientes[5].

DIAGNÓSTICO

Anamnese e exame físico

A suspeita clínica da endometriose pode ser feita através dos seus sintomas principais, que incluem dismenorreia, dor pélvica acíclica, dispareunia de profundidade, disúria cíclica, disquezia cíclica e/ou infertilidade[6]. Quanto aos sintomas de dor, devemos utilizar preferencialmente escalas validadas com o objetivo de mensurar a sua intensidade, como, por exemplo, através da escala visual analógica de dor, que pontua o sintoma de 0 a 10 (sendo 10 a pontuação mais intensa)[7]. Outros sintomas, como hematúria e hematoquezia, também podem estar associados à doença, mas com menor prevalência.

O exame ginecológico também deve ser realizado e pode trazer informações relevantes, como redução da mobilidade uterina, espessamentos e nodulações em fundo de saco posterior/região retrocervical ou aumento anexial. Deve ser avaliada ainda a musculatura do assoalho pélvico na procura de pontos dolorosos e contraturas musculares, que podem sugerir outras causas de dor pélvica, como dor miofascial e vaginismo[8].

Diagnóstico por imagem

O diagnóstico das lesões superficiais ainda é um desafio na avaliação pré-operatória da doença. As sociedades científicas[6,9,10] concordam que o padrão ouro para o diagnóstico da doença peritoneal ainda é a laparoscopia diagnóstica, uma vez que os exames de imagem disponíveis não possuem até o momento adequada sensibilidade e especificidade[11,12].

A ultrassonografia pélvica e transvaginal (USTV) é um dos exames iniciais pedidos comumente para a realização de rotina ginecológica. Os endometriomas ao ultrassom aparecem como cistos hipoecoicos e homogêneos com ecos em seu interior e podem ser identificados com maior facilidade[13]. No entanto, para avaliação da doença profunda, a utilização de um protocolo direcionado para endometriose, com mapeamento dos principais locais acometidos pela doença, e o uso do preparo intestinal previamente ao exame, têm demonstrado alta acurácia para o diagnóstico de endometriose ovariana e profunda. Estudo prospectivo demonstrou que o USTV com preparo intestinal deve ser o exame de primeira linha para o diagnóstico da endometriose, com uma sensibilidade de 97% e especificidade de 100% quando realizado por médicos experientes[14]. Em comparação à laparoscopia diagnóstica, isto é, sem qualquer dissecção, o USTV com preparo demonstrou maior sensibilidade para avaliar lesões de retossigmoide (96,2% vs. 5,7%; p < 0,001), porém com igual especificidade (98,5% vs. 100%; p > 0.05)[15].

A ressonância magnética (RM) de pelve com preparo intestinal também pode ser realizada para o diagnóstico da doença, em especial para lesões profundas acometendo intestino e bexiga. A RM permite ainda a avaliação miometrial (com boa acurácia para o diagnóstico de adenomiose e localização precisa de miomas uterinos, doenças que podem ser concomitantes à endometriose), a diferenciação de lesões ovarianas suspeitas de malignidade, a avaliação de nervos e raízes sacrais e, em pacientes virgo, deve ser o exame de primeira escolha[11].

A ultrassonografia transretal não deve ser exame de rotina na avaliação da endometriose, mas pode trazer informações relevantes em casos específicos. A colonoscopia deve ser solicitada quando existe lesão intestinal com infiltração da mucosa, sangramento intestinal, mudança de hábito intestinal ou qualquer outra suspeita de malignidade intestinal ou para diagnóstico diferencial com doenças inflamatórias intestinais.

TRATAMENTO

Tratamento clínico

O tratamento da endometriose é indicado para melhora dos sintomas e da qualidade de vida da paciente e para isso se faz necessária uma avaliação criteriosa dos principais sintomas e da fertilidade de forma individualizada. De forma geral, as terapias hormonais são a primeira linha de tratamento e visam ao bloqueio do ciclo menstrual, causando atrofia endometrial, com o objetivo de controlar os sintomas de dor[16,17].

Nesse sentido, podem ser utilizados os progestagênios, anticoncepcionais orais combinados (estrogênio e progestagênio), agonistas e antagonistas do GnRH (Gonadotropin-releasing hormone), dentre outros. Até o momento, nenhuma classe de medicamentos demonstrou vantagens em relação às demais quanto à evolução da doença e controle dos sintomas, sendo importante,

portanto, conhecer seus possíveis efeitos colaterais e escolher conforme a adaptação e preferências de cada paciente[6]. Medicações analgésicas e anti-inflamatórios não esteroides auxiliam no tratamento da dor e devem ser utilizados como métodos sintomáticos complementares ao tratamento hormonal.

Tratamento cirúrgico

Nos casos de dor intensa (VAS ≥ 7), falha do tratamento clínico, falha dos tratamentos de reprodução assistida, lesões em íleo, ceco, apêndice, ureter intrínseco ou suspeita de malignidade ovariana, a cirurgia está indicada (Figura 1 – Fluxograma do tratamento da endometriose profunda)[18]. O objetivo da cirurgia no tratamento da endometriose é remover todos os focos aparentes de doença do abdome e pelve e restaurar as relações anatômicas normais, preferencialmente em uma cirurgia única. A via preconizada é a laparoscópica, pois, apesar de não haver diferenças significativas com relação à melhora dos sintomas em relação à via laparotômica, ela conta com menor dor no pós-operatório, menor tempo de internação e melhor resultado estético, além de permitir o acesso aos espaços retroperitoneais e magnificar a imagem[8].

Estudos mostram que a cirurgia com retirada de aderências e implantes endometriais pode reduzir 62,5% da dor no acompanhamento pós-operatório, em comparação com 22,6% de melhora na laparoscopia diagnóstica, com resultados mantidos por até 1 ano após a cirurgia[19].

O conhecimento da anatomia pélvica e dos espaços retroperitoneais hoje permitem o acesso com segurança das lesões pélvicas de endometriose, mesmo nos casos complexos com bloqueio de fundo de saco completo, considerados antigamente como "pelve congelada". Na abordagem cirúrgica, é fundamental acessar a doença preservando

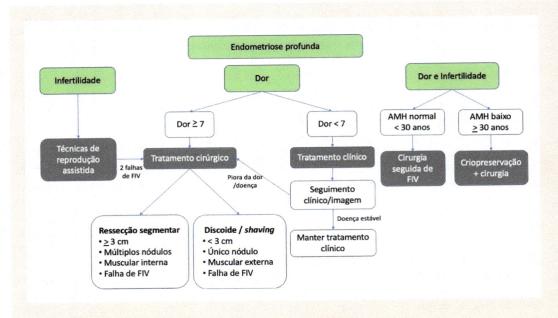

Figura 1 – Fluxograma do tratamento da endometriose profunda
FIV: fertilização in vitro, AMH: hormônio antimulleriano
Fonte: adaptada de Kho RM, et al., 2018[18].

as estruturas, partindo do tecido sadio para o doente em sentido crânio-caudal e do compartimento lateral para medial. Dessa forma, as estruturas nobres como ureter, vasos e nervos são identificadas e preservadas.

Endometriose ovariana

O tratamento dos endometriomas ovarianos pode incluir a drenagem dos cistos, vaporização da cápsula, cistectomia e a ooforectomia, sendo esta última o tratamento mais radical. Quanto mais radical o tratamento, maior o prejuízo na reserva ovariana. Por isso, é importante considerar fatores como idade do paciente, reserva ovariana e desejo de fertilidade para a decisão da técnica cirúrgica[18]. Para pacientes que têm como principal queixa do endometrioma a dor, é recomendado priorizar a cistectomia à drenagem ou uso de laser para vaporização da cápsula, inclusive reduzindo risco de recidiva, sempre considerando a decisão em conjunto com a paciente.

Endometriose profunda

O grande desafio para o ginecologista no tratamento da endometriose está na abordagem de lesões profundas e intestinais devido à alta complexidade e à alta morbidade cirúrgica[20]. Pacientes com endometriose profunda possuem endometriose intestinal em cerca de 8%-12% dos casos, sendo 90% desses localizados na região colorretal[21].

A endometriose profunda intestinal ocorre quando a lesão acomete a camada muscular da alça intestinal com mais de 5 mm de profundidade. As lesões geralmente partem da serosa intestinal em direção ao lúmen intestinal[2] e o seu componente fibrótico chega a representar 80% do tecido[22].

As lesões intestinais podem ser únicas, multifocais (quando existem lesões múltiplas em uma área satélite de até 2 cm) ou multicêntricas (quando existem nódulos profundos com distância maior que 2 cm entre eles)[22]. Existem quatro características da lesão que são de extrema relevância para a escolha do tratamento cirúrgico e que devem ser obtidas já no exame pré-operatório: tamanho da lesão, circunferência da alça afetada, profundidade e distância da borda anal. Sabe-se que a extensão da circunferência da lesão está diretamente relacionada com a profundidade de invasão da parede intestinal. Estudo demonstra que o envolvimento da camada submucosa afeta pelo menos 40% da circunferência da alça. Para essa extensão, é preciso ter cuidado ao indicar ressecção discoide pelo risco de estenose intestinal[23].

Existem três tipos principais de ressecção intestinal: shaving, ressecção discoide e ressecção segmentar. O shaving deve ser indicado em lesões que acometem até a camada muscular externa do intestino e pode ser feito com ou sem a abertura da luz intestinal. A ressecção discoide deve ser considerada em nódulos únicos menores que 3 cm de diâmetro[22]. Lesões com diâmetro maior que 3 cm, multicêntricas, ou que acometem até a camada submucosa ou mucosa necessitam de ressecção segmentar a fim de evitar distorção significativa do eixo intestinal e subsequente estenose. A técnica usando shaving profundo seguida de excisão discoide transanal de espessura total pode ser uma possibilidade cirúrgica conservadora em lesões retais baixas, prevenindo complicações inerentes à baixa ressecção colorretal[22]. Lesões baixas

(definidas como entre 5 e 8 cm da borda anal) são mais associadas a risco de extravasamentos pela linha de anastomose no pós-operatório e fístulas[24], além de disfunção neurogênica transitória da bexiga[25].

Existem fatores que podem determinar maior risco de recorrência da endometriose intestinal após ressecção cirúrgica, como: cirurgia antes dos 32 anos de idade, índice de massa corpórea maior ou igual a 23 Kg/m^2 e margens positivas da lesão ressecada[22]. É importante lembrar que o tecido fibrótico deve ser considerado parte das lesões, devendo ser completamente removido, pois as evidências sugerem que pode haver receptores hormonais não só em tecido glandular e estromal endometrial, mas também no tecido fibromuscular[26]. A habilidade do cirurgião também pode influenciar na taxa de recorrência da lesão. Quanto maior a habilidade do cirurgião, mais completa se torna a cirurgia[27].

A ressecção da endometriose intestinal, quando realizada de forma completa, tem alta relação com a melhora da dor e da qualidade de vida das pacientes. Estudo prospectivo demonstrou que cerca de 90% das pacientes que passaram por ressecção segmentar intestinal apresentaram melhora significativa na pontuação da escala de dor e também nas pontuações do questionário de qualidade de vida SF-36 quando comparadas no pré e pós-operatório, cumprindo portanto seu papel no tratamento das pacientes com endometriose[28].

A terapia hormonal no pós-operatório pode auxiliar no controle de dor a longo prazo. Estudos mostram que a pontuação de dor no período pós-cirúrgico foi melhor em pacientes que receberam medicação hormonal em relação a placebo em 6 meses de acompanhamento. Parece haver benefício, portanto, da terapia medicamentosa no pós-operatório, com necessidade de acompanhamento com mais longo prazo[6].

Endometriose extrapélvica

A endometriose de parede abdominal é uma das formas de endometriose extrapélvica mais comuns, e pode compreender lesão em cicatrizes cirúrgicas, região umbilical e inguinal[29]. O principal sintoma é a dor. A retirada da lesão deve ser avaliada para melhora da dor ou para confirmação diagnóstica. A ressecção cirúrgica local deve ser realizada com margem apropriada para evitar remoção incompleta da lesão. Em lesões do canal inguinal, pode ser necessária a retirada da endometriose em conjunto com o ligamento redondo, para reduzir a recorrência da doença, considerando que ligamento redondo pode ter sido a estrutura a facilitar a implantação de células endometriais nessa região.

Outras localizações incluem a endometriose torácica, que pode se manifestar clinicamente como pneumotórax e hemotórax no período perimenstrual (pneumotórax catamenial) ou nódulos pulmonares. O tratamento da manifestação aguda consiste na drenagem do pneumotórax ou hemotórax. Inicialmente, o tratamento hormonal pode ser benéfico para o longo prazo, mas em caso de recorrência, a resseção cirúrgica da lesão torácica pode ser necessária com utilização de técnicas como lobectomia, ressecção parcial do parênquima pulmonar ou ressecção pleural, a serem realizadas por equipe especializada. Em lesões diafragmáticas, optamos pela retirada cirúrgica da lesão quando há sintomas decorrentes dessa localização. A ressecção da região afetada é realizada, com posterior sutura do defeito. A combinação de tratamento hormonal e cirúrgico pode reduzir a frequência da recorrência dos pneumotórax[29].

Complicações

A cirurgia para endometriose profunda pode apresentar com maior frequência algumas complicações específicas, além das já conhecidas complicações cirúrgicas como infecção e sangramento. Existe associação da cirurgia para endometriose profunda com retenção urinária e/ou disfunções vesicais, principalmente quando há nódulos que se estendem lateralmente para os espaços pararretais. Nestes espaços, estão localizados os nervos parassimpáticos que promovem a inervação da bexiga. Quando a lesão envolve essa região bilateralmente, pode ser necessário deixar alguma endometriose neste local, mesmo que unilateral, a fim de não prejudicar completamente a inervação parassimpática[30].

Em caso de lesões intestinais e ureterais, as complicações inerentes à abordagem desses órgãos podem ocorrer e necessitam de acompanhamento especializado. Não existem orientações padronizadas para o período pós-operatório, mas é sugerido o acompanhamento diário com medidas de proteína C reativa sérica e hemograma devendo ter melhora progressiva, e sempre atentar para a eventual necessidade de reabordagem cirúrgica. As complicações mais frequentes são as perfurações intestinais e ureterais, principalmente em local de anastomose, em que 90% dos casos ocorrem nos primeiros sete dias após a cirurgia. Nestes casos, o diagnóstico se dá pelo exame clínico, podendo ser necessária avaliação com tomografia computadorizada para auxiliar no esclarecimento de dúvidas em relação à necessidade de reabordagem cirúrgica. Em caso de perfuração intestinal, quando o diagnóstico ocorre em até 24 horas, o tratamento conservador pode ser realizado. Quando o diagnóstico ultrapassa esse período, podem ser necessárias derivações intestinais (ileostomia/colostomia). Na necessidade de abordagem ureteral, a colocação de stents é recomendada[30].

Outra complicação da abordagem da endometriose profunda é o aparecimento de fístulas retovaginais, uretrovaginais e vesicovaginais. Em fístulas retovaginais pequenas, pode se tentar tratamento convervador para fechamento espontâneo, que deve ocorrer em torno de seis semanas. Em fístulas com maior repercussão, pode ser necessária reabordagem imediata e decisão sobre necessidade de ressecção intestinal, que é realizada na maior parte dos casos. Em fístulas vesicovaginais e ureterovaginais, preconiza-se a reabordagem imediata[30].

Infertilidade

De forma geral, pacientes com infertilidade e endometriose não precisam recorrer diretamente ao tratamento cirúrgico, mas ele pode apresentar melhora da fertilidade. Estudo demonstra que após cirurgia para ressecção de endometriose, 50% das pacientes tiveram gravidez espontânea[31]. No entanto, há uma grande preocupação de o tratamento cirúrgico reduzir a reserva ovariana e atrasar o tratamento da infertilidade. As principais sociedades médicas da área recomendam que a cirurgia deve ser oferecida a mulheres com infertilidade e clínica suspeita de endometriose quando há falha de reprodução assistida, nos casos de infertilidade e dor associadas ou na indisponibilidade/recusa dos métodos de reprodução. Os tratamentos de reprodução assistida incluem indução de ovulação, inseminação intrauterina e fertilização in vitro[18].

CONSIDERAÇÕES FINAIS / CONCLUSÕES

A endometriose é uma doença de múltiplas apresentações e que pode envolver diversos órgãos. Apresenta considerável prevalência na população feminina e pode afetar a qualidade de vida e o potencial reprodutivo de muitas mulheres. A combinação de exame clínico minucioso e avaliação complementar com exames de imagem é fundamental e torna possível a escolha do melhor tratamento, individualizado e sistemático de acordo com as melhores evidências disponíveis até o momento.

A abordagem cirúrgica deve ser especializada, minimamente invasiva e tratando a endometriose como doença benigna que é, apesar de comportamento muitas vezes agressivo às estruturas pélvicas e reserva ovariana da paciente. O acompanhamento perioperatório deve ser cuidadoso desde sua indicação até o acompanhamento pós--operatório, combinando tratamento clínico, hormonal e eventuais técnicas de reprodução assistida quando pertinente. É necessário o acompanhamento da evolução científica e cirúrgica, sempre priorizando as melhores possibilidades de tratamento, inclusive buscando novos alvos terapêuticos para a doença em prol da melhor qualidade de vida para cada paciente.

REFERÊNCIAS BIBLIOGRÁFICAS

1. Selçuk I, Bozdağ G. Recurrence of endometriosis; risk factors, mechanisms and biomarkers; review of the literature. J Turk Ger Gynecol Assoc. 2013;14(2):98-103.

2. Sampson JA. Metastatic or Embolic Endometriosis, due to the Menstrual Dissemination of Endometrial Tissue into the Venous Circulation. Am J Pathol. 1927;3(2):93-110.43.

3. Vigano P, Candiani M, Monno A, Giacomini E, Vercellini P, Somigliana E. Time to redefine endometriosis including its pro-fibrotic nature. Hum Reprod. 2018;33(3):347-52.

4. Somigliana E, Vigano P, Benaglia L, Busnelli A, Vercellini P, Fedele L. Adhesion prevention in endometriosis: a neglected critical challenge. J Minim Invasive Gynecol. 2012;19(4):415-21.

5. Nisolle M, Donnez J. Peritoneal endometriosis, ovarian endometriosis, and adenomyotic nodules of the rectovaginal septum are three different entities. Fertil Steril. 1997;68(4):585-96.

6. Dunselman GA, Vermeulen N, Becker C, Calhaz-Jorge C, D'Hooghe T, De Bie B, et al. ESHRE guideline: management of women with endometriosis. Hum Reprod. 2014;29(3):400-12.

7. Bourdel N, Alves J, Pickering G, Ramilo I, Roman H, Canis M. Systematic review of endometriosis pain assessment: how to choose a scale? Hum Reprod Update. 2015;21(1):136-52.

8. Fraga MV, Oliveira Brito LG, Yela DA, de Mira TA, Benetti-Pinto CL. Pelvic floor muscle dysfunctions in women with deep infiltrative endometriosis: An underestimated association. Int J Clin Pract. 2021:e14350.

9. FEBRASGO. Manual de Endometriose. Federação Brasileira de Ginecologia e Obstetrícia. 2010.

10. Johnson NP, Hummelshoj L, Consortium WESM. Consensus on current management of endometriosis. Hum Reprod. 2013;28(6):1552-68.

11. Bordonné C, Puntonet J, Maitrot-Mantelet L, Bourdon M, Marcellin L, Dion E, et al. Imaging for evaluation of endometriosis and adenomyosis. Minerva Obstet Gynecol. 2021;73(3):290-303.

12. Nisenblat V, Bossuyt PM, Farquhar C, Johnson N, Hull ML. Imaging modalities for the non-invasive diagnosis of endometriosis. Cochrane Database Syst Rev. 2016;2:CD009591.

13. Guerriero S, Condous G, van den Bosch T, Valentin L, Leone FP, Van Schoubroeck D, et al. Systematic approach to sonographic evaluation of the pelvis in women with suspected endometriosis, including terms, definitions and measurements: a consensus opinion from the International Deep Endometriosis Analysis (IDEA) group. Ultrasound Obstet Gynecol. 2016;48(3):318-32.

14. Goncalves MO, Podgaec S, Dias JA, Gonzalez M, Abrao MS. Transvaginal ultrasonography with bowel preparation is able to predict the number of lesions and rectosigmoid layers affected in cases of deep endometriosis, defining surgical strategy. Hum Reprod. 2010;25(3):665-71.

15. Goncalves MO, Siufi Neto J, Andres MP, Siufi D, de Mattos LA, Abrao MS. Systematic evaluation of endometriosis by transvaginal ultrasound can accurately replace diagnostic laparoscopy, mainly for deep and ovarian endometriosis. Hum Reprod. 2021;36(6):1492-500.

16. Vercellini P, Buggio L, Borghi A, Monti E, Gattei U, Frattaruolo MP. Medical treatment in the management of deep endometriosis infiltrating the proximal rectum and sigmoid colon: a comprehensive literature review. Acta Obstet Gynecol Scand. 2018.

17. Berlanda N, Somigliana E, Frattaruolo MP, Buggio L, Dridi D, Vercellini P. Surgery versus hormonal therapy for deep endometriosis: is it a choice of the physician? Eur J Obstet Gynecol Reprod Biol. 2016.

18. Kho RM, Andres MP, Borrelli GM, Neto JS, Zanluchi A, Abrão MS. Surgical treatment of different types of endometriosis: Comparison of major society guidelines and preferred clinical algorithms. Best Pract Res Clin Obstet Gynaecol. 2018;51:102-10.

19. Sutton CJ, Ewen SP, Whitelaw N, Haines P. Prospective, randomized, double-blind, controlled trial of laser laparoscopy in the treatment of pelvic pain associated with minimal, mild, and moderate endometriosis. Fertil Steril. 1994;62(4):696-700.

20. Fauconnier A, Chapron C. Endometriosis and pelvic pain: epidemiological evidence of the relationship and implications. Hum Reprod Update. 2005;11(6):595-606.

21. Seracchioli R, Poggioli G, Pierangeli F, Manuzzi L, Gualerzi B, Savelli L, et al. Surgical outcome and long-term follow up after laparoscopic rectosigmoid resection in women with deep infiltrating endometriosis. BJOG. 2007;114(7):889-95.

22. Abrão MS, Petraglia F, Falcone T, Keckstein J, Osuga Y, Chapron C. Deep endometriosis infiltrating the recto-sigmoid: critical factors to consider before management. Hum Reprod Update. 2015;21(3):329-39.

23. Abrão MS, Podgaec S, Dias JA, Averbach M, Silva LF, Marino de Carvalho F. Endometriosis lesions that compromise the rectum deeper than the inner muscularis layer have more than 40% of the circumference of the rectum affected by the disease. J Minim Invasive Gynecol. 2008;15(3):280-5.

24. Ruffo G, Scopelliti F, Scioscia M, Ceccaroni M, Mainardi P, Minelli L. Laparoscopic colorectal resection for deep infiltrating endometriosis: analysis of 436 cases. Surg Endosc. 2010;24(1):63-7.

25. Dousset B, Leconte M, Borghese B, Millischer AE, Roseau G, Arkwright S, et al. Complete surgery for low rectal endometriosis: long-term results of a 100-case prospective study. Ann Surg. 2010;251(5):887-95.

26. Noël JC, Chapron C, Bucella D, Buxant F, Peny MO, Fayt I, et al. Estrogen and progesterone receptors in smooth muscle component of deep infiltrating endometriosis. Fertil Steril. 2010;93(6):1774-7.

27. Carmona F, Martínez-Zamora A, González X, Ginés A, Buñesch L, Balasch J. Does the learning curve of conservative laparoscopic surgery in women with rectovaginal endometriosis impair the recurrence rate? Fertil Steril. 2009;92(3):868-75.

28. Bassi MA, Podgaec S, Dias JA, D'Amico Filho N, Petta CA, Abrao MS. Quality of life after segmental resection of the rectosigmoid by laparoscopy in patients with deep infiltrating endometriosis with bowel involvement. J Minim Invasive Gynecol. 2011;18(6):730-3.

29. Andres MP, Arcoverde FVL, Souza CCC, Fernandes LFC, Abrão MS, Kho RM. Extrapelvic Endometriosis: A Systematic Review. J Minim Invasive Gynecol. 2020;27(2):373-89.

30. Koninckx PR, Ussia A, Adamyan L, Wattiez A, Donnez J. Deep endometriosis: definition, diagnosis, and treatment. Fertil Steril. 2012;98(3):564-71.

31. Donnez J, Squifflet J. Complications, pregnancy and recurrence in a prospective series of 500 patients operated on by the shaving technique for deep rectovaginal endometriotic nodules. Hum Reprod. 2010;25(8):1949-58.

capítulo 19

Endometriose: quando suspeitar e como diagnosticar

➤ Eduardo Schor*
➤ Alexander Kopelman**

INTRODUÇÃO

Apesar dos inúmeros avanços relacionados à pesquisa da endometriose, alguns pontos ainda permanecem obscuros.

Quando falamos em endometriose, pensamos em um problema de saúde pública, pois a literatura científica mostra que de 5%-10% das mulheres vão, em algum momento da idade reprodutiva, desenvolver a doença[1]. Segundo a Sociedade Brasileira de Endometriose, quando colocamos estes valores de encontro aos dados sobre o número de mulheres em idade reprodutiva, concluímos que cerca de cinco a seis milhões de brasileiras têm a doença. E, o que julgo mais importante, muitas sem o correto diagnóstico.

Soma-se a este desafio a demora para o diagnóstico da moléstia, o que tem sido ilustrado por muitos trabalhos científicos. Diversos autores mencionam que o tempo médio entre o início dos sintomas e o correto diagnóstico e tratamento leva de sete a 10 anos[2].

Isto nos permite classificar o tema diagnóstico como de suma importância, pois o intervalo mencionado permite, em muitas mulheres, o avanço da doença de suas formas mais leves às avançadas, tornando mais difícil o

---

* Professor Afiliado Livre-docente. Chefe do Setor de Endometriose do Departamento de Ginecologia da EPM--UNIFESP. Presidente da Sociedade Brasileira de Endometriose.

** Professor Adjunto do Departamento de Ginecologia da Unifesp – Escola Paulista de Medicina. Responsável pelo serviço de endometriose do Hospital Santa Catarina.

sucesso da terapêutica medicamentosa e aumentando a complexidade dos procedimentos cirúrgicos, quando estes são indicados.

A pergunta que se impõe sobre os dados acima seria: aonde nós, médicos, estamos negligenciando o diagnóstico de endometriose?

Talvez um dos principais motivos seja a confusão semântica entre *suspeita* e *diagnóstico*. Qual seria a diferença?

DIAGNÓSTICO

Se nos atermos aos preceitos fundamentais de diagnóstico da endometriose, contidos em livros-texto e artigos científicos, encontraremos a afirmativa de que o diagnóstico da doença é anatomopatológico. Ou seja, há necessidade de um procedimento invasivo, seja laparotomia ou laparoscopia, para obtermos material que possibilite a análise histopatológica[3].

Durante muitas décadas, esse preceito foi enfatizado pela classe médica, época em que fazíamos a laparoscopia diagnóstica. Atualmente, há consenso entre os especialistas que mais tratam do assunto, de que a laparoscopia diagnóstica deve ser abandonada. A técnica cirúrgica, minimamente invasiva, passou a ser reservada apenas para o tratamento da doença, geralmente quando há falha de tratamento clínico, infertilidade e outros fatores[4].

Portanto, como fazer, nos dias de hoje, o diagnóstico da doença, visto que não há mais espaço para indicação da laparoscopia diagnóstica?

Neste ponto, cabe retomar a discussão semântica sobre suspeita x diagnóstico.

Acredito que o correto seja a sobreposição das duas palavras, ou seja, muitas pacientes com "suspeita" da doença já poderiam ser consideradas diagnosticadas com consequente complementação propedêutica e terapêutica.

Em períodos mais antigos, a "suspeita" da endometriose era feita frente a um quadro clínico sugestivo. Ou seja, adolescentes/jovens com sintomas característicos da afecção recebiam apenas a classificação de "suspeita"; e qual seria a queixa principal? Acredito que o marcador diagnóstico mais relevante, anteriormente utilizado para fazermos a "suspeita", seja a dismenorreia. A cólica menstrual de forte intensidade, progressiva, refratária aos tratamentos medicamentosos (analgésicos e anti-inflamatórios habituais), com prejuízo da qualidade de vida da mulher, como falta à escola ou faculdade, absenteísmo ou presenteísmo acentuado, é característica de portadoras de endometriose[5]. São poucos os diagnósticos diferenciais possíveis nestas jovens. A cólica menstrual dita como "normal", que seria um dos possíveis diagnósticos diferenciais, é caracterizada quando há melhora com uso de medicações habituais e não há prejuízo da qualidade de vida destas mulheres.

Talvez um dos principais problemas acerca do diagnóstico da endometriose seja a não valorização, tanto pela população geral quanto pelos médicos, da dismenorreia com características típicas de endometriose. Infelizmente, ainda encontramos a crença de que a menstruação dolorosa faz parte do universo feminino, que a mulher foi feita para menstruar com dor. Não infrequentemente, a famosa frase "cólica menstrual quando casar passa" ainda é ouvida na prática clínica.

Soma-se à dismenorreia característica a presença, em cerca de 30% das portadoras, da dor genitopélvica à penetração, antiga dispareunia de profundidade.

Da mesma forma que a mulher não deve ter uma menstruação extremamente dolorosa, a relação sexual não deve levar à dor. Dor ao coito, principalmente em profundidade, também pode ser um sinal de endometriose. Nesse caso, a dor também é progressiva, se inicia com desconforto, passa a dor em posições específicas e por fim acaba por impedir a relação sexual com todas as consequências para a qualidade de vida sexual da mulher e do casal[6].

Nesta situação, cabem alguns diagnósticos diferenciais, que médicos responsáveis pelo atendimento dessas mulheres devem estar aptos a suspeitar, sendo o mais frequente as alterações (ponto gatilho ou espasmos) de musculatura de assoalho pélvico[7].

Outros marcadores clínicos da doença podem ser notados durante a anamnese, como alterações intestinais durante o fluxo (aumento da frequência de evacuações, dor ao evacuar e distensão abdominal). Quando já há acometimento intestinal, sintomas mais exuberantes podem ser notados, como sangramento ao evacuar, afilamento das fezes ou sensação de esvaziamento intestinal incompleto.

Frente ao comprometimento de superfície ou mesmo parede vesical (detrusor), sinais de irritação vesical podem ser notados. Dor à repleção vesical, polaciúria e urge-incontinência podem ser relatados. Não é infrequente o relato, por algumas mulheres, de diagnóstico de "infecções urinárias de repetição assépticas"[8].

O exame ginecológico, dependendo da extensão da doença, pode ser de grande valia no auxílio diagnóstico. Em casos leves, o toque vaginal pode ser normal ou discretamente alterado; podemos palpar espessamento ou nódulo em fórnice posterior da vagina, bem como dor à mobilização do colo. Entretanto, um exame normal não descarta a doença. Já em casos avançados, as alterações são muito mais exuberantes. Diminuição da mobilidade uterina (retroversão fixa), nódulos irregulares em fórnice posterior da vagina, bem como uma diminuição geral da mobilidade dos órgãos pélvicos (mobilidade em bloco). Na forma ovariana (endometrioma), podemos notar aumento doloroso em região anexial[8].

Segundo recomendação do guideline da Sociedade Europeia de Reprodução Humana e Embriologia (GPP), nós, médicos, já estamos autorizados a considerar o diagnóstico e prosseguir com a propedêutica e terapêutica em mulheres com queixas típicas de endometriose como as descritas acima[9].

Entretanto, se olharmos a literatura médica, algumas ferramentas ainda vêm sendo utilizadas para o auxílio no diagnóstico da doença.

Os marcadores séricos, principalmente o CA 125, foram utilizados por décadas para o auxílio diagnóstico. Entretanto, após vários estudos, seu uso foi abandonado. Revisões sistemáticas e metanálise mostraram sensibilidade inferior a 40%, o que, falando em marcador de doença, é um valor muito baixo. Atualmente, não há recomendação para o uso desse exame em nenhuma condição, seja para diagnóstico ou acompanhamento da doença[10]. Também segundo recomendação do guideline da Sociedade Europeia de Reprodução Humana e Embriologia, não é boa prática médica a solicitação de nenhum marcador sérico ou semelhante para auxílio diagnóstico em mulheres com endometriose (grau de recomendação A)[9].

Outra ferramenta, cada vez mais utilizada, para o auxílio diagnóstico da endometriose são os exames de imagem. Cabe salientar que a ultrassonografia endovaginal não tem papel no diagnóstico da endometriose peritoneal, tendo valor apenas nas formas ovarianas (endometrioma). Os mais utilizados são a ultrassonografia especializada para endometriose (preparo intestinal) ou a ressonância magnética. Ambos os exames são fundamentais para programação terapêutica,

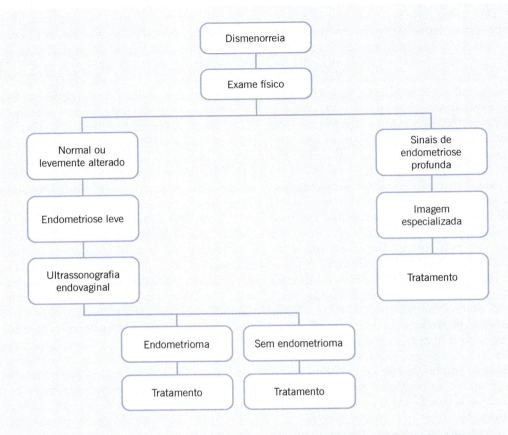

Figura 1 – Fluxograma de diagnóstico do Setor de Endometriose do Departamento de Ginecologia EPM/UNIFESP

após mapeamento da pelve, entretanto, são falhos na detecção de doença inicial. Geralmente, quando a doença é detectada em algum exame de imagem, o exame físico minucioso já foi capaz de identificar a presença da endometriose[11].

De suma importância salientar que, mesmo frente a exames subsidiários normais (CA125 ou imagem) em mulher com clínica sugestiva da doença, esta não deve ser descartada e o tratamento/acompanhamento deve ser de acordo com o diagnóstico clínico.

CONSIDERAÇÕES FINAIS / CONCLUSÕES

Apesar do grande avanço nas pesquisas relacionadas à endometriose, seja sobre mecanismos etiopatogênicos, fisiopatológicos ou técnicas cirúrgicas avançadas, ainda temos uma grande lacuna no que se refere ao diagnóstico.

Atualmente, o principal meio de diagnóstico, já não mais suspeita, é uma anamnese detalhada e exame ginecológico minucioso.

REFERÊNCIAS BIBLIOGRÁFICAS

1. Buck Louis GM, Hediger ML, Peterson CM, Croughan M, Sundaram R, Stanford J, Chen Z, Fujimoto VY, Varner MW, Trumble A, Giudice LC; ENDO Study Working Group. Incidence of endometriosis by study population and diagnostic method: the ENDO study. Fertil Steril. 2011 Aug;96(2):360-5. doi: 10.1016/j.fertnstert.2011.05.087. Epub 2011 Jun 29. PMID: 21719000; PMCID: PMC3143230.

2. Taylor HS, Kotlyar AM, Flores VA. Endometriosis is a chronic systemic disease: clinical challenges and novel innovations. Lancet. 2021 Feb 27;397(10276):839-852. doi: 10.1016/S0140-6736(21)00389-5. PMID: 33640070.

3. Saunders PTK, Horne AW. Endometriosis: Etiology, pathobiology, and therapeutic prospects. Cell. 2021 May 27;184(11):2807-2824. doi: 10.1016/j.cell.2021.04.041. PMID: 34048704.

4. Conroy I, Mooney SS, Kavanagh S, Duff M, Jakab I, Robertson K, Fitzgerald AL, Mccutchan A, Madden S, Maxwell S, Nair S, Origanti N, Quinless A, Mirowski-Allen K, Sewell M, Grover SR. Pelvic pain: What are the symptoms and predictors for surgery, endometriosis and endometriosis severity. Aust N Z J Obstet Gynaecol. 2021 May 24. doi: 10.1111/ajo.13379. Epub ahead of print. PMID: 34028794.

5. Gubbels A, Spivack L, Lindheim SR, Bhagavath B. Adolescent Endometriosis. Obstet Gynecol Surv. 2020 Aug;75(8):483-496. doi: 10.1097/OGX.0000000000000808. PMID: 32856715.

6. Tripoli TM, Sato H, Sartori MG, de Araujo FF, Girão MJ, Schor E. Evaluation of quality of life and sexual satisfaction in women suffering from chronic pelvic pain with or without endometriosis. J Sex Med. 2011 Feb;8(2):497-503. doi: 10.1111/j.1743-6109.2010.01976.x. Epub 2010 Aug 16. PMID: 20722779.

7. Dos Bispo AP, Ploger C, Loureiro AF, Sato H, Kolpeman A, Girão MJ, Schor E. Assessment of pelvic floor muscles in women with deep endometriosis. Arch Gynecol Obstet. 2016 Sep;294(3):519-23. doi: 10.1007/s00404-016-4025-x. Epub 2016 Feb 5. PMID: 26848858.

8. Lasmar RB, Lasmar BP in Coleção FEBRASGO-Endometriose 2° Edição. Pag: 70-77. GEN (Grupo Editorial Nacional) - Rio de Janeiro.

9. Dunselman GA, Vermeulen N, Becker C, Calhaz-Jorge C, D'Hooghe T, De Bie B, Heikinheimo O, Horne AW, Kiesel L, Nap A, Prentice A, Saridogan E, Soriano D, Nelen W; European Society of Human Reproduction and Embryology. ESHRE guideline: management of women with endometriosis. Hum Reprod. 2014 Mar;29(3):400-12. doi: 10.1093/humrep/det457. Epub 2014 Jan 15. PMID: 24435778.

10. Hirsch M, Duffy J, Davis CJ, Nieves Plana M, Khan KS; International Collaboration to Harmonise Outcomes and Measures for Endometriosis. Diagnostic accuracy of cancer antigen 125 for endometriosis: a systematic review and meta-analysis. BJOG. 2016 Oct;123(11):1761-8. doi: 10.1111/1471-0528.14055. Epub 2016 May 12. PMID: 27173590.

11. Mason BR, Chatterjee D, Menias CO, Thaker PH, Siegel CL, Yano M. Encyclopedia of endometriosis: a pictorial rad-path review. Abdom Radiol (NY). 2020 Jun;45(6):1587-1607. doi: 10.1007/s00261-019-02381-w. PMID: 31919647.

Seção 5

ESTRATÉGIA BRASILEIRA PARA ACELERAR A ELIMINAÇÃO DO CÂNCER DO COLO DO ÚTERO

20 Cobertura e desafios do programa brasileiro de vacinação para HPV 211

21 Estratégia global para acelerar a eliminação do câncer do colo do útero, como problema de saúde pública............................217

22 Rastreamento do câncer do colo do útero no Brasil....................221

23 Tratamento das lesões precursoras do câncer do colo do útero..............235

24 Tratamento do carcinoma invasor do colo do útero............................249

ESTRATÉGIA BRASILEIRA PARA ACELERAR A ELIMINAÇÃO DO CÂNCER DO COLO DO ÚTERO

▶ Claudio Marcellini*

INTRODUÇÃO

O câncer do colo do útero continua sendo uma das mais comuns neoplasias entre as mulheres, a quarta mais comum após o câncer de mama, colorretal e pulmão, sendo que em nosso meio ocupa a terceira posição. A maioria origina-se da infecção pelo papiloma-vírus humano, embora outros fatores do hospedeiro afetem a progressão neoplásica após a infecção inicial.

Estimativas da incidência e mortalidade por câncer do colo do útero nas mulheres para o ano de 2020 foram de 604.127 casos novos no mundo, representando 6,5% do total de neoplasias, com 341.831 mortes pela doença[1].

Em 2018, a FIGO já chamava atenção para o esforço global em reduzir o fardo que o câncer de colo tem representado para o sistema público de saúde, particularmente nos países em desenvolvimento[2].

O papel da atenção primária é desenvolver ações para prevenção por meio de educação em saúde, vacinação e detecção precoce do câncer e de suas lesões precursoras por meio do rastreamento.

Desde os anos de 1950, a colpocitologia oncótica tem sido associada à redução significativa nas taxas de incidência e de mortalidade do câncer invasor do colo uterino, possibilitando o diagnóstico e o tratamento da doença pré-invasiva[3]. Em países com programas de rastreamento organizados, tem se obtido declínio acentuado na incidência e mortalidade do câncer do colo uterino. Os resultados da citologia apenas direcionam a próxima etapa na avaliação da paciente, sendo o diagnóstico definitivo somente obtido após avaliação histológica.

Muito se tem discutido sobre as vantagens da citologia em base líquida versus a tradicional, e sua associação com a pesquisa do HPV de alto risco no rastreamento primário ou acompanhamento de determinados achados citológicos anormais e seguimento após tratamento. A sensibilidade insuficiente da citologia tradicional para adenocarcinoma corrobora o uso de teste para HPV no rastreamento primário com alta sensibilidade e valor preditivo negativo, permitindo estender os intervalos de rastreamento.

---

* Doutor pela FMUSP; Professor Titular de Ginecologia da Faculdade de Medicina da UNIMES; Professor Doutor das Disciplinas de Anatomia e Tocoginecologia da Faculdade de Ciências Médicas da UNILUS.

Vacinação para o HPV é agora incluída nos programas nacionais de saúde. A infecção é predominantemente transmitida após o início da atividade sexual, portanto a profilaxia pela vacinação, como uma estratégia, deve focar jovens com idade de 10 a 14 anos.

O desenvolvimento recente e consistente de vacinas é promissor para a prevenção de infecção pelo HPV. A resposta imune produzida pela vacina é muito mais intensa e consistente do que a encontrada nas infecções naturais, o que não exclui o rastreamento citológico de rotina.

Novas perspectivas têm-se delineado com a imuno-histoquímica e os biomarcadores para um diagnóstico mais preciso das lesões de alto grau e de sua evolução[4].

A tragédia é que isto não é realizado em larga escala em países de baixa renda devido à falta de um eficiente e efetivo programa de saúde pública. O impacto das medidas acima delineadas ainda demandará algum tempo para mostrar seus resultados.

Em 2016, foram publicadas pelo INCA as Diretrizes Brasileiras para o Rastreamento do Câncer do Colo do Útero, com a revisão e atualização das recomendações de conduta clínica, o que possibilitou a normatização no diagnóstico e tratamento das lesões precursoras do carcinoma do colo em nosso meio[5].

O manejo do carcinoma cervical é primariamente efetuado por cirurgia ou radioquimioterapia. Com alguma ressalva na literatura, a abordagem cirúrgica poderá ser minimamente invasiva[6]. Cirurgias menos radicais têm sido propostas para os carcinomas microinvasivos[7]. A pesquisa do linfonodo sentinela necessita maior evidência para ser incorporado à rotina, se prestando aos casos iniciais.

O indicador prognóstico mais importante para a sobrevida a longo prazo é o estadiamento. Em 2018, um novo estadiamento foi proposto com inúmeras modificações, o que permitiu uma reflexão sobre as formas de tratamento anteriormente propostas e uma valoração da imagem e da anatomia patológica no estadiamento, objetivando identificar a verdadeira extensão da doença e evitar associação de terapêuticas, o que resulta em um incremento da morbidade.

REFERÊNCIAS BIBLIOGRÁFICAS

1. WORLD HEALTH ORGANIZATION. International Agency for Research on Cancer. GLOBOCAN 2020.

2. Cancer of the cervix uteri. Bhatla N, Aoki D, Sharma DN, Sankaranarayanan R. Int J Gynaecol Obstet. 2018 Oct;143 Suppl 2:22-36.

3. Saslow D, Runowicz CD, Solomon D, et al: American Cancer Society guideline for de early detection of cervical neoplasia and cancer. CA Cancer J Clin 52(6):342,2002.

4. TOP2A/MCM2, p16INK4a, and cyclin E1 expression in liquid-based cytology: a biomarkers panel for progression risk of cervical premalignant lesions. Del Moral-Hernández O, Hernández-Sotelo D, Alarcón-Romero LDC, Mendoza-Catalán MA, Flores-Alfaro E, Castro-Coronel Y, Ortiz-Ortiz J, Leyva-Vázquez MA, Ortuño-Pineda C, Castro-Mora W,

Illades-Aguiar B.BMC Cancer. 2021 Jan 7;21(1):39.

5. Diretrizes brasileiras para o rastreamento do câncer do colo do útero / Instituto Nacional de Câncer José Alencar Gomes da Silva. Coordenação de Prevenção e Vigilância. Divisão de Detecção Precoce e Apoio à Organização de Rede. – 2. ed. rev. atual. – Rio de Janeiro: INCA, 2016.

6. Minimally Invasive versus Abdominal Radical Hysterectomy for Cervical Cancer. Ramirez PT, Frumovitz M, Pareja R, Lopez A, Vieira M, Ribeiro R, Buda A, Yan X, Shuzhong Y, Chetty N, Isla D, Tamura M, Zhu T, Robledo KP, Gebski V, Asher R, Behan V, Nicklin JL, Coleman RL, Obermair A.N Engl J Med. 2018 Nov 15;379(20):1895-1904.

7. Conservative management of early stage cervical câncer: is there a role for less radical surgery? Schmeler KM, et al. Gynecol Oncol. 2011.

capítulo **20**

Cobertura e desafios do programa brasileiro de vacinação para HPV

▶ Julio Cesar Teixeira*
▶ Cecilia Maria Roteli Martins**
▶ Diama Bhadra Andrade Peixoto do Vale***

INTRODUÇÃO

A prevenção primária do câncer de colo de útero pode ser realizada com a vacinação populacional contra o HPV, considerado o agente causal de 550 mil casos novos anualmente no mundo[1,2]. As vacinas contra HPV licenciadas têm o potencial de prevenção de 70% a 90% destes carcinomas[3]. Considera-se que a associação entre vacinação de meninas em idade abaixo de 15 anos e o rastreamento futuro, diferenciado, seja a melhor estratégia para tornar esta neoplasia um evento raro[4]. Países que começaram a vacinação em base populacional a partir de 2007 para meninas na pré-adolescência e adolescência e que alcançaram coberturas acima de 80%, persistentes, já demonstraram, desde 2014, o impacto populacional sobre lesões precursoras e, mais recentemente, sobre câncer[5,6].

---

* Professor Livre-Docente do Departamento de Tocoginecologia da Faculdade de Ciências Médicas da Universidade Estadual de Campinas (UNICAMP), Campinas (SP).

** Doutora em Medicina pela UNICAMP; Pesquisadora da FMABC; Presidente da CNE Vacinas da FEBRASGO.

*** Professora Doutora do Departamento de Tocoginecologia da UNICAMP; Pós-doutorado na Agência Internacional de Pesquisa em Câncer da OMS; Mestrado e Doutorado na UNICAMP e Graduação na UFRJ.

DIAGNÓSTICO DA SITUAÇÃO VACINAL NO BRASIL

Quais as vacinas contra HPV disponíveis?

O Brasil tem a aprovação da Anvisa das três vacinas contra HPV disponíveis mundialmente, inclusive participando dos ensaios clínicos de todas. Duas vacinas estão disponíveis para utilização desde 2007 e são consideradas de primeira geração. Elas são direcionadas para a prevenção de infecção pelos HPV-16 e HPV-18, os dois tipos principais associados a 50% das lesões precursoras e 70% do câncer do colo do útero[1]. Uma delas, a vacina quadrivalente (Gardasil®, MSD), acrescentou a proteção contra os HPV-6 e HPV-11, dois dos principais tipos associados aos condilomas acuminados ou verrugas angenitais (90%). Esta vacina quadrivalente é a vacina disponível no Programa Nacional de Imunização (PNI) do Ministério da Saúde (MS), desde 2014. A terceira vacina (Gardasil-9®, MSD),

nonavalente, considerada de segunda geração e da mesma fabricante da quadrivalente, surgiu em 2014 e foi licenciada no Brasil em 2017, mas ainda não está liberada para utilização. Ela adiciona a proteção de cinco HPV oncogênicos (31, 33, 45 ,52 ,58) aos quatro da primeira geração que foram mantidos, com potencial de prevenção de 90% do total de câncer do colo do útero, mantendo a proteção contra 90% dos condilomas

No Quadro 1 estão listadas as três vacinas contra HPV existentes, suas características e os esquemas de utilização aprovados no Brasil.

Como está a vacinação contra HPV?

Até meados de 2021, não há informações disponíveis e atualizadas sobre o total de vacinas contra HPV aplicadas no Brasil, desde o licenciamento em 2007. O que existe de informação, embora parcialmente divulgada e não disponibilizada de forma atualizada, é

Quadro 1 – Vacinas contra HPV licenciadas no Brasil			
Nome (Fabricante, ano)	Gardasil MSD (2007)	Cervarix GSK (2008)	Gardasil-9 MSD (2017)
Número de VLPs	4V	2V	9V
Proteção contra	16-18 6-11	16-18	16-18 6-11 31-33-45-52-58
Eficácia para Ca. Colo	~70% (~90% Condiloma)	~70% + Proteção cruzada	~90% (~90% Condiloma)
Licenciada para	Homens (9-26 a) Mulheres (9-45 a)	Mulheres +9 a	Homens (9-26 a) Mulheres (9-45 a)
Esquema (3 doses)	0, 2, 6 m	0, 1, 6 m	0, 2, 6 m
Até 14 a (2 doses)	0, 6-12 m	0, 6-12 m	0, 6-12 m

decorrente do registro de vacinação realizada através do PNI. Esta vacinação, realizada em programas populacionais, começou em 2013 com a vacina bivalente (Cervarix®, GSK) no Amazonas e, a partir de 2014, para todo o país, com a utilização da vacina quadrivalente. Rever a sequência de estratégias adotadas no programa e o registro dos acontecimentos relacionados ao programa nacional iniciado em 2014 é muito relevante, e pode evidenciar as ações positivas e que devem ser mantidas.

Após o estabelecimento do programa em 2014, a primeira polêmica foi a alteração do esquema vacinal padrão de 3 doses em seis meses (0-2-6) para um esquema alternativo de 2 doses em seis meses e a terceira dose após cinco anos (0-6-60), o que parecia ser uma dose perdida no tempo para os mais críticos. Na verdade, faltou comunicação adequada para evitar polêmicas e demonstrar a vanguarda do programa brasileiro. O esquema de 2 doses em seis meses (0-6) passou a ser progressivamente adotado mundialmente, a partir de 2015, e a dose de cinco anos foi abolida do esquema brasileiro. Durante estas discussões, o país começou a vacinação nas escolas, de meninas entre 11 e 13 anos, atingindo ao final de 2014 o total de 4,4 milhões de doses aplicadas, ou seja, 105% de cobertura. A dose 2, seis meses após, foi aplicada em 2,6 milhões, com 54% de cobertura nas mesmas idades[7], para uma meta do PNI-MS de 80%.

Estes excelentes resultados demonstraram a capacidade brasileira de vacinação e a aceitação do brasileiro às vacinas.

Para 2015, enquanto se esperava uma ampliação progressiva de cobertura vacinal e das idades contempladas, a imunização foi deslocada das escolas para os postos de vacinação localizados em Unidades Básicas de Saúde (UBS) por decisão federal. Pode-se dizer que parte desta decisão foi influenciada por denúncias veiculadas na mídia de grande repercussão, no final de 2014, sobre a ocorrência de eventos adversos graves que aconteceram supostamente após a vacinação contra HPV. As investigações descartaram uma relação causal da vacinação com os eventos e, mais uma vez, faltou uma adequada comunicação oficial do programa, sem uma contraposição na mídia à altura da repercussão negativa inicial e permaneceram dúvidas em parte da população. A situação de desconfiança e a mudança da vacinação para recintos de menor acesso, pois as salas de vacinação em UBS operam em horários e dias específicos, dificultando a procura das vacinas, resultou em queda substancial do número de doses aplicadas e da cobertura vacinal em 2015, agora liberadas para as idades entre 9 e 13 anos: 3,7 milhões de Dose 1 (46% de cobertura) e 2,4 milhões de Dose 2 (30% de cobertura)[8]. Esta situação foi mantida para os anos seguintes, com queda progressiva na cobertura vacinal, mesmo com repetidas campanhas do PNI. Em 2017, visando utilizar o "excedente" de vacinas, procurar uma certa equidade de gênero e ainda estimular indiretamente a vacinação, foi introduzida a vacinação para meninos entre 12 e 13 anos, quando a idade das meninas já estava autorizada para 9-14 anos[9]. Apesar das boas intenções, o resultado foi mais um grupo-alvo com baixas coberturas. Ao final, segundo informações divulgadas internamente em reunião do PNI em 2019, considerando todo o período do programa desde 2014, a cobertura vacinal para meninas entre 9-14 anos foi de 74% para Dose 1 e 47% para Dose 2 e, para os meninos de 12-13 anos de 24% para Dose 2. No mais, o plano do PNI de igualar as idades-alvo de 9-14 anos em 2021 para meninas e meninos ainda não se concretizou, permanecendo a indicação no sistema público em 2021 para vacinação de meninos de 11-14 anos. Pode-se considerar esta diferença etária como mais um ponto de dificuldade para vacinação populacional, aumentando a complexidade do planejamento e organização necessários, incluindo as campanhas.

ESTRATÉGIAS VENCEDORAS E O DESAFIO BRASILEIRO

Alguns países com programas de vacinação iniciados a partir de 2007 estão apresentando sucesso na vida real com altas coberturas vacinais persistentes em pré-adolescentes e adolescentes. Austrália, Suécia, Canadá e Malásia já divulgaram este sucesso em publicações científicas[5,6,10,11], e a estratégia vencedora é a vacinação em base escolar. Já há demonstração de efetivas reduções na incidência de lesões precursoras[5] e até de câncer do colo do útero[6]. A Austrália, com a manutenção das estratégias e dos avanços conquistados, projeta para 2038 apenas casos raros de câncer do colo do útero[12].

No Brasil, seguindo as orientações do PNI, existem algumas reportagens nas mídias relacionadas a alguns municípios, que praticaram campanhas localizadas para vacinação em base escolar, reportando graus variados de sucesso. Mas o que chama a atenção é a falta de continuidade das ações nesses locais.

Outra iniciativa similar no Brasil foi iniciada em 2018, na cidade de Indaiatuba (SP). Alguns pontos estratégicos adotados merecem destaques:

- foi criado um programa municipal com o objetivo de ser permanente, com orientação técnica da Unicamp e apoio do PNI;

- a população-alvo foi definida para 9-10 anos de idade, pois verificou-se que 85% desta população estavam matriculadas em escolas do Ensino Fundamental I, sob gestão municipal;

- o PNI autorizou a equiparação de idades entre meninas e meninos, ou seja, foi definida uma coorte única para vacinação nas escolas;

- esquema vacinal: instituída a vacinação anual, pois nestas idades precoces a reposta imune é maior e o início sexual ainda é muito baixo, facilitando a estratégia de vacinação. Este intervalo de 12 meses para a segunda dose está previsto na bula da vacina e já é adotado em alguns países;

- momento da vacinação: foi definido o mês de março para a vacinação do programa, uma vez que este é o primeiro mês do ano letivo, sem concorrer com outras atividades sazonais do sistema de saúde e pela possibilidade de compor com as atividades do "Março-Lilás", mês de divulgação de ações para o combate do câncer do colo do útero.

O programa municipal teve aceitação de todo o sistema de educação e de mais de 80% dos pais. Ao final do primeiro ano, o programa passou de 16% de cobertura em 2017 para 50% em 2018. Pareceu que o caminho para o sucesso estava definido, mas no ano seguinte as coberturas caíram bastante[13]. O fator preponderante foi o deslocamento dos profissionais da saúde para realização de outras atividades, sendo as principais solicitadas pelo próprio PNI, como as vacinações contra Febra Amarela, Influenza e Sarampo, devido ao risco epidemiológico em 2019. Frente à descoordenação de ações entre o sistema federal e municipal e a necessidade de equipes dedicadas ao programa, a última estratégia do município com objetivo de garantir a vacinação em 2020 foi a aprovação da Lei Municipal

7.255 (20/NOV/2019)[14], que instituiu o mês de vacinação contra HPV nas escolas durante o "Março-Lilás". Esta ação ainda precisa ser testada, após o arrefecimento da pandemia iniciada em 2020 e ainda em curso.

CONSIDERAÇÕES FINAIS / CONCLUSÕES

A vacinação contra o HPV é essencial para a intenção da OMS de acelerar a eliminação do câncer do colo do útero por meio da vacinação de 90% das meninas com até 15 anos de idade até 2030[15]. A vacina contra o HPV está disponível no sistema público, mas com dificuldades no acesso, resultando em baixas coberturas e sem perspectivas de impacto significativo na incidência futura deste câncer. A vacinação em base escolar é uma estratégia vencedora em vários países e já testada no Brasil, com resultados promissores. Focar em idades precoces, independentemente de gênero, com doses anuais e equipes dedicadas para a vacinação em base escolar, é uma estratégia que a longo prazo poderá justificar todo o investimento realizado e superar o desafio brasileiro em alcançar o desejado sucesso da vacina contra o câncer do colo do útero.

REFERÊNCIAS BIBLIOGRÁFICAS

1. de Sanjose S, Quint WG, Alemany L, Geraets DT, Klaustermeier JE, Lloveras B et al. Retrospective International Survey and HPV Time Trends Study Group. Human papillomavirus genotype attribution in invasive cervical cancer: a retrospective cross-sectional worldwide study. Lancet Oncol. 2010;11(11):1048-56.

2. Bray F, Ferlay J, Soerjomataram I, Siegel RL, Torre LA, Jemal A. Global cancer statistics 2018: GLOBOCAN estimates of incidence and mortality worldwide for 36 cancers in 185 countries. CA Cancer J Clin. 2018;68:394-424.

3. Luckett R, Feldman S. Impact of 2-, 4- and 9-valent HPV vaccines on morbidity and mortality from cervical cancer. Hum Vaccin Immunother. 2016;12(6):1332-42.

4. Brisson M, Kim JJ, Canfell K, Drolet M, Gingras G, Burger EA, et al. Impact of HPV vaccination and cervical screening on cervical cancer elimination: a comparative modelling analysis in 78 low-income and lower-middle-income countries. Lancet 2020;395(10224):575-90.

5. Patel C, Brotherton JM, Pillsbury A, Jayasinghe S, Donovan B, Macartney K, et al. The impact of 10 years of human papillomavirus (HPV) vaccination in Australia: what additional disease burden will a nonavalent vaccine prevent? Euro Surveill. 2018;23(41):1700737. DOI: 10.2807/1560-7917.ES.2018.23.41.1700737.

6. Lei J, Ploner A, Elfström KM, Wang J, Roth A, Fang F, et al. HPV Vaccination and the Risk of Invasive Cervical Cancer. N Engl J Med. 2020;383(14):1340-8.

7. SI-PNI [Internet]. Brasil: Ministério da Saúde. Sistema de Informação do Programa Nacional de Imunizações. Estratégia de Vacinação contra HPV. Coberturas vacinais - HPV Quadrivalente - Sexo feminino de 11 a 14 anos por idade e dose. Total Brasil – 2014. [cited 2020 Jul.18]. Available from: <http://pni.datasus.gov.br/consulta_hpv_14_C03.php>.

8. SI-PNI [Internet]. Brasil: Ministério da Saúde. Sistema de Informação do Programa Nacional de Imunizações. Estratégia de Vacinação contra HPV – 2015. Doses aplicadas da vacina HPV Quadrivalente (sexo feminino de 09 a 26 anos de idade). Total Brasil. [cited 2020 Jul.18]. Available from: <http://pni.datasus.gov.br/consulta_hpv_15_C23.php>.

9. PNI [Internet]. Brasil: Ministério da Saúde. Ampliação da vacina HPV para meninos. 2017. [cited 2017 Oct.28]. Available from: <http://portalarquivos.saude.gov.br/images/pdf/2017/junho/20/

Anuncio-ampliacao-HPV-para-meninos. pdf>.

10. Steben M, Tan Thompson M, Rodier C, Mallette N, Racovitan V, DeAngelis F, et al. A Review of the Impact and Effectiveness of the Quadrivalent Human Papillomavirus Vaccine: 10 Years of Clinical Experience in Canada. J Obstet Gynaecol Can. 2018;40(12):1635-45.

11. Muhamad NA, Buang SN, Jaafar S, Jais R, Tan PS, Mustapha N, et al. Achieving high uptake of human papillomavirus vaccination in Malaysia through school-based vaccination programme. BMC Public Health 2018;18(1):1402.

12. Hall MT, Simms KT, Lew JB, Smith MA, Brotherton JM, Saville M, et al. The projected timeframe until cervical cancer elimination in Australia: a modelling study. Lancet Public Health 2019;4(1):e19-e27. DOI: 10.1016/ S2468-2667(18)30183-X.

13. Teixeira JC, Vianna MSC, Faria CSM, Pedroso Neto J, Perini THW. Impacto da vacinação anual contra HPV em base escolar na cobertura vacinal de município paulista: resultados após 1 ano. Tema livre apresentado no 58°. Congresso Brasileiro de Ginecologia e Obstetrícia. FEMINA 2019;47(10):584.

14. Prefeitura do Município de Indaiatuba. Secretaria Municipal dos Negócios Jurídicos. Departamento de Técnica Legislativa. Lei N° 7.255, 20/11/2019. [Internet]. Indaiatuba 2019 [cited 2020 Jul.18]. Available from: <https://sapl.indaiatuba.sp.leg.br/pysc/download_norma_pysc?cod_norma=6329&texto_original=1>.

15. WHO. World Health Organization [Internet]. WHO: Launch of the Global Strategy to Accelerate the Elimination of Cervical Cancer [updated 2020 Nov. 17; cited 2021 Mar.19]. Available from: <https://www.who.int/news-room/events/detail/2020/11/17/default-calendar/launch-of-the-global-strategy-to-accelerate-the-elimination-of-cervical-cancer>.

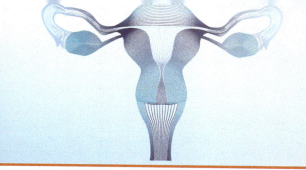

capítulo 21

Estratégia global para acelerar a eliminação do câncer do colo do útero, como problema de saúde pública

Jesus Paula Carvalho*

INTRODUÇÃO

O câncer do colo do útero é uma doença causada por um agente viral, o papilomavirus humano, para o qual existem vacinas disponíveis e eficientes.

É também uma doença passível de prevenção primária através de vacinas e secundariamente através de detecção de lesões pré-clínicas e pré-invasoras. Além disso, é uma doença curável na quase totalidade dos casos quando detectada precocemente.

E apesar de todas estas vantagens estratégicas que a doença propicia, o câncer do colo do útero continua sendo o câncer mais incidente em algumas regiões do mundo, e globalmente é um problema de saúde pública.

Eliminar uma doença como um problema de saúde pública consiste em torná-la uma doença rara. A definição de doença rara varia ao longo do tempo e com a evolução dos métodos de diagnóstico. Doença rara como um problema de saúde pública é definida pela Organização Mundial da Saúde (OMS) como a doença que tem incidência de até 4 por 100 mil indivíduos/ano[1,2].

O câncer do colo do útero necessita de uma ação urgente para a implementação de medidas eficientes e de baixo custo para alcançar sua eliminação como problema de saúde pública global, incluindo a vacinação contra o papilomavírus humano, a triagem e o tratamento das lesões precursoras, a detecção precoce e o tratamento imediato de cânceres invasivos precoces, além do manejo adequado dos tumores avançados até os cuidados paliativos.

---

* Professor Livre-docente de Ginecologia da FMUSP; Chefe do Serviço de Ginecologia Oncológica do ICESP.

Esta tarefa exige obrigatoriamente compromisso político e cooperação internacional, além de apoio para acesso equitativo a insumos, incluindo uma estratégia global para mobilização de recursos.

DIAGNÓSTICO

Estratégia global para acelerar a eliminação do câncer do colo do útero, como problema de saúde pública.

O Conselho Executivo da Organização Mundial da Saúde, na 144ª sessão, em janeiro de 2019, requisitou ao Diretor Geral que, em consulta aos Estados Membros da OMS, lançasse um manifesto conclamando todos os Estados Membros e partes interessadas para organizar e implementar uma estratégia global para acelerar a eliminação do câncer do colo do útero como um problema de saúde pública.

Uma força tarefa foi constituída para elaborar um plano de estratégia global, com metas claras, objetivas e bem definidas para serem implantadas no período de 2020 a 2030, e este plano deveria ser apresentado para consideração da 73ª. Assembleia Geral da OMS através do Conselho Executivo na 146ª sessão, que deveria ocorrer em fevereiro de 2020. Por causa da pandemia do Covid-19, esta apresentação foi retardada até novembro daquele ano.

Em 17 de novembro de 2020, finalmente foi lançada mundialmente a "Estratégia Global para Acelerar a Eliminação do Câncer do Colo do Útero como um problema de saúde pública", e esta estratégia consiste em três pilares que devem ser adotados por todos os Estados Membros e partes interessadas:

- garantir que 90% das meninas recebam vacina contra o papilomavírus humano até os 15 anos;

- garantir que 70% das mulheres sejam rastreadas com testes de alta precisão, preferencialmente testes de HPV aos 35 e 45 anos de idade;

- garantir que 90% das lesões precursoras e invasivas recebam tratamentos adequados, que incluem cirurgia, radioterapia e cuidados paliativos.

O sucesso desta iniciativa envolve recursos, mas sobretudo envolve o comprometimento dos interessados e decisões políticas. Os resultados diferentes deste envolvimento e das políticas públicas de saúde já podem ser notados.

O Butão, um país de baixa renda da Ásia, instituiu a vacinação nacional contra HPV em 2010 e atingiu mais de 90% de cobertura. Introduziu também a vacinação neutra de gênero (meninos e meninas) e a o rastreamento com testes de HPV em setembro de 2020, antes mesmo do lançamento da estratégia global da OMS[3].

Na Noruega, país com um dos melhores serviços de saúde pública do mundo, um estudo avaliou como cada decisão de política pública de saúde influenciaria no tempo de eliminação do câncer do colo do útero em diferentes cenários[4].

Utilizando-se modelos matemáticos múltiplos, considerando dados da transmissão do HPV e carcinogênese cervical, estimou-se a incidência do câncer associado com seis políticas de prevenção passadas.

No cenário com a introdução da vacina na população feminina iniciada em 2009 dos 12 aos 26 anos, espera-se atingir a meta de eliminação no ano de 2056 e a prevenção estimada de 17.300 casos.

Em outros cenários, com a inclusão de meninos de 12 anos iniciada em 2018 e a mudança do rastreamento com citologia para o rastreamento com teste de HPV em mulheres de 34 a 69 anos, e a adoção da vacina nonavalente, estima-se que a eliminação possa ser alcançada em 2039, e evitaria cerca de 23.800 casos de câncer do colo do útero até 2110, de acordo com estes modelos[4]. A introdução da vacina nonavalente para HPV poderia acelerar a eliminação e também se demonstra custo-efetiva.

Mais de 90% das mortes por câncer do colo do útero ocorrem em países de baixa e média renda (LMICs), que têm capacidade limitada para montar o rastreamento nacional abrangente e programas de tratamento pré-câncer que poderiam prevenir a maioria dessas mortes. O desenvolvimento de vacinas contra o papilomavírus humano (HPV) alterou dramaticamente o panorama da prevenção do câncer cervical. Em meados de 2020, 56 LMICs (41% de todos os LMICs) iniciaram programas nacionais de vacinação contra o HPV[6].

Os principais desafios consistem em manter a sustentabilidade e a expansão da vacinação contra o HPV, e o desenvolvimento de medidas de mitigação. É necessário desenvolver estratégias em relação aos grupos-alvo, local de entrega e tempo, preparação e planejamento, comunicações e mobilização social e, em última análise, monitoramento, supervisão e avaliação dos programas.

TRATAMENTO

No Brasil, temos grandes desafios para enfrentar, a começar por resolver o problema da cobertura da vacina contra o HPV.

Um estudo estimou a cobertura da primeira e da segunda dose da vacina contra HPV, nas diferentes regiões do Brasil, comparando coortes de meninas com idades de 14, 15 e 16 anos em 2017[5].

A informação sobre doses aplicadas nos anos de 2013 a 2017 por idade foi obtida do Programa Nacional de Imunizações. O número de meninas residentes com sete, oito e nove anos em 2010, em cada microrregião, é oriundo do censo brasileiro de 2010.

O percentual de microrregiões que alcançou a cobertura vacinal adequada foi significativamente maior para a primeira dose (entre 91,8% e 159,2%), independentemente da coorte. Observou-se menor cobertura da segunda dose (entre 7% e 79,9%), com heterogeneidade associada ao grau de urbanização e à presença de domicílios com banheiro de uso próprio no município. O efeito aleatório mostrou forte poder explicativo, sugerindo importantes diferenças entre os estados brasileiros no alcance da cobertura vacinal[5].

Chama a atenção que os piores índices de cobertura vacinal se encontram em duas regiões: (1) na região Norte, que também tem uma baixa renda per capita, e (2) no Distrito Federal, que paradoxalmente tem a maior renda per capita do Brasil. Isto pode apontar que o problema da cobertura vacinal não guarda relação com a renda per capita da população, mas provavelmente com a desigualdade social e as políticas públicas de saúde para as populações mais carentes[5].

CONSIDERAÇÕES FINAIS

Finalizo este artigo com as palavras proferidas pelo Diretor Geral da Organização Mundial da Saúde a respeito da estratégia global para acelerar a eliminação do câncer do colo do útero como um problema de saúde pública: "O custo-benefício, baseado em evidências, incluindo a vacinação de meninas contra o HPV, a triagem e o tratamento de lesões pré-cancerosas, e a melhora no acesso ao diagnóstico e ao tratamento dos cânceres invasivos permitem-nos dizer que é possível eliminar o câncer do colo do útero como um problema de saúde pública e torná-lo uma doença do passado."

REFERÊNCIAS BIBLIOGRÁFICAS

1. Auvin S, Irwin J, Abi-Aad P, Battersby A. The Problem of Rarity: Estimation of Prevalence in Rare Disease. Value Health. 2018;21(5):501-7.

2. Stoller JK. The Challenge of Rare Diseases. Chest. 2018;153(6):1309-14.

3. Dorji T, Tshomo U, Gyamtsho S, Tamang ST, Wangmo S, Pongpirul K. Gender-neutral HPV elimination, cervical cancer screening, and treatment: Experience from Bhutan. Int J Gynaecol Obstet. 2021.

4. Portnoy A, Pedersen K, Trogstad L, Hansen BT, Feiring B, Laake I, et al. Impact and cost-effectiveness of strategies to accelerate cervical cancer elimination: A model-based analysis. Prev Med. 2021;144:106276.

5. Moura LL, Codeço CT, Luz PM. Human papillomavirus (HPV) vaccination coverage in Brazil: spatial and age cohort heterogeneity. Rev Bras Epidemiol. 2020;24:e210001.

6. Tsu VD, LaMontagne DS, Atuhebwe P, Bloem PN, Ndiaye C. National implementation of HPV vaccination programs in low-resource countries: Lessons, challenges, and future prospects. Prev Med. 2021;144:106335.

capítulo 22

Rastreamento do câncer do colo do útero no Brasil

> Júlio César Possati Resende*

INTRODUÇÃO

O câncer do colo do útero constitui ainda importante problema de saúde pública com impacto mundial, especialmente em regiões de baixa e média renda com altas taxas de incidência e mortalidade. Representa a quarta neoplasia mais comum entre as mulheres, sendo ainda hoje o câncer mais frequentemente diagnosticado em mulheres residentes em 28 países[1]. Globalmente, a idade média do diagnóstico é de 53 anos (44-68 anos)[2].

No Brasil, estimativas do Instituto Nacional de Câncer (INCA) apontam para um número aproximado de 16.590 casos novos de câncer do colo uterino para o triênio 2020-2022 com risco estimado de 15,43 casos para cada 100.000 mulheres[3].

Apesar dos avanços no combate ao câncer do colo do útero no Brasil verificado nas últimas décadas, os indicadores de incidência e sobretudo de mortalidade revelam a importância de aprimoramento nas estratégias de prevenção primária e secundária.

Ampliar a cobertura e adesão ao programa de vacinação contra o Papilomavírus Humano (HPV) e rediscutir o rastreamento populacional com ênfase em estratégias organizadas e com controle de qualidade criterioso em todas as etapas são ações fundamentais no enfrentamento dos desafios ainda impostos pelo câncer do colo uterino no Brasil.

---

* Médico graduado e especialista em Ginecologia e Obstetrícia pela Universidade Federal do Triângulo Mineiro, Uberaba – Minas Gerais. Mestrado e Doutorado em Oncologia pela Fundação Pio XII. Coordenador médico do Departamento de Prevenção de Câncer do Hospital de Amor, Barretos – São Paulo.

Prevenção do câncer do colo do útero

Os programas de prevenção do câncer do colo do útero objetivam a redução das taxas de mortalidade específica pela doença e se apoiam em iniciativas de redução da incidência, detecção precoce e tratamento das lesões precursoras.

A principal estratégia de prevenção primária se apoia na vacinação contra HPV prioritariamente voltada para a população jovem (meninas e meninos) com garantia de cobertura adequada e consequente redução do risco de câncer[4]. Adicionalmente, há que se investir em ações antitabagismo e educação sexual com enfoque em sexo seguro e uso de preservativo, considerando as características de idade e cultura de cada grupo populacional[5].

Conceitualmente, a prevenção secundária do câncer do colo uterino pode ser dividida em rastreamento populacional e diagnóstico precoce. O rastreamento pressupõe a oferta periódica de exames de triagem para grupo populacional assintomático previamente definido por faixa etária prioritária. Já o diagnóstico precoce busca identificar a doença nas fases iniciais, levando-se em consideração a investigação clínica e exames complementares entre mulheres com sinais e sintomas reconhecidos como suspeitos para lesões cervicais.

O câncer do colo do útero certamente representa o modelo mais eminente de rastreamento populacional entre as doenças oncológicas e a obtenção de resultados eficazes depende de intervenções sistemáticas, organizadas e contínuas[6]. Wilson e Jungner estabeleceram em 1968 critérios que tornariam uma condição elegível para o rastreamento populacional que posteriormente foram atualizados e reforçam que o câncer do colo obedece os requisitos exigidos (Quadro 1)[7,8].

DIAGNÓSTICO

Exames para rastreamento de câncer cervical

Os principais exames empregados no rastreio do câncer do colo do útero são a citologia, pesquisa de HPV (teste molecular) e inspeção visual após aplicação de ácido acético (VIA).

Citologia (Papanicolaou)

Atualmente, a maioria dos programas de rastreamento de câncer cervical baseiam-se ainda na realização de testes citológicos (Papanicolaou), os quais foram responsáveis por substancial redução do ônus desse tipo de câncer nos países desenvolvidos, sobretudo quando associados a programas de rastreio organizados[9-11].

Quadro 1 – Critérios de elegibilidade para rastreamento populacional de câncer

O câncer em questão e os testes de rastreio utilizados devem obedecer alguns critérios:

✓ O programa de rastreamento deve atender a uma necessidade reconhecida, sendo a condição em questão um problema de saúde pública.

✓ Os objetivos da triagem devem ser definidos no início, considerando-se a história natural da doença.

✓ Deve haver uma população-alvo previamente definida que esteja exposta a maior risco.

✓ Deve haver evidências científicas da eficácia do programa de rastreamento e os exames que detectam o câncer no estágio assintomático devem ser disponíveis, aceitáveis e confiáveis.

✓ O programa deve ser contínuo e sistemático e integrar educação, serviços de diagnóstico e gestão de saúde.

✓ Deve haver garantia de qualidade, com mecanismos para minimizar os riscos potenciais do rastreio e os custos da triagem e tratamento devem ser razoáveis.

✓ O programa deve assegurar escolha informada, confidencialidade e respeito à autonomia do indivíduo.

✓ O programa deve promover equidade e garantir acesso à triagem para toda a população-alvo, bastando para isso pertencer à população-alvo definida, diminuindo a burocracia e minimizando barreiras de acesso aos exames.

✓ A avaliação do programa deve ser planejada desde o início e garantir seguimento adequado dos casos suspeitos e tratamento oportuno das lesões precursoras.

✓ Os benefícios gerais do rastreamento devem superar possíveis danos.

Fonte: Modificado de Andermann A. et al. 2008[8]

Estimativas indicam que o rastreamento adequadamente realizado entre mulheres na faixa etária de 25 a 65 anos por meio do teste de Papanicolaou possa reduzir em cerca de 80% a mortalidade determinada pela doença e em até 90% a incidência de câncer do colo do útero[12].

Apesar da inquestionável contribuição do Papanicolaou, sabe-se que o teste apresenta grande variação na sua sensibilidade e especificidade em detectar lesões neoplásicas e precursoras. Em diversas revisões, a sensibilidade da citologia em diagnosticar lesões de alto grau (HSIL) variou de 47% a 62%, e a especificidade de 60% a 96,8%[13,14].

Vários são os fatores que podem interferir para a ocorrência não desprezível de resultados falso-negativos advindos dos testes de Papanicolaou, estando associados a equívocos na coleta do material com amostragem celular inadequada e consequente não representação da zona de transformação do colo uterino, problemas relacionados ao preparo das lâminas e, sobretudo, aos erros de análise e interpretação da morfologia celular do esfregaço cervical.

Por volta dos anos de 1990, houve o desenvolvimento e aperfeiçoamento das técnicas de citologia com fixação celular em meio líquido (ML) que buscam aprimorar o teste de Papanicolaou. Objetivando diminuir os fatores de obscurecimento dos esfregaços cervicais e garantir maior qualidade no processo de fixação celular, a citologia em ML tem substituído os exames convencionais em muitos programas de rastreamento populacional de câncer do colo uterino, sobretudo nos países desenvolvidos. Desde 2019, está prevista também a utilização da citologia líquida no rol de procedimentos para rastreio no Brasil no âmbito do Sistema Único de Saúde (SUS)[15].

Quando empenhadas em condições adequadas de qualidade, há estudos que indicam similaridade no desempenho da citologia em ML e da citologia convencional (CV) no diagnóstico de NIC de alto grau ou pior (NIC2+)[16,17], porém, outras pesquisas mais recentes apontam superioridade do ML frente à citologia CV quando se comparam diferentes técnicas disponíveis[18,19].

Há evidências da superioridade da citologia em ML quando se avaliam fatores como a uniformização dos procedimentos de coleta, preservação da morfologia celular pela imediata fixação, menor número de artefatos e fatores de obscurecimento e melhor qualidade do esfregaço com consequente redução de amostras insatisfatórias[20,21].

Adicionalmente, outro importante benefício da citologia em ML está na possibilidade da realização de exames complementares partindo-se de uma única amostra, como, por exemplo, a pesquisa do HPV, testes imunocitoquímicos e outras pesquisas genéticas. A Figura 1 demonstra as diferenças na coleta do esfregaço e confecção das lâminas considerando CV e em ML[22].

Teste HPV

O teste de HPV vem gradualmente substituindo o Papanicolaou como teste primário no rastreio do câncer cervical. No Brasil, seu emprego está restrito à iniciativa privada e a poucos centros públicos regionais. A principal vantagem dos testes que detectam a presença de infecção por HPV de alto risco é a maior sensibilidade em diagnosticar lesões precursoras ou câncer (NIC2+) quando comparado à citologia[14].

Há evidências extraídas de diversos estudos que apontam taxas de sensibilidade em média 37% maiores na detecção de NIC2+ pelos testes de HPV quando comparado à citologia[23]. Além disso, quando negativos, os testes de HPV conferem alto valor protetor contra o desenvolvimento de lesões NIC3+,[24] estando indicado sobretudo para mulheres com idade ≥ 30 anos.

Outras vantagens do uso de HPV no rastreio populacional são: (A) ganho considerável em termos de reprodutibilidade dos testes que são automatizados e não examinador dependente; (B) melhor desempenho na detecção de lesões glandulares; (C) possibilidade de emprego de amostras autocoletadas com desempenho similar no diagnóstico (HPV-PCR) quando comparadas às amostras obtidas pelo clínico[25].

Por outro lado, a despeito das claras vantagens apontadas, há limitações relacionadas à baixa especificidade dos testes para pesquisa de HPV sobretudo em mulheres mais jovens, abaixo dos 30 anos, onde a infecção é muito prevalente. Essa característica contribuiria para uma elevação na demanda de pacientes encaminhadas para colposcopia.

Outro fator importante que deve ser considerado é que comparativamente ao exame citológico, o teste para HPV possui custo unitário mais elevado, o que não

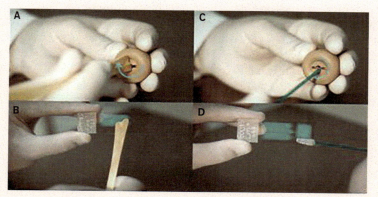

Citologia convencional, (A) Girar a espátula de Ayre 360° (2x) no sentido horário para coleta ectocervical. (B) Distribuir nos 2/3 próximos a extremidade fosca. (C) Girar a escova endocervical 360° (2x) no sentido horário para coleta endocervical. (D) Distribuir girando a escova no 1/3 oposto à extremidade fosca.

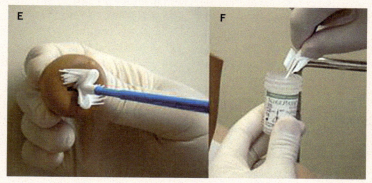

Citologia meio líquido. (E) Girar a escova 360° (2-3x) exercendo leve pressão sobre o colo uterino e assegurando-se de que a haste central atingiu o canal endocervical. (F) Destacar a extremidade da escova e depositá-la no frasco com líquido conservante.

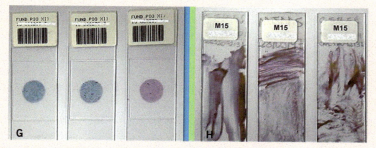

(G) Citologia em meio líquido. (H) Citologia convencional. Modificado de Possati-Resende et al. 2018[26].

Figura 1 – Esquematização para coleta de citologia convencional, em meio líquido e exemplos de preparação das lâminas
Fonte: acervo pessoal.

necessariamente representa relação custo-efetividade desfavorável. Pesquisas recentes têm apontado para uma relação custo-efetividade positiva, inclusive no Brasil, para o uso de HPV no rastreio, ao considerar modelos com maior intervalo de tempo entre as triagens (a cada 5 anos)[26].

DIRETRIZES BRASILEIRAS PARA O RASTREAMENTO

No Brasil, por volta da década de 1940, surgem as primeiras iniciativas voltadas para o controle do câncer do colo do útero com a introdução dos testes citológicos e da colposcopia como exame diagnóstico complementar. Durante os próximos 70 anos, verificou-se ampliação e sistematização do programa nacional de rastreio com padronização das técnicas, aumento da cobertura populacional e construção de bancos de dados nacionais para registro e seguimento de casos alterados.

As condutas e normativas que norteiam os critérios de rastreio, população-alvo, periodicidade, investigação complementar e tratamento foram discutidas por grupo de especialistas e atualizadas em 2016 (Diretrizes Brasileiras para o Rastreamento do Câncer do Colo do Útero)[27]. O teste de escolha para o rastreio, de acordo com as Diretrizes, permanece sendo o Papanicolaou indicado prioritariamente para mulheres entre 25 e 64 anos (Quadro 2).

Fundamental enfatizar a importância de se ofertar os exames citológicos de rastreio para o grupo de mulheres cuja faixa etária está mais comumente exposta ao desenvolvimento da doença. O emprego rotineiro do Papanicolaou entre mulheres jovens,

Quadro 2 – População-alvo e periodicidade dos testes citopatológicos de acordo com as Diretrizes Brasileiras		
População-alvo	**Início do rastreio**	Aos **25 anos** de idade para mulheres que já tiveram ou têm atividade sexual
	Término do rastreio	Os exames periódicos devem seguir até os **64 anos** de idade e, naquelas mulheres sem história prévia de doença neoplásica pré-invasiva, interrompidos quando essas mulheres tiverem pelo menos dois exames negativos consecutivos nos últimos 5 anos
		Para mulheres com mais 64 anos de idade e que nunca se submeteram ao exame citopatológico, deve-se realizar dois exames com intervalo de um a três anos. Se ambos os exames forem negativos, essas mulheres podem ser dispensadas de exames adicionais
Periodicidade		Os dois primeiros exames devem ser realizados com intervalo **anual** e, se ambos os resultados forem negativos, os próximos devem ser realizados a cada **3 anos**

Fonte: Diretrizes Brasileiras para o Rastreamento de Câncer do Colo do Útero[27]

sobretudo abaixo dos 25 anos, não deve ser estimulado, visto que não há comprovação da redução de mortalidade por câncer cervical nesse grupo.

A infecção por HPV entre as mulheres jovens é comum e habitualmente benigna, com altas taxas de regressão em períodos que variam de 12 a 24 meses. O emprego do Papanicolaou nesse grupo resulta em maior porcentagem de exames positivos, com laudos de lesões de baixo grau ou mesmo de alto grau (sobretudo NIC2) com grande potencial de regressão espontânea. O rastreio precoce expõe as jovens a biópsias desnecessárias, tratamentos iatrogênicos e elevação dos riscos de complicações obstétricas futuras. Há situações especiais em que as recomendações para o rastreamento devem ser individualizadas (Quadro 3).

Nomenclatura dos laudos citopatológicos e critérios para colposcopia

Os laudos citopatológicos devem ser padronizados e para tanto a Sociedade Brasileira de Citopatologia (SBC) atualizou em 2020 a nomenclatura, reafirmando a utilização dos critérios de Bethesda (2015) na sua íntegra[28]. No Quadro 4, estão resumidos os possíveis laudos e a conduta clínica a ser definida considerando as atipias diagnosticadas e a necessidade de colposcopia imediata.

Quadro 3 – Recomendações para o rastreamento de câncer cervical em grupos especiais

Grupos Específicos	Recomendações
Mulheres sem atividade sexual	Considerando o papel da infecção persistente pelo HPV na fisiopatologia do câncer do colo do útero, não há indicação de rastreamento entre mulheres que não iniciaram atividade sexual
Gestantes	O período de gestação constitui oportunidade valiosa de rastreio entre as mulheres que não têm exames atualizados. Os critérios de faixa etária e periodicidade são os mesmos recomendados para não grávidas
Mulheres histerectomizadas	Mulheres submetidas à histerectomia total por lesões benignas, sem história prévia de diagnóstico ou tratamento de lesões cervicais de alto grau, podem ser excluídas do rastreamento, desde que apresentem exames anteriores normais
Mulheres imunossuprimidas	Mulheres portadoras de HIV, transplantadas ou em uso de imunossupressores devem ser rastreados a partir do início da atividade sexual com intervalos semestrais no primeiro ano e, se normais, manter seguimento anual enquanto se mantiver o fator de imunossupressão

Fonte: Diretrizes Brasileiras para o Rastreamento de Câncer do Colo do Útero[27]

Quadro 4 – Resumo de recomendações baseadas nos laudos citopatológicos

Diagnóstico citopatológico	Faixa etária	Conduta inicial
ANORMALIDADES EM CÉLULAS EPITELIAIS ESCAMOSAS		
Células escamosas atípicas de significado indeterminado, possivelmente não neoplásicas (**ASC-US**)	< 25 anos	Repetir citologia em 3 anos
	Entre 25 e 29 anos	Repetir citologia em 12 meses
	≥ 30 anos	Repetir citologia em 6 meses
Células escamosas atípicas de significado indeterminado, não podendo excluir lesão intraepitelial de alto grau (**ASC-H**)	Indiferente	Colposcopia
Lesão intraepitelial escamosa de baixo grau (**LSIL**)	< 25 anos	Repetir citologia em 3 anos
	≥ 25 anos	Repetir citologia em 6 meses
Lesão intraepitelial de alto grau (**HSIL**)		
Lesão intraepitelial de alto grau com características suspeitas de invasão	Indiferente	Colposcopia
Carcinoma de células escamosas		
ANORMALIDADES EM CÉLULAS EPITELIAIS GLANDULARES		
Células endocervicais, endometriais ou glandulares atípicas, sem outras especificações		
Células endocervicais ou glandulares atípicas, favorecendo neoplasia		
Adenocarcinoma endocervical in situ, Adenocarcinoma endocervical, Adenocarcinoma endometrial, Adenocarcinoma extrauterino, Adenocarcinoma, sem outras especificações (SOE), Outras neoplasias malignas (especificar)	Indiferente	Colposcopia

Fonte: Modificado de Diretrizes Brasileiras para o Rastreamento de Câncer do Colo do Útero[27]

Os achados morfológicos classificados como ASC-US e LSIL podem representar diagnósticos de NIC2+ em cerca de 5%-30% dos casos, dependendo da atipia, e por corresponderem à maioria dos laudos cito-patológicos positivos, indicam a repetição do Papanicolaou em intervalos variáveis na dependência da faixa etária. Na presença de novo laudo com qualquer atipia, indicar a colposcopia. Contudo, na disponibilidade de testes moleculares para HPV, é possível sua indicação como teste sequencial após ASC-US (entre mulheres ≥ 25 anos) e LSIL (entre mulheres ≥ 30 anos). Testes positivos para HPV de alto risco indicam necessidade de colposcopia imediata[22,29].

Na identificação de atipias glandulares (endocervicais, endometriais ou não es-pecificadas) rotineiramente, está indicada, além da colposcopia, a amostragem de canal endocervical (escovado ou curetagem endo-cervical), e sobretudo entre mulheres com atipias endometriais, acima de 35 anos ou com padrão anormal de sangramento uterino, a investigação da cavidade endometrial com exame de imagem é imperativa.

Teste de HPV para rastreio no Brasil

Apesar de não haver a padronização do emprego de testes moleculares no rastreio populacional em cenário público no Brasil, várias regiões têm desenvolvido modelos locais que preveem o uso do HPV[30,31]. A FEBRASGO[32] e grupo de especialistas bra-sileiros[33] publicaram recomendações para o emprego dos testes de HPV isoladamente ou em associação à citologia.

Resumidamente, as recomendações mais relevantes indicam:

- teste de HPV no rastreio primário de mulheres ≥ 30 anos;

- repetir teste HPV a cada 5 anos após resultado inicial negativo;

- após teste HPV de alto risco positivo, outro teste sequencial (teste reflexo) poderá ser realizado (p. ex.: citologia) para indicação de colposcopia;

- na disponibilidade de teste com geno-tipagem, a positividade para os tipos 16 e 18 indica colposcopia imediata;

- mulheres ≥ 25 anos com ASC-US podem realizar teste HPV em subs-tituição a nova citologia (colposcopia se HPV positivo);

- mulheres ≥ 30 anos com LSIL podem realizar teste HPV em substituição a nova citologia (colposcopia se HPV positivo);

- no acompanhamento após tratamen-to de lesão intraepitelial de alto grau e adenocarcinoma in situ pode-se empregar o HPV em intervalos de 6-12 meses para descartar lesões re-siduais ou recorrente.

A Figura 2 detalha o fluxograma proposto para o emprego do HPV no rastreio primário entre mulheres de 30-64 anos de idade.

A disponibilidade dos testes de HPV no rastreamento confere ainda a oportunidade do emprego de amostragens autocoletadas com objetivo de detectar infecção na secreção vaginal. Vários países já se utilizam dessa prá-tica sobretudo para garantir aumento da co-bertura entre grupos de mulheres resistentes ao exame ginecológico convencional e atingir populações residentes em áreas remotas[25]. No Brasil, projetos pilotos têm reafirmado a

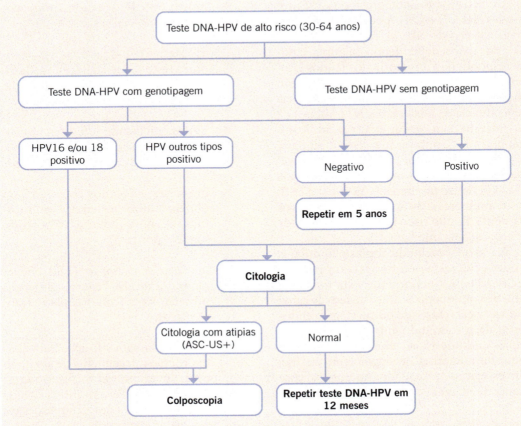

Figura 2 – Recomendações para teste de HPV no rastreio primário
Fonte: Zeferino et al. 2018[33]

importância da autocoleta como alternativa para os diferentes cenários e necessidades[34-36].

CONSIDERAÇÕES FINAIS

É indiscutível a eficácia do rastreamento populacional do câncer do colo do útero em reduzir mortalidade, sobretudo quando conduzido de forma organizada com alta cobertura da população-alvo e controle de qualidade dos exames e processos. No Brasil, ainda há desafios importantes a serem superados na construção de bancos de dados nacionais confiáveis que possam fornecer indicadores atualizados de cobertura, seguimento e tratamento dos casos positivos. Adicionalmente, as diferenças regionais devem ser valorizadas para a implementação de soluções personalizadas para os diferentes grupos populacionais do país.

No cenário público, investimentos em tecnologia e informatização dos processos são fundamentais para a rastreabilidade das mulheres e a concomitante adoção de exames moleculares com melhor sensibilidade e reprodutibilidade poderá representar ganho considerável de desempenho.

O papel do ginecologista em reconhecer os achados anormais, seja dos exames citológicos ou de HPV que indicam necessidade de investigação complementar, é vital para estratificação de risco das mulheres com potencial de desenvolvimento de lesões precursoras e câncer do colo uterino.

REFERÊNCIAS BIBLIOGRÁFICAS

1. Bray F, Ferlay J, Soerjomataram I, Siegel RL, Torre LA, Jemal A. Global cancer statistics 2018: GLOBOCAN estimates of incidence and mortality worldwide for 36 cancers in 185 countries. CA Cancer J Clin. novembro de 2018;68(6):394–424.

2. Arbyn M, Weiderpass E, Bruni L, Sanjosé S de, Saraiya M, Ferlay J, et al. Estimates of incidence and mortality of cervical cancer in 2018: a worldwide analysis. Lancet Glob Health. 1o de fevereiro de 2020;8(2):e191–203.

3. Instituto Nacional de Câncer José Alencar Gomes da Silva. Estimativa 2020: incidência de câncer no Brasil | INCA – Instituto Nacional de Câncer [Internet]. [citado 21 de junho de 2021]. Disponível em: https://www.inca.gov.br/publicacoes/livros/estimativa-2020-incidencia-de-cancer-no-brasil.

4. Lei J, Ploner A, Elfström KM, Wang J, Roth A, Fang F, et al. HPV Vaccination and the Risk of Invasive Cervical Cancer. N Engl J Med. 1o de outubro de 2020;383(14):1340–8.

5. Cervical cancer elimination strategy. [Internet]. [citado 23 de junho de 2021]. Disponível em: https://cdn.who.int/media/docs/default-source/cervical-cancer/cervical-cancer-elimination-strategy-20200508b99e-1a91e6ac490a9ec29e3706bdfacf_c2ff-5d7a-7013-4df1-a690-2a35d88434c5.pdf?sfvrsn=b8690d1a_22&download=true.

6. Basu P, Mittal S, Bhadra Vale D, Chami Kharaji Y. Secondary prevention of cervical cancer. Best Pract Res Clin Obstet Gynaecol. fevereiro de 2018;47:73–85.

7. Wilson JM. Principles and practice of mass screening for disease. Bol Pficina Sanit Panam. 1968;65:281–393.

8. Andermann A, Blancquaert I, Beauchamp S, Déry V. Revisiting Wilson and Jungner in the genomic age: a review of screening criteria over the past 40 years. Bull World Health Organ. 2008;86:317–9.

9. Vaccarella S, Lortet-Tieulent J, Plummer M, Franceschi S, Bray F. Worldwide trends in cervical cancer incidence: Impact of screening against changes in disease risk factors. Eur J Cancer. 1o de outubro de 2013;49(15):3262–73.

10. Zhang X, Zeng Q, Cai W, Ruan W. Trends of cervical cancer at global, regional, and national level: data from the Global Burden of Disease study 2019. BMC Public Health. 12 de maio de 2021;21(1):894.

11. Oke JL, O'Sullivan JW, Perera R, Nicholson BD. The mapping of cancer incidence and mortality trends in the UK from 1980–2013 reveals a potential for overdiagnosis. Sci Rep. 2 de outubro de 2018;8(1):14663.

12. Screening for squamous cervical cancer: duration of low risk after negative results of cervical cytology and its implication for screening policies. IARC Working Group on evaluation of cervical cancer screening programmes. Br Med J Clin Res Ed. 13 de setembro de 1986;293(6548):659–64.

13. Nanda K, McCrory DC, Myers ER, Bastian LA, Hasselblad V, Hickey JD, et al. Accuracy of the Papanicolaou test in screening for and follow-up of cervical cytologic abnormalities: a systematic review [Internet]. Database of Abstracts of Reviews of Effects (DARE): Quality-assessed Reviews [Internet]. Centre for Reviews and Dissemination (UK); 2000 [citado 26 de junho de 2021]. Disponível

em: https://www.ncbi.nlm.nih.gov/books/NBK68428/.

14. Cuzick J, Clavel C, Petry K-U, Meijer CJLM, Hoyer H, Ratnam S, et al. Overview of the European and North American studies on HPV testing in primary cervical cancer screening. Int J Cancer. 2006;119(5):1095–101.

15. Portaria No 63 de 12 de dezembro de 2019. Secretaria de Ciência, Tecnologia, Inovação e Insumos Estratégicos em Saúde do Ministério da Saúde [Internet]. [citado 26 de junho de 2021]. Disponível em: https://brasilsus.com.br/wp-content/uploads/2019/12/portaria63.pdf.

16. Arbyn M, Bergeron C, Klinkhamer P, Martin-Hirsch P, Siebers AG, Bulten J. Liquid compared with conventional cervical cytology: a systematic review and meta-analysis. Obstet Gynecol. janeiro de 2008;111(1):167–77.

17. Davey E, Barratt A, Irwig L, Chan SF, Macaskill P, Mannes P, et al. Effect of study design and quality on unsatisfactory rates, cytology classifications, and accuracy in liquid-based versus conventional cervical cytology: a systematic review. Lancet Lond Engl. 14 de janeiro de 2006;367(9505):122–32.

18. Rozemeijer K, Naber SK, Penning C, Overbeek LIH, Looman CWN, de Kok IMCM, et al. Cervical cancer incidence after normal cytological sample in routine screening using SurePath, ThinPrep, and conventional cytology: population based study. BMJ. 14 de fevereiro de 2017;356:j504.

19. Scapulatempo C, Fregnani JHTG, Campacci N, Possati-Resende JC, Longatto-Filho A, Rodeo Study Team. The significance of augmented high-grade squamous intraepithelial lesion detection on pap test examination: partial results from the RODEO study team. Acta Cytol. 2013;57(5):489–94.

20. Hoda RS, Loukeris K, Abdul-Karim FW. Gynecologic cytology on conventional and liquid-based preparations: a comprehensive review of similarities and differences. Diagn Cytopathol. março de 2013;41(3):257–78.

21. Fontaine D, Narine N, Naugler C. Unsatisfactory rates vary between cervical cytology samples prepared using ThinPrep and SurePath platforms: a review and meta-analysis. BMJ Open. 2012;2(2):e000847.

22. Possati-Resende JC, Vazquez F de L, Biot ST, Mauad EC, Talarico T, Fregnani JHTG, et al. Organized Cervical Cancer Screening Program in Barretos, Brazil: Experience in 18 Municipalities of São Paulo State. Acta Cytol. 2018;62(1):19–27.

23. von Karsa L, Arbyn M, De Vuyst H, Dillner J, Dillner L, Franceschi S, et al. European guidelines for quality assurance in cervical cancer screening. Summary of the supplements on HPV screening and vaccination. Papillomavirus Res. 1o de dezembro de 2015;1:22–31.

24. Huh WK, Ault KA, Chelmow D, Davey DD, Goulart RA, Garcia FAR, et al. Use of primary high-risk human papillomavirus testing for cervical cancer screening: interim clinical guidance. Obstet Gynecol. fevereiro de 2015;125(2):330–7.

25. Arbyn M, Smith SB, Temin S, Sultana F, Castle P, Collaboration on Self-Sampling and HPV Testing. Detecting cervical precancer and reaching underscreened women by using HPV testing on self samples: updated meta-analyses. BMJ. 5 de dezembro de 2018;363:k4823.

26. Vale DB, Silva MT, Discacciati MG, Polegatto I, Teixeira JC, Zeferino LC. Is the HPV-test more cost-effective than cytology in cervical cancer screening? An economic analysis from a middle-income country. PloS One. 2021;16(5):e0251688.

27. Instituto Nacional de Câncer José Alencar Gomes da Silva. Diretrizes brasileiras para o rastreamento do câncer do colo do útero [Internet]. INCA – Instituto Nacional de Câncer. 2018 [citado 21 de junho de 2021]. Disponível em: https://www.inca.gov.br/publicacoes/

livros/diretrizes-brasileiras-para-o-rastreamento-do-cancer-do-colo-do-utero.

28. Nomenclatura para laudos citopatológicos. E-Book (Sociedade Brasileira de Citopatologia – SBC) [Internet]. [citado 26 de junho de 2021]. Disponível em: https://colposcopia.org.br/wp-content/uploads/2020/08/E-BOOK-SOCIEDADE-BRASILEIRA-DE-CITOPATOLOGIA_SBC-1-1.pdf.

29. Massad LS, Einstein MH, Huh WK, Katki HA, Kinney WK, Schiffman M, et al. 2012 updated consensus guidelines for the management of abnormal cervical cancer screening tests and cancer precursors. Obstet Gynecol. abril de 2013;121(4):829–46.

30. Teixeira JC, Vale DB, Bragança JF, Campos CS, Discacciati MG, Zeferino LC. Cervical cancer screening program based on primary DNA-HPV testing in a Brazilian city: a cost-effectiveness study protocol. BMC Public Health. 28 de abril de 2020;20(1):576.

31. Levi JE, Martins TR, Longatto-Filho A, Cohen DD, Cury L, Fuza LM, et al. High-Risk HPV Testing in Primary Screening for Cervical Cancer in the Public Health System, São Paulo, Brazil. Cancer Prev Res Phila Pa. agosto de 2019;12(8):539–46.

32. Rastreio, diagnóstico e tratamento do câncer de colo de útero, São Paulo: Federação Brasileira das Associações de Ginecologia e Obstetrícia (FEBRASGO), 2017 [Internet]. [citado 30 de junho de 2021]. Disponível em: https://www.febrasgo.org.br/media/k2/attachments/05Z-ZDIAGNOySTICOZ-RASTREIOZEZTRATAMENTOZDOZ-CAyNCERZDEZCOLOZDEZUyTERO.pdf.

33. Zeferino LC, Bastos JB, Vale DBAP do, Zanine RM, Melo YLMF de, Primo WQSP, et al. Guidelines for HPV-DNA Testing for Cervical Cancer Screening in Brazil. Rev Bras Ginecol Obstet. junho de 2018;40(6):360–8.

34. Pantano N de P, Fregnani JH, Resende JC, Zeferino LC, Fonseca B de O, Antoniazzi M, et al. Evaluation of human papillomavirus self-collection offered by community health workers at home visits among under-screened women in Brazil. J Med Screen. junho de 2021;28(2):163–8.

35. Lorenzi AT, Fregnani JHTG, Possati-Resende JC, Neto CS, Villa LL, Longatto-Filho A. Self-collection for high-risk HPV detection in Brazilian women using the care-HPVTM test. Gynecol Oncol. outubro de 2013;131(1):131–4.

36. Torres KL, Mariño JM, Pires Rocha DA, de Mello MB, de Melo Farah HH, Reis RDS, et al. Self-sampling coupled to the detection of HPV 16 and 18 E6 protein: A promising option for detection of cervical malignancies in remote areas. PloS One. 2018;13(7):e0201262.

capítulo 23

Tratamento das lesões precursoras do câncer do colo do útero

➤ Diama Bhadra Andrade Peixoto do Vale*
➤ Larissa Nascimento Gertrudes**
➤ Hisa Matsumoto Videira***

INTRODUÇÃO

O câncer do colo do útero é uma doença com história natural longa e bem definida. Os muitos anos que precedem a forma invasiva são uma oportunidade para a interrupção do processo oncogênico através do tratamento das lesões precursoras. Este capítulo trata das indicações, métodos de tratamento e seguimento das lesões intraepiteliais de alto grau e do adenocarcinoma in situ.

O que são as lesões precursoras do câncer do colo do útero?

A história do câncer do colo do útero (CCU) se inicia com a infecção de uma mulher susceptível por um Papillomavírus (HPV) de alto risco oncogênico. Os tipos 16 e 18 são os mais relevantes. A maior parte das infecções acontece logo após o início da atividade sexual, em até 4 anos após a infecção tipo-específica, quando cerca de 90% das mulheres eliminam o vírus. As mulheres com infecções persistentes (10%) são a população de risco para o CCU.

Após o contato com o epitélio genital, o vírus infecta as células da camada basal. A zona de transformação cervical com seu epitélio metaplásico é um ambiente bastante favorável à penetração e persistência celular do vírus. O HPV utiliza a maquinaria celular do hospedeiro para se replicar e infectar

---

* Professora Doutora do Departamento de Tocoginecologia da UNICAMP; Pós-doutorado na Agência Internacional de Pesquisa em Câncer da OMS; Mestrado e Doutorado na UNICAMP e Graduação na UFRJ.

** Residente do departamento de Tocoginecologia do CAISM/FCM/UNICAMP.

*** Residente do departamento de Tocoginecologia do CAISM/FCM/UNICAMP.

novas células. Nesta fase podem ser observadas alterações citológicas transitórias, como a coilocitose e alterações compatíveis com lesão intraepitelial de baixo grau (LIEBG).

Caso a mulher não elimine o vírus, a infecção persistente pode resultar na integração do DNA viral com o DNA do hospedeiro, e o desencadeamento do processo carcinogênico. A manifestação citológica observada nessa fase é a lesão intraepitelial de alto grau (LIEAG) (epitélio escamoso ectocervical) ou o adenocarcinoma in situ (AIS) (epitélio glandular endocervical). Os correspondentes histológicos são as neoplasias intraepiteliais cervicais graus 2 ou 3 (NIC2 ou NIC3) e o AIS.

A NIC2 é um diagnóstico intermediário que se assemelha mais a uma LIEBG em mulheres jovens, e como uma NIC3 nas demais. A NIC3 e o AIS são as verdadeiras lesões precursoras do CCU. São intraepiteliais porque não ultrapassam a membrana basal do tecido. A neoplasia microinvasora (até 5 mm de profundidade de invasão) ou invasora ocorrem quando o estroma cervical é invadido. Os termos microinvasor(a) e invasor(a) serão tratados neste capítulo como invasor(a).

DIAGNÓSTICO

A maioria das mulheres com lesões precursoras são assintomáticas, e o diagnóstico acontece no rastreamento. Quando presentes, os sinais são o sangramento pós-coito ou o sangramento uterino anormal, devido à fragilidade do epitélio acometido, que se destaca facilmente expondo os vasos do estroma.

O rastreamento visa identificar as mulheres portadoras de lesões precursoras e tratá-las, evitando o aparecimento da forma invasiva. O teste mais utilizado no rastreamento no Brasil ainda é a citologia. Atualmente, é recomendado o rastreamento com o teste de detecção do DNA-HPV de alto risco (teste-HPV) isolado[1-6] (A). A citologia nessa estratégia só deve ser utilizada para a triagem dos casos de teste-HPV positivos. Apesar de estar disponível no Brasil, o teste-HPV não foi incorporado até o momento pelo Ministério da Saúde. Um estudo de base populacional em Indaiatuba, São Paulo, reportou uma custo-efetividade favorável à utilização do teste-HPV no rastreamento primário e isolado em nosso meio[7].

Diante de um resultado citológico de LIEAG ou AIS, a paciente deve ser encaminhada para a realização de colposcopia[8] (A). A colposcopia permite identificar os locais mais adequados para a realização da biópsia, que é o teste diagnóstico. Quando o acesso ao serviço de saúde é difícil, é aceitável realizar o tratamento da LIEAG sem a confirmação diagnóstica (biópsia) (método "Ver-e-tratar")[8] (A). Nessa estratégia, o benefício de aumentar a adesão supera o risco de tratamentos desnecessários. Os critérios para a realização do método "Ver-e-tratar" são: colposcopia com achados maiores, junção escamo-colunar (JEC) visível, lesão restrita ao colo e ausência de suspeita de invasão ou lesão glandular.

Dois testes de HPV são utilizados na prática clínica: a captura híbrida (CH) e a reação em cadeia de polimerase (PCR). Quando um teste de HPV é utilizado como método de rastreamento primário, e o resultado é negativo, a mulher deve repetir o rastreamento em três anos (se tiver antecedente de LIEAG/AIS) ou 5 anos (sem antecedentes)[9] (B).

A CH informa se a mulher é positiva ou negativa para os principais tipos de HPV de alto risco. Quando a CH é positiva, o próximo passo é a realização da citologia como teste de triagem, antes da colposcopia. Se a citologia evidenciar atipias em células escamosas/glandulares ou lesão mais grave (ASC/AGC+), deve então realizar colposcopia[2,3] (A). Se a citologia for negativa, o teste-HPV deverá ser repetido em um ano[2,3] (A). A PCR pode identificar se a mulher é positiva ou negativa para os tipos "16", "18" e para "outros tipos de alto risco". Se positiva para o conjunto "outros tipos de alto risco", deve realizar citologia, e se o resultado for ASC/AGC+, realizar colposcopia[2,3] (A). Se a citologia for negativa, o teste-HPV deverá ser repetido em um ano[2,3] (A). Se o teste-HPV (PCR) for positivo para os tipos "16" ou "18", a paciente deve ser encaminhada para colposcopia independente do resultado da citologia[2,3] (A).

O diagnóstico diferencial do adenocarcinoma no trato genital

A caracterização citológica das células glandulares é difícil, e o diagnóstico de células atípicas, pouco reprodutível. Diante de um resultado citológico AIS, o diagnóstico diferencial com patologias endometriais deve ser realizado em todas as mulheres acima de 35 anos e nas mais jovens com risco clínico de hiperplasia e câncer de endométrio[8,10] (A). Um teste-HPV negativo nessa situação aumenta o risco de doença extracervical[10] (A).

TRATAMENTO

Por que e quando tratar as LIEAG?

A LIEAG é a lesão precursora do CCU de células escamosas, tipo histológico de cerca de 80% dos casos. Indica que o processo de carcinogênese foi ativado no epitélio cervical. Nesta fase, a imunidade da paciente ainda é capaz de conter a lesão, que pode regredir. Atualmente, não é possível identificar quais são as pacientes que irão evoluir para a doença invasiva. Ao considerar os riscos e benefícios, toda LIEAG em mulheres acima de 30 anos deve ser tratada[2,3,8] (A). As pacientes com suspeita de invasão deverão realizar biópsia da área suspeita. Se o resultado não confirmar a suspeita, realizar método excisional como prosseguimento da investigação[8] (A) (Quadro 1).

Situações especiais: mulheres jovens

Mulheres jovens apresentam taxas de regressão altas. Portanto, o benefício do tratamento nesse grupo é reduzido. A principal complicação do tratamento é a morbidade

---

Quadro 1 – Indicações do tratamento: LIEAG e NIC2/3

- Resultado citológico LIEAG e critérios atendidos para método "Ver e tratar" em mulheres acima de 25 anos (> 25 anos)[3,8] (A).
- Resultado histológico NIC2 ou NIC3 em > 25 anos[3,8] (A).

obstétrica[11], mais frequente em mulheres jovens. Assim, considerando os riscos e benefícios do tratamento, as condutas devem ser mais conservadoras, reservando o tratamento excisional para suspeita de invasão ou quando o seguimento não puder ser garantido. Deve-se também considerar o papel da biópsia em ativar a imunidade local e favorecer a regressão da lesão.

As recomendações são claras para < 25 anos. Para o grupo entre 25 e 30 anos, as condutas devem ser individualizadas, considerando principalmente o risco de perda de seguimento. Em todas as situações, mas especialmente nesse grupo, é importante que a paciente participe da decisão, e que realmente o consentimento seja esclarecido (D) (Quadro 2).

Situações especiais: gestantes

As taxas de progressão em gestantes não são alteradas pelo curso da gestação, e podem até mesmo regredir. A deciduose do colo gravídico altera a vascularização local e, portanto, os procedimentos cervicais devem ser evitados pelo risco de sangramento excessivo. A biópsia deve ser evitada[8] (B).

A presença da lesão não deve alterar a via de parto. É recomendável que o colposcopista ressalte no cartão de pré-natal que a VIA DE PARTO É OBSTÉTRICA (D). Em cerca de 45 dias após o parto, os achados colposcópicos são os usuais (Quadro 3).

Situações especiais: imunossuprimidas

Ao contrário das jovens, as pacientes imunossuprimidas têm maiores taxas de progressão para doença invasiva e recidiva. As recomendações para mulheres imunossuprimidas são semelhantes às das imunocompetentes[3,8] (A). O seguimento deve ser rigoroso[3,8] (A).

Por que e quando tratar o AIS?

A abordagem do AIS do colo do útero é um desafio. O rastreamento citológico falha

---

Quadro 2 – Recomendações para < 25 anos com lesão escamosa

- *Citologia LIEAG*: Encaminhar para colposcopia e biópsia[8] (A). O método "rastrear-e--tratar" é inaceitável[8] (D).

- *Histologia "negativa para neoplasia" ou NIC1*: Repetir citologia e colposcopia até obter dois resultados negativos[8] (D).

- *Histologia NIC2*: Adotar manejo conservador com citologia e colposcopia a cada 6 meses. Se a lesão regredir (2 citologias negativas), rastreio citológico trienal até 30 anos. Se a lesão persistir por 24 meses ou progredir, realizar tratamento excisional[3,8,12,13] (B).

- *Histologia NIC3*: Tanto o manejo conservador quanto o tratamento são aceitáveis[8,12,13] (B). Considerar fortemente o risco de perda de seguimento (D).

Não é recomendável a realização do teste-HPV em < 25 anos. A positividade nesse grupo é muito elevada, e geralmente representa infecção transitória.

> **Quadro 3** – Recomendações para gestantes com lesão escamosa
>
> - *Citologia LIEAG ou Teste-HPV (PCR) positivo para 16 ou 18*: Realizar citologia e colposcopia. Realizar biópsia somente na suspeita de invasão. Repetir citologia e colposcopia após 45 a 60 dias do parto[3,8,14] (C).
>
> - *Histologia NIC2/NIC3*: Repetir citologia e colposcopia após 45 a 60 dias do parto[3,8,14] (C).

em detectar o AIS pela dificuldade de serem obtidas células glandulares no esfregaço cervical; pela pouca habilidade de citotécnicos na leitura dessas células; e pela topografia endocervical da lesão, muitas vezes inacessível à colposcopia. O teste-HPV melhora o desempenho do rastreamento na detecção das lesões glandulares.

No manejo do AIS, é importante considerar que algumas pacientes apresentam doença multifocal, ou seja, quando há um espaço de cerca de 2 mm entre os focos de lesão. Além disso, mais da metade tem lesão escamosa concomitante: recomenda-se não descartar a possibilidade de lesão glandular diante de uma citologia AIS e uma biópsia com diagnóstico escamoso (D).

Indicações do tratamento do AIS

O AIS deve sempre ser tratado e o tratamento definitivo é a histerectomia simples[2,3,8,15] (A). A conização é diagnóstica, e todo esforço deve ser realizado para afastar a presença de invasão[2,3,8,15] (A). O objetivo técnico é obter margens interpretáveis. A profundidade recomendada é de 20 mm (excisão tipo 3)[3,8] (D). Na suspeita de invasão, realizar biópsia. Caso a biópsia não confirme a suspeita, dar preferência à conização com bisturi convencional (D) (Quadro 4).

Quando uma ou ambas as margens da conização diagnóstica no AIS forem positivas, deve ser considerada a possibilidade de interpretação diagnóstica incompleta, devido ao caráter multifocal da doença. Recomenda-se realizar a reexcisão (reconização) após 6 semanas, que é o tempo necessário para cicatrização e melhor leitura histológica[2,3,8,15] (A). Todo esforço deve ser empreendido para realizar nova conização e evitar histerectomia, pelo risco de doença invasiva oculta. Pacientes com colo curto no exame clínico podem apresentar colo factível à realização

> **Quadro 4** – Indicações para a conização diagnóstica no AIS
>
> - Resultado citológico AIS: Realizar conização mesmo se colposcopia normal ou com achados menores/maiores em epitélio ectocervical[2,3,8,15] (A).
>
> - Resultado histológico AIS[2,3,8,15] (A).

de conização após anestesia regional e tração do colo, por relaxamento dos tecidos para-cervicais (Quadro 5).

Situação especial: paciente com prole incompleta e AIS

Nessa situação, o tratamento definitivo poderá ser adiado até que a paciente considere sua prole desejada[2,3,8,15] (A) (Quadro 6).

Como tratar as lesões precursoras?

Os objetivos do tratamento são eliminar a lesão e reduzir o risco de recidiva. Os métodos excisionais são preferíveis em relação aos destrutivos por possibilitarem a análise histológica. Métodos destrutivos ainda são utilizados em regiões com pouco recursos, e por isso serão descritos nesse capítulo.

Métodos destrutivos

São eles a crioterapia, a coagulação a frio, a diatermocoagulação e a vaporização por laser[16]. A experiência do profissional e os custos devem ser avaliados para escolha. São candidatas ao tratamento com método destrutivo as pacientes que apresentarem colposcopia com JEC visível, sem suspeita de doença glandular ou invasão. Além de não fornecerem espécime para avaliação histológica, podem ocultar uma lesão invasiva.

A crioterapia utiliza uma sonda com nitrogênio líquido que promove o resfriamento da lesão, com o desencadeamento do processo de reparação tecidual local. A coagulação a frio utiliza uma sonda térmica que aquece o tecido, causando destruição local e hemostasia. São opções de tratamento em regiões sem acesso à energia elétrica, com curva de aprendizado baixa. A taxa de resposta da crioterapia é acima de 90%[17-20]. Em comparação com o método excisional, a crioterapia tem menor risco de sangramento nas primeiras 24 horas, porém após apresenta maior risco de recorrência e infecção[21].

A diatermocoagulação é uma técnica um pouco mais complexa, e que necessita de energia elétrica e anestesia local. Ela destrói o epitélio através de transmissor de ondas curtas com aquecimento do tecido. É uma opção quando a lesão se estende para a

---

Quadro 5 – Indicações para histerectomia no AIS

- Conização diagnóstica com resultado AIS e margens livres[2,3,8,15] (A).
- Doença do trato genital superior afastada[2,8,10] (A).

Quadro 6 – Indicação para o manejo conservador na paciente com AIS

- Conização diagnóstica com margens livres[2,3,8,15] (A).
- Doença do trato genital superior afastada[2,8,10] (A).
- Acesso garantido e manifestação da paciente à adesão ao seguimento (D).

vagina. Na vaporização por laser de CO_2, o calor transmitido ao tecido leva a coagulação e necrose. Com os métodos destrutivos é importante a destruição da cripta glandular (cerca de 6 mm), para evitar a persistência de doença no fundo da glândula.

Métodos excisionais

Os métodos excisionais são os métodos de escolha para tratamento das lesões precursoras. A conização é frequentemente usada como sinônimo de método excisional. Trata-se da retirada de um fragmento cilíndrico do colo do útero que contém parte da zona de transformação e do canal endocervical. É um método diagnóstico e terapêutico. Pode ser realizado com o laser, eletrocirurgia (conização por alta frequência – CAF) ou com o bisturi convencional (conização a frio)[16]. A histerectomia é uma técnica agressiva para o tratamento das lesões precursoras, sendo reservada para o tratamento definitivo do AIS.

Quando o método é indicado para retirar uma lesão que não se estende para além de 1 cm do canal endocervical, o procedimento pode ser realizado ambulatorialmente sob anestesia local. É denominado exérese da zona de transformação (EZT) ou excisão tipo 1, adequada para pacientes com zona de transformação do tipo 1 (ZT1)[8,22] (A). Na língua inglesa, é conhecida como LLETZ – "large loop excision of the transformation zone".

Quando a lesão acomete pacientes com ZT2/3, é necessária a retirada de porções maiores do canal endocervical. São recomendadas profundidades de excisão de 1,5 cm para ZT2 (excisão tipo 2) e maior que 1,5 cm para ZT3 (excisão tipo 3)[8,22] (A). A experiência do cirurgião, a estrutura do serviço e as características da paciente indicam se a excisão deverá ser realizada ambulatorialmente ou em unidade cirúrgica.

Laser: Além da vaporização como método destrutivo, o laser de CO_2 também pode ser programado para cortar o tecido. Exige experiência e disponibilidade do equipamento, portanto, pouco realizado em nosso meio. Tem boa taxa de cura e rápida recuperação. É útil na concomitância de doença na vagina, vulva e região perianal, por preservar a anatomia e estética.

Conização por alta frequência (CAF): O termo de CAF deve ser substituído por EZT nas excisões tipo 1. Refere-se à técnica conhecida como LEEP – "loop electrosurgical excision procedure", na língua inglesa. Utiliza uma alça feita de arame fino que conduz uma corrente elétrica de baixa voltagem. A preferência é para a retirada de um fragmento único. O tamanho da alça deve ser selecionado de acordo com o tipo da ZT. Trata-se de uma técnica de fácil aprendizado e com altas taxas de cura. Na maior parte das situações clínicas deve ser a técnica de escolha, já que pode ser realizada ambulatorialmente com anestesia local. É bem tolerada e com altas taxas de satisfação (Quadro 7).

Conização a frio: A conização com o bisturi convencional permite a remoção de partes mais profundas do canal endocervical. Deve ser realizada sob anestesia regional ou sedação. A técnica inclui a ligadura das artérias cervicais e o pinçamento do colo com pinças de "Pozzi" nos lábios anterior e posterior para adequada tração. Nas situações de colo curto, comuns em recones, a tração sob analgesia e o relaxamento dos tecidos paracervicais facilitam a exposição do colo. A inserção de uma vela de Hegar no canal endocervical facilita a orientação do bisturi para a exérese do fragmento cônico. A excisão deve retirar o tecido caudalmente às ligaduras cervicais para reduzir o risco de sangramento. A hemostasia pode ser obtida com a utilização do eletrocautério com ponta esfera ou com suturas hemostáticas. É o método

> **Quadro 7** – Exemplo de descrição cirúrgica de "Conização por alta frequência", sem intercorrências
>
> (1) Paciente em posição ginecológica; (2) Inspeção dos genitais externos: ...; (3) Toque vaginal: ...; (4) Introduzido espéculo recoberto por epóxi e por condon fenestrado, com aspirador de fumaça; (5) Colposcopia: ...; (6) Bloqueio com lidocaína com epinefrina em 4 cantos cervicais; (7) Excisão da zona de transformação com alça de ... mm (tipo ...); (8) Hemostasia com percloreto férrico e cauterização com ponta bola; (9) Retirada do espéculo; (10) Material encaminhado para avaliação histológica.
>
> **Fonte:** Hospital da Mulher Prof. Dr. José Aristodemo Pinotti – CAISM/Unicamp, 2020.

de escolha na suspeita de invasão quando a biópsia ambulatorial não for diagnóstica, devido à possibilidade de sangramento por neovascularização do tumor.

Histerectomia: A histerectomia é uma cirurgia de médio porte indicada no tratamento do AIS. Nas NIC2/3, devem ser evitadas, uma vez que as taxas de cura da conização são elevadas às custas de menor morbidade. A histerectomia não elimina o risco de recidiva na mucosa vaginal.

Complicações dos tratamentos das lesões precursoras

As complicações podem ser imediatas, a médio e a longo prazo, e suas frequências variam de acordo com a técnica empregada[23]. Complicações graves são incomuns. Dor e sangramento são as mais comuns, ainda que pouco frequentes. O uso de anestesia local ou de medicação analgésica (anti-inflamatório não hormonal) antes e após o procedimento pode amenizar a dor. Em alguns casos, pode ser necessária sedação venosa.

Para o controle do sangramento, pode ser necessário o uso de percloreto férrico a 50% em sangramentos discretos, eletrocauterização nos moderados, e suturas em vasos cervicais ou tamponamento nos de maior volume. A complicação mais comum a médio prazo é a infecção. É importante sobre os sinais e sintomas de alerta, como dor e sangramento permanentes, febre e leucorreia de odor fétido. O coito deve ser evitado no primeiro mês e o condon utilizado por pelo menos 2 meses após o procedimento. Já as complicações tardias estão relacionadas com a alteração da arquitetura do colo, entre elas a estenose do canal cervical, mais comum na conização a frio e em pacientes na pós-menopausa. Quando na mulher jovem o procedimento envolve a excisão de mais que 1,5 cm do canal endocervical, eleva-se o risco de trabalho de parto prematuro[11].

Como interpretar os resultados dos tratamentos excisionais?

As taxas de cura das pacientes tratadas por LIEAG e AIS são fortemente influenciadas pelo estado das margens cirúrgicas dos espécimes retirados, e o objetivo deve ser obter margens interpretáveis. No CAF, a recomendação é utilizar a função corte na passagem da alça, deixando a função de coagulação para o momento da hemostasia (D). Também é importante a obtenção de fragmento único. Caso sejam obtidos múltiplos fragmentos, a reorientação destes com sutura auxilia a interpretação.

No tratamento da NIC3, a recidiva é observada em cerca de 10% das pacientes[24]. Ainda que significativamente maior nas margens positivas do que nas livres, a recidiva ainda é muito baixa, e o seguimento conservador é seguro[3,8,9] (A).

As margens são consideradas positivas quando observadas lesões dos tipos NIC2/3 ou AIS. A presença de NIC1 indica lesão transitória e deve ser interpretada como livre. A margem endocervical positiva é mais relevante do que a ectocervical, já que no seguimento lesões residuais na ectocérvice são mais facilmente identificadas pela citologia e/ou colposcopia.

É comum a percepção por parte das pacientes de que a histerectomia seria o tratamento definitivo para as lesões cervicais escamosas. Essa percepção é falsa, já que a recidiva pode acontecer no epitélio escamoso vaginal (neoplasia intraepitelial vaginal de alto grau). Na histerectomia para o tratamento da AIS, é incomum a presença de margens positivas, já que as lesões são geralmente endocervicais, distantes da margem (Quadro 8).

Como seguir as pacientes após o tratamento?

Atualmente, considera-se que o principal fator que interfere com a recidiva é a persistência do HPV de alto risco. As recomendações mais recentes já incorporam o teste-HPV como parte fundamental do manejo pós-tratamento. Entretanto, mesmo com teste-HPV negativo, é importante considerar que essas pacientes em um certo momento de suas vidas apresentaram uma lesão precursora, o que representa algum tipo de fragilidade imunológica, já que não foi capaz de eliminar a infeção. Assim, essa paciente tem risco de apresentar nova infeção persistente se for exposta a novo HPV de alto risco. Sugere-se que este risco elevado em relação à população em geral persiste por até 25 anos após o tratamento. Nesse contexto, a vacinação para HPV deveria ser considerada, mesmo estando a paciente fora do grupo etário alvo[25] (A).

Quando o teste de HPV não estiver disponível, considerar que as recidivas são mais comuns logo nos dois primeiros após o tratamento. A chance de recidiva diminui com o tempo, então, o valor preditivo negativo

---

Quadro 8 – Recomendações após resultado do tratamento

- *NIC2/3 e AIS com margens livres ou sem lesão residual*: seguimento[2,3,8,15] (A).

- *NIC2/3 com margem positiva*: seguimento[2,3,8] (A). Considerar recone na impossibilidade de seguimento ou pacientes com imunossupressão (D).

- *AIS com margem positiva*: seguimento ou colpectomia parcial (considerar fortemente as condições clínicas da paciente) (D).

dos exames também aumenta: a cada exame negativo no seguimento, sua chance de recidiva diminui (Quadro 9).

Quadro 9 – Recomendações para seguimento

Com teste-HPV disponível

- Exame físico e 1º teste-HPV em 6 meses (se tratamento para NIC2/3); em 1 ano (se tratamento para AIS)[2,3,8,15] (A).

- *Teste-HPV negativo*: repetir o teste anualmente por 3 anos, depois trienal até 64 anos ou pelo menos 25 anos após o tratamento[3,9,15,26] (A).

- *Teste-HPV positivo*: realizar citologia e colposcopia/vaginoscopia com biópsia de áreas suspeitas. Se resultados negativos, repetir teste após 6 meses. Se resultado ASC/AGC+, recone ou colpectomia parcial[3,9,15] (A).

Sem teste-HPV disponível

- *NIC2/3 e margens negativas*: Citologia e colposcopia com biópsia de áreas suspeitas após 6, 12 e 24 meses do tratamento. Se resultado ASC/AGC+, realizar nova conização[8] (A).

- *NIC2/3 e margem positiva*: Citologia e colposcopia com biópsia de áreas suspeitas após 6, 12, 18 e 24 meses do tratamento. Se resultado ASC/AGC+, realizar nova conização[8] (A).

- *AIS tratada conservadoramente*: Citologia e colposcopia com biópsia de áreas suspeitas após 6 e 12 meses do tratamento. Se resultados negativos, anualmente até tratamento definitivo[3,8,9,15] (A). Se resultado ASC/AGC+, realizar nova conização ou colpectomia parcial[8] (A).

- *AIS tratado com histerectomia*: Citologia e colposcopia anual com biópsia de áreas suspeitas, até 5 anos após o tratamento[3,8,9,15] (A). Se resultado ASC/AGC+, realizar nova conização ou colpectomia parcial[3,8,9,15] (A).

Após a alta, a paciente deverá retornar para rotina na atenção primária, com orientação de realizar citologia anual até 64 anos ou pelo menos 25 anos após o tratamento[3,9,15,26] (A).

CONSIDERAÇÕES FINAIS

Quadro 10 – Resumo das recomendações do tratamento: LIEAG e AIS

- O método "rastrear-e-tratar" deve ser considerado na LIEAG em > 25 anos com achado maior na colposcopia, JEC completamente visível e sem suspeita de lesão glandular ou invasiva.
- Se a colposcopia evidenciar suspeita de lesão invasiva, a biópsia deve preceder a conização.
- A conização é a técnica indicada para o tratamento da NIC2/3.
- A conização é a técnica diagnóstica no manejo do AIS, e a histerectomia simples o tratamento definitivo.
- O tipo da zona de transformação indica a profundidade da excisão na conização.
- O teste-HPV deve ser incorporado ao seguimento das pacientes tratadas.
- Nas pacientes com história de tratamento de NIC2/3 e AIS, o risco de recidiva e/ou nova lesão persiste por muitos anos.

REFERÊNCIAS BIBLIOGRÁFICAS

1. World Health Organization, ed. WHO Guidelines for Screening and Treatment of Precancerous Lesions for Cervical Cancer Prevention. World Health Organization; 2013.
2. Zeferino LC, Bastos JB, Vale DBAP do, et al. Guidelines for HPV-DNA Testing for Cervical Cancer Screening in Brazil. Rev Bras Ginecol E Obstet Rev Fed Bras Soc Ginecol E Obstet. 2018;40(6):360-368. doi:10.1055/s-0038-1657754.
3. Perkins RB, Guido RS, Castle PE, et al. 2019 ASCCP Risk-Based Management Consensus Guidelines for Abnormal Cervical Cancer Screening Tests and Cancer Precursors. J Low Genit Tract Dis. 2020;24(2):102-131. doi:10.1097/LGT.0000000000000525.
4. Australian Institute of Health and Welfare. National Cervical Screening Program: Guidelines for the management of screen-detected abnormalities, screening in specific populations and investigation of abnormal vaginal bleeding. Australian Institute of Health and Welfare. Accessed March 24, 2021. https://wiki.cancer.org.au/australia/Guidelines:Cervical_cancer/Screening.
5. Bhatla N, Singhal S. Primary HPV screening for cervical cancer. Best Pract Res Clin Obstet Gynaecol. 2020;65:98-108. doi:10.1016/j.bpobgyn.2020.02.008.
6. Kyrgiou M, Arbyn M, Bergeron C, et al. Cervical screening: ESGO-EFC position paper of the European Society of Gynaecologic Oncology (ESGO) and the European Federation of Colposcopy (EFC). Br J Cancer. 2020;123(4):510-517. doi:10.1038/s41416-020-0920-9.
7. Vale DB, Silva MT, Discacciati MG, Polegatto I, Teixeira JC, Zeferino LC. Is the HPV-test

more cost-effective than cytology in cervical cancer screening? An economic analysis from a middle-income country. PloS One. 2021;16(5):e0251688. doi:10.1371/journal.pone.0251688.

8. Instituto Nacional de Câncer. Diretrizes Brasileiras para o Rastreamento do Câncer do Colo do Útero 2016 - segunda edição. Published online 2016.

9. Egemen D, Cheung LC, Chen X, et al. Risk Estimates Supporting the 2019 ASCCP Risk-Based Management Consensus Guidelines. J Low Genit Tract Dis. 2020;24(2):132-143. doi:10.1097/LGT.0000000000000529.

10. Verdoodt F, Jiang X, Williams M, Schnatz PF, Arbyn M. High-risk HPV testing in the management of atypical glandular cells: A systematic review and meta-analysis. Int J Cancer. 2016;138(2):303-310. doi:10.1002/ijc.29424.

11. Kyrgiou M, Athanasiou A, Paraskevaidi M, et al. Adverse obstetric outcomes after local treatment for cervical preinvasive and early invasive disease according to cone depth: systematic review and meta-analysis. BMJ. 2016;354:i3633.

12. Lee MH, Finlayson SJ, Gukova K, Hanley G, Miller D, Sadownik LA. Outcomes of Conservative Management of High Grade Squamous Intraepithelial Lesions in Young Women. J Low Genit Tract Dis. 2018;22(3):212-218. doi:10.1097/LGT.0000000000000399.

13. Silver MI, Gage JC, Schiffman M, et al. Clinical Outcomes after Conservative Management of Cervical Intraepithelial Neoplasia Grade 2 (CIN2) in Women Ages 21-39 Years. Cancer Prev Res Phila Pa. 2018;11(3):165-170. doi:10.1158/1940-6207.CAPR-17-0293.

14. Mailath-Pokorny M, Schwameis R, Grimm C, Reinthaller A, Polterauer S. Natural history of cervical intraepithelial neoplasia in pregnancy: postpartum histo-pathologic outcome and review of the literature. BMC Pregnancy Childbirth. 2016;16:74. doi:10.1186/s12884-016-0861-8.

15. Teoh D, Musa F, Salani R, Huh W, Jimenez E. Diagnosis and Management of Adenocarcinoma in Situ: A Society of Gynecologic Oncology Evidence-Based Review and Recommendations. Obstet Gynecol. 2020;135(4):869-878. doi:10.1097/AOG.0000000000003761.

16. Basu P, Sankaranarayanan R. Atlas of Colposcopy – Principles and Practice: IARC CancerBase No. 13 [Internet]. Lyon, France: International Agency for Research on Cancer. Accessed July 20, 2020. https://screening.iarc.fr/atlascolpo.php.

17. Banerjee D, Mandal R, Mandal A, et al. A Prospective Randomized Trial to Compare Safety, Acceptability and Efficacy of Thermal Ablation and Cryotherapy in a Screen and Treat Setting. Asian Pac J Cancer Prev APJCP. 2020;21(5):1391-1398. doi:10.31557/APJCP.2020.21.5.1391.

18. de Fouw M, Oosting RM, Rutgrink A, Dekkers OM, Peters AAW, Beltman JJ. A systematic review and meta-analysis of thermal coagulation compared with cryotherapy to treat precancerous cervical lesions in low- and middle-income countries. Int J Gynaecol Obstet Off Organ Int Fed Gynaecol Obstet. 2019;147(1):4-18. doi:10.1002/ijgo.12904.

19. Pinder LF, Parham GP, Basu P, et al. Thermal ablation versus cryotherapy or loop excision to treat women positive for cervical precancer on visual inspection with acetic acid test: pilot phase of a randomised controlled trial. Lancet Oncol. 2020;21(1):175-184. doi:10.1016/S1470-2045(19)30635-7.

20. Randall TC, Sauvaget C, Muwonge R, Trimble EL, Jeronimo J. Worthy of further consideration: An updated meta-analysis to address the feasibility, acceptability, safety and efficacy of thermal ablation in the treatment of cervical cancer precursor lesions. Prev Med. 2019;118:81-91. doi:10.1016/j.ypmed.2018.10.006

21. Hurtado-Roca Y, Becerra-Chauca N, Malca M. Efficacy and safety of cryotherapy, cold cone or thermocoagulation compared to LEEP as a therapy for cervical intraepithelial neoplasia: Systematic review. Rev Saude Publica. 2020;54:27. doi:10.11606/s1518-8787.2020054001750.

22. Bornstein J, Bentley J, Bösze P, et al. 2011 colposcopic terminology of the International Federation for Cervical Pathology and Colposcopy. Obstet Gynecol. 2012;120(1):166-172. doi:10.1097/AOG.0b013e318254f90c.

23. Primo WQSP. Doenças Do Trato Genital Inferior (Coleção Febrasgo) – 1. 1a edição. Elselvier; 2016.

24. Alder S, Megyessi D, Sundström K, et al. Incomplete excision of cervical intraepithelial neoplasia as a predictor of the risk of recurrent disease-a 16-year follow-up study. Am J Obstet Gynecol. 2020;222(2):172.e1-172.e12. doi:10.1016/j.ajog.2019.08.042.

25. Lichter K, Krause D, Xu J, et al. Adjuvant Human Papillomavirus Vaccine to Reduce Recurrent Cervical Dysplasia in Unvaccinated Women: A Systematic Review and Meta-analysis. Obstet Gynecol. 2020;135(5):1070-1083. doi:10.1097/AOG.0000000000003833.

26. Loopik DL, IntHout J, Ebisch RMF, et al. The risk of cervical cancer after cervical intraepithelial neoplasia grade 3: A population-based cohort study with 80,442 women. Gynecol Oncol. 2020;157(1):195-201. doi:10.1016/j.ygyno.2020.01.023.

capítulo 24

Tratamento do carcinoma invasor do colo do útero

▶ Ricardo dos Reis*

INTRODUÇÃO

Infelizmente, o câncer de colo uterino (CCU) é a causa mais comum de morte por câncer em mulheres em países em desenvolvimento. Esta neoplasia é mais comumente diagnosticada em torno dos 40 aos 50 anos de idade, sendo o tumor ginecológico de diagnóstico mais precoce. O CCU nos estádios iniciais é altamente curável quando tratado adequadamente[1] (D). Em 1912, Wertheim (Áustria, 1864-1920) idealizou o tratamento cirúrgico para o CCU empregado até os dias atuais. Em 1944, Meigs (Estados Unidos, 1892-1963) agregou a linfadenectomia pélvica bilateral a esse procedimento. O procedimento passou a chamar-se de cirurgia de Wertheim-Meigs. A cirurgia de Wertheim-Meigs, ou histerectomia radical, inclui a remoção do útero, os 25% proximais da vagina, ligamentos útero-sacros, ligamentos útero-vesicais e ambos os paramétrios. Além disso, é realizada a pesquisa do linfonodo sentinela e/ou linfadenectomia pélvica bilateral, que inclui os quatro maiores grupos de linfonodos: ureteral, obturador, hipogástrico e ilíaco. Este constitui o tratamento clássico dos estádios iniciais do câncer de colo uterino[2] (A).

A Sociedade de Câncer Americana projeta 14.480 novos casos entre mulheres nos Estados Unidos e 4.290 mortes por CCU em 2021[3] (D). Histerectomia

---

* Departamento de Ginecologia Oncológica do Hospital de Câncer de Barretos; Diretor do Instituto de Ensino e Pesquisa – Área de Ensino; Coordenador da Pós-graduação Stricto Sensu em Oncologia.

radical com mapeamento do linfonodo sentinela e/ou linfadenectomia pélvica tem sido considerada o tratamento primário para pacientes com CCU limitado ao colo uterino (estadiamento IA2, IB1, IB2 e IIA1), com uma sobrevida geral variando de 70% a 90%[4] (A).

DIAGNÓSTICO

No diagnóstico de CCU, em estádios mais avançados, quando a lesão é visível a olho nu, a conização não é necessária, sendo indicada uma biópsia direta da lesão. O diagnóstico envolve a tríade citologia, colposcopia e histologia. A respeito da citologia, podemos dizer que ela é muito importante, porém apresenta sensibilidade baixa e especificidade alta. A citologia líquida trouxe um ganho em termos de qualidade das lâminas com menor número de citologia inadequada. A colposcopia é um método muito importante para o diagnóstico nos casos de lesões intraepiteliais e microinvasoras. O método ouro de diagnóstico é dado pela histologia, que pode ser realizada através de uma biopsia direta da lesão ou, em casos de lesão endocervical ou dúvida diagnóstica, através da conização de colo uterino. A curetagem endocervical só deve ser valorizada nos casos positivos, pois o índice de falso negativo pode chegar a 50%. A conização é indicada quando não conseguimos ter uma real noção do tamanho tumoral e invasão estromal. Por último, o toque vaginal poderá mostrar um colo uterino de aspecto irregular, de consistência mais endurecida, tumoral e vegetante. O toque retal tem a finalidade de avaliar o envolvimento parametrial e com isso, fornecer o estadiamento do tumor pelo exame físico[1] (D).

Estadiamento

O sistema de estadiamento empregado em CCU é o da Federação Internacional de Ginecologia e Obstetrícia (FIGO). Na última revisão publicada em 2018, o estadiamento do CCU envolve a avaliação clínica e radiológica, englobando o status linfonodal pélvico e para-aórtico ao exame de imagem (ressonância magnética, tomográfica computadorizada ou PET-CT)[5] (D).

Estadiamento de colo uterino (FIGO – 2018) REF FIGO 2018[5] (D).

■ Estágio I: carcinoma estritamente confinado ao colo uterino (não considerar extensão para o corpo uterino).
Estágio IA: carcinoma invasivo diagnosticado apenas por microscopia, com profundidade máxima de invasão ≤ 5 mm.
Estágio IA1: invasão estromal ≤ 3 mm de profundidade.
Estágio IA2: invasão estromal > 3 mm e ≤ 5 mm de profundidade.
Estágio IB: carcinoma invasivo com profundidade máxima de invasão > 5 mm, lesão restrita ao colo uterino.
Estágio IB1: carcinoma invasivo com profundidade de invasão estromal > 5 mm, e ≤ 2 cm em sua maior dimensão.
Estágio IB2: carcinoma invasivo > 2 cm e ≤ 4 cm em sua maior dimensão.
Estágio IB3: carcinoma invasivo > 4 cm em sua maior dimensão.

■ Estágio II: carcinoma invade além do útero, mas sem extensão ao terço inferior da vagina ou à parede da pelve.
Estágio IIA: acometimento limitado aos dois terços superiores da vagina, sem invasão de paramétrios.
Estágio IIA1: carcinoma invasivo com ≤ 4 cm em sua maior dimensão.

Estágio IIA2: carcinoma invasivo com > 4 cm em sua maior dimensão.
Estágio IIB: com invasão parametrial, mas sem extensão à parede da pelve.

- Estágio III: carcinoma acomete o terço inferior da vagina e/ou se estende à parede da pelve e/ou causa hidronefrose ou perda de função renal e/ou invade os linfonodos pélvicos e/ou para-aórticos.
Estágio IIIA: carcinoma acomete o terço inferior da vagina, mas sem extensão à parede pélvica.
Estágio IIIB: extensão à parede da pelve e/ou hidronefrose ou perda de função renal (exceto quando sabidamente decorrente de outras causas).
Estágio IIIC: invasão dos linfonodos pélvicos e/ou para-aórticos, independentemente do tamanho e extensão do tumor.
Estágio IIIC1: metástase somente em linfonodos pélvicos.
Estágio IIIC2: metástase em linfonodos para-aórticos.

- Estágio IV: carcinoma estende-se além da pelve verdadeira ou envolve (com confirmação em biópsia) a mucosa da bexiga ou do reto (edema bolhoso, por si só, não permite que o caso seja classificado como Estágio IV).
Estágio IVA: disseminação para órgãos pélvicos adjacentes.
Estágio IVB: disseminação para outros órgãos à distância.

TRATAMENTO

1.1. Papel do Linfonodo Sentinela

O mapeamento linfático ou a biópsia do(s) linfonodo(s) sentinela(s) têm por objetivo identificar a principal rota de drenagem linfática, identificando o primeiro ou os primeiros linfonodos que recebem a drenagem linfática do tumor. Além disso, a pesquisa do linfonodo sentinela tem o potencial de evitar a linfadenectomia pélvica bilateral sistemática. Normalmente, esse linfonodo sentinela não é enviado para anátomo-patológico de congelação, porém na eventualidade de ser suspeito ou a identificação de qualquer outro linfonodo suspeito, esses devem ser enviados para o anátomo-patológico de congelação. Na presença de comprometimento metastático destes linfonodos no transoperatório, na maioria dos centros a cirurgia radical é suspensa, em favor do tratamento com radioquimioterapia. A biópsia do linfonodo sentinela na abordagem inicial do CCU invasor inicial está crescendo em importância nos últimos anos, substituindo a linfadenectomia pélvica sistemática, com intuito de reduzir a morbidade cirúrgica e permitir a realização do ultraestadiamento dos linfonodos sentinelas na busca por metástases de baixo volume (< 2 mm). Publicação recente evidencia que a prevalência de metástases nos linfonodos sentinelas em estágios iniciais foi de 21%. A sensibilidade do método foi de 94% com um valor preditivo negativo que varia de 91% a 100%, apresentando um índice de falso negativo de 1,5%[6] (A). O mapeamento linfático pode ser realizado através da injeção no colo uterino de corantes (azul patente, verde indocianina) e de radiofármaco (tecnécio 99). Atualmente se aconselha o emprego do corante/marcador verde de indocianina isoladamente, pois apresenta altas taxas de detecção e menos efeitos adversos, como reações alérgicas, comparado ao azul patente. Devemos aguardar futuros ensaios clínicos (SENTIX trial e SENTICOL III trial) para podermos ter uma posição mais clara do seu papel e possibilidade de substituição à linfadenectomia pélvica sistemática.

1.2. Tratamento Estádios IA1, IA2, IB1, IB2, IIA1

Estádio IA1

Pacientes com estádio IA1 devem ser diagnosticadas através de uma conização para diagnóstico da profundidade, extensão tumoral, envolvimento de margens e presença ou não de envolvimento dos espaços linfovasculares. Se não houver invasão dos espaços linfovasculares, a chance de envolvimento linfonodal é de menos que 1%. Estas pacientes podem ser tratadas, conservadoramente, por uma histerectomia simples ou por conização, com margens livres, no caso de desejarem preservar a fertilidade. A importância do envolvimento dos espaços linfovasculares no estádio IA1 é controversa até o momento, porém a maioria dos serviços opta por cirurgia radical ou radioterapia, se este achado anátomo-patológico estiver presente[7] (B).

Estádios IA2, IB1, IB2 e IIA

Histerectomia radical com mapeamento linfático e/ou linfadenectomia pélvica é considerado o tratamento primário para pacientes com CCU clinicamente confinado ao colo uterino, ou envolvimento do terço superior de vagina (FIGO IA2, IB1, IB2 e IIA1), até 4 cm, com uma sobrevida geral que varia de 70% a 90%[4] (A). Landoni et al. em 1997 publicaram um ensaio clínico randomizado que comparou cirurgia radical versus radioterapia pélvica, em estádios IB-IIA, e não evidenciaram diferença em sobrevida livre de doença e sobrevida geral para os dois grupos[2] (A). A partir deste estudo, ficou definido que radioterapia ou histerectomia radical tem a mesma taxa de sucesso em termos de tratamento oncológico, porém com padrões de sequelas e complicações bem diferentes. Nas pacientes jovens, normalmente sem comorbidades médicas, aonde desejamos preservar a função sexual e preservar a função ovariana, tende-se a indicar a cirurgia radical, por outro lado, nas pacientes de mais idade, em que não objetivamos de forma tão importante preservar a função hormonal e sexual, além do que a cirurgia radical poderia trazer maiores riscos, tendemos a indicar a radioterapia.

A primeira histerectomia radical laparoscópica com linfadenectomia pélvica e paraórtica foi realizada por Nezhat e colaboradores em 1989 e descrita na literatura no início dos anos 90[8] (C). Nas últimas duas décadas houve uma incorporação importante da via minimamente invasiva (laparoscópica ou robótica) para a realização da histerectomia radical. Na literatura há diversos estudos observacionais demonstrando prognósticos semelhantes entre a via laparotômica e minimamente invasiva. Comparando a histerectomia radical laparotômica versus a laparoscópica, os resultados de estudos observacionais demonstram que a via laparoscópica esteve associada a menor sangramento transoperatório, menor tempo de hospitalização, mais rápida recuperação e menores taxas de complicações pós-operatórias[9] (B). A maioria dos estudos que compararam as duas vias de acesso foram retrospectivos e não focaram como objetivo principal o prognóstico oncológico.

Em março de 2018, ocorreu a publicação de um ensaio clínico randomizado comparando os desfechos oncológicos entre a histerectomia radical laparotômica e a minimamente invasiva (laparoscópica ou robótica). O estudo "A abordagem laparoscópica do câncer do colo do útero (LACC Trial)" foi um estudo multicêntrico, randomizado, de não inferioridade e controlado. Foi o primeiro estudo que comparou prospectivamente a histerectomia radical minimamente invasiva (laparoscópica ou robótica) versus a laparotômica e avaliou a sobrevida livre de doença, taxa de recorrência e a sobrevida global entre os dois grupos. Os resultados deste estudo foram impactantes e demonstraram menor taxa de sobrevida livre de doença e sobrevida global no grupo tratado por cirurgia minimamente invasiva[10] (A). Desde a publicação deste estudo histórico, outros estudos observacionais foram recentemente publicados e também corroboraram para os mesmos desfechos oncológicos, ou seja, que a histerectomia radical minimamente invasiva está associada a piores desfechos oncológicos, comparada à via laparotômica em mulheres com CCU em estágio IA2-IB2. Melamed et al. publicaram na mesma edição do New England Journal of Medicine onde ocorreu a publicação do LACC Trial uma coorte retrospectiva baseada no banco de dados SEER (Surveillance, Epidemiology and End Results) em pacientes com CCU IA2 ou IB1 (FIGO 2014), submetidos a histerectomia radical laparotômica versus minimamente invasiva. Da mesma forma, a via minimamente invasiva foi associada a um risco aumentado de morte em 4 anos em comparação à histerectomia radical laparotômica (9,1% vs. 5,3%) e observaram que a adoção da via minimamente invasiva nos Estados Unidos, a partir de 2006, para realização da histerectomia radical, coincidiu com o início de uma declínio nas taxas de sobrevida em 4 anos[11] (A). Como resultado do estudo LACC e desses estudos recentes, as Diretrizes da ESGO (European Society of Gynaecological Oncology) e as Diretrizes da NCCN (National Comprehensive Cancer Network) foram revisadas recentemente, indicando que a abordagem laparotômica agora é considerada a via de acesso padrão recomendada para realização da histerectomia radical.

A necessidade de tratamento adjuvante após a cirurgia irá depender do anátomo-patológico. Devemos avaliar no resultado histológico os fatores de alto risco (margens comprometidas, invasão parametrial e comprometimento linfonodal) e os fatores de risco intermediários (tamanho tumoral, invasão estromal e invasão dos espaços linfovasculares). Baseado em estudos do final da década de 1990, as pacientes que apresentarem qualquer um dos fatores de alto risco devem ser tratadas de forma adjuvante com radioquimioterapia. Na ausência dos fatores de alto risco, deverá ser avaliada a presença dos fatores de risco intermediários em combinação, de acordo com a Tabela 1. Na ocorrência de qualquer um destes 4 grupos da tabela, essas pacientes devem ser tratadas com radioterapia isolada[12,13] (A).

Cirurgia preservadora da fertilidade

Com o aumento da incidência do CCU em faixas etárias mais jovens e, por vezes, sem

Tabela 1 – Critérios de Sedlis[12] (A)		
Invasão Linfática/ Vascular	**Invasão Estromal**	**Tamanho do Tumor**
Negativa	> 1/3	≥ 4,0 cm
Positiva	>2/3	Independente
Positiva	> 1/3 e < 2/3	≥ 2,0 cm
Positiva	< 1/3	≥ 2,0 cm

prole definida, as técnicas preservadoras da fertilidade tornaram-se uma demanda para o cirurgião e ao mesmo tempo uma esperança para as pacientes. Realizada por Daniel Dargent desde 1987, a traquelectomia radical inicialmente foi descrita pela via totalmente vaginal. Inclui a remoção do colo uterino, os paramétrios e o manguito vaginal, mantendo o corpo, o fundo uterino e os anexos uterinos. Também é realizada a pesquisa do linfonodo sentinela e/ou linfadenectomia pélvica para avaliação linfonodal pélvica. As indicações para o procedimento são: idade ≤ 45 anos, desejo de preservar a fertilidade, paciente fértil, estágios IA1 com invasão dos espaços linfovasculares, IA2 e IB1 (≤ 2 cm), com ressonância magnética demonstrando ausência de invasão parametrial e sem evidência de metástases para linfonodos ou à distância. Esta técnica pode ser realizada por via vaginal ou por via abdominal[14] (B). Em um estudo caso-controle observacional que comparou pacientes tratadas por traquelectomia radical (vaginal ou abdominal) com pacientes submetidas a histerectomia radical, em tumores menores que 4 cm, a sobrevida livre de recorrência e a sobrevida doença específica foram semelhantes, demonstrando que o prognóstico oncológico dos dois procedimentos é semelhante[15] (B).

Papel da Parametrectomia

Grande parte da morbidade da histerectomia radical está relacionada a parametrectomia, pois fibras nervosas autonômicas associadas com a bexiga, intestino e função sexual cruzam por dentro dos paramétrios. Tentativas têm sido realizadas no sentido de identificar subconjuntos de pacientes com CCU invasivo precoce, adequados para cirurgias menos radicais. Frumovitz et al. avaliaram a incidência de envolvimento parametrial em mulheres com CCU em estágio inicial, que foram submetidas a histerectomia radical. Foram incluídas pacientes com histologia escamosa, adenocarcinoma ou adenoescamoso, todos os graus, com tamanho tumoral até 2 cm e sem invasão dos espaços linfovasculares. Nesse grupo de pacientes, não houve evidência histológica de envolvimento parametrial em nenhuma das pacientes[16] (B).

Com relação ao verdadeiro papel da necessidade de parametrectomia em pacientes com CCU com tamanho tumoral de 2 cm ou menos, devemos aguardar a publicação de três ensaios clínicos (SHAPE, CONCERV e GOG 278) que estão avaliando esse objetivo.

1.3 Tratamento Estádios IB3, IIA2, IIB, IIIA, IIIB, IIIC1, IIIC2 e IVA

O tratamento dos CCU invasores estádios avançados até 1999 era realizado somente com radioterapia, porém em 1999 foram publicados alguns ensaios clínicos comparando o tratamento com radioterapia versus radioquimioterapia nos estádios avançados[17,18] (A). O tratamento com radioquimioterapia se mostrou superior em termos de desfechos oncológicos e se tornou o tratamento padrão para pacientes com CCU estágios avançados. A droga quimioterápica radiossensibilizante é a cisplatina. Algumas publicações têm avaliado a possibilidade de quimioterapia neoadjuvante em mulheres jovens com o objetivo de evitar a radioquimioterapia e possibilitar a remoção cirúrgica do tumor após a neoadjuvância. Muitos esquemas de quimioterapia foram propostos, geralmente incluindo derivados da platina. Os resultados são muito conflitantes. Os melhores resultados foram observados em mulheres com doença em estádios IB, IIA ou IIB. Uma metanálise comparou pacientes submetidas a tratamento cirúrgico radical isolado versus pacientes tratadas com quimioterapia neoadjuvante seguida de cirurgia radical. Os resultados não evidenciaram diferença em relação a sobrevida livre de doença em cinco anos entre os grupos. Ocorreu uma redução do comprometimento linfonodal e das margens comprometidas nas pacientes submetidas a quimioterapia neoadjuvante seguida de cirurgia[19] (A). A ressonância magnética pode ser utilizada para controle de resposta à quimioterapia neoadjuvante ou mesmo a radioquimioterapia, o que pode significar uma janela de oportunidade para a mudança da estratégia do tratamento[20] (C).

No último congresso da ASCO, em junho de 2021, foram apresentados os resultados do Outback Trial, avaliando o papel da adjuvância com 4 ciclos de carboplatina e paclitaxel após o término do tratamento com radioquimioterapia. A realização da quimioterapia adjuvante não trouxe ganho de sobrevida geral e livre de doença em 5 anos, como também não alterou o padrão de recidiva de doença, mesmo estratificado por estadiamento[21] (A).

1.4 Tratamento Estádios IVB

O tratamento padrão para mulheres com CCU metastático incluem radioterapia paliativa na doença central para controle de sangramento, tratamento de metástases isoladas, como ósseas, e a quimioterapia paliativa com derivados da platina (carboplatina ou cisplatina) associada ou não com paclitaxel, ifosfamida, gencitabina, topotecan e irinotecan. Estudos recentes demonstraram que o uso do bevacizumab melhorou a performance das pacientes com um pequeno aumento de sobrevida em termos absolutos. Enfatiza-se aqui a importância de se discutir com a paciente previamente sobre seus principais efeitos colaterais, como hipertensão, toxicidade gastrointestinal e urinária[22] (A). As metástases linfonodais extrapélvicas mais frequentes são paraórticas, supraclaviculares, mediastinais e podem estar presentes no diagnóstico inicial ou surgirem na recidiva.

As metástases hematogênicas são pouco frequentes, sendo os órgãos mais afetados pulmões, ossos, fígado e cérebro. A sobrevida em seis meses é de cerca de 50% e a quimioterapia teve pouco impacto na sobrevida média. O uso de radioterapia, associado à quimioterapia com associação de drogas, é aceitável[23] (C).

Nas pacientes que apresentam recidiva local ou loco-regional, a primeira conduta é descartar metástases a distância através da realização de exames de imagens como tomografia computadorizada ou PET-CT. Descartando-se metástases a distância, as pacientes que realizaram tratamento cirúrgico inicial sem radioterapia devem ser tratadas com radioterapia e quimioterapia concomitante. As pacientes com doença local ou loco-regional que receberam tratamento com radioterapia inicial devem ser avaliadas para a possibilidade de exenteração pélvica em centros de referência para a realização desta cirurgia. Sempre a indicação desta medida terapêutica deve ser multidisciplinar e muito bem discutida com a paciente, considerando a grande morbidade do procedimento, necessidade de oostomias, chance de múltiplas reintervenções e risco de mortalidade pós--operatória[24] (C).

CONSIDERAÇÕES FINAIS / CONCLUSÕES

O tratamento do CCU inicial, até 4 cm, está evoluindo muito e se modificando. Recentemente, um ensaio clínico evidenciou que a histerectomia radical realizada por via minimamente invasiva (laparoscópica ou robótica) esteve associada a pior prognóstico oncológico. Além disso, existem estudos em andamento avaliando a real necessidade de parametrectomia em pacientes com tumores ≤ 2cm e também avaliando o papel da pesquisa do linfonodo sentinela em pacientes com CCU inicial, em substituição a linfadenectomia pélvica bilateral sistemática. O tratamento dos tumores avançados de CCU deve ser realizado com radioquimioterapia baseado em platina, sendo não indicada adjuvância com quimioterapia após. Atualmente, na maioria dos países industrializados, as pacientes com CCU se beneficiam dos avanços, em termos de técnicas de imagem, melhores tratamentos (radioquimioterapia) e tratamentos cirúrgicos mais conservadores. O ideal é propiciar todos estes avanços, aos países em desenvolvimento, pois 85% dos casos ocorrem nestas populações. Investir em rastreamento do CCU através das técnicas moleculares de detecção do vírus HPV é de fundamental importância. No futuro, o melhor caminho para reduzir a mortalidade e morbidade do CCU talvez seja investir na prevenção primária, com vacinas profiláticas contra o HPV de alto risco, pois, como já foi citado, quase 100% dos tumores atualmente têm o HPV de alto risco como principal fator causal.

REFERÊNCIAS BIBLIOGRÁFICAS

1. Waggoner SE. Cervical cancer. Lancet. 2003;361(9376):2217-25.

2. Landoni F, Maneo A, Colombo A, Placa F, Milani R, Perego P, et al. Randomised study of radical surgery versus radiotherapy for stage Ib-IIa cervical cancer. Lancet. 1997;350(9077):535-40.

3. 2020 ACSCFF. www.cancer.org. 2020.

4. Landoni F, Maneo A, Cormio G, Perego P, Milani R, Caruso O, et al. Class II versus class III radical hysterectomy in stage IB-IIA cervical cancer: a prospective randomized study. Gynecologic oncology. 2001;80(1):3-12.

5. Bhatla N, Aoki D, Sharma DN, Sankaranarayanan R. Cancer of the cervix uteri. International journal of gynaecology and obstetrics: the official organ of the International Federation of Gynaecology and Obstetrics. 2018;143 Suppl 2:22-36.

6. Tax C, Rovers MM, de Graaf C, Zusterzeel PL, Bekkers RL. The sentinel node procedure in early stage cervical cancer, taking the next step; a diagnostic review. Gynecologic oncology. 2015;139(3):559-67.

7. Bekkers RL, Keyser KG, Bulten J, Hanselaar AG, Schijf CP, Boonstra H, et al. The value of loop electrosurgical conization in the treatment of stage IA1 microinvasive carcinoma of the uterine cervix. International journal of gynecological cancer : official journal of the International Gynecological Cancer Society. 2002;12(5):485-9.

8. Nezhat CR, Burrell MO, Nezhat FR, Benigno BB, Welander CE. Laparoscopic radical hysterectomy with paraaortic and pelvic node dissection. American journal of obstetrics and gynecology. 1992;166(3):864-5.

9. Frumovitz M, dos Reis R, Sun CC, Milam MR, Bevers MW, Brown J, et al. Comparison of total laparoscopic and abdominal radical hysterectomy for patients with early-stage cervical cancer. Obstetrics and gynecology. 2007;110(1):96-102.

10. Ramirez PT, Frumovitz M, Pareja R, Lopez A, Vieira M, Ribeiro R, et al. Minimally Invasive versus Abdominal Radical Hysterectomy for Cervical Cancer. The New England journal of medicine. 2018;379(20):1895-904.

11. Melamed A, Margul DJ, Chen L, Keating NL, Del Carmen MG, Yang J, et al. Survival after Minimally Invasive Radical Hysterectomy for Early-Stage Cervical Cancer. The New England journal of medicine. 2018;379(20):1905-14.

12. Sedlis A, Bundy BN, Rotman MZ, Lentz SS, Muderspach LI, Zaino RJ. A randomized trial of pelvic radiation therapy versus no further therapy in selected patients with stage IB carcinoma of the cervix after radical hysterectomy and pelvic lymphadenectomy:

A Gynecologic Oncology Group Study. Gynecologic oncology. 1999;73(2):177-83.

13. Peters WA, 3rd, Liu PY, Barrett RJ, 2nd, Stock RJ, Monk BJ, Berek JS, et al. Concurrent chemotherapy and pelvic radiation therapy compared with pelvic radiation therapy alone as adjuvant therapy after radical surgery in high-risk early-stage cancer of the cervix. Journal of clinical oncology : official journal of the American Society of Clinical Oncology. 2000;18(8):1606-13.

14. Plante M, Gregoire J, Renaud MC, Roy M. The vaginal radical trachelectomy: an update of a series of 125 cases and 106 pregnancies. Gynecologic oncology. 2011;121(2):290-7.

15. Diaz JP, Sonoda Y, Leitao MM, Zivanovic O, Brown CL, Chi DS, et al. Oncologic outcome of fertility-sparing radical trachelectomy versus radical hysterectomy for stage IB1 cervical carcinoma. Gynecologic oncology. 2008;111(2):255-60.

16. Frumovitz M, Sun CC, Schmeler KM, Deavers MT, Dos Reis R, Levenback CF, et al. Parametrial involvement in radical hysterectomy specimens for women with early-stage cervical cancer. Obstetrics and gynecology. 2009;114(1):93-9.

17. Morris M, Eifel PJ, Lu J, Grigsby PW, Levenback C, Stevens RE, et al. Pelvic radiation with concurrent chemotherapy compared with pelvic and para-aortic radiation for high-risk cervical cancer. The New England journal of medicine. 1999;340(15):1137-43.

18. Eifel PJ. Concurrent chemotherapy and radiation: a major advance for women with cervical cancer. Journal of clinical oncology : official journal of the American Society of Clinical Oncology. 1999;17(5):1334-5.

19. Peng YH, Wang XX, Zhu JS, Gao L. Neo-adjuvant chemotherapy plus surgery versus surgery alone for cervical cancer: Meta-analysis of randomized controlled trials. J Obstet Gynaecol Res. 2016;42(2):128-35.

20. Balleyguier C, Sala E, Da Cunha T, Bergman A, Brkljacic B, Danza F, et al. Staging of uterine cervical cancer with MRI: guidelines of the European Society of Urogenital Radiology. Eur Radiol. 2011;21(5):1102-10.

21. Linda R. Mileshkin KNM, Elizabeth Barnes, Val Gebski, Kailash Narayan, Nathan Bradshaw, Yeh Chen Lee, Katrina Diamante, Anthony W. Fyles, William Small, David K. Gaffney, Pearly Khaw, Susan Brooks, J Spencer Thompson, Warner King Huh, Matthew Carlson, Cara Amanda Mathews, Danny Rischin, Martin R. Adjuvant chemotherapy following chemoradiation as primary treatment for locally advanced cervical cancer compared to chemoradiation alone: The randomized phase III OUTBACK Trial (ANZGOG 0902, RTOG 1174, NRG 0274). ASCO Meeting Abstract 2021. 2021.

22. Tewari KS, Sill MW, Long HJ, 3rd, Penson RT, Huang H, Ramondetta LM, et al. Improved survival with bevacizumab in advanced cervical cancer. The New England journal of medicine. 2014;370(8):734-43.

23. Li H, Wu X, Cheng X. Advances in diagnosis and treatment of metastatic cervical cancer. J Gynecol Oncol. 2016;27(4):e43.

24. Li L, Ma SQ, Tan XJ, Zhong S, Wu M. Pelvic Exenteration for Recurrent and Persistent Cervical Cancer. Chin Med J (Engl). 2018;131(13):1541-8.

Seção **6**

PÉROLAS DO ATENDIMENTO GINECOLÓGICO NA ADOLESCÊNCIA

25 Abordagem do Sangramento Uterino Anormal 263

26 Aspectos diagnósticos da Síndrome dos Ovários Policísticos................... 271

27 Como abordar a dismenorreia 281

28 Indução de caracteres sexuais secundários no hipogonadismo 291

29 Tratamento dermatológico da acne.... 301

PÉROLAS DO ATENDIMENTO GINECOLÓGICO NA ADOLESCÊNCIA

▶ José Alcione Macedo Almeida*

INTRODUÇÃO

Os temas abordados neste capítulo são de grande importância no dia a dia do consultório do ginecologista, considerando-se que a ginecologia na adolescência é essencialmente preventiva. Ao se fazer o diagnóstico e tratamento de uma ginecopatia nessa faixa etária, evitam-se prejuízos futuros, em especial para a saúde reprodutiva dessa paciente. Portanto, este capítulo nos proporcionará a oportunidade de atualização que norteará nossa conduta no atendimento das nossas pacientes adolescentes.

SÍNDROME DOS OVÁRIOS POLICÍSTICOS

A síndrome dos ovários policísticos (SOP) é doença endócrina complexa, com etiopatogenia multifatorial e ainda não bem esclarecida e, muitas vezes, de difícil confirmação diagnóstica, em particular na adolescência[1].

A SOP pode provocar danos diversos à saúde da mulher, alguns de maior severidade, como as consequências da síndrome metabólica, que aumenta o risco para diabetes do tipo 2 a longo prazo, cardiopatias e câncer do endométrio, se a condução médica não for adequada[2]. A obesidade acompanha, com frequência, as pacientes com SOP, dependendo da população estudada[3].

Tem sido cada vez mais frequente a adolescente procurar consulta ginecológica por causas relacionadas à SOP. O ginecologista deve esclarecer tais situações, após aplicar rigorosamente os critérios para diagnósticos recomendados pelas sociedades médicas. Essas e outras questões serão abordadas em tópico específico, neste capítulo.

TRATAMENTO DERMATOLÓGICO DA ACNE

Acne é uma das manifestações do hiperandrogenismo clínico, porém é evento comum em adolescentes de ambos os sexos sem SOP, em geral eclodindo durante a adrenarca.

O manejo da acne em adolescente depende da sua etiopatogenia e da forma clínica, se leve ou não. Há várias formas de tratamento, incluindo a dieta alimentar que, embora ainda controversa, é adotada em alguns centros[4] e deverá aqui ser abordada.

---

* Professor, Doutor da Clínica Ginecológica do HC-FMUSP. Responsável pelo ambulatório de Ginecologia na Infância e na Adolescência do HC-FMUSP.

COMO ABORDAR A DISMENORREIA

É crença ainda comum entre as mulheres de que "cólica menstrual" faz parte do ciclo menstrual normal. Esse comportamento contribui para o prejuízo na qualidade de vida de muitas delas.

A dismenorreia severa é responsável por ausência escolar e pelo menor desempenho acadêmico das adolescentes[5]. O tema será aqui abordado, com foco no diagnóstico e tratamento nessa faixa etária.

INDUÇÃO DOS CARACTERES SEXUAIS SECUNDÁRIOS NO HIPOGONADISMO

O hipogonadismo pode ser decorrente de alterações no sistema nervoso central (hipogonadismo hipogonadotrófico) ou por causas gonadais (hipogonadismo hipergonadotrófico)[6]. Ambas as formas são responsáveis pelo não desenvolvimento da puberdade. Tanto a forma central como a periférica agrupam causas diversas e isso tem importância na escolha da terapêutica indutora do desenvolvimento dos caracteres sexuais secundários, que é um dos objetivos principais do tratamento do retardo da puberdade. Veremos neste capítulo como fazer tal indução, de forma correta e objetiva.

ABORDAGEM DO SANGRAMENTO UTERINO ANORMAL

O termo *sangramento uterino anormal* faz parte da classificação atual PAL-COEIN para caracterizar os desvios da normalidade da menstruação. Nas consultas de adolescentes, é queixa muito frequente, sendo de grande importância sua abordagem, quanto ao diagnóstico etiológico, pois sempre é maior a chance de sucesso do tratamento quando se conhece a etiopatogenia. Esses distúrbios na adolescência diferem das mulheres de outras idades, principalmente quanto às causas[7].

Temos neste capítulo a oportunidade dessa abordagem atualizada para nortear nossa conduta nos casos das nossas adolescentes.

REFERÊNCIAS BIBLIOGRÁFICAS

1. Lauritsen M.P., J.G. Bentzen, A. Pinborg, et al., The prevalence of polycystic ovary syndrome in a normal population according to the Rotterdam criteria versus revised criteria including anti-Mullerian hormone. Hum Reprod, 2014. 29(4): p. 791-801.

2. Teede H.J., M.L. Misso, M.F. Costello, et al., Recommendations from the international evidence-based guideline for the assessment and management of polycystic ovary syndrome. Hum Reprod, 2018.

3. Dokras A., D.H. Jagasia, M. Maifeld, et al., Obesity and insulin resistance but not hyperandrogenism mediates vascular dysfunction in women with polycystic ovary syndrome. Fertil Steril, 2006. 86(6): p. 1702-9.

4. Cong TX, Hao D, Wen X, Li XH, He G, Jiang X. From pathogenesis of acne vulgaris to anti-acne agents. Arch Dermatol Res. 2019 Jul;311(5):337-349.

5. Harel Z. Dysmenorrhea in adolescents and young adults: from pathophysiology to pharmacological treatments and management strategies. Expert Opin Pharmacother. 2008 Oct;9(15):2661-72.

6. ZACHARIN, M. Pubertal induction in hypogonadism: current approaches including use of gonadotrophins. Best Pract Res Clin Endocrinol Metab. v. 29, n. 3, 367-83, 2015.

7. Munro MG, Critchley HOD, Fraser IS; FIGO Menstrual Disorders Committee. The two FIGO systems for normal and abnormal uterine bleeding symptoms and classification of causes of abnormal uterine bleeding in the reproductive years: 2018 revisions [published correction appears in Int J Gynaecol Obstet. 2019 Feb;144(2):237]. Int J Gynaecol Obstet. 2018;143(3):393–408.

capítulo 25

Abordagem do Sangramento Uterino Anormal

▶ Roberto Cesar Nogueira Junior*

INTRODUÇÃO

O sangramento uterino anormal (SUA) é a queixa ginecológica mais frequente em mulheres na fase reprodutiva[1]; portanto é de suma importância que o ginecologista esteja capacitado não só para o diagnóstico, como também para o seu respectivo tratamento.

Para caracterizar o SUA, primeiramente, é necessário conceituar quais são os parâmetros de um ciclo menstrual fisiológico. Existem diversas controvérsias na literatura e aqui adotamos os seguintes parâmetros para as adolescentes: intervalo de 21 a 45 dias, 2 a 7 dias de fluxo e perda sanguínea com uso de 3 a 6 absorventes íntimos por dia[2-4]; por consequência qualquer ciclo menstrual que não esteja dentro desses parâmetros pode ser identificado como sangramento uterino anormal. Importante ressaltar que em geral, 3 anos após a menarca, 60% a 80% dos ciclos menstruais terão intervalo de 21 a 34 dias (semelhante ao de mulheres adultas)[4].

Em geral, podemos dividir o SUA tendo duas grandes etiologias: orgânica e disfuncional. Nas adolescentes, estima-se que o SUA disfuncional seja responsável por até 97% dos casos de sangramento uterino anormal. Inclusive em uma grande maioria dessas adolescentes, a principal causa da irregularidade menstrual é a imaturidade do eixo Hipotálamo-Hipófise-O-

---

* Presidente da SOGESP Regional Santos. Professor do Departamento de Ginecologia da Faculdade de Ciências Médicas de Santos/UNILUS. Doutor em Ginecologia pela UNIFESP/EPM.

vário[5] e por isso é necessário ter muita cautela principalmente para não estigmatizarmos essas jovens mulheres como anovuladoras crônicas.

Outra classificação muito utilizada é a da própria FIGO, publicada em 2011. Há a divisão do sangramento uterino anormal em causas estruturais e não estruturais (PALM-COEIN). Dentre as causas estruturais são descritas: pólipos, adenomiose, leiomioma e malignidade/hiperplasia endometrial. Já nas causas não estruturais temos: coagulopatias, disfunções ovulatórias, fator endometrial, causas iatrogênicas e causas ainda não classificadas.

Particularmente aqui temos preferência na divisão da classificação entre causas orgânica e disfuncional, pois optamos por uma forma mais lógica em detrimento de um método mnemônico (PALM-COEIN)

Existe na literatura uma série de divergências entre as mais diversas nomenclaturas referentes às alterações do ciclo menstrual. Desde 2007, vários artigos publicados em periódicos como a Fertility Sterility and Human Reproduction recomendam que terminologias como menorragia, metrorragia e outras sejam abolidas de nosso uso, pois são utilizadas de maneira muito distintas e não possuem grande significado na comunidade acadêmica[6-7]. A Federação Internacional de Ginecologia e Obstetrícia desde 2009 introduziu uma sistematização da nomenclatura e que adaptamos na Tabela 1[8].

DIAGNÓSTICO

O principal desafio do ginecologista é conseguir realizar o diagnóstico etiológico (orgânico ou disfuncional), pois o tratamento dependerá do problema específico encontrado. É importante salientar que o SUA disfuncional é diagnóstico de exclusão, podendo ser dividido ainda em agudo e crônico, ovulatório e anovulatório.

Como explicitado anteriormente, uma das principais causas do sangramento disfuncional é a imaturidade do eixo Hipotálamo-Hipófise-Ovário(H-H-O), condição na maior parte das vezes transitória e autolimitada. Cerca de 90% das mulheres com sangramento uterino disfuncional tem ciclos anovulatórios e por esta razão diferenciar a imaturidade do eixo H-H-O com síndrome dos ovários policísticos nem sempre é tarefa fácil, apesar de esta ter critérios bem estabelecidos para sua diferenciação. O SUA disfuncional ovulatório acontece em aproximadamente 10% dos casos e seu diagnóstico será eminentemente clínico.

Diversas são as causas orgânicas responsáveis pela alteração menstrual. Variam desde doenças crônicas sistêmicas até a utilização de algumas medicações. As principais doenças orgânicas nessa faixa etária estão aqui listadas (Tabela 2).

A anamnese deve ser minuciosa principalmente na caracterização do momento da alteração menstrual em relação à menarca, bem como se há alteração da duração, intervalo ou volume menstrual.

No questionário sobre os antecedentes familiares, sugerimos dar ênfase à procura por

Tabela 1	
Parâmetro	**Terminologia**
Frequência	Ausente (sem sangramento) = amenorreia
	Infrequente (> 38 dias)
	Normal (≥ 24 e ≤ 38 dias)
	Frequente (≤ 24 dias)
Duração	Normal (≤ 8 dias)
	Prolongada (≥ 8 dias)
Volume (descrito pela paciente)	Pouco
	Normal
	Muito

Adaptada de Munro et al.[8]

Tabela 2	
Complicações da gravidez	Aborto
	Ectópica
	Mola
Coagulopatias	Púrpura Trombocitopênica Idiopática
	Doença de Von Willebrand
Tumores genitais	Sarcoma botrioide
	Tumores germinativos do ovário
Trauma	Trauma acidental
	Abuso sexual
	Corpo estranho

distúrbios da hemostasia e nos antecedentes pessoais é necessário investigar principalmente o uso de medicações, assim como a história sexual e o uso de método contraceptivo.

História de sangramento vaginal aumentado desde a menarca, epistaxe e sangramento dentário podem ser indicativos de alguma discrasia sanguínea.

Ao realizarmos o exame físico geral, é necessário nos atentarmos principalmente aos sinais de choque hipovolêmico, como: palidez cutânea, pressão arterial e pulso. Achados de hiperandrogenismo e acantosis nigricans sugerem anovulação crônica. Já no exame ginecológico devemos nos atentar para os sinais de trauma do sistema geniturinário e em pacientes que já tiveram a coitarca, o exame especular e o toque vaginal são imprescindíveis, pois podem nos trazer informações desde relacionadas a uma possível gravidez até como a presença de alguma tumoração.

Os principais exames laboratoriais que devem ser solicitados são: β-HCG, hemograma, coagulograma, TSH, prolactina. Nas pacientes com sinais de hiperandrogenismo, devemos pedir também a 17-OHP e SDHEA (hiperplasia adrenal).

A Doença de Von Willebrand, nas pacientes com sangramento menstrual excessivo, tem uma incidência entre 5% e 24%[9]. Exames como: atividade do fator VIII (FVIII:C), antígeno do fator de Von Willebrand (FVW:Ag), níveis da atividade do cofator ristocetina (FVW:Rco) e capacidade de ligação do Fator de Von Willebrand ao colágeno (FVW:CB) devem ser solicitados.

Exames de imagem como a ultrassonografia pélvica via transvaginal (se possível) e ressonância nuclear magnética (RNM) com contraste de pelve podem ser necessários para o diagnóstico de tumores ovarianos. Nos casos associados a dismenorreia, a malformação mulleriana deve ser investigada através da RNM sem contraste ou ultrassonografia pélvica tridimensional.

TRATAMENTO

Obviamente, o tratamento dependerá do diagnóstico realizado, ou seja, na vigência de doença orgânica, o tratamento deverá ser específico para essa determinada patologia.

A internação será necessária nos casos de hemorragia aguda intensa e/ou instabilidade hemodinâmica. A monitorização das funções vitais e o duplo acesso venoso calibroso periférico para reposição volêmica através de expansores e ou hemoconcentrados por vezes serão mandatórios.

O sangramento uterino anormal disfuncional agudo (vide Fluxograma 1) deverá ser tratado com estrogenioterapia (estrogênios conjugados 2,5 mg VO a cada seis horas ou valerato de estradiol 2 mg VO a cada 8 horas) em altas doses associadas ao ácido tranexâmico (500 mg EV a cada 6 horas), em geral por até 48 horas. A manutenção do tratamento deverá ser realizada utilizando contraceptivo hormonal oral combinado contendo de 30 a 50 μcg de etinilestradiol (21 comprimidos com pausa de 7 dias) por 3 meses[10]. Outras opções de tratamento medicamentoso existem, entretanto, não são melhores dos que as descritas anteriormente. Lembre-se que, se o sangramento não melhorar, provavelmente o diagnóstico terá sido feito de maneira equivocada e que outras doenças orgânicas deverão ser pesquisadas. A curetagem uterina poderá ser realizada todavia, em casos extremamente selecionados e principalmente na falha do tratamento medicamentoso.

Nos casos onde o SUA disfuncional é crônico (vide Fluxograma 2), deveremos sempre analisar o desejo e a necessidade do uso de método contraceptivo. Aquelas pacientes sem vida sexual ativa e ciclos anovulatórios poderão utilizar um progestagênio (acetato de medroxiprogesterona 5 a 10 mg/dia VO ou acetato de noretisterona 5 a 10 mg/dia) de segunda fase (usar 14 dias a cada 4 semanas), enquanto aquelas com ciclos ovulatórios usarão a associação de anti-inflamatório não esteroidal (ácido mefenâmico 500 mg VO a cada 8 horas) com antifibrinolítico (ácido tranexâmico 250 mg VO a cada 6 horas). Em pacientes que desejam método contraceptivo,

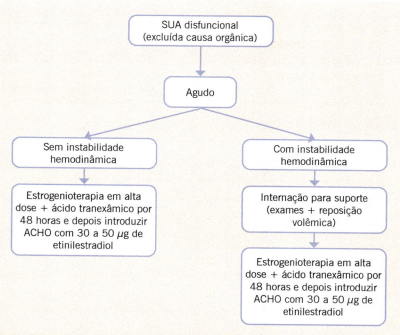

Fluxograma 1 – Fluxograma de tratamento do sangramento uterino disfuncional agudo

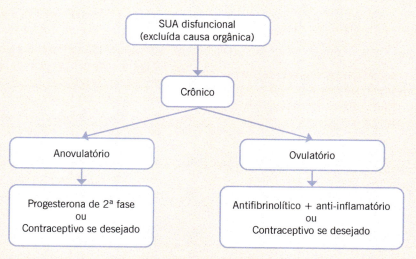

Fluxograma 2 – Fluxograma de tratamento do sangramento uterino disfuncional crônico

deve-se respeitar os critérios de elegibilidade da Organização Mundial de Saúde e o uso do sistema intrauterino liberador de levonorgestrel deve ser lembrado como um dos mais eficazes métodos contraceptivos nesta faixa etária.

CONSIDERAÇÕES FINAIS / CONCLUSÕES

Por muitos motivos o sangramento uterino anormal é um desafio não só para a paciente, mas também muitas vezes para o médico ginecologista. De forma geral, evitamos sempre instituirmos um tratamento quando ainda não fizemos nossa principal hipótese diagnóstica. Abaixo há 11 *key points* para que tornemos essa tarefa mais fácil.

1. Sangramento uterino anormal pode ser definido na presença de qualquer alteração de parâmetro menstrual.

2. Deve ser dividido em duas etiologias: orgânico e disfuncional.

3. Será considerado disfuncional após a exclusão de causas orgânicas.

4. Considerar possíveis diagnósticos de etiologia orgânica: gravidez, coagulopatias, tumores genitais e trauma geniturinário.

5. 90% do sangramento uterino disfuncional terá característica de anovulação.

6. Anamnese e exame físico são extremamente importantes

7. O tratamento da doença orgânica precisa ser específico para a mesma.

8. Atentar para sinais de instabilidade hemodinâmica.

9. Estrogenioterapia em alta dose é tratamento de eleição quando o sangramento uterino anormal disfuncional for agudo.

10. Progestagênio de 2ª fase deve ser utilizado nos casos de sangramento uterino anormal disfuncional crônico, exceto em casos em que a paciente desejar método contraceptivo.

11. Sistema intrauterino liberador de levonorgestrel é opção extremamente interessante, pois, além do benefício da diminuição do sangramento, ainda tem uma alta eficácia contraceptiva nesta faixa etária.

REFERÊNCIAS BIBLIOGRÁFICAS

1. Jeninings JC. Abnormal uterine bleeding. Med Clin North Am. 1995;79(6): 1357-76.
2. Flug D, Largo RH, Prader A. Menstrual patterns in adolescent Swiss girls: a longitudinal study. Ann Hum Biol 1984;11:495–508.
3. Widholm O, Kantero RL. A statistical analysis of the menstrual patterns of 8,000 Finnish girls and their mothers. Acta Obstet Gynecol Scand Suppl 1971;14:(suppl 14):1–36.
4. World Health Organization multicenter study on menstrual and ovulatory patterns in adolescent girls. II. Longitudinal study of menstrual patterns in the early postmenarcheal period, duration of bleeding episodes and menstrual cycles. World Health Organization Task Force on Adolescent Reproductive Health. J Adolesc Health Care 1986;7: 236–44.
5. Gray SH, Means SJ. Abnormal vaginal bleeding in adolescents. Pediatr Rev. 2007;28(5):175-82.

6. Frasier S, Critchley HO, Munro MG, Broder M. A process designed to lead to international agreement on terminologies and definitions used to describe abnormalities of menstrual bleeding. Fertil Steril.2007;87:466-476.

7. Woolcock JG, Critchley HO, Munro MG, Broder MS. Review of the confusion in current and historical terminology and definitions for disturbances of menstrual bleeding. Fertil Steril.2008;90:2269-2280.

8. Munro, M.G., Critchley, H.O.D., Fraser, I.S., and for the FIGO Menstrual Disorders Committee. The two FIGO systems for normal and abnormal uterine bleeding symptoms and classification of causes of abnormal uterine bleeding in the reproductive years: 2018 revisions. Int J Gynaecol Obstet. 2018; 143: 393–408.

9. Shankar M., Lee C.A., Sabin C.A., Economides D.L., and Kadir R.A.: Von Willebrand disease in women with menorrhagia: a systematic review. Br J Obstet Gynaecol 2004; 111: pp. 734-740.

10. Ely J.W., Kennedy C.M., Clark E.C., et al: Abnormal uterine bleeding: a management algorithm. J Am Board Fam Med 2006; 19: pp. 590-602.

capítulo **26**

Aspectos diagnósticos da Síndrome dos Ovários Policísticos

▶ José Maria Soares Junior*
▶ Maria Candida Pinheiro Baracat**
▶ Edmund Chada Baracat***

INTRODUÇÃO

A síndrome dos ovários policísticos (SOP) é caracterizada por anovulação crônica e/ou hiperandrogenismo cutâneo, como acne, hirsutismo e alopecia. A SOP acompanha a mulher em toda sua vida reprodutiva, manifestando-se desde a adolescência com irregularidade menstrual e hirsutismo, passando por infertilidade na idade adulta e proporcionando risco elevado de doenças cardiometabólicas no climatério[1-4]. Por esta razão, alguns investigadores sugerem que esta síndrome seria reprodutivo-metabólica[1-4]. Além disto, a prevalência de humor deprimido e/ou depressão é alta nas mulheres com SOP[1-4], relacionados a vários fatores, como estigma psicológico, baixa autoestima e insatisfação com o diagnóstico e o tratamento[1-4]. Assim, as recomendações internacionais baseadas em evidências propostas por Teede et al.[5] trouxeram novas perspectivas, tanto para o diagnóstico o mais precoce possível, quanto ao tratamento das mulheres com SOP.

---

* Professor Associado da Disciplina de Ginecologia do Departamento de GO no HC-FMUSP; Vice-Chefe do Departamento de Obstetrícia e Ginecologia da FMUSP.

** Coordenadora do Núcleo de Ginecologia e Obstetrícia da Universidade de Santo Amaro; Assistente Doutora da Disciplina de Ginecologia do Departamento de GO da FMUSP.

*** Professor Titular da Disciplina de Ginecologia da FMUSP; Professor Titular Aposentado do Departamento de Ginecologia da EPM-UNIFESP.

DIAGNÓSTICO

O quadro clínico da SOP é amplo, pois engloba sinais e sintomas relacionados a anovulação crônica e hiperandrogenismo (ou hiperandrogenemia), o que pode dificultar o diagnóstico. Pois há afecções que podem determinar esta sintomatologia. Para minimizar este problema, especialistas fizeram consensos para o diagnóstico (Figura 1). Conforme o critério utilizado no diagnóstico, a incidência da SOP pode variar de 5% a 15% durante o período reprodutivo[5-8]. Entretanto, o consenso de Rotterdam é o mais abrangente e o mais aceito, sendo reforçado pelas recomendações internacionais baseadas em evidências propostas por Teede et al.[5]. Salienta-se ainda que o diagnóstico de SOP é de exclusão, pois há outras afecções que podem ter quadro clínico mesmo aplicando os critérios de Rotterdam[5-8].

Critérios de Rotterdam

Anovulação Crônica

As recomendações internacionais baseadas em evidências sugerem novas definições de irregularidade menstrual[5], que podem ser usadas como parâmetros mais precisos no diagnóstico de SOP, inclusive minimizando a problemática da realização do diagnóstico

Critérios de diagnóstico		
NIH	**Rotterdam**	**AE-PCOS Society**
Presença de dois critérios	Presença de dois critérios	Presença de dois dos três critérios
Disfunção menstrual	Anovulação crônica	Hiperandrogenemia e/ou hiperandrogenismo
Hiperandrogenemia e/ou hiperandrogenismo	Hiperandrogenemia e/ou hiperandrogenismo	
		Disfunção menstrual e/ou ovários policísticos
	Ovários policísticos	

Para todos os critérios assume-se que foram descartadas outras causas de hiperandrogenismo

Figura 1 – Consensos para critérios de diagnóstico da SOP: NIH (National Institute of Health), em 1990[6] que determinava dois critérios clínicos definidos e laboratorial, não incluía as imagens ultrassonográficas de ovários policísticos; o de Rotterdam[7] orienta que a paciente precisa ter pelo menos dois dos três critérios que estão no quadro; e AE-PCOS Society[8] fez seu critério baseado principalmente no hiperandrogenismo e/ou a hiperandrogenemia, que seriam essenciais para o diagnóstico. Independente do critério, é importante excluir outras afecções com quadro clínico semelhante: deficiência enzimática ou hiperplasia congênita da suprarrenal, síndrome de Cushing, tumor produtor de androgênios (suprarrenal ou ovário), disfunção da tireoide, hiperprolactinemia e uso de fármacos com ação androgênica.

na adolescência. Assim, a irregularidade menstrual foi definida como normal durante o primeiro ano após a menarca. A persistência após este período pode ser um indicativo de que a paciente tenha SOP e não a imaturidade do eixo hipotalâmico-hipofisário-ovariano (IEHHO)[9]. A única exceção é se houver um período de amenorreia maior que 90 dias, que não ocorre na IEHHO[5,9].

Salienta-se ainda que adolescentes com SOP podem ter ciclos menstruais encurtados ou alongados, ou seja, menor que 21 dias ou maior do que 45 dias entre o primeiro e o terceiro ano após a menarca. Este parâmetro também auxilia na diferença com IEHHO. Passados três anos da primeira menstruação, se o intervalo entre os catamênios for maior do que 35 dias, é indicativo de SOP. Este fato não ocorre na IEHHO, pois após este período, os ciclos se regularizam, ou seja, o intervalo entre a menstruação se estabelece entre 21 e 35 dias[5,9].

Durante a adolescência, quando não é possível estabelecer a separação dentre as duas entidades (SOP e IEHHO) pelo padrão menstrual, alguns investigadores sugerem usar o termo *risco de SOP* para estas pacientes, para evitar o estigma psicológico da doença para seu futuro. Neste caso, o diagnóstico será estabelecido com o acompanhamento da paciente[5,9].

A amenorreia primária não é frequente, mas pode ocorrer em adolescente com SOP. Deve ser suspeitada quando não ocorreu a primeira menstruação após 15 anos de idade ou após três anos do início do desenvolvimento mamário (telarca)[5,9]. Tanto a amenorreia primária quanto a secundária estariam relacionadas a quadros mais intensos de resistência insulínica[10].

O padrão menstrual é o primeiro parâmetro e faz parte dos critérios de Rotterdam para diagnóstico de SOP. Na adolescência, outras afecções, como anorexia nervosa, bulimia e depressão, também podem ter quadro de anovulação crônica, inclusive de amenorreia. Contudo, as características clínicas são peculiares da anorexia nervosa, o que inclui o índice de massa corpórea, que é muito baixo, e o comportamento alimentar típico, com baixa ingestão de alimentos[11]. Entretanto, o diagnóstico em adolescentes com quadro clínico de bulimia ou depressão pode ser mais difícil[11]. Alguns investigadores consideram esta última como uma comorbidade da SOP junto com a ansidedade e a baixa estima, principalmente quando a paciente tem quadro de hirsutismo intenso associado[11].

Deve-se ainda afastar outras afecções que podem determinar anovulação crônica, como disfunção da tireoide, síndrome de Cushing, deficiência enzimática ou hiperplasia congênita da suprarrenal, hiperprolactinemia, tumores produtores de androgênios ou fármacos que podem interferir no sistema reprodutivo[5,9,12].

Hiperandrogenismo cutâneo

O hiperandrogenismo cutâneo pode ser avaliado pelas alterações cutâneas como acne, hirsutismo e alopecia androgênica. Apesar de os investigadores não conseguirem determinar um padrão fixo para as mulheres com SOP, o hirsutismo é muito frequente e deve ser considerado quando houver aparecimento de pelo pigmentado com comprimento maior de 0,5 cm, independente da forma e textura em região glabra nas mulheres e que seriam características do sexo masculino[5].

O índice de Ferriman-Gallwey-Lorenzo modificado é um instrumento útil para quantificar os pelos (Figura 2) e analisa em nove regiões do corpo: buço, mento, intermamária, abdome superior, abdome inferior, braço, dorso, região pré-sacral e face interna das coxas. A pontuação vai de zero (ausência) a quatro (mais intenso). Recentemente, Teede et al.[5] sugerem a redução da pontuação total

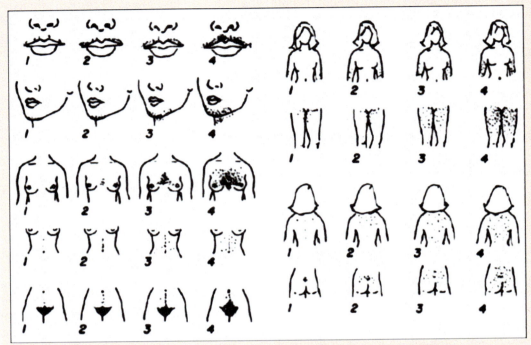

Figura 2 – Escala de Ferriman-Gallwey modificada. São nove regiões avaliadas de 0 a 4 pontos, conforme ausência de pelos zero (0) até a quantidade intensa de pelos (4)
Fonte: Khan et al.[13].

para o diagnóstico de hirsutismo de oito para seis nas mulheres brancas e afrodescentes e para quatro as de origem asiática oriental, como nipônica, chinesa e coreana. Talvez este índice possa ser exagerado e há muita discussão sobre este tema[14].

A avaliação da alopecia androgênica (frontal e central) é outra forma para investigar o hiperandrogenismo cutâneo. Neste sentido, o emprego da escala visual de Ludwig classifica as mulheres em três graus de intensidade conforme a perda de cabelos (Figura 3). Entretanto, não observamos com frequência esta alteração na SOP[15].

Outros sinais de hiperandrogenismo, como alteração da voz, mudança da composição corporal com aumento da massa muscular e hipertrofia do clitóris, principalmente, com evolução rápida não são frequentes na SOP e podem ser indicativos de virilização[5-8], o que pode estar relacionado com neoplasias produtoras de androgênios, tanto ovariana quanto da suprarrenal. Em raros casos com resistência insulínica intensa, podemos ver aquelas características[15,16].

O hirsutismo (leve e moderado) e a irregularidade menstrual são dois critérios de Rotterdam e quando presentes dispensam dosagens bioquímicas de androgênios. Quando o hiperandrogenismo não é claro ou se há quadro muito intenso, as determinações hormonais são necessárias[5-10].

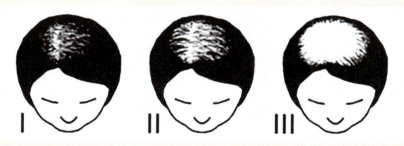

Figura 3 – Desenho mostrando a escala de Ludwig em graus: I – discreto, II – moderado e III – intenso.
Adaptado de Bolognia et al.[15].

Hiperandrogenemia

A dosagem sérica de androgênios, como testosterona total, androstenediona e sulfato de deidroepiandrostenediona (SDHEA) pode ser empregada para avaliar a androgenemia, inclusive identificar a principal fonte produtora: ovário ou suprarrenal[5].

Há um consenso de que a dosagem direta da testosterona livre não deve ser feita. No entanto, sugere-se calcular o índice de fração livre ou biodisponível, o que reflete melhor os andrógenos que podem agir na mulher. Para isto, é necessária a concentração sérica da globulina carreadora (ou ligante) dos esteroides sexuais (SHBG) e da albumina[17]. A determinação ideal da testosterona total seria pela espectrometria de massa[5], mas infelizmente ainda não é possível sua execução na maior parte do território nacional. Nos casos de hiperandrogenismo intenso, a determinação de testosterona total acima de 250 ng/dL pode ser indicativa da presença de neoplasia produtora de andrógenos e o sulfato de DHEA, em geral, pode estar acima de 700 µg/dL e pode confirmar que o excesso da produção seja de tumor da suprarrenal[18].

Nos quadros intensos de hiperandrogenismo e testosterona total acima de 250 ng/dL, deve-se progredir a investigação com exames complementares, principalmente por imagem, que pode ser desde ultrassom ou até ressonância magnética abdominal ou da pelve[5-10,18,19].

A androstenediona pode ainda ser empregada quando os valores de testosterona forem limítrofes ou inconclusivos e o hiperandrogenismo cutâneo não é característico, principalmente quando não há hirsutismo. Salienta-se ainda que não se recomendam as dosagens hormonais em vigência de contraceptivos hormonais[5].

A deficiência enzimática da suprarrenal e a Síndrome de Cushing (estrias purpúreas, fascies em lua-cheia, obesidade central, diabete, hipertensão) podem ter quadro de hirsutismo mais intenso, mas sua evolução é mais lenta, o que pode confundir com a SOP. Contudo, há marcadores específicos para estas afecções[5-12].

Ultrassonografia pélvica

Em relação às imagens de ovários policísticos, as recomendações internacionais baseadas em evidências sugerem: (a) utilização de transdutor preferencialmente por via transvaginal e com maior definição de 8 MHz; (b) presença de 20 folículos (menores de <1 cm no maior diâmetro) e/ou volume ovariano acima de 10 mL, sem a existência de corpo lúteo, cistos ou folículo dominante; (c) se a tecnologia do equipamento de ultrassom for antiga, deve-se basear apenas no volume ovariano[5]. Este exame isoladamente não faz o diagnóstico de SOP.

Em estudo de Kim et al.[19] usando ultrassonografia transvaginal com transdutor de 8 MHz, as pacientes com diagnóstico clínico de SOP apresentaram mais de 20 folículos e volume acima de 10 mL; foram aproximadamente 20% da amostra. Mulheres com volume acima de 10 mL e com menos 20 folículos na periferia foram 30% das participantes. Portanto, os autores acreditam que o exame de imagem pode ser inconclusivo em boa parte das mulheres com SOP[19]. Mendonça et al. sugerem uma alternativa: avaliação estromal. O diâmetro estromal com mais de 2 cm e aumento doppler ovariano estão associados com os níveis elevados de testosterona nas mulheres com SOP no estudo realizado no Hospital das Clínicas da Faculdade de Medicina da Universidade de São Paulo[20]. Talvez esta possa ser outra característica ultrassonográfica para ser avaliada nas mulheres com SOP.

DIAGNÓSTICO DIFERENCIAL

Na adolescência, o principal diagnóstico diferencial é a imaturidade do eixo hipotalâmico-hipofisário-ovariano. Além deste, as recomendações internacionais sugerem que devemos afastar outras afecções para o diagnóstico de SOP: deficiência enzimática da suprarrenal, síndrome de Cushing, tumores produtores de androgênios, hiperprolactinemia e disfunção da tireoide[5].

A Tabela 1 mostra as principais afecções e os exames complementares para o seu diagnóstico. Não obstante, não podemos esquecer o uso de anabolizantes que estão sendo usados de forma recreativa em academias. Estas

substâncias podem ter como consequências o hirsutismo e a anovulação crônica[5-12].

Quadros de anovulação crônica e amenorreia podem também estar relacionados com outras afecções de distúrbios alimentares, como anorexia nervosa e bulimia, bem como em casos exacerbados de depressão. Clinicamente, outras características e comportamentos das pacientes são bem distintos do que as com SOP, mas nem sempre a distinção é fácil[5-12].

Nos casos de hiperprolactinemia, mulheres com sintomas neurológicos ou valores séricos acima de 50 ng/mL, recomenda-se avaliação complementar por exames de imagem. Pode haver a presença de adenomas hipofisários. A ressonância magnética da sela túrcica consegue identificar microadenomas com diâmetro de 0,6 cm, o que a tomografia computadorizada não detecta. Entretanto, sugere-se ainda que as outras causas de hiperprolactinemia sejam afastadas antes da solicitação do exame de imagem[21].

No caso da disfunção da tireoide, o hipotireoidismo é mais frequentemente relacionado com a anovulação crônica do que o hipertireoidismo. Sugere-se a dosagem de TSH e complementar com T4 livre[5-12].

A principal causa de deficiência enzimática da suprarrenal relacionada com anovulação crônica e hiperandrogenismo é a 21-hidroxilase, principalmente a forma não clássica. O marcador desta afecção é 17OH-progesterona (valores estão acima de 10 ng/mL). Quando o resultado daquele marcador é limítrofe (entre 2 e 10 ng/mL), há necessidade do teste do ACTH (deve ser solicitada na fase folicular do ciclo menstrual) com 250 µg de cortrosina, em bólus, endovenoso. Após uma hora, se os valores forem superiores a 10 ng/mL, o diagnóstico pode ser considerado. Pode-se ainda, adicionalmente, realizar o teste genético do polimorfismo do CYP21A222.

A deficiência da 3beta-ol-desidrogenase determina quadro clínico mais intenso de

Tabela 1 – Principais afecções do diagnóstico diferencial da SOP

Afecção	Dosagem	Valores	Avaliação complementar
Hiperprolacinemia		Prolactina	>25 ng/mL	
			> 50 ng/mL	RM ou tomografia*
Disfunção de Tireoide	Hipotireoidismo	TSH	> 4,5 mUI/L	Dosar T4 livre
	Hipertireodismo		< 0,45 mUI/L	Dosar T4 livre
Deficiência enzimática da Suprarrenal	21-hidroxilase	17OH progesterona	10 ng/mL	
			2 ng/mL e 10 ng/mL	Teste da Cortrosina/ACTH
	11-hidroxilase	11-desoxicortisol (composto S)	>3x o valor de referência	
		desoxicorticosterona (DOCA)	> 3x o valor de referência	
	3beta-ol-desidrogenase	17-OH – pregnenolona / 17-OH progesterona	> 6x	
Síndrome de Cushing		Cortisol – sangue e saliva – diurno (6h às 8h)	> 25 µg/dL	Dosar ACTH
		Salivar noturno (entre 23h e 0h)	> 1,8 µg/dL	Dosar ACTH
		Valores limítrofes, inconclusivos ou produção autônoma		Teste de supressão com 1 mg de dexametasona
		Cortisol urinário de 24h	> 120 µg/24 horas	Dosar ACTH
Tumor produtor de androgênios	Ovário	Testosterona	> 250 ng/mL	Solicitar exame de imagem

hiperandrogenismo e, em geral, o diagnóstico pode ser feito com a relação do 17OH-pregnenolona sobre a 17OH-progesterona, se esta for maior do que seis. A deficiência da 11beta-hidroxilase é a forma hipertensiva da deficiência enzimática e pode ser feita pela dosagem da 11-desoxicortisol (composto S) e da desoxicorticosterona (DOCA), quando os valores foram maiores de três vezes aos de referência[23].

A Síndrome de Cushing pode apresentar características específicas. Contudo, há casos oligossintomáticos e às vezes difíceis da realização do diagnóstico. Para isto, a dosagem sérica ou salivar do cortisol pode ser empregada. No período diurno, das 6 h às 8 h, e no noturno, das 23 h à 0 h (salivar), os valores superiores a 25 μg/dL ou 1,8 μg/dL, respectivamente, são indicativos de Síndrome de Cushing. Outra forma de avaliação é o teste supressivo da suprarrenal com a dexametasona (1 a 2 mg). O medicamento é administrado na noite anterior à avaliação hormonal. Valores acima de 1,8 μg/dL na manhã seguinte são indicativos. Outra forma é aferição do cortisol urinário de 24 h (Tabela 1)[24].

Os tumores produtores de androgênios têm valores sanguíneos de testosterona elevados (> 250 ng/dl). A avaliação do sulfato de deidroepiandrosterona pode auxiliar na investigação da fonte. Níveis séricos acima de 700 μg/dL são indicativos de fonte da suprarrenal[14-17].

CONSIDERAÇÕES FINAIS / CONCLUSÕES

O critério de Rotterdam é importante para estabelecer o diagnóstico de SOP.

A imaturidade do eixo hipotalâmico-hipofisário-ovariano é o principal diagnóstico diferencial durante a adolescência.

O diagnóstico de SOP é de exclusão, ou seja, outras afecções com quadro clínico semelhante devem ser avaliadas.

Em casos de virilização ou progressão rápida do hirsutismo, solicitar exames de imagem para afastar tumor produtor de androgênios.

O diagnóstico deve ser feito o mais breve possível, mas deve ter cuidado especial na adolescência.

REFERÊNCIAS BIBLIOGRÁFICAS

1. Soares Júnior JM, Baracat MC, Maciel GA, Baracat EC. Polycystic ovary syndrome: controversies and challenges. Rev Assoc Med Bras (1992). 2015;61(6):485-7.

2. Chan JL, Kar S, Vanky E, Morin-Papunen L, Piltonen T, Puurunen J, Tapanainen JS, Maciel GAR, Hayashida SAY, Soares JM Jr, Baracat EC, Mellembakken JR, Dokras A. Racial and ethnic differences in the prevalence of metabolic syndrome and its components of metabolic syndrome in women with polycystic ovary syndrome: a regional cross-sectional study. Am J Obstet Gynecol. 2017 Aug;217(2):189.e1-189.e8.

3. Soares Jr, JM; de Sá MFS, Baracat EC. Resistência insulínica na Síndrome dos Ovários Policísticos deve ser sempre tratada? Rev. Bras. Ginecol. Obstet. 2014; 36 (02). https://doi.org/10.1590/S0100-72032014000200001.

4. Zeng X, Xie YJ, Liu YT, Long SL, Mo ZC. Polycystic ovarian syndrome: correlation between hyperandrogenism, insulin resistance and obesity. Clinica chimica acta; international journal of clinical chemistry. 2020;502:214–21. https://doi.org/10.1016/j.cca.2019.11.003.

5. Teede HJ, Misso ML, Costello MF, Dokras A, Laven J, Moran L, et al. Recommendations from the international evidence-based guideline for the assessment and management of

polycystic ovary syndrome. Hum Reprod. 2018;33(9):1602-18.

6. Zawadzki JK, Dunaif A. Diagnostic criteria for polycystic ovary syndrome: toward a rational approach. A. Dunaif, J.R. Givens, F. Haseline (Eds.), Polycystic ovary syndrome, Blackwell Scientific, Boston (1992), pp. 377-384.

7. The Rotterdam ESHRE/ASRM – sponsored workshop Group. Revised 2003 consensus on diagnostic criteria and long-term health risks related to polycystic ovary syndrome. Fertil Steril. 2004;81(1):19-25.

8. Azziz R , Carmina E , Dewailly D , Diamanti-Kandarakis E , Escobar-Morreale HF , Futterweit W , Janssen OE , Legro RS , Norman RJ , Taylor AE , Task Force on the Phenotype of the Polycystic Ovary Syndrome of The Androgen Excess and PCOS Society. et al. The Androgen Excess and PCOS Society criteria for the polycystic ovary syndrome: the complete task force report. Fertil Steril 2009;91:456–488.

9. Kostopoulou E, Anagnostis P, Bosdou JK, Spiliotis BE, Goulis DG. Polycystic ovary Syndrome in Adolescents: Pitfalls in Diagnosis and Management. Curr Obes Rep. 2020 Sep;9(3):193-203. doi: 10.1007/s13679-020-00388-9.

10. Uche Ezeh, Chima Ezeh, Margareta D Pisarska, Ricardo Azziz. Menstrual dysfunction in polycystic ovary syndrome: association with dynamic state insulin resistance rather than hyperandrogenism. Fertil Steril . 2021 Jun;115(6):1557-1568. doi: 10.1016/j.fertnstert.2020.12.015.

11. Morgan J, Scholtz S, Lacey H, Conway G. The prevalence of eating disorders in women with facial hirsutism: an epidemiological cohort study. Int J Eat Disord. 2008 Jul;41(5):427-31. doi: 10.1002/eat.20527.

12. Striegel H, Simon P, Frisch S, Roecker K, Dietz K, Dickhuth HH, Ulrich R. Anabolic ergogenic substance users in fitness-sports: a distinct group supported by the health care system. Drug Alcohol Depend. 2006 Jan 4;81(1):11-9. doi: 10.1016/j.drugalcdep.2005.05.013.

13. Khan A, Karim N, Ainuddin JA, Fahim MF. Polycystic Ovarian Syndrome: Correlation between clinical hyperandrogenism, anthropometric, metabolic and endocrine parameters. Pak J Med Sci. 2019 Sep-Oct;35(5):1227-1232. doi: 10.12669/pjms.35.5.742.

14. Soares-Jr JM, Sá MFS, Baracat EC. New Criteria for the Clinical Diagnosis of Hyperandrogenism in Polycystic Ovarian Syndrome and the Risk of Overdiagnosis. Rev Bras Ginecol Obstet. 2019 Jun;41(6):361-362. doi: 10.1055/s-0039-1693530.

15. Bolognia JL, Schaffer JV, Cerroni L. Dermatology (4 ed.). Elsevier. 2018. pp. 2637–2648.

16. Leerasiri P, Wongwananuruk T, Indhavivadhana S, Techatraisak K, Rattanachaiyanont M, Angsuwathana S. Correlation of clinical and biochemical hyperandrogenism in Thai women with polycystic ovary syndrome. J Obstet Gynaecol Res. 2016 Jun;42(6):678-83. doi: 10.1111/jog.12945.

17. Trost LW, Mulhall JP. Challenges in Testosterone Measurement, Data Interpretation, and Methodological Appraisal of Interventional Trials. The journal of sexual medicine. Jul 2016;13(7):1029–46.

18. Sachdeva S. Hirsutism: evaluation and treatment. Indian J Dermatol. 2010;55(1):3-7. doi: 10.4103/0019-5154.60342.

19. Kim JJ et al. Human Reproduction 2020; 35 (3): 652–9, doi.org/10.1093/humrep/deaa012.

20. Mendonça E et al. 17th AEPCOS Annual meeting. Foz do Iguaçu, Brazil November 7-9, 2019; 21 - Souter I, Baltagi LM, Toth TL, Petrozza JC. Prevalence of hyperprolactinemia and abnormal magnetic resonance imaging findings in a population with infertility. Fertil Steril. 2010 Aug;94(3):1159-62. doi: 10.1016/j.fertnstert.2009.12.017.

21. Livadas S, Bothou C. Management of the Female With Non-classical Congenital Adrenal Hyperplasia (NCCAH): A Patient-Oriented Approach. Front Endocrinol (Lausanne). 2019 Jun 6;10:366. doi: 10.3389/fendo.2019.00366. eCollection 2019.

22. Yildiz M, Isik E, Abali ZY, Keskin M, Ozbek MN, Bas F, Ucakturk SA, Buyukinan M, Onal H, Kara C, Storbeck KH, Darendeliler F, Cayir A, Unal E, Anik A, Demirbilek H, Cetin T, Dursun F, Catli G, Turan S, Falhammar H, Baris T, Yaman A, Haklar G, Bereket A, Guran T. Clinical and hormonal profiles correlate with molecular characteristics in patients with 11beta-hydroxylase deficiency. J Clin Endocrinol Metab. 2021 Apr 8:dgab225. doi: 10.1210/clinem/dgab225.

23. Petersenn S. Biochemical diagnosis of Cushing's disease: Screening and confirmatory testing. Best Pract Res Clin Endocrinol Metab. 2021 Jan;35(1):101519. doi: 10.1016/j.beem.2021.101519.

capítulo 27

Como abordar a dismenorreia

- ▶ Cristina Laguna Benetti-Pinto*
- ▶ Gabriela Pravatta Rezende**
- ▶ Daniela Angerame Yela Gomes***

INTRODUÇÃO

O termo *dismenorreia*, derivado de uma palavra grega que significa "menstruação difícil", engloba dores pélvicas que antecedem ou acontecem durante o período menstrual, e que podem ser acompanhadas de náusea, vômito, tontura, cefaleia, lombalgia, alterações de humor e piora da qualidade de vida[1]. Dados demonstram que aproximadamente 50% a 90% das mulheres experimentam algum desses sintomas ao longo da vida, sendo que, nas adolescentes, a prevalência parece ser maior, com grandes índices de absenteísmo à escola ou trabalho[2,3]. Além disso, a dismenorreia é uma das manifestações da dor pélvica crônica (DPC), condição definida como queixas álgicas em região inferior de abdome ou pelve, cíclicas ou não, que se manifestam por pelo menos seis meses. Devido às diferenças em relação à fisiopatologia, idade de acometimento, modalidades e respostas terapêuticas, a dismenorreia pode ser classificada em primária, também chamada de *essencial, intrínseca, fun-*

---

*   Professora Associada Livre-docente do Departamento de Tocoginecologia da Universidade Estadual de Campinas – UNICAMP, Responsável pelo Serviço de Endometriose da UNICAMP, Presidente da Comissão Nacional Especializada de Ginecologia Endócrina da FEBRASGO.

** Médica ginecologista formada pela Faculdade de Medicina de Jundiaí-SP, especialização em ginecologia endócrina pela UNICAMP-SP, mestranda em tocoginecologia pela UNICAMP-SP, Membro da Comissão Nacional Especializada de Ginecologia Endócrina da FEBRASGO.

*** Professora Livre-docente do Departamento de Tocoginecologia da Universidade Estadual de Campinas – UNICAMP; Membro da Comissão Nacional Especializada de Ginecologia Endócrina da FEBRASGO, Responsável pelo Centro de Referência em Doença Trofoblástica Gestacional da UNICAMP.

cional ou *idiopática*, ou secundária, também conhecida como *extrínseca, adquirida* ou *orgânica*, conforme descrito na Tabela 1[4-7].

A dismenorreia primária (DP) tem uma prevalência estimada que varia de 16% a 91% das mulheres, com apresentação da forma severa em 2%-29% dos casos. Não se associa a lesões orgânicas, pélvicas ou uterinas, e, embora não tenha uma etiologia bem definida, há evidências de que mulheres com DP apresentam maior produção de prostaglandinas durante ciclos ovulatórios, o que resulta em aumento das contrações uterinas,

Tabela 1 – Principais diferenças entre dismenorreia primária e secundária.		
Características	**Dismenorreia Primária**	**Dismenorreia Secundária**
Idade de início	Perimenarca (1 a 2 anos após a primeira menstruação)	Em qualquer idade, mais comum após os 25 anos
Características da dor	Associada com o início do fluxo menstrual, com duração estimada de 8-72 horas	Variável, pode acontecer antes da menstruação e permanecer durante o período de sangramento
Principais sintomas acompanhantes	Náusea, vômito, dor lombar, cefaleia	Relacionados à etiologia (ex.: sinusiorragia, disquezia, disúria, dispareunia, sangramento uterino aumentado)
Exame físico	Sem alterações	Alterações relacionadas a etiologia (ex.: útero fixo, volume uterino aumentado, corrimento purulento, dor à mobilização uterina, massas anexiais)
História pregressa	Nada digno de nota	Antecedentes de infecções, exposição a doenças sexualmente transmissíveis, uso de DIU, histórico familiar de endometriose, cirurgias prévias, entre outros
Resposta ao tratamento	Boa resposta ao uso de anti-inflamatórios não esteroidais (AINEs) e ao uso de anticoncepcionais hormonais combinados orais (COCs)	Resposta inadequada ao uso de AINEs e COCstratamento deve ser dirigido à causa da dismenorreia

Adaptado de Dall'Acqua R, Bendlin T.[3]

maior vasoconstrição local, isquemia miometrial e aumento da sensibilidade dos nociceptores[8]. As prostaglandinas são produzidas na segunda fase do ciclo menstrual, período no qual o corpo lúteo libera fosfolípides, em particular os ácidos graxos ômega-6, que são convertidos em ácido araquidônico e, então, em prostaglandinas. Sendo assim, ciclos ovulatórios seriam necessários para que haja esse aumento na produção de prostaglandinas, motivo pelo qual a DP comumente ocorre após 6 a 12 meses da menarca, período em que os ciclos tornam-se ovulatórios com mais frequência, por evolução da maturidade do eixo hipotálamo-hipófise-ovariano[9,10]. Além disso, dados da literatura demonstram que a DP pode ser resultado de ativação do sistema imunológico inato via receptores *toll-like*, através de mecanismos similares a outras condições de dor crônica, como síndrome do intestino irritável e da bexiga dolorosa, além de ativação do sistema de crescimento neural e fator neurotrófico cerebral, também associados à maior sensibilidade à dor[1,11].

A dor pélvica apresentada na DP normalmente ocorre em região retro-púbica e sacral, podendo ou não se irradiar para membros inferiores, com duração de 8 a 72 horas e que normalmente se iniciam com o sangramento menstrual, acompanhadas de náuseas, vômitos, tontura e dor[12]. Alguns fatores parecem estar relacionados à maior prevalência de DP, como idade menor que 30 anos, baixo índice de massa corpórea, tabagismo, história familiar de dismenorreia, etilismo, baixo status socioeconômico, irregularidade menstrual e sangramento excessivo[13-17]. Apesar de a DP ser responsável por cerca de 90% dos casos de dismenorreia em adolescentes, outros diagnósticos dife-renciais devem ser excluídos, com destaque para as causas de dismenorreia secundária (Tabela 2), gestação ectópica, alterações urinárias, intestinais e anomalias obstrutivas, como hímen imperfurado, septos vaginais transversos e outras malformações mullerianas, em que há manifestação clínica de DP na ausência de sangramento vaginal, em idade esperada de menarca[10,18].

A dismenorreia secundária (DS), por sua vez, é causada por espasmos uterinos consequentes de disfunções ginecológicas orgânicas, com idade média de ocorrência após os 25 anos de idade, sem relação com o período da menarca, e prevalência estimada menor que a dismenorreia primária, ocorrendo em cerca de 5% das mulheres[19] Algumas condições que podem levar a dismenorreia secundária são inflamações (subagudas ou crônicas), como as decorrentes da doença inflamatória pélvica (parametrites, peritonites, endometrites e anexites), endometriose pélvica, malformações mullerianas, miomas uterinos, sobretudo subserosos e de volume considerável, adenomio-se, distopias uterinas, tumores pélvicos e uso de dispositivos intrauterinos, principalmente não hormonais. Por essa razão, a anamnese e exame físico cuidadosos são fundamentais para avaliar a etiologia, uma vez que, no caso de DS, o tratamento será direcionado à correção da causa inicial. Há, de maneira semelhante à DP, ação de prostaglandinas e reações de vasoconstrição; no entanto, na DS, há um fator desencadeante anatômico que deve ser corrigido[3,20]. A Tabela 2 resume as principais etiologias de DS com suas respectivas apresentações clínicas.

Evidências demonstram que a dismenorreia é um importante fator para piora da qualidade de vida das mulheres e, quando não tratada, pode reduzir as atividades sociais, escolares e laborais. Além disso, comorbidades como depressão, ansiedade e outros distúrbios psicossociais podem reduzir o efeito das medicações utilizadas no tratamento da dismenorreia e reduzir a sensibilidade e a tolerância à dor, o que reforça ainda mais a importância do manejo adequado dessa condição[21].

DIAGNÓSTICO

A anamnese e exame físico cautelosos são o padrão ouro para diagnóstico da dismenorreia. Avaliar adequadamente a idade de início dos sintomas e sua duração, as características da dor, antecedentes infecciosos, cirúrgicos ou relacionados a reações inflamatórias, com investigação de possíveis causas orgânicas que podem estar relacionadas ao quadro clínico é fundamental. O exame físico deve ser realizado, seguido pelo exame ginecológico realizado se a mulher já tiver apresentado sexarca, sobretudo nos casos de DS, mas há dados da literatura sugerindo a realização do exame ginecológico para adolescentes que não apresentaram penetração vaginal. O exame especular deve avaliar a presença de infecções, retrações cicatriciais de procedimentos prévios, tumores pélvicos, malformações mullerianas, como septo vaginal, agenesia de vagina, útero didelfo e outras. O toque vaginal é capaz de avaliar o tamanho uterino e anexial, sua mobilização, consistência e presença de massas pélvicas de etiologia ginecológica[22]. Em casos de endometriose, por exemplo, a presença de mobilidade uterina reduzida, massas anexiais ou nódulos em topografia uterossacral e septo retovaginal podem estar presentes, assim como assimetrias uterinas em mulheres com adenomiose[23].

Exames complementares auxiliam no diagnóstico da dismenorreia, com destaque à ecografia transvaginal ou pélvica, sendo um recurso obrigatório em casos refratários ao tratamento ou em suspeitas de lesões orgânicas sugestivas pela anamnese, mas que não puderam ser evidenciadas ao exame físico. Etiologias específicas, como a endometriose, podem exigir exames mais complexos, como ressonância magnética de pelve, laparoscopia diagnóstica ou cirúrgica. Além disso, a histeroscopia pode ser útil em suspeitas de alterações da cavidade endometrial e a laparoscopia em casos de suspeição diagnóstica de endometriose, doença inflamatória pélvica com abscesso tubo-ovariano ou quando há impossibilidade de diagnóstico por outros exames e refratariedade aos tratamentos propostos[19,23]. Marcadores tumorais, em destaque o CA-125, podem estar aumentados em casos de dismenorreia associada à endometriose, mas não devem ser realizados de rotina e não são critérios diagnósticos[24].

Tabela 2 – Etiologias mais frequentes de DS e suas apresentações clínicas	
Etiologia	**Apresentação Clínica**
Endometriose	Dor pélvica cíclica ou acíclica que pode estar associada a dispareunia, disquezia, disúria e infertilidade. Exame físico pode demonstrar redução da mobilidade uterina, massas anexiais e nódulos em topografia úterossacra. [Leyland N, Casper R, Laberge P, Singh SS; SOGC. Endometriosis: diagnosis and management. J Obstet Gynaecol Can. 2010;32(7 suppl 2):S1–S32.]
Doença Inflamatória Pélvica	Dor pélvica em mulheres com vida sexual ativa, podendo ser acompanhada de dispareunia de profundidade e febre. Exame físico pode demonstrar muco cervical purulento, corrimento fétido, dor à mobilização uterina, dor à palpação de anexos. [Workowski KA, Berman S; Centers for Disease Control and Prevention. Sexually transmitted diseases treatment guidelines, 2010 [published correction appears in MMWR Recomm Rep. 2011;60(1):18]. MMWR Recomm Rep. 2010;59(RR-12):1–110.]
Adenomiose	Dor pélvica normalmente acompanhada de sangramento uterino aumentado. Exame físico pode demonstrar assimetria uterina ou útero de aspecto globoso, amolecido. [Benagiano G, Brosens I, Carrara S. Adenomyosis: new knowledge is generating new treatment strategies. Womens Health (Lond Engl). 2009;5(3):297–311.]
Leiomioma uterino	Dor pélvica cíclica, normalmente acompanhada de sangramento uterino anormal. Exame físico pode demonstrar aumento do volume uterino e, em casos de sangramento abundante e mioma submucoso, eventualmente exteriorização do mesmo pelo canal cervical ("mioma parido"). [Slap GB. Menstrual disorders in adolescence. Best Pract Res Clin Obstet Gynaecol. 2003;17(1):75–92.]

Traduzido e adaptado de Osayande AS, Mehulic S.[20]

TRATAMENTO

Mulheres com dismenorreia apresentam, além do quadro álgico, diversos impactos negativos na qualidade de vida, implicando faltas à escola, ao trabalho, altos custos para o sistema de saúde, além de limitação à vida pessoal e social. Sendo assim, o manejo terapêutico deve ser individualizado, diferenciando-se dismenorreia primária de dismenorreia secundária, com uso de medicações e estratégias não medicamentosas que apresentam evidência de melhora dos sintomas.

Tratamento da Dismenorreia Primária

O uso de anti-inflamatórios não esteroidais (AINEs) e tratamentos hormonais como contraceptivos orais combinados (COCs), transdérmicos ou anéis vaginais, além de dispositivos intrauterinos medicados podem ser indicados. Devido à fisiopatologia da DP, esses medicamentos têm como objetivo a redução da produção de leucotrienos e prostaglandinas envolvidas no processo de contração miometrial e dor pélvica.

Os AINEs, através da inibição das ciclo-oxigenases 1 e 2 (COX 1 e COX 2), responsáveis pela conversão de ácido araquidônico em prostaglandinas, são capazes de reduzir a atividade inflamatória, aumentada nas mulheres com DP, sendo consideradas drogas de primeira linha para tratamento dessa condição. Quando comparados entre si, nenhum anti-inflamatório mostrou-se superior a outro, sendo a escolha baseada na posologia, tolerabilidade e acesso individual de cada mulher[25]. Algumas opções disponíveis são ibuprofeno, naproxeno, diclofenaco, piroxicam e ácido mefenâmico (Tabela 3).

O tratamento hormonal, por sua vez, mostra-se também eficaz na melhora dos sintomas da DP, associados ou não ao uso de AINEs. Contraceptivos que combinam estrogênio com progestagênios (COCs, anel vaginal, adesivo transdérmico ou injetáveis mensais) atuam bloqueando a ovulação e, consequentemente, induzem atrofia endometrial. Além disso, a redução de progesterona devido à anovulação medicamentosa cursa com menor produção de prostaglandinas, causando melhora importante da dor pélvica e contração uterina, com dados da literatura demonstrando que o uso de COCs de baixa dosagem estrogênica (etinilestradiol 20 mcg + progestagênio) e do anel vaginal, sobretudo em regimes contínuos ou estendidos, foi relacionado à menor ocorrência de dor e

Tabela 3 – Algumas opções de AINE utilizadas no tratamento da dismenorreia	
Inibidor da COX-1 e COX-2	**Posologia sugerida**
Ibuprofeno	400 a 600 mg 8/8 hs
Ácido mefenâmico	500 mg 8/8 hs
Piroxicam	20 a 40 mg inicialmente, seguido por 20 mg ao dia
Naproxeno	500 ou 550 mg ao dia
Diclofenaco	50 mg 8/8 horas ou 150 mg uma vez ao dia
Inibidor da COX-2	
Celecoxib	400mg inicialmente, seguido por 200 mg 12/12 hs

Traduzido e adaptado de Ferries-Rowe E, Corey E, Archer JS[31] e posologia de bulas/ANVISA do princípio ativo.

outros sintomas da dismenorreia. Em contrapartida, tal melhora foi menos expressiva em adolescentes que utilizaram adesivos transdérmicos[26,27].

Cada vez mais, os métodos contraceptivos reversíveis de longa duração (Long Action Reversible Contraceptives – LARCs) vêm sendo recomendados para uso em adolescentes devido à alta eficácia e segurança, independentemente dos hábitos e comportamentos da usuária. No que se refere ao manejo da DP, esses métodos, incluindo o Sistema Intrauterino de Levonorgestrel (SIU-LNG), implante de etonogestrel e acetato de medroxiprogesterona de depósito, também demonstram efetividade. Em relação à medroxiprogesterona, vale destacar que os efeitos a longo prazo devem ser considerados, sobretudo no que se refere ao ganho de peso e formação óssea, o que faz com que essa não seja a primeira escolha na maior parte dos casos. Quando comparado ao uso de COCs, o SIU-LNG parece ter eficácia superior, o que pode ser atribuído à atrofia endometrial, assim como o implante de etornogestrel[28-30].

Além das opções medicamentosas, tratamentos não farmacológicos podem ser associados no manejo da dismenorreia primária, tais como acupuntura, terapia comportamental, estimulação nervosa transcutânea, calor local, exercícios físicos e yoga[31]. Entretanto, as evidências ainda não se demonstram fortes o suficiente para recomendação rotineira dessas práticas (Tabela 4).

Após instituição de tratamento individualizado, é recomendada reavaliação em pelo menos 3 a 6 meses, sendo que casos de dismenorreia primária costumam responder bem às terapêuticas supracitadas. Se houver resposta inadequada ou piora dos sintomas, recomenda-se nova avaliação clínica, associada ou não a exames de imagem, para excluir dismenorreia secundária[32].

Tabela 4 – Tratamentos não farmacológicos e possíveis mecanismos de ação (evidências na literatura limitadas)

Tratamentos não farmacológicos	Prováveis mecanismos de ação
TENS	Bloqueio das fibras transmissoras da dor, liberação de endorfinas e vasodilatação miometrial, reduzindo a hipóxia
Acupuntura	Alteração na modulação da dor, vasodilatação e redução de prostaglandinas
Exercícios e Yoga	Aumento da liberação de endorfinas e aumento do fluxo sanguíneo local
Massagem e Calor local	Vasodilatação, com melhora da oxigenação local e diluição de prostaglandinas

Adaptado de Rowe-Ferries E, Corey E, Archer JS[31]

Tratamento da Dismenorreia Secundária

Uma vez que a DS é causada por alguma condição orgânica, o tratamento deve ser sempre direcionado à etiologia. Exemplos são casos de doença inflamatória pélvica, que exigirão antibioticoterapia, avaliação de abscessos tubo-ovarianos, endometrites e outras complicações que indiquem abordagem cirúrgica; mulheres com adenomiose e leiomiomas uterinos, que podem responder bem ao uso de COCs, progestágenos isolados ou SIU-LNG para controle de sangramento ou podem ter indicação de miomectomia, histerectomia ou embolização de artérias uterinas e casos de endometriose, que devem ser avaliados cuidadosamente, com evidências demonstrando melhora das queixas álgicas com tratamentos hormonais e, em situações específicas, com ressecção de focos endometrióticos por cirurgia, sempre levando-se em conta a morbidade do procedimento[33].

CONSIDERAÇÕES FINAIS

A dismenorreia é uma condição que afeta a maior parte das mulheres em idade reprodutiva e o seu manejo inclui uma avaliação completa e minuciosa, atentando-se à diferenciação entre primária e secundária. A dismenorreia primária é mais prevalente e acontece por alterações em nível de prostaglandinas e de nociceptores, havendo associação com dor pélvica crônica, e costuma ter boa resposta ao uso de tratamentos hormonais, como COCs, progestagênios e AINEs. Já a dismenorreia secundária acontece devido a alterações ginecológicas, sobretudo doença inflamatória pélvica, adenomiose, endometriose e leiomioma uterino, e deve ter uma abordagem guiada à condição de base que é etiologia da dismenorreia, podendo ou não haver resposta ao uso de tratamentos hormonais, como contraceptivos e AINEs, sendo que cirurgias podem ser necessárias.

Os impactos da dismenorreia na vida das mulheres ultrapassam as queixas físicas e podem trazer prejuízos aos relacionamentos, vida social e qualidade de vida, sendo fundamental que a avaliação dessa condição seja completa e individualizada, de maneira a melhorar o quadro álgico e os impactos na qualidade de vida.

REFERÊNCIAS BIBLIOGRÁFICAS

1. Evans SF, Kwok YH, Solterbeck A, Liu J, Hutchinson MR, Hull ML, Rolan PE. Toll-Like Receptor Responsiveness of Peripheral Blood Mononuclear Cells in Young Women with Dysmenorrhea. J Pain Res. 2020;13:503-516.

2. Diegoli MSC, Diegoli CA. Dismenorreia. Rev Bras Med. 2007;64(3):81-7.

3. Dall'Acqua R, Bendlin T. Dismenorreia. Femina. 2015;43(6):274-76.

4. Bajalan Z, Moafi F, Moradibagblooei M, Alimoradi Z. Mental health and primary dysmenorrhea: a systematic review. J Psychosom Obstet Gynaecol. 2018;1–10.

5. Baker FC, Lamarche LJ, Iacovides S, Colrain IM. Sleep and menstrual-related disorders. Sleep Med Clin. 2008;3(1):25–35.

6. Borges GP, Ramos DJ, Yatabe S, Damião R, Lopes GR, Lippi GU. Dismenorreia e endométrio. Femina. 2007;35(12):789.

7. Shor E, Sato H, Kolpelman A, Sartori FM. Dor pélvica crônica. São Paulo: Ginecologia UNIFESP; 2009:181-7.

8. Ju H, Jones M, Mishra G. The prevalence and risk factors of dysmenorrhea. Epidemiol Rev. 2014; 36:104–113.

9. Allen LM, Nevin Lam AC. Premenstrual syndrome and dysmenorrhea in adolescents. Adolesc Med 2012; 23:139–63.

10. Sheryl A Ryan. The Treatment of Dysmenorrhea. Pediatric Clin N AM. 2017;64(2):331-42.

11. Li R, Li B, Kreher DA, Benjamin AR, Gubbels A, Smith SM. Association between

dysmenorrhea and chronic pain: a systematic review and meta-analysis of population-based studies. Am J Obstet Gynecol. 2020 Sep;223(3):350-371.

12. Sezeremeta, Deise Cris et al. Dismenorreia: Ocorrência na Vida de Acadêmicas da Área de Saúde. Ciências Biológicas e da Saúde, vol.15, n° 2, p. 123-126, 2013.

13. Azagew AW, Kassie DG, Walle TA. Prevalence of primary dysmenorrhea, its intensity, impact and associated factors among female students' at Gondar town preparatory school, Northwest Ethiopia. BMC Women's Health 2020; 20(1):1–7.

14. Hu Z, Tang L, Chen L, Kaminga AC, Xu H. Prevalence and risk factors associated with primary dysmenorrhea among Chinese female university students: A cross-sectional study. J Pediatr Adolesc Gynecol. 2020;33(1):15–22.

15. Nohara M, Momoeda M, Kubota T, et al. Menstrual cycle and menstrual pain problems and related risk factors among Japanese female workers. Ind Health. 2011;49:228–234.

16. Latthe P, Mignini L, Gray R, et al. Factors predisposing women to chronic pelvic pain: systematic review. BMJ. 2006;332:1–7.

17. Tavallaee M, Joffres MR, Corber SJ, et al. The prevalence of menstrual pain and associated risk factors among Iranian women. J Obstet Gynaecol Res. 2011;37:442–451.

18. Dietrich JE. Non-obstructive mu¨llerian anomalies (A NASPAG clinical recommendation). J Pediatr Adolesc Gynecol 2014;27(6):386–95.

19. Kameyama A, Gonçalves Filho RP, Bernal L, Felgueira RM, Bueno AN, Barbosa CP, et al. Tratamento da Dismenorreia. Femina. 2005;33(12):911-8].

20. Osayande AS, Mehulic S. Diagnosis and Initial Management of Dysmenorrhea. Am Fam Physician. 2014;89(5):341-46.

21. Granot M, Yarnitsky D, Itskovitz-Eldor J, et al. Pain perception in women with dysmenorrhea. Obstet Gynecol. 2001;98:407–411.

22. Slap GB. Menstrual disorders in adolescence. Best Pract Res Clin Obstet Gynaecol. 2003;17(1):75–92.

23. Fall M, Baranowski AP, Fowler CJ, et al.; European Association of Urology. EAU guidelines on chronic pelvic pain. Eur Urol. 2004;46(6):681–689.]

24. Fonseca, Ângela Maggio; Bagnoli, Vicente Renato. Como Diagnosticar e Tratar a Dismenorreia. Revista Brasileira de Medicina, vol. 64, n° 12, 2004.

25. Marjoribanks J, Proctor M, Farquhar C, et al. Nonsteroidal anti-inflammatory drugs for dysmenorrhea. Cochrane Database Syst Rev 2010;20(1):CD001751.

26. Davis AR, Westhoff C, O'Connell K, et al. Oral contraceptives for dysmenorrhea in adolescent girls: a randomized clinical trial. Obstet Gynecol 2005;106:97-104.

27. Harel Z, Riggs S, Vaz R, et al. Adolescents experience with the combined estrogen and progestin transdermal contraceptive method Ortho Evra. J Pediatr Adolesc Gynecol. 2005;18:85-90.

28. Aslam N, Blunt S, Latthe P. Effectiveness and tolerability of levonorgestrel intrauterine system in adolescents. J Obstet Gynaecol 2010;30:489–91. 26.

29. Subhonen S, Haukkamaa M, Jakobsson T, et al. Clinical performance of a levonorgestrel-releasing intrauterine system and oral contraceptives in young nulliparous women; a comparative study. Contraception 2004;69:407–12. 27.

30. Funk S, Miller MM, Mishell DR Jr, et al. Safety and efficacy of Implanon, a singlerod implantable contraceptive containing etonogestrel. Contraception 2005;71: 319–26.

31. Rowe-Ferries E, Corey E, Archer JS. Primary Dysmenorrhea; diagnosis and therapy. 2020;136(5): 1047-57.

32. Kho KA, Shields JK. Diagnosis and Management of Primary Dysmenorrhea. JAMA. 2020;323(3):268–269.

33. Bernardi M, Lazzeri L, Perelli F, Reis FM, Petraglia F. Dysmenorrhea and related disorders. F1000Res. 2017;6:1645.

capítulo 28

Indução de caracteres sexuais secundários no hipogonadismo

▶ Marcos Felipe Silva de Sa*

INTRODUÇÃO

A puberdade é um período de transição da infância para a vida adulta. Este complexo processo biológico de desenvolvimento sexual decorre da maturação do eixo hipotalâmico-hipofisário-gonadal, com o desenvolvimento dos caracteres sexuais secundários, aceleração do crescimento para alcançar a estatura adulta e maturação das gônadas para aquisição da função reprodutiva

O processo inicial do desencadeamento do fenômeno puberal é caracterizado inicialmente pelas secreções pulsáteis noturnas de GnRH, com liberação das gonadotrofinas e, em decorrência destas, a produção de estrogênios ovarianos no período diurno subsequente. O mecanismo que desencadeia esta liberação pulsátil das gonadotrofinas ainda não está bem esclarecido, mas sugere-se ser independente do retrocontrole exercido pelos esteroides gonadais e provavelmente seria dependente de uma rede de neuropeptídios que controla a secreção de GnRH com fatores inibitórios predominando na infância e fatores excitatórios e permissivos desencadadeando a secreção pulsátil de gonadotrofinas no período puberal[1].

O ritmo de pulsatilidade noturna é irregular, inicialmente, de forma que a produção diurna de estradiol é flutuante e ocorre em níveis muito baixos no início da puberdade, aumentando progressivamente, com grandes variações individuais, até os padrões adultos. Utilizando técnicas mais sensíveis de

---

* Professor Titular do Departamento de Ginecologia e Obstetrícia da FMRP-USP; Editor Chefe da Revista Brasileira de GO; Coeditor da Revista Feminina.

dosagens de Estradiol-E2, a GCMSMS (gas chromatography-tandem mass spectrometry), antes do início da puberdade, os níveis deste hormônio no plasma são, em geral, menores que que 2 pg/ml. Em meninas antes do desenvolvimento mamário (estádio 1 de Tanner), os níveis de E2 estão entre 2 a 7 pg/ml; ao início do desenvolvimento mamário (Tanner 2), aumentam os valores, variando de 6 a 45 pg/ml; e ao final da puberdade variam de 89 a 778 pg/ml[2]. Portanto, níveis muito baixos de E2 já são capazes de desencadear as transformações físicas que ocorrem no processo puberal (Quadro 1). Este fato tem muita importância nas estratégias do tratamento, conforme veremos no discorrer deste capítulo.

Os caracteres sexuais secundários são parte importante do desenvolvimento puberal e o seu estadiamento, descrito por Marshall & Tanner, há várias décadas[3], faz parte da rotina de avaliação clínica do adolescente, pois ele permite a identificação do estágio de maturação sexual e se correlaciona com outros eventos da puberdade.

O processo puberal é influenciado por fatores genéticos e ambientais (características de pilosidade, tamanho das mamas e idade da menarca). O período de seu início varia entre diferentes populações e tem um alto componente hereditário, mas os fatores genéticos que determinam o tempo do processo puberal humano na população normal e nos casos de distúrbio puberal ainda permanecem desconhecidos. A telarca é a primeira manifestação puberal nas meninas, mas em cerca de 20% das vezes a pubarca pode aparecer antecedendo-a. Na população brasileira, a telarca ocorre em média aos 9,7 ± 3 anos. A menarca tem relevante importância como marco do crescimento e desenvolvimento humano, e é o indicador de maturidade sexual. A variabilidade da data da primeira menstruação envolve características genéticas e influência ambiental, com interações complexas[4].

DIAGNÓSTICO

O hipogonadismo de origem genética ou aquele adquirido por diferentes causas (por exemplo, quimioterapia, radioterapia, cirurgia etc.) antes do processo puberal levam a um quadro clínico característico que chama a atenção pela ausência do desenvolvimento puberal e amenorreia primária. Não há o aparecimento dos caracteres sexuais secundários, não se desenvolvem os órgãos genitais internos e externos; há o comprometimento do crescimento e da massa óssea, amenorreia primária e infertilidade, com consequências sobre o bem-estar psíquico, comportamental e da qualidade de vida.

Em geral, o hipogonadismo pode ser classificado em três grupos principais e é necessário fazer o diagnóstico diferencial, entre eles: o hipogonadismo funcional, o hipogonadismo primário (hipergonadotrófico) e o hipogonadismo de causa central, decorrente da deficiência na função do eixo hipotalâmico-hipofisário (hipogonadismo

Quadro 1 – Principais transformações que ocorrem durante o processo puberal

Crescimento dos pelos pubianos e axilares

Desenvolvimento das mamas

Distribuição feminina das gorduras

Crescimento da vagina e uterino

Crescimento esquelético

Menarca

Modificações comportamentais

Instalação da fertilidade

---

hipogonadotrófico)[5-7]. Na Tabela 1, estão apresentadas, de forma resumida, as diferentes causas de hipogonadismo na adolescência.

O hipogonadismo funcional é a causa mais comum e corresponde a 35% das causas de puberdade atrasada. Nem sempre é fácil distinguir entre o hipogonadismo patológico e o disfuncional. Este é decorrente de doenças ou distúrbios alimentares, excesso de exercícios físicos, estresse, entre outras causas, que levam a uma hipofuncionalidade no eixo hipotálamo-hipofisário (Tabela1). A maioria das meninas com este quadro apresenta valores normais ou baixos de FSH, simulando um hipogonadismo

---

Tabela 1 – Principais causas de hipogonadismo nas meninas adolescentes

Hipogonadismo hipergonadotrófico	Hipogonadismo hipogonadotrófico	Hipogonadismo hipogonadotrófico funcional
Insuf. ovariana prematura	Def. isolada de gonad.	D. inflamatória intestinal
Disgenesias gonadais	Insuf. hipofisária	Doença celíaca
Quimioterapia	Tumores SNC	Anorexia nervosa
Radioterapia	Doenças infiltrativas SNC	Hipotireoidismo
	Quimioterapia	Exercício. físico excessivo
	Radioterapia	

Adaptada de Howard SR, Dunkel L[8]

hipogonadotrófico. Esta diferenciação é muito importante, pois para iniciar o tratamento deve-se fazer uma propedêutica cuidadosa para um diagnóstico preciso, procurando excluir o hipogonadismo hipogonadotrófico funcional, pois nestes casos a conduta pode ser mais expectante ou pode se postergar o tratamento. Na Figura 1, apresentamos um roteiro simples para o atendimento das adolescentes hipogonádicas.

TRATAMENTO

Meninas com hipogonadismo hiper ou hipogonadotrófico precisam de tratamento com estrogênios para iniciar e promover a progressão puberal. As recomendações das terapias estrogênicas (TE) são as mesmas para todos os diagnósticos, seja hipo ou hipergonadotrófico, variando em alguns detalhes.

Não é recomendável iniciar a terapia muito precocemente para evitar a aceleração da maturidade óssea, pois esta poderia limitar o crescimento das adolescentes.

Considerando que a idade média da puberdade está entre 11 e 12 anos, recomenda-se iniciar a terapia nesta idade[2]. Alguns autores não recomendam, para a puberdade atrasada (funcional), a estrogenioterapia antes dos 13 anos de idade[8]. Para o seu início, o diagnóstico precisa ser preciso. Sempre que houver suspeita de um hipogonadismo funcional, o tratamento pode ser conservador e a observação da paciente pode se seguir até em torno dos 14 anos, monitorando através das dosagens de gonadotrofinas (LH e FSH). A partir desta idade, pode-se então iniciar o tratamento, conforme o roteiro previsto para todas as situações de hipogonadismo nas adolescentes.

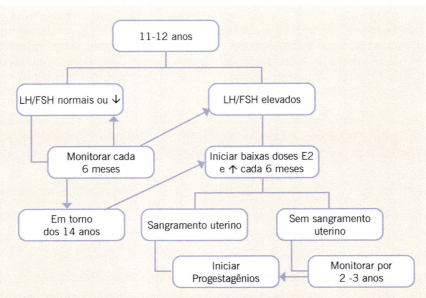

Figura 1 – Roteiro (traduzido) para abordagem de pacientes com quadro clínico de hipogonadismo

Adaptado de Karen O. Klein, Susan A. Phillips[2]

Existem várias opções de terapia hormonal com estrogênios para indução da puberdade. O 17-β-estradiol, adesivo ou gel, é a primeira opção, por ser considerado o mais fisiológico. A via parenteral evita o impacto da 1ª passagem hepática sobre o metabolismo em geral, tendo, portanto, menor efeito trombogênico, com mínimas alterações no perfil lipídico, menor interferência sobre o fator de crescimento IGF-1 e tem um bom efeito sobre a massa óssea[9-10].

A dose inicial recomendada é de 6,25 µg por semana (25 µg/mês). As doses são pequenas visando mimetizar os níveis circulantes de E2 encontrados nos estágios iniciais do desenvolvimento puberal, que variam de 2,0 a 45 pg/ml nos estádios 1 e 2 de Tanner, conforme exposto acima. Visando mimetizar mais ainda o processo puberal natural, alguns autores recomendam dose de 3,1 a 6,25 µg por 10 horas/noite. Esta posologia inusitada é justificada com base na simulação do processo puberal normal, conforme apresentado no início deste texto, no qual o primeiro sinal endócrino da puberdade é a pulsatilidade noturna das gonadotrofinas que traz como resultado a elevação subsequente nos níveis de E2. Assim, a aplicação noturna de adesivos de E2 em baixas doses terá como vantagem o conforto posológico para a adolescente com elevação periódica, diária, dos níveis circulantes do E2[11-13].

Há um obstáculo prático para esta posologia, visto que não dispomos de adesivos com esta dosagem disponíveis no mercado. Por outro lado, os adesivos têm a vantagem de ter a apresentação comercial de 25 e 50 µg, que poderiam ser cortados em quatro a oito partes. Pedaços cortados de adesivos de Estraderm MX 50 µg, Systen 50 µg e Oesclin 25 µg já foram analisados sob este ponto de vista e os resultados mostraram que eles podem ser estocados por períodos superiores a um mês a 21-35ºC e podem ser usados para a indução da puberdade. Já o Estradot tem o patch muito pequeno para ser cortado em doses pequenas e não é estável nestas condições[14]. Os adesivos têm como desvantagem a possibilidade de irritação da pele no local da aplicação

Quando não for possível o uso do 17-β-estradiol transdérmico, uma alternativa seria utilizar o 17-β-estradiol por via oral, na dose inicial de 5 µg/dia. De acordo com a curva de crescimento do peso de meninas estabelecida pela Organização Mundial da Saúde, o percentil 50 para o peso aos 10 anos está entre 30-35 Kg[15]. Desta forma, a sua dose inicial seria em torno de 150-200 ug/dia, inacessível com os produtos disponíveis no mercado, pois, no Brasil, a apresentação desta medicação é de 1 mg/cp. Outra opção é o Valerato de Estradiol, um estrogênio sintético, por via oral, que poderia ser utilizado para a indução da puberdade, mas tem também a desvantagem de ser comercializado no Brasil na dose de adulto (1 a 2 mg), o que dificulta o seu uso. O Estrogênio Equino Conjugado é disponível no Brasil em dose de 0,3 mg e de custo acessível, e pode também se constituir em uma opção, embora tenha sido cada vez menos utilizado, pela preocupação com o aumento do risco de tromboembolismo e menor efeito no ganho de massa óssea em estudo com pacientes gonadectomizadas[11,16-17].

Levando em consideração a não disponibilidade de produtos comerciais para a terapêutica estrogênica transdérmica ou V.O. nas doses preconizadas pela literatura internacional e, portanto, as dificuldades de sua prescrição, a Comissão Nacional Especializada de Ginecologia Endócrina da Febrasgo propôs um esquema terapêutico adequado às nossas condições para ser utilizado em mulheres hipogonádicas com Insuficiência Ovariana Prematura (IOP), mas que pode ser aplicado para a indução dos caracteres sexuais secundários nas demais situações, visto que, conforme a literatura preconiza, os esquemas terapêuticos para a indução artificial do desenvolvimento puberal são aplicados indistintamente para o hipogonadismo, seja hipo ou hipergonadotrófico (Tabela 2).

As doses iniciais devem ser aumentadas progressivamente. Alguns autores recomendam 100% de aumento a cada 6 meses, durante 2 a 3 anos[2], de forma que ao final deste período se tenha atingido as doses preconizadas para mulheres adultas, que deverão ser mantidas até o período da idade correspondente à menopausa natural, em torno de 50-52 anos.

Considerando a presença do útero nestas adolescentes, após 2 a 3 anos de tratamento, atingida a dose plena de estrogênios, ou caso ela apresente sangramento uterino antes deste período, recomenda-se o uso de progestagênios 12 a 14 dias ao mês para a proteção uterina. São utilizados, por ordem de preferência, a Progesterona oral micronizada, a Di-hidrogesterona ou o Acetato de Medroxiprogesterona nas doses indicadas na Tabela 2. Lembramos que nesta idade, em condições normais, ocorre uma importante aceleração na formação do pico de massa óssea e é sabido que densidade mineral óssea tem relação direta com os níveis de estradiol circulante. Mulheres com níveis de estradiol < 5 pg/mL têm 2,5 vezes mais risco de fratura quando comparadas com mulheres que apresentam níveis de estradiol entre 5-25 pg/mL. Segundo a literatura, níveis inferiores a 20 pg/ml já podem ter efeitos protetores sobre a massa óssea[20-23]. Portanto, a reposição estrogênica, além do seu efeito sobre o organismo como um todo, estabelecendo padrões femininos

Tabela 2 – Esquema para indução medicamentosa do processo puberal para adolescentes hipogonádicas com Insuficiência Ovariana Prematura[18-19]		
Idade		**Medicações e comentários**
12-13 anos	Se caracteres sexuais secundários ausentes e FSH elevado: iniciar doses baixas de estrogênio	Estradiol (E2) Transdérmico: 12,5 μg/dia de E2 (adesivo), Oral: E2 micronizado 0,5 mg/dia, Estrogênios conjugados: 0,3 mg/dia
12,5-15 anos	Aumentar gradualmente a dose de E2 a cada 6 a 12 meses durante dois a três anos até dose adulta	E2 transdérmico: 25, 50 ou 100 μg/dia de E2 (dose na fase adulta é 100 a 200 μg/dia), E2 oral: 0,5; 1,0; 1,5; 2 mg/dia (dose para fase adulta é de 2 a 4 mg/dia), Estrogênios conjugados: 0,625 mg/dia (dose para fase adulta é 1,25 mg/dia)
14-16 anos	Iniciar progestagênio após dois anos ou quando ocorrer o primeiro sangramento (o que ocorrer antes)	Adicionar progesterona oral micronizada 100 a 200 mg/dia ou didrogesterona 5 a 10 mg/dia ou AMP 5 a 10 mg/dia, Usar durante 12 a 14 dias do mês

para a jovem adolescente, é também importante para a saúde óssea. Assim, uma vez feito o diagnóstico de hipogonadismo, a vitalidade óssea deve ser sempre abordada, pois já pode ter havido perdas na formação do pico de massa óssea e isto deve ser uma preocupação primária do médico com a saúde desta jovem. A prevenção da osteopenia e osteoporose causadas pelo hipoestrogenismo baseia-se fundamentalmente na administração de terapia de reposição estrogênica e esta terá uma importância fundamental no auxílio da formação do pico da massa óssea que se completará aos 30-35 anos de idade. Entretanto, é preciso respeitar as dosagens preconizadas, conforme exposto acima. Tratamento precoce e/ou doses acima das recomendadas podem se tornar medidas excessivas e induzir, como efeito colateral indesejável, a soldadura precoce das epífises ósseas, limitando, portanto, o crescimento da adolescente. É bom lembrar que o crescimento das meninas tem as suas limitações em torno dos 14-15 anos de idade.

A resposta à terapia deve ser monitorada considerando o desenvolvimento dos caracteres sexuais secundários (estádios de Marshall & Tanner), a maturação óssea, a velocidade de crescimento da estatura e o volume uterino, com monitoramento também da pressão arterial e da densidade mineral óssea[24]. Dosagens plasmáticas de E2 para acompanhamento somente seriam indicadas se for utilizada metodologia ultrassensível, visando monitorar até atingir valores para mulheres adultas em um período de 2 a 3 anos.

Contraceptivos orais combinados somente devem ser utilizados quando o processo puberal se completou, visto que as doses são muito altas para a iniciação da puberdade.

Finalmente, se questiona se há espaço para a reposição androgênica para o tratamento das adolescentes com hipogonadismo. Os resultados são praticamente ausentes na literatura. Alguma experiência tem sido relatada com mulheres com IOP instalada antes do processo puberal, mas qualquer inferência para o uso terapêutico em adolescentes hipogonádicas seria puramente especulativo. Até o presente, não há evidências suficientes para recomendar sua reposição de forma rotineira nessas pacientes.

CONSIDERAÇÕES FINAIS

A indução dos caracteres sexuais secundários em meninas hipogonádicas deve ser feita com estrogenioterapia.

Iniciar o tratamento com pequenas doses de estrogênios, visando mimetizar o processo normal de puberdade e preservar o potencial de crescimento.

Evitar iniciar o tratamento precocemente. Recomenda-se iniciar a terapia estrogênica (TE) entre 11 e 12 anos, que corresponde à média do início da puberdade nas meninas.

Começar com doses pequenas, equivalente a 10% da dose utilizada para mulheres adultas, e aumentar progressivamente a cada 6 meses, procurando atingir a dose máxima (mulher adulta) no período de 2-3 anos.

Se o diagnóstico não está definido ou se há suspeita de uma simples puberdade retardada (hipogonadismo funcional), a TE pode ser postergada.

REFERÊNCIAS BIBLIOGRÁFICAS

1. Grumbach MM. The neuroendocrine of human puberty revisited. Hormone Res 2002; 57. Suppl 2: 2-14.
2. Klein KO, Phillips SA. Review of hormone replacement therapy in girls and adolescents with hypogonadism. J Pediatr Adolesc Gynecol 2019; 32:460-468.
3. Marshall WA, Tanner SM Variations in pattern of puberal chances in girls. Arch Dis Child. 1969;44:291-303.

4. Colli AS. Maturação sexual na população brasileira: limites de idade. J Pediatr. 1986;60:173-5.

5. Palmert MR, Dunkel L. Clinical practice. Delayed puberty. N Engl J Med 2012; 366(5): 443-53.

6. Sedimeyer II, Palmer MR. Delayed puberty: analyseis of a large case series from na academic center. J Clin Endocrinol Metabol 2002; 87(4): 1613-20.

7. Varimo T., Miettinem PJ, Kansakoski J. Taneli Raivio, Matti Hero. Congenital hypogonadotropic hypogonadism, functional hypogonadotropism or constitutional delay of growth and puberty? An analysis of a large series from a single tertiary center. Human Reprod 2017; 32(1): 147-53.

8. Howard SR, Dunkel L. Management of hypogonadism from bird to adolescence. Best Practice & Research Clinical Endocrinology & Metabolism 2018; 32: 355-372 32.

9. Crandall CJ, Hovey KM, Andrews C, Cauley JA, Stefanick M, Shufelt C et al. Comparison of clinical outcomes among users of oral and transdermal estrogen therapy in the Women's Health Initiative Observational Study. Menopause. 2017; 24(10):1145-53.

10. Gava G, Mancini I, Orsili I, Bertelloni S, Alvisi S, Seracchioli R et al. Bone mineral density, body composition and metabolic profiles in adult women with complete androgen insensitivity syndrome and removed gonads using oral or transdermal estrogens. Eur J Endocrinol. 2019; 181(6):711-18.

11. Klein KO, Rosenfield RL, Santen RJ, Gawlik AM, Backeljauw PF, Gravholt CH et al. Estrogen replacement in Turner syndrome: literature review and practical considerations. J Clin Endocrinol Metab. 2018; 103(5):1790-803.

12. Ankarberg-Lindgren C, Elfving M, Wikland KA, Norjavaara E. Nocturnal application of transdermal estradiol patches produces levels of estradiol that mimic those seen at the onset of spontaneous puberty in girls. J Clin Endocrinol Metab. 2001; 86(7):3039-44.

13. Crandall CJ, Hovey KM, Andrews C, Cauley JA, Stefanick M, Shufelt C, et al. Comparison of clinical outcomes among users of oral and transdermal estrogen therapy in the Women's Health Initiative Observational Study. Menopause. 2017; 24(10):1145-53.

14. Ankarberg-Lingdgren C, Gawlik A, Krsitom B, Mazzanti L, Ruijgrok EJ, Sas TCJ. Estradiol matrix patches for pubertal induction: stability of cut pieces at diffent temperatures. Endocr Connect. 2019; 8(4): 360-6.

15. World Health Organization. Weigh-for-age Girls. 5 to 10 years (percentiies). (https://www.who.int/growthref/cht_wfa_girls_perc_5_10years.pdf?ua=1%C2%A0). Acessado em 20 de junho de 2021.

16. Bertelloni S, Meriggiola MC, Dati E, Balsamo A, Baroncelli GI. Bone mineral density in women living with complete androgen insensitivity syndrome and intact testes or removed gonads. Sex Dev. 2017; 11(48.):182-9.

17. Wisniewski AB, Batista RL, Costa EMF, Finlayson C, Sircili MHP, Dénes FT et al. Management of 46,XY differences/disorders of sex development (DSD) throughout life. Endocr Rev. 2019; 40(6):1547-72.

18. Febrasgo Position Statement :Premature ovarian insufficiency: A hormonal treatment approach Rev Bras Ginecol Obstet 2020; 42(08): 511-518.

19. Protocolo Febrasgo nº 26, Insuficiência Ovariana Prematura 2021, elaborado pela Comissão Nacional Especializada de Ginecologia Endócrina da Febrasgo https://www.febrasgo.org.br/images/pec/Protocolos-assistenciais/Protocolos-assistenciais-ginecologia.pdf/n26---G---Insuficincia-ovariana-prematura.pdf, acessado em 20 de junho de 2021.

20. Ettinger B, Pressman A, Peter S, Bauer DC, Cauley JA, Cummings SR. Associations

between low levels of serum estradiol, bone density, and fractures among elderly women: The study of osteoporotic fractures. J Clin Endocrinol Metab 1998;83(7):2239-43.

21. Luo X, Cheng R, Zhang J, Ma Y, Zhang J, Luo Y, et al l. Evaluation of body composition in POF and its association with bone mineral density and sex steroid levels. Gynecol Endocrinol. 2018 ;34(12):1027-1030.

22. Reginster JY, Sarlet N, Deroisy R, Albert A, Gaspard U, Franchimont P. Minimal levels of serum estradiol prevent postmenopausal bone loss. Calcif Tissue Int 1992;51(5):340-3.

23. Cummings SR, Nevitt MC, Browner WS, K Stone, Fox KM, Ensrud KE, et al. Risk factors for hip frature in white women. Study of Osteoporotic Fractures Research Group. N Engl J Med 1995;332(12):767-73).

24. Matthews D, Bath L, Hogler W, Mason A, Smyth A, Skae M. Hormone supplementation for pubertal induction in girls. Arch Dis Child 2017; 102 (10): 975-80.

capítulo **29**

Tratamento dermatológico da acne

▶ Marco Alexandre Dias da Rocha*

INTRODUÇÃO

A acne é uma doença cutânea imunoinflamatória crônica que atinge a unidade pilossebácea. Ao redor do mundo, mais de 850 milhões de pessoas são acometidas pela doença que causa um importante impacto negativo na qualidade de vida.

Na faixa etária dos adolescentes, cerca de 85% deles apresentam alguma manifestação de acne. Já nos adultos, principalmente nas mulheres acima de 25 anos, os dados epidemiológicos recentes revelaram que a doença atinge aproximadamente 20% delas.

Atualmente, o tratamento da acne é orientado por guidelines internacionais que levam em consideração extensas revisões na literatura. De modo geral, a intensidade da doença é o fator mais importante que direciona a escolha das medicações. Podemos dividi-la pelo tipo predominante de lesão dermatológica: comedões (abertos e fechados), pápulo-pústulas e nódulos, os quais ocorrem de forma leve, moderada ou intensa.

---

* Médico dermatologista e PhD em Medicina pela UNIFESP-EPM. Fellow pela West Virginia University. Colaborador voluntário do ambulatório de cosmiatria da UNIFESP-EPM. Pesquisador em Acne e Rosácea.

Os casos de apresentação comedoniana e leves são tratados apenas com medicações tópicas, nas quais incluímos os retinoides (ácido retinóico ou tretinoína) e o ácido azelaico. Os retinoides tópicos são utilizados apenas no período noturno, sendo muitas vezes iniciados em noites alternadas, a fim de se evitar seu principal efeito colateral, a dermatite retinoide. Tal alteração corresponde a um processo de vermelhidão e descamação, que costuma durar de 2 a 4 semanas e é considerado uma adaptação cutânea à droga.

Os casos moderados, com comedões associados a pápulas e pústulas, devem ser tratados com combinações fixas. Estes produtos apresentam mais de um princípio ativo, os quais endereçam diferentes aspectos fisiopatológicos da doença, conferindo maior potencial anti-inflamatório ao tratamento local.

Podemos citar as combinações de retinoides ao peróxido de benzoíla e/ou antibióticos tópicos também com peróxido. Ponto de destaque atual no tratamento tópico da acne refere-se à contraindicação dos antibióticos tópicos isolados em monoterapia, clindamicina e eritromicina. Essas drogas já foram muito utilizadas, mas hoje, devido à indução crescente de resistência bacteriana, não devem ser mais prescritas.

Outro dado que precisa ser ativamente orientado para os pacientes diz respeito à forma correta do uso das medicações tópicas. Elas não devem ser aplicadas apenas sobre a lesão, mas sim em toda região acometida pela patologia, sempre formando uma fina camada, com a pele higienizada e seca. Essa abordagem trata não só as lesões visíveis, como também a lesão subclínica da acne, chamada de microcomedão. Essa alteração existe numa fração mínima de 10 para cada alteração clínica e quando não tratada evoluirá para os comedões e/ou pápulo-pústulas.

Quando o tratamento tópico não é suficiente, adicionamos um antibiótico oral ao tratamento, preferencialmente do grupo das ciclinas, sendo os mais utilizados a doxiciclina, a minociclina e a limeciclina. O objetivo da introdução destas medicações é muito mais utilizar seu efeito anti-inflamatório, como a redução da quimiotaxia de neutrófilos, do que sua ação antibiótica. Eles são utilizados por períodos não menores do que 15 dias e de preferência por no máximo 3 a 4 meses. Como segunda opção, quando as ciclinas estão contraindicadas, como em pacientes menores que 9 anos, os macrolídeos podem ser utilizados.

Existe também uma importante observação quando os antibióticos orais são prescritos. Recomenda-se, segundo todos os guidelines atuais, a aplicação tópica concomitante do peróxido de benzoíla entre 2,5% e 10%, medicação que evita o desenvolvimento de resistência bacteriana no microbioma cutâneo secundária ao antibiótico.

Para mulheres, há também a opção do tratamento hormonal. Nele utilizamos os contraceptivos orais combinados e/ou a espironolactona, sempre associados ao tratamento tópico.

Nos casos mais graves ou resistentes às terapias anteriores, está indicada a isotretinoína oral, um retinoide de uso sistêmico que atua sobre diversos fatores da fisiopatologia da acne, mas apresenta a necessidade de cuidados especiais, acompanhamento laboratorial e se trata de uma droga teratogênica. Para as mulheres em uso de isotretinoína oral está indicada a obrigatoriedade de método contraceptivo durante todo o curso do tratamento e mais 30 dias.

Estudos recentes revelaram que até 30% dos pacientes com acne leve evoluem com cicatrizes atróficas: lesões cicatriciais com perda de colágeno que permanecem para sempre. Assim, é muito importante que todos os pacientes com acne sejam submetidos a algum tratamento com acompanhamento regular para evitar a progressão deste tipo de sequela.

Durante todo o tratamento da acne, também está indicado um regime de skincare ou uma rotina de cuidados adequados para a pele. Essa rotina tem como objetivos melhorar a aderência aos tratamentos tópicos, diminuindo seus efeitos colaterais, e proteger a pele da radiação ultravioleta.

Nela, indicamos três tipos de produtos: um filtro solar de amplo espectro, não comedogênico, para pele mista; um higienizador não agressivo, preferencialmente que respeite o pH ácido da pele; e, por último, um hidratante, também não comedogênico, que pode ser aplicado pela manhã antes do filtro solar ou 10 minutos antes do produto tópico de tratamento noturno.

A adoção destas medidas não modificou a velocidade de redução das lesões, melhorando seus resultados e aumentando a aderência dos pacientes ao tratamento, a qual, na acne, é baixa.

Em mulheres adultas, encontramos um crescimento na prevalência e na incidência de acne. Isso deve-se a diversos fatores, entre eles as mudanças socioambientais ocorridas desde a década de 80. Diferentemente do que se pensava no passado, a maioria dessas pacientes não apresenta uma doença endocrinológica associada e são, portanto, normoandrogênicas.

Elas podem ser divididas em dois grupos principais, aquelas com mais de 25 anos que apresentam a doença desde a adolescência (acne persistente) e aquelas de início abrupto, após os 25 anos (acne de início tardio).

As adultas apresentam algumas diferenças clínicas quando as comparamos com o grupo adolescente. Suas lesões são predominantemente inflamatórias, distribuídas no terço inferior da face, região lateral do pescoço, tórax e dorso superior. Sua doença tem curso prolongado, levando à formação de cicatrizes e discromias.

Os estudos que analisaram qualidade de vida em pacientes com acne revelaram um severo impacto negativo, não proporcional à intensidade das lesões, sendo mais intenso em mulheres e naquelas com a doença de maior duração. Sendo comum o encontro de depressão, ansiedade e baixa autoestima.

Bagatin e colaboradores publicaram em 2019 o primeiro guideline de tratamento de acne da mulher adulta, com as principais recomendações de tratamento para essa população. Existe, de início, uma preocupação com o desejo gestacional. Esta decisão direciona toda a estratégia de tratamento.

Nas pacientes que estão tentando engravidar ou nas gestantes, há grande limitação do uso de medicações, sendo permitidas: ácido azelaico, 2 x ao dia, o peróxido de benzoíla 2,5%, à noite, alguns antibióticos sistêmicos (após discussão com o obstetra) e alguns procedimentos em consultório, como peelings, LEDs e luz intensa pulsada.

Caso alguma anormalidade endocrinológica seja verificada, deve ser recomendada uma avaliação multiprofissional, incluindo o ginecologista e o endocrinologista, sendo as doenças mais frequentemente encontradas a síndrome dos ovários policísticos e a hiperplasia suprarrenal não clássica.

Nesta faixa etária, também existe a necessidade da verificação do uso de medicações que possam influenciar negativamente a acne, como progestinas com atividade androgênica, carbonato de lítio, vitamina B12, corticoides orais, entre outras.

Com a evolução do conhecimento científico, foi necessária uma mudança de postura com relação às orientações nutricionais para os pacientes com acne. A influência negativa da ativação do eixo insulina-IGF-1-mTORC1, que se comporta de maneira semelhante à atuação androgênica sobre a glândula sebácea, passou a ser considerada.

Sendo assim, dietas pobres em alimentos de alto índice/carga glicêmica são as mais recomendadas como ferramentas adicionais ao tratamento clássico da acne acima descrito.

De maneira ainda polêmica, encontram-se o leite e seus derivados, com trabalhos demostrando impacto negativo na doença e em outros ausência de interferência.

Por último, sabemos que as dietas ricas em fibras, legumes, frutas e ômega-3 atuam de maneira favorável para melhora clínica das lesões e da oleosidade.

A acne é uma doença complexa, que atinge todas as faixas etárias, embora predomine na adolescência. O conhecimento atualizado de seu tratamento e a busca por uma abordagem holística e multiprofissional melhora os resultados clínicos e a satisfação de nossos pacientes.

REFERÊNCIAS BIBLIOGRÁFICAS

1. Bagatin E, Freitas THP, Machado MCR, Ribeiro BM, Nunes S, Rocha MADD Adult female acne: a guide to clinical practice. An Bras Dermatol. 2019 Jan-Feb;94(1):62-75.

2. Berson D, A A. Adapalene 0.3% for the Treatment of Acne in Women. J Clin Aesthet Dermatol. 2013;6:32–5.

3. Burton JL, Cunliffe WJ, Stafford L. The prevalence of acne vulgaris in adolescence. Br J Dermatol. 1971;85(2):119–126.

4. Collier CN, Harper JC, Cafardi JA, et al. The prevalence of acne in adults 20 years and older. J Am Acad Dermatol. 2008;58(1):56–59.

5. Dall'Oglio F, Nasca MR, Fiorentini F, Micali G. Diet and acne: review of the evidence from 2009 to 2020. Int J Dermatol. 2021 Jun;60(6):672-685.

6. Derman RJ. Androgen excess in women. Int J Fertil Menopausal Stud. 1996;41(2):172–176.

7. Dreno B, Tan J, et al. Adapalene 0.1%/benzoyl peroxide 2.5% gel reduces the risk of atrophic scar formation in moderate inflammatory acne: a split-face randomized controlled trial. J Eur Acad Dermatol Venereol. 2017 Apr;31(4):737-742.

8. Gold LS, Baldwin H, Rueda MJ, Kerrouche N, Dréno B. Adapalene-benzoyl Peroxide Gel is Efficacious and Safe in Adult Female Acne, with a Profile Comparable to that Seen in Teen-aged Females. J Clin Aesthet Dermatol. 2016;9(7):23–29.

9. Goulden V, Stables GI, Cunliffe WJ. Prevalence of facial acne in adults. J Am Acad Dermatol. 1999;41(4):577–580.

10. Jeremy AH, Holland DB, Roberts SG, Thomson KF, Cunliffe WJ. Inflammatory events are involved in acne lesion initiation. J Invest Dermatol. 2003;12(1):20–27.

11. Jugeau S, Tenaud I, Knol AC, et al. Induction of toll-like receptor by Propionibacterium acnes. Br J Dermatol. 2005;153(6):1105–1113.

12. Kim J, Ochoa MT, Krutzic SR, et al. Activation of toll-like receptor 2 in acne triggers inflammatory cytokine response. J Immunol. 2002;169(3):1535–1541.

13. Kim J. Review of the innate response in acne vulgaris: activation of toll-like receptor 2 in acne triggers inflammatory cytokine responses. Dermatology. 2005;211(3):193–198.

14. Kurokawa I, Danby WJ, Ju Q, et al. New developments in our understanding of acne pathogenesis and treatment. Exp Dermatol. 2009;18(10):821–832.

15. Perkins AC, Maglione J, Hillebrand GG, Miyamoto K, Kimball AB. Acne vulgaris in women: prevalence across the life span. J Womens Health (Larchmt). 2012;21(2):223–230.

16. Poli F, Dréno B, Verschoore M. An epidemiological study of acne in female adults: results of a survey conducted in France. J Eur Acad Dermatol Venereol. 2001;15(6):541–545.

17. Rocha M, Sanudo A, Bagatin E. The effect on acne quality of life of topical azelaic acid 15% gel versus a combined oral contraceptive in adult female acne: a randomized trial. Dermatoendocrinol. 2017 Oct 13 ;9(1):e1361572.

18. Rocha MA, Bagatin E. Adult-onset acne: prevalence, impact, and management

challenges. Clin Cosmet Investig Dermatol. 2018;11:59–69.

19. Rocha MA, Guadanhim LRS, Sanudo A, Bagatin E. Modulation of Toll like receptor-2 on sebaceous gland by the treatment of adult female acne. Dermatoendocrinol. 2017 Oct 4, 4;9(1):e1361570.

20. Tan JK, Bhate K. A global perspective on the epidemiology of acne. Br J Dermatol. 2015;172(Suppl 1):3–12.

21. Thiboutot, Diane M. et al. Practical management of acne for clinicians: An international consensus from the Global Alliance to Improve Outcomes in Acne Journal of the American Academy of Dermatology, Volume 78, Issue 2, S1 - S23.e1.

22. Thielitz A, Lux A, Wiede A, Kropf S, Papakonstantinou E, Gollnick H, et al. A randomized investigator-blind parallel-group study to assess efficacy and safety of azelaic acid 15% gel vs. adapalene 0.1% gel in the treatment and maintenance treatment of female adult acne. J Eur Acad Dermatol Venereol. 2015;29(4):789–96. doi:10.1111/jdv.12823.

23. White GM. Recent findings in the epidemiologic evidence, classification, and subtypes of acne vulgaris. J Am Acad Dermatol. 1998;39(2):S34–S37.

24. Yarak S, Bagatin E, Hassun KM, Parada MO, Talarico Filho S. Hiperandrogenismo e pele: síndrome do ovário policístico e resistência periférica à insulina. An Bras Dermatol. 2005;80(4):395–410.

Seção **7**

"UPDATE" INFERTILIDADE CONJUGAL

30 Análise crítica da reserva ovariana, AMH sempre? 311

31 Avanços nas técnicas laboratoriais em reprodução assistida 319

32 Estímulo da ovulação no consultório (CC, Letrozol, Gonadotrofinas) 327

33 O papel do ginecologista na reprodução assistida.........................335

34 SOP: diagnóstico e conduta na infertilidade 341

"UPDATE" INFERTILIDADE CONJUGAL

▶ Joji Ueno*

INTRODUÇÃO

Conhecimento atualizado em infertilidade conjugal está cada vez mais necessário no consultório ginecológico. As informações são importantes para orientar pacientes, que progressivamente têm tido acesso a mais informações, ou para diagnóstico e tratamento de pessoas que querem ter filhos de imediato ou no futuro, por estarem postergando a maternidade.

A abordagem da infertilidade conjugal mudou muito com o advento da fertilização in vitro (FIV), produto das pesquisas de Robert Edwards e Patrick Steptoe que culmiraram com o nascimento de Louise Joy Brown (25 de julho de 1978), primeiro ser humano a nascer após FIV, motivo do prêmio Nobel de Medicina e Fisiologia de 2010.

A FIV tem muitas etapas, utiliza medicamentos onerosos, precisa de equipe médica especializada e outros profissionais, o que torna os custos inviáveis para muitas pessoas. Assim, deve ser reservada para indicações precisas, o que exige conhecimento do médico sobre infertilidade conjugal, objetivando o melhor custo-benefício para conseguir a gravidez desejada.

Antes deste marco na reprodução humana, primeira FIV com sucesso, os métodos propedêuticos eram mínimos e os tratamentos limitados a alguns tratamentos clínicos, inseminação intrauterina e cirurgias.

A microcirurgia era amplamente divulgada para tratamento das tubas. Naquela época, as correções cirúrgicas eram realizadas por laparotomia e não por laparoscopia. Com o acoplamento do vídeo às cirurgias ginecológicas, muitos tratamentos cirúrgicos passaram a ser realizados preferentemente por esta via de acesso, restabelecendo a fertilidade ou ajudando no resultado da FIV.

O ginecologista deve saber as potencialidades de cada via de acesso de cirurgias em infertilidade para possibilitar a restauração da fertilidade, ou estar engajado numa equipe para discussão de casos clínicos para individualização e identificação da melhor abordagem cirúrgica, se for a indicação. Além da laparoscopia, a cirurgia robótica tem sido avaliada para utilização na restauração da fertilidade, principalmente no tratamento da endometriose grave e infertilidade.

---

* Doutor em Ginecologia pela Faculdade de Medicina da USP; Diretor do Instituto e da Clínica GERA; Responsável pelo Setor de Histeroscopia Ambulatorial do Hospital Sírio-Libanês.

O ginecologista deve indagar as pacientes em idade reprodutiva quanto ao seu desejo da maternidade. Em caso positivo, ela deve ser orientada quanto a reserva ovariana e preservação da fertilidade ou investigação das causas de infertilidade.

Poderá haver algum questionamento de qual seria a idade em que deveria iniciar-se a abordagem da possível infertilidade presente ou futura. Mas, a partir da manifestação do desejo reprodutivo, há necessidade de conduta ativa do ginecologista para ajudar a paciente.

Quando a mulher estiver com sua idade próxima dos 30 anos, ainda poderá ser precoce a preservação da fertilidade com congelamento de óvulos, por ter seus óvulos congelados por anos e não utilização futura. Por outro lado, se for detectada a baixa reserva ovariana, a preservação da fertilidade possibilitará a concretização de um sonho de ter filhos com sua carga genética. Melhor congelar antes dos 35 anos de idade; aos 37 anos, seria o limite para o melhor custo-benefício. Ao redor dos 40 anos de idade, a qualidade e a quantidade de óvulos já estariam bem comprometidas, mas ainda com alguma esperança de sucesso.

Atualmente, a contagem de folículos antrais e a dosagem de hormônio antimulleriano são alternativas para avaliação do potencial reprodutivo. A preservação da fertilidade pode ser realizada com congelamento de óvulos/embriões ou tecido ovariano. Esta atitude ativa possibilitará a obtenção da gravidez após décadas. Caso, contrário a recepção de óvulos ou embriões poderá ser a solução.

A presença de miomas, endometriose ou outras afecções que podem prejudicar o potencial reprodutivo futuro também merece cuidados especiais para aquelas que pretendem ter filhos no futuro, bem como acompanhamento periódico pelo ginecologista para monitorar e intervir, quando necessário, para preservar a fertilidade. Lembrando que as cirurgias devem ser realizadas por ginecologista com experiência no tratamento da mulher infértil.

Pode-se esperar 12 meses para iniciar a pesquisa de causa de infertilidade, desde que a mulher não tenha suspeita de baixa reserva ovariana ou outros fatores de causa de infertilidade conjugal. Para tanto, é necessário consulta ginecológica competente com exame físico e avaliação do homem.

Se a mulher tem mais de 35 anos, pode-se antecipar a investigação da infertilidade para 6 meses de tentativas de concepção. Por outro lado, a pesquisa da causa da infertilidade pode ser realizada de imediato quando há suspeita de fatores de infertilidade conjugal, suspeita de baixa reserva ovariana.

Assim, é importante a pesquisa inicial com a dosagem do hormônio antimulleriano e/ou contagem de folículos antrais, ultrassonografia transvaginal, histerossalpingografia (exceto se a indicação for fertilização in vitro), quando ser faz necessário excluir a presença de hidrossalpinge pela ultrassonografia, prolactina, TSH, T4 livre, vitamina D e sorologias. A avaliação masculina deve ser complementada pela análise seminal. Conforme os resultados desta avaliação inicial, serão solicitados outros mais específicos.

Com o diagnóstico etiológico da infertilidade, há alternativa do tratamento clínico, cirúrgico ou a reprodução assistida (RA) de baixa ou alta complexidade.

Caberá ao ginecologista avaliar até que ponto ele seguirá com manejo do casal infértil. Ele poderá optar por sempre encaminhar para o especialista, fazer a pesquisa das causas da infertilidade, realizar tratamentos clínicos ou cirurgias de restauração da fertilidade, até mesmo conduzir procedimentos de baixa e alta complexidade de reprodução assistida.

Em 2016, foi realizado o primeiro concurso para área de atuação em reprodução humana assistida pela Federação Brasileira de Ginecologia e Obstetrícia/Associação Médica Brasileira (FEBRASGO/AMB), permitindo que o ginecologista realize a reprodução assistida de alta complexidade na sua totalidade. Ressalta-se que boa parte das disfunções da fertilidade podem ser tratadas sem a necessidade da alta complexidade em RA.

Este capítulo objetiva fornecer mais detalhes atualizados sobre a infertilidade conjugal, para que o ginecologista obtenha conhecimentos que lhe permitam orientar suas pacientes e/ou realizar procedimentos que estejam dentro de suas competências, não infringindo normas éticas (RESOLUÇÃO CFM nº 2.294/2021) que devem ser seguidas até que outra seja publicada.

capítulo 30

Análise crítica da reserva ovariana, AMH sempre?

▶ Thomas Gabriel Miklos*
▶ Luiz Eduardo Trevisan de Albuquerque**

INTRODUÇÃO

A fertilização in vitro (FIV) torna-se uma realidade, na terapêutica de casais inférteis, a partir do nascimento de Louise Brown em julho de 1978, em Oldham, na Inglaterra[1]. Existem atualmente mais de 5 milhões de crianças nascidas por técnicas de reprodução assistida. O resultado da FIV depende diretamente da resposta ovariana à estimulação ovariana exógena. A importância deste fato justifica o estudo dos vários fatores prognósticos da intensidade da resposta ovariana a esta estimulação. Os principais fatores prognósticos são: idade da paciente e reserva ovariana.

IDADE

Na fisiologia humana, a mulher tem o máximo de concentração de oócitos ainda na vida intrauterina, na vigésima semana de gestação, com aproximadamente 7 milhões de oócitos. À partir deste momento, o patrimônio folicular sofre uma queda quantitativa e irreversível através da apoptose dos gametas. Ao nascimento, a menina apresenta aproximadamente 2 milhões de oócitos e na menarca 400 mil. Aos 35 anos de idade, a

---

* Mestre e doutor em ginecologia pela Santa Casa de São Paulo. Especialista em Endoscopia Ginecológica pela FEBRASGO. Professor Assistente do Setor de Infertilidade e Reprodução Assistida da Santa Casa de São Paulo. Especialista em Reprodução Assistida pela FEBRASGO. Professor de ginecologia da UNISA.

** Mestre em Ginecologia pela Universidade Federal de São Paulo, UNIFESP, São Paulo – SP. Diretor Médico do Centro de Reprodução Humana Fertivitro, São Paulo – SP. Especialista em Reprodução Assistida pela FEBRASGO, São Paulo – SP. Médico do Setor de Reprodução Humana do Hospital Pérola Byington, São Paulo – SP.

mulher tem um patrimônio folicular por volta de 25 mil oócitos, chegando na menopausa com 1 mil[2].

Observa-se que a partir dos 35 anos de idade, aproximadamente, há um aumento acelerado da queda do patrimônio folicular. Acredita-se que este fenômeno seja determinado geneticamente. Faddy e col. (1992) apresentaram a hipótese de que 13 anos antes da idade da menopausa, teríamos uma idade que marca o ponto crítico do início da queda acelerada do número de folículos, ou seja, queda da fertilidade, que na média corresponderia a uma idade entre 35 e 38 anos. Há também o aumento acelerado do número de oócitos de má qualidade a partir dos 30 anos; portanto, com o aumento da idade, há uma diminuição na quantidade e qualidade de oócitos, e este binômio torna-se cada vez mais significativo após os 35 anos de idade, passando a comprometer de forma significativa a fertilidade.

Um estudo com 512 pacientes em 1.101 ciclos de FIV mostrou um aumento significativo (p < 0,01) na taxa de gravidez de pacientes com idade inferior a 30 anos quando comparadas com mulheres com mais de 37 anos (26% e 9%, respectivamente) e diminuição significativa na taxa de abortamento nas pacientes com idade inferior a 30 anos quando comparadas com mulheres com mais de 40 anos (50% e 22%, respectivamente)[3].

Nos EUA, em 2010, a taxa de nascidos vivos resultantes de tratamentos de FIV foi de 41,5% em mulheres até 35 anos, passando para 31,9% para aquelas entre 35 e 37 anos, 22,1% entre 38 e 40 anos, 12,4% para 41 e 42 anos, 5% para 43 e 44 anos e 1 % para aquelas acima de 44 anos[4].

Dados da Red Latinoamericana de Reproducción Asistida (REDLARA), que reúne 188 centros na América Latina de 15 países membros, em seu último relatório, 2020, referente ao ano de 2017, mostram que 41,7% dos ciclos de FIV foram realizados em mulheres entre 35 e 39 anos e 30,5% acima de 40 anos de idade, portanto 72,2% acima dos 35 anos. A taxa de nascidos vivos foi de 31,2% para mulheres de 35 anos, 17,2% para 40 anos e 9,4% para aquelas com 42 anos[5]. No Brasil, segundo o último relatório do Sistema Nacional da Produção de Embriões – SisEmbrio de 2021, no ano de 2019 foram realizados 44.705 ciclos de fertilização in vitro[6]. Assim fica claro o impacto da quantidade de mulheres que tiveram suas chances de sucesso comprometidas em função da idade.

PESQUISA DA RESERVA OVARIANA

A pesquisa da reserva ovariana consiste em avaliar de forma indireta o patrimônio folicular em seu aspecto quantitativo. Nesta investigação, temos:

1. Testes estáticos ou basais – Hormônio antimülleriano (AMH); Hormônio folículo estimulante (FSH); Estradiol (E2); Inibina B.

2. Testes dinâmicos – Teste do Citrato de Clomifeno (Challenge Teste de Navot); Teste de estimulação do GnRH-a (GnRH Agonist Stimulation Test – GAST); Teste de estimulação com FSH (Exogenous FSH Ovarian Reserve Test – EFORT).

3. Exames de imagens – Contagem de folículos antrais (CFA); Volume ovariano.

DIAGNÓSTICO

Testes da reserva ovariana

Dos testes para avaliação da reserva ovariana, merecem destaque AMH e CFA.

AMH e CFA

O AMH descoberto em 1940 é uma glicoproteína de 560 aminoácidos pertencente à grande família TGF-B (transforming growth factor), produzida pelas células da granulosa de folículos pré-antrais e folículos antrais pequenos, sendo indetectável nos folículos maiores do que 10 mm ou em folículos atrésicos. A maior parte do AMH é produzido por folículos FSH-independentes, sendo que aproximadamente 20% são produzidos por folículos FSH-dependentes, representados pelos folículos antrais de até 10 mm. O AMH tem como função modular a foliculogênese, inibindo o recrutamento de folículos primordiais e crescimento de folículos pré-antrais no sentido de proteger o patrimônio folicular. Apresenta como característica que sua variação no ciclo não é estaticamente significante, podendo gerar o conforto de ser coletado em qualquer dia do ciclo menstrual. Sua variação intercíclica também não é estatisticamente significante, diferente do FSH, que pode variar de forma importante de ciclo a ciclo. Ao longo dos anos, enquanto o FSH apresenta um aumento pouco significativo, neste mesmo período o AMH tem uma queda relevante, significativa, servindo assim como um bom marcador do envelhecimento ovariano[2].

Nelson e col. (2009) estudaram 538 pacientes de dois centros distintos submetidas à FIV, com protocolos individualizados segundo a concentração sérica do AMH. Pacientes foram estratificadas com AMH < 1 pmol/L (grupo 1) alto risco para pobre resposta frente à estimulação ovariana controlada; AMH entre ≥ 1 e < 5 pmol/L (grupo 2), AMH ≥ 5 e < 15 pmol/L (grupo 3). Pacientes do grupo 1 tiveram 60% dos ciclos cancelados e ausência de gestação. As taxas de gestação por ciclo para o grupo 2 nos centros 1 e 2 foram, respectivamente, 8,1% e 14,7%; para o grupo 3, as taxas foram de 23,2% e 32,9%. Para o grupo 4, as taxas de gestação foram de 31,8% e 63,6% para os centros 1 e 2, respectivamente. A literatura é vasta em utilizar o AMH como marcador da resposta ovariana. Em um estudo sistemático com uma casuística de 2.392 pacientes, o AMH foi o melhor marcador de reposta ovariana em ciclos de FIV quando comparado ao FSH, Inibina B, E2, idade e volume ovariano. Os valores de corte do AMH em predizer pobre respondedora variam de 0,1 ng/ml a 1,26 ng/ml para sensibilidade, especificidade, de 87,5% vs 97% e 72% vs 41%, respectivamente. Outro estudo prospectivo de 135 mulheres em programação de FIV encontraram valores de corte de AMH ≤ 0,99 ng/ml para sensibilidade, especificidade, valor preditivo positivo, valor preditivo negativo de 100%, 73%, 32% e 100%, respectivamente, em predizer pobres respondedoras[7].

Uma vez que o AMH também é produzido por folículos antrais pequenos, estes já passam a ser vistos ao ultrassom. A soma dos folículos antrais de até 10 mm identificados no exame ultrassonográfico basal de ambos os ovários recebe o nome de *contagem de folículos antrais* (CFA). A CFA é um marcador anatômico da reserva ovariana diretamente relacionado ao marcador bioquímico AMH. Portanto, as considerações feitas em relação à variação do AMH também se aplicam para a CFA.

Rosen e col. (2011), analisando a CFA de 881 mulheres inférteis, observaram que a CFA diminuía com o aumento da idade e isto estava associado com a infertilidade e que esta era menor em pacientes inférteis quando comparada ao grupo controle[7].

O grupo de interesse especial da ESHRE (European Society of Human Reproduction and Embryology), após reunião em março de 2010 em Bologna, estabeleceu o consenso na definição de pobre respondedora na estimulação ovariana controlada (EOC) para FIV. Inicialmente, estabeleceram que o termo mais adequado para referir-se às pacientes que respondem de forma inadequada à EOC para FIV, seria *pobre respondedora* (PR), e não má respondedora ou baixa respondedora. A definição de PR baseia-se em fatores de risco, incluindo ciclos anteriores e testes da reserva ovariana. Assim, define-se PR quando 2 dos 3 critérios a seguir estão presentes: (1) idade da paciente ≥ 40 anos ou qualquer fator de risco para pobre respondedora; (2) FIV anterior com ≤ 3 oócitos recuperados em protocolo convencional; (3) teste da reserva ovariana alterada – CFA < 5-7 folículos – AMH, 0,5 – 1,1 ng/mL. Pacientes na ausência de idade avançada e teste da reserva ovariana alterada serão definidas como PR se tiverem em dois ciclos poucos oócitos recuperados quando em esquema de máxima estimulação com FSH.

Após o consenso acima e frente à superioridade do AMH e da CFA em relação aos outros marcadores de reserva ovariana em predizer a resposta ovariana na EOC em ciclos de FIV e identificar PR, estes marcadores passaram a ser os mais importantes, ficando o FSH como segunda opção, apesar de ser mais fácil de ser solicitado na prática clínica a um custo menor. Evidentemente, a associação de testes da reserva ovariana aumenta a sensibilidade e especificidade em predizer a resposta ovariana em ciclos de FIV ou identificar PR e àquelas de risco para síndrome do hiperestímulo ovariano. Nesta associação de testes, sugerimos a presença do AMH ou a CFA. Temos o estudo brasileiro de Oliveira e col. (2012), que sugeriram a associação do AMH, CFA e idade da paciente em identificar pobres, normo e hiper-respondedoras em tratamentos de FIV, o qual chamou de *Ovarian Response Prediction Index* ou simplesmente ORPI. ORPI = (AMH x CFA) \ Idade, onde valores < 0,2 estariam associados a PR e ≥ 0,9 a hiper-respondedoras[8].

Os resultados do AMH podem ser apresentados nas unidades ng/mL (ou mcg/L) ou pMoL /L, lembrando a conversão de unidades: 1 ng/mL = 7,14 pMol/L[2].

Petersen e col. (2015) avaliaram parâmetros da reserva ovariana em 887 mulheres em uso de contraceptivo hormonal oral. Os autores observaram uma redução de 50% no volume ovariano, 19% no AMH e 18% na CFA[9].

A avaliação da reserva ovariana, em particular a dosagem do AMH, deve ser realizada em mulheres sem o uso de contraceptivo ou qualquer medicação que interfira na foliculogênese por pelo menos 3 meses, uma vez que avalia o pool de folículos FSH independentes e dependentes, minimizando o viés do resultado. Uma vez avaliado na vigência do anticoncepcional hormonal oral, o valor do AMH obtido é aproximadamente 20% menor ao seu real valor, portanto deve ser interpretado com parcimônia.

Indicações da avaliação da reserva ovariana

Uma vez validado o AMH como uma ferramenta fundamental para avaliação da reserva ovarina, a próxima etapa é o entendimento de quais pacientes se beneficiariam com este teste. Tal e col. (2017) sugeriram as seguintes indicações[10]:

- mulheres submetidas a avaliação e tratamento de infertilidade;

- individualização nos protocolos e dose das técnicas de reprodução assistida;

- história familiar de falência ovariana prematura e menopausa precoce;

- síndrome dos ovários policísticos;

- antes da preservação da fertilidade e após tratamento com drogas gonadotóxicas;

- avaliação pré-operatória em pacientes submetidas a cirurgia ovariana;

- diagnóstico e seguimento de pacientes com tumores das células da granulosa;

- perimenopausa;

- mulher com mutação do BRCA1 ou FMR1.

Além das indicações formais acima bem definidas, merecem destaque as considerações da Sociedade Internacional para a Preservação da Fertilidade, onde em sua atualização em 2015 enfatizaram as condições não oncológicas, entre elas doenças autoimunes como Lupus Eritematoso Sistêmico, artrite reumatoide, doenças inflamatórias do intestino, entre outras, e doenças hematopoiéticas, como talassemia major e anemia aplástica. Citaram também tumores ovarianos benignos, endometriose, ooforites, síndrome de Turner e Klinefelter[11].

Merece atenção o trabalho de Verrilli e col. (2020); os autores analisaram 857 mulheres com falência ovariana prematura (FOP) e encontraram uma forte correlação da FOP com a hereditariedade. Mulheres apresentavam risco relativo de 3,0, 2,17 e 1,62 de ter FOP quando parentes de primeiro, segundo e terceiro grau, respectivamente, tiveram FOP[12].

A FOP acomete aproximadamente 1:1.000 mulheres antes dos 30 anos, 1:250 aos 35 anos e 1:100 aos 40 anos[13].

A queda da reserva ovariana ocorre de forma gradativa, variando de mulher para mulher, assim em mulheres na idade reprodutiva é prudente uma avaliação da reserva ovarina. Pacientes muitas vezes iniciam precocemente o uso de contraceptivos hormonais orais de forma contínua por vários anos, assim perde-se a referência do status da reserva ovariana. Não raramente, na pausa desta contracepção, os ciclos menstruais passam a ser irregulares ou ausentes, onde uma senescência da reserva ovariana precoce é diagnosticada, chegando ao extremo de FOP. Importante também é lembrar que pacientes eumenorreicas podem já apresentar o comprometimento da reserva ovarina.

Quando identificados fatores de risco para queda da reserva ovariana, a dosagem do AMH é imperativa. Muitas vezes, senescência da reserva ovariana ocorre de forma assintomática e inexplicável. Entendemos que quando a mulher atinge uma maturidade em relação a sua fertilidade, objetivos de vida e suas prioridades, uma avaliação da reserva ovariana é oportuna. O valor de AMH deve ser visto sob aspecto absoluto e relativo. Do ponto de vista do seu valor absoluto, gostaríamos que fosse superior a 1 ng/ml. Do ponto de vista relativo, o valor do AMH deve ser plotado nos gráficos que correlacionam AMH com a idade, normograma para AMH, e avaliar o percentil no qual o AMH da paciente se encontra.

Em relação ao valor relativo do AMH, podemos ter como ferramenta o normograma desenvolvido por Nelson e col. (2011) após estudar uma população de 9.601 pacientes inférteis[14]. Among e col. (2011), através de um estudo multicêntrico, também elaboraram um normograma para AMH após avaliarem 3.871 mulheres inférteis[15]. Considerando mulheres sem infertilidade, temos o normograma apresentado por Fong e col. (2012) após estudar 804 mulheres saudáveis[16].

Percentis abaixo de 25 estão relacionados a pobres respondedoras quando submetidas à FIV, assim estas devem ser acompanhadas de forma mais próxima, repetindo o AMH a cada 6 meses ou anualmente. Desta forma, cria-se uma curva do AMH individual, analisando-se a velocidade da perda do patrimônio folicular. Nestes casos, a gestação deve ser encorajada, priorizada, ou o congelamento de oócitos.

A obesidade é uma pandemia nos tempos atuais, onde através de vários mecanismos esta colabora para a infertilidade, bem como acelera o processo de envelhecimento ovariano[17]. Dos muitos tratamentos para a obesidade, a cirurgia bariátrica está cada vez mais presente. Cristofolini e col. (2014) observaram que pacientes submetidas à cirurgia bariátrica obtiveram menos oócitos recuperados em tratamentos de FIV quando comparadas a pacientes obesas não submetidas à cirurgia bariátrica[18].

Nilsson-Condori e col. (2018) observaram que pacientes submetidas à cirurgia bariátrica tiveram até 40% dos níveis de AMH reduzidos após 1 ano da cirurgia[19]. Evidentemente, mais estudos precisam ser realizados para definir o comprometimento da reserva ovariana pós-cirurgia bariátrica, porém esta situação merece um sinal de alerta.

Entre outras, as aplicações do AMH são: identificar pacientes de risco para híper e pobre resposta à estimulação ovariana em programação de FIV, orientar na individualização do protocolo de FIV, seleção de pacientes candidatas à doação de oócitos e auxiliar no aconselhamento referente ao planejamento familiar e preservação da fertilidade social, oncológica ou em qualquer condição de risco para comprometimento da reserva ovariana. Outras possíveis aplicações ainda estão em estudo, como a capacidade em predizer a idade da menopausa, identificar e definir pacientes com SOP, seguimento de pacientes com tumor de células da granulosa, entre outras. A avaliação da reserva ovariana deve ser realizada nas pacientes inférteis, em programação de FIV, bem como naquelas com risco aumentado de comprometimento da reserva ovariana, tais como: idade acima de 35 anos, história familiar de falência ovariana prematura ou menopausa precoce, mutação do gene BRCA 2, história de cirurgia pélvica e ooforoplastia (endometriomas, teratomas, tumores ovarianos malignos etc.), antecedente de tratamento de FIV com baixa resposta ovariana, endometriose avançada (estádio III e IV – ASRM), disfunção tireoidiana, doenças autoimunes, tabagismo, ISCA, pacientes pré e pós-tratamento oncológico objetivando a preservação da fertilidade[2].

O desafio está em encontrar o valor de corte em definir o grupo de pacientes pobres respondedoras; o consenso da ESHRE supracitado refere AMH menor do que 0,5 – 1,1 ng/mL. Na prática clínica, muitos utilizam o valor de 1,0 ng/mL e CFA < 8, onde valores inferiores a estes apresentam alto risco de pobre resposta frente à EOC para FIV; valores inferiores a 0,5 ng/ml apresentam alto risco de cancelamento de ciclo, onde a possibilidade de ovodoação deve ser considerada. Os testes acima referem-se a uma variável quantitativa e não qualitativa; sabe-se que a principal variável para promover uma gestação é a qualidade embrionária, dependente da qualidade oocitária que está diretamente relacionada à idade da paciente numa relação inversamente proporcional.

No extremo oposto, temos o grupo de pacientes hiper-respondedoras, mulheres jovens com ovários multifoliculares e as portadoras de SOP que representam um alto risco para a síndrome do hiperestímulo ovariano. Pacientes portadoras de SOP apresentam valores de AMH de 2,5 a 3 vezes superiores àquelas sem SOP. Da mesma forma, não há valores de corte de AMH para caracterizar hiper-resposta; há autores que sugerem que AMH superiores a 3,9 ng/ml apresentam sensibilidade e especificidade de 78% e 67%, respectivamente, em identificar pacientes de risco para hiper-resposta ovariana, outros encontraram valores de 3,52 ng/ml de AMH para uma sensibilidade e especificidade de 89,9% e 83,8%, respectivamente, para o mesmo fim. Os valores de corte na literatura são variados, sem um consenso; na prática clínica, valores de AMH acima de 3,5 ng/

mL merecem uma atenção especial. Cabe ao médico, analisando o perfil da paciente e valores de AMH, e usando o bom senso, avaliar o risco de cada paciente ser uma potencial hiper-respondedora[7]. Lembramos, porém, que o AMH é fraco em predizer a capacidade de implantação embrionária e gestação clínica[20].

CONSIDERAÇÕES FINAIS / CONCLUSÕES

A avaliação da reserva ovariana é fundamental para pacientes em idade reprodutiva que desejam em algum momento ter filhos. Foram discutidas várias condições onde a reserva ovariana pode estar comprometida. Atualmente, o AMH tem se mostrado o melhor biomacardor para esta pesquisa, e deve ser amplamente utilizado não somente pelo esterileuta, mas também pelo ginecologista geral, cirurgião ginecológico, oncologista, urologista, entre outros especialistas.

Em resumo, seguem as principais indicações da pesquisa da reserva ovariana, preferencialmente na dosagem do AMH:

- mulheres com idade acima de 35 anos;

- história familiar de falência ovariana prematura ou menopausa precoce;

- história de cirurgia pélvica e ooforoplastia (endometriomas, teratomas, TU ovarianos malignos...);

- antecedente de tratamento de técnicas de reprodução assistida com baixa resposta ovariana;

- mulheres com desejo de preservação da fertilidade (vitrificação de oócitos) ou candidatas à doação de oócitos;

- endometriose avançada (estádio III e IV da ASRM);

- disfunção tiroidiana;

- doenças autoimunes;

- tabagismo;

- obesidade;

- ISCA (infertilidade sem causa aparente);

- pacientes pré e pós-tratamento de câncer;

- pacientes pré e pós-tratamento de cirurgia bariátrica;

- antes de iniciar uso prolongado de contraceptivo hormonal oral.

REFERÊNCIAS BIBLIOGRÁFICAS

1. Steptoe PC, Edwards RG. Birth after the reimplantation of a human embryo. Lancet 1978; 2:366-70.

2. Miklos TG, Bercaire LMN, Albuquerque LE. Dinâmica Ovariana – do nascimento ao esgotamento e as aplicações práticas dos testes de reserva ovariana. Medicina Reprodutiva – SBRH, 2019;55-58.

3. Tiezte C. Reproductive span and rate of reproduction among Hutterite woman. Fertil Steril 1957;8:89-97.

4. Committe Opinion n589.Female age-related fertility decline.Fertil Steril.2014:101(3):633-4.

5. Zegers-Hochscild F, Crosby JA, Musri C, Sousa MCB, Martinez AG and Silva AA. Assisted reproductive techniques in Latin Aamerican Registry, 2017. JBRA Assist Reprod 2020.

6. htppt://www.gov.br>sngue-tecido-celulas-e-orgaos.

7. Dzik A, Banzato PAC, Miklos TG. Reserva Ovariana, In: Dzik, Pereira DHM, Cavagna M, Amaral WN, editors. Tratado de Reprodução Assistida. São Paulo: Segmento Farma; 2011.

8. Oliveira JBA, Baruffi RLR, Petersen CG, Mauri AL, Nascimento AM, Vagnini LV, Rici J, Cavagna M, Jr Franco JG. A new ovarian response prediction index (ORPI): implications for individualised controlled ovarian stimulation.Reprod Biol Endocrinol.2012;10:94.

9. Petersen KB, Hvidman HW, Forman JL, Pinborg A and Larsen EC. Ovarian reserve assessment in users of oral contracepcion seeking fertility advice on their reproductive lifespan. Hum Reprod 2015:30:2364-2375.

10. Tal R and Seifer DB. Ovarian reserve testing: a user's guide. Am J Obstet Gynecol; 2017:129-140.

11. Martinez F. Update on fertility preservation from the Barcelona International Society for Fertility Preservation – ESHRE – ASRM 2015 expert meeting: indications, results and future perpectives. Fertil Steril 2017; 108:407-415.

12. Verrilini LE, Johnstone E, Welt CK and Allen-Brady K. Primary Ovarian Insuficiency Has Strong Heritability Even Among Distant Relatives; Results of a Multigenerational Gegnealogical Observational Study. Fertil Steril 2020; 114:e15.

13. Vilodre LC, Moretto M, Kohek MBF and Spritzer PM. Falência Ovariana Prematura : Aspectos Atuais. Arq Bras Endocrinol Metab 2007;51/6:920-929.

14. Nelson SM, Messow MC, Wallace AM, Fleming R and McConnachie A. Normograma for the decline in serum antimüllerian hormone: a population study of 9601 infertility patients. Fertil Steril 1991;95:736-741.

15. Among B, Shehata F, Suissa S, Holzer H and Shalon-Paz E. Age-related normograms of serum antimüllerian hormone levels in a population of infertile women: a multicenter study.Fertil Steril 2011; 95:2359-2361.

16. Fong SL, Visser JA, Welt CK, Rijke YB and Eijkemans MJC. Serum Anti-Müllerian Hormone Levels in Healthy Females: A Normogram Racing from Infancy to Adulthood. J Clin Endocrinol Metab 2012; 97:4650-5.

17. Salvestrini V, Sell C and Lorenzini A. Obesity May Accelerate the Aging Process. Front Endocrinol.2019;10:1-16.

18. Christofolini J, Bianco B, Santos G, Adami F, Christofolini D and Barbosa CP. Bariatric Surgery Influences the Number and Quality of Oocytes in Pacientes Submitted to Assisted Reproduction Techniques. Obesity 2014:22:939-942.

19. Nilsson-Condori E, Hedembro JL, Thurin-Kjellberg A, Giwercman A and Friberg B. Impact of diet and bariatric surgery on anti-Müllerian hormone levels. Hum Reprod 2018;33:690-893.

20. Iliodromiti S, Kelsey T, Wu O, Anderson RA, Nelson SM. The predictive accuracy of anti-Müllerian hormone for live birth after assisted conception: a systematic review and meta-analysis of the literature. Hum Redrod UpDate. 2014;20(4): 560-70.

capítulo **31**

Avanços nas técnicas laboratoriais em reprodução assistida

▶ Eduardo Leme Alves da Motta*

INTRODUÇÃO

Nos marcos históricos de reprodução assistida, são muito comuns as citações da 1ª gestação nascida em 1978 pela fertilização in vitro (FIV) ou mesmo do advento da injeção intracitoplasmática de espermatozoide (ICSI) em 1991. Embora não existam novos acontecimentos tecnológicos de impacto, existe sim na rotina de um laboratório de reprodução assistida um constante aprimoramento, que torna este procedimento cada vez mais detalhista e com protocolos minuciosamente validados, contribuindo na positividade das taxas de sucesso. É fundamental que a atividade laboratorial apresente constância, replicabilidade, padrões de qualidade, mitigando o eventual erro humano de suas execuções.

Alguns destes procedimentos estão sedimentados há décadas na rotina de embriologistas, como a recuperação dos oócitos através da aspiração dos folículos, a rotina da fertilização laboratorial convencional, quando os gametas masculino e feminino são unidos em discos de cultivo sob determinadas condições ou até a transferência do embrião por cateteres que o depositam no interior da cavidade uterina. Não se julgam mudanças nestas etapas. Mesmo alguns procedimentos mais elaborados, como a ICSI ou a biópsia

---

*   Professor Adjunto Doutor do Departamento de Ginecologia da UNIFESP; Responsável pela Ginecologia junto ao Setor Integrado de Reprodução Humana da UNIFESP; Diretor da HUNTINGTON Medicina Reprodutiva com área de interesse em Fisiologia Ovariana, Síndrome dos Ovários Policísticos e Receptividade Endometrial.

embrionária, exigem treinamento intenso e técnica apurada, contudo os equipamento modernos são acoplados com sensores que levam os "braços" dos manipuladores muito próximo das células, facilitando a prática deste profissional. Logo não se vislumbram máquinas que poderiam sobrepor a função humana nesta área.

Mas entre a captação de óvulos até a transferência embrionária, diversas novas tecnologias estão sendo desenvolvidas para serem incorporadas em futuro próximo ao laboratório de FIV, culminando com pequenos, mas sensíveis avanços no cultivo extracorpóreo, além de reduzir complicações outrora existentes.

Este tema aborda alguns dos avanços hoje presentes e os de maior potencial a serem incorporados na rotina laboratorial.

TRATAMENTO

Novas tecnologias que podem ser rapidamente incorporadas no laboratório da FIV

Processamento espermático: diferente do cenário feminino, onde todos os óvulos captados são utilizados para a fertilização, normalmente há milhões de espermatozoides disponíveis para seleção, após a coleta e o processamento da amostra seminal.

Esse processamento inicial visa a realizar uma seleção, separando os espermatozoides móveis do restante do líquido seminal e das demais células que o ejaculado possui. Idealizado há várias décadas e sem grandes mudanças, o protocolo mais conhecido de separação dos espermatozoides, chamado de *gradiente de concentração*, estabelece que o material ejaculado seja depositado em um tudo de ensaio, que já contém uma substância viscosa, com diferentes densidades. A partir daí, este tubo é submetido a centrifugação com aproximadamente 2.500 rotações/min, onde as camadas viscosas funcionam como uma barreira e apenas os espermatozoides móveis e progressivos teriam capacidade de

passar. No entanto, esse processamento é bastante agressivo ao espermatozoide, pois a centrifugação impõe um trauma e danifica o gameta masculino. Logo não é infrequente a obtenção de raros espermatozoides com boa motilidade ou morfologia no pós-processamento.

Outro ponto cada vez mais relevante diz respeito não apenas a estas características visuais avaliadas na análise seminal, como a motilidade ou a morfologia. Na atualidade, se valoriza a integridade no núcleo do espermatozoide, fundamental para a correta fertilização. A "quebra" ou a fragmentação espermática elevada pode sim acarretar em menores taxas de sucesso, menor qualidade embrionária e, por consequência, maior incidência de falha de implantação ou mesmo de perda gestacional precoce.

A centrifugação da amostra seminal, durante esta seleção, pelo gradiente de concentração, pode contribuir para o aumento da fragmentação do material genético espermático e consequente piora dos resultados. Nos últimos anos, diversos pesquisadores tem se dedicado na formatação de sistemas que simulem as condições fisiológicas, quando a célula masculina teria uma jornada entre a sua deposição no fundo vaginal, até o encontro com o óvulo na ampola tubária. Assim, novos dispositivos de seleção espermática têm sido estudados e testados.

Baseados na ideia das barreiras naturais de seleção espermática do trato genital feminino, foram criados dispositivos que consistem em uma placa com microcanais preenchidos de fluidos que mimetizam o muco cervical, para ajudar na seleção dos melhores espermatozoides. Os gametas de menor habilidade e portanto com maior dificuldade à migração, como em estágios iniciais de apoptose, não resistem aos obstáculos e ficam pelo caminho (Figura 1). Logo, aqueles que conseguem migrar pelos canais, como na jornada uterina, seriam mais adequados e de melhor seleção. Os primeiros estudos publicados mostram que os espermatozoides recuperados por este sistema apresentam menores taxas de fragmentação de DNA e melhor morfologia, quando comparado ao processamento convencional. Outro importante achado diz respeito aos casais com seguidas falhas, pois estes dispositivos parecem contribuir com melhores taxas de fertilização e formação de um maior número de embriões euploides[1,2]. Como se vê, a correta seleção do gameta masculino é fundamental para a formação do embrião capaz e o conceito de que com o advento da ICSI o fator masculino estava ultrapassado não é totalmente verdadeiro.

Criopreservação de óvulos e embriões: a suspensão do metabolismo embrionário ou mesmo ovular por tempo indeterminado é um procedimento corriqueiro e realizado diariamente nos laboratórios de reprodução assistida, pelas mais variadas razões. Seja para preservação da fertilidade por anos no caso ovular, ou mesmo propiciar um melhor sincronismo junto ao preparo do endométrio, quando olhamos pelo lado do embrião. Embora a criopreservação seja um procedimento de rotina, vale ressaltar que se houver qualquer descuido ou erro no momento da manipulação celular, este pode sim acarretar em dano irreversível e perda de todo o material reprodutivo acumulado neste momento.

Na atualidade, utilizamos uma técnica chamada de *vitrificação*, que substituiu o método precursor, conhecido como *congelamento lento*, a partir do início dos anos 2000. Em qualquer dos métodos, o embrião ou o óvulo é recoberto por um crioprotetor, em geral uma substância hiperosmolar, no intuito de desidratar a célula, evitando que a água intracelular forme cristais de gelo em seu interior e, por consequência,

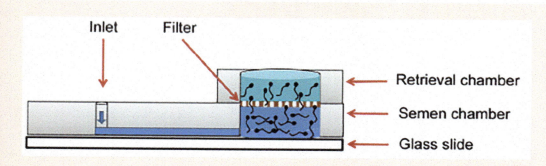

Figura 1 – Esquema de um dispositivo de microfluidos

traumatizando as organelas celulares. No chamado *congelamento lento*, estes cristais se formam com mais facilidade e a formação de espículas de gelo propiciavam maior dano no fuso meiótico, sobretudo nos óvulos, uma vez que este se encontra no meio da divisão meiótica. Já os embriões tem seu núcleo mais condensado, uma vez que o processo de singamia está finalizado. Com o advento da vitrificação, o congelamento ovular passou a apresentar resultados muito mais estáveis, uma vez que a formação destas espículas de gelo intracelular é bem menor. Esta estabilidade nuclear, sobretudo no oócito, se traduziu em melhores resultados alcançados e as taxas de sobrevivência chegam hoje a 98%, além do menor tempo de execução[3].

Contudo, apesar destes avanços e de protocolos bem estabelecidos, a técnica de criopreservação ainda é extremamente operador-dependente e a habilidade do embriologista é determinante na sobrevida dos materiais biológicos envolvidos.

Como forma de estabelecer padrões para a criopreservação, aparelhos estão sendo desenvolvidos para que as etapas envolvidas desde a adição dos crioprotetores até o congelamento em si sejam realizadas de forma segura e estável. Os resultados atuais e iniciais com estes equipamentos demonstram importante avanço, com taxas de sucesso no aquecimento de embriões ou óvulos semelhantes aos melhores centros. Logo é possível imaginar que a automação na criopreservação de embriões e/ou óvulos esteja disponível em curto período de tempo. Em alguns países da Europa, já estão sendo comercializadas máquinas que realizam o congelamento por vitrificação, com uma taxa de eficiência estável e semelhante à alcançada aos mais experientes embriologistas[4,5] (Figura 2).

Cultivo e seleção embrionária: o cultivo embrionário evoluiu sobremaneira ao longo da história da reprodução assistida. No início, a transferência à cavidade uterina se dava ainda no início da fase de clivagem, entre os dias 01 e 03, e o cultivo até a fase de blastocisto exigia a mudança de meios ao longo do processo ou mesmo a adição de suplementos, conhecida como *cocultivo*, Hoje, a prática é

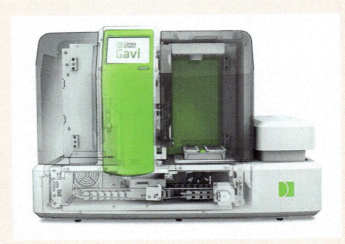

Figura 2 – Máquina de vitrificação de óvulos ou embriões

distinta: os meios propiciam condição ideal até o 7º dia de crescimento, se necessário. Este avanço também foi possível pela evolução das incubadoras. Inicialmente, estes dispositivos, além da temperatura, mantinham constante apenas o nível de gás carbônico, indispensável para manutenção do pH. Além disto, eram idealizadas para acomodar, em um único compartimento, todos os casos. Logo, qualquer abertura de suas portas desequilibrava momentaneamente a todos.

A seguir, evoluímos para incubadoras com portas individuais dedicadas a cada placa, propiciando um microambiente mais estável, em termos de temperatura e gases. E por fim, as incubadoras atuais também acoplaram o gás nitrogênio, permitindo baixar a concentração de oxigênio, tal qual acontece intraútero, aprimorando e permitindo que o cultivo estendido até o estágio de blastocisto aconteça de forma fisiológica[6].

Mas a avaliação do embrião ainda requeria a retirada da placa de cultivo do interior das incubadoras, para o seu posicionamento sob a lupa ou o microscópio. Após a checagem da fertilização ou clivagem, a placa seria retornada ao seu ambiente ideal. Logo, para o cultivo até o estágio de blastocisto é necessário desalojar deste ambiente por 3 a 4 vezes, a depender do protocolo do laboratório. Cada avaliação envolve variação dos gases e da temperatura, podendo interferir no desenvolvimento dos embriões por diversos mecanismos, incluindo até mesmo a epigenética[7].

Com o objetivo de possibilitar o cultivo contínuo ininterrupto, sem perder as informações do desenvolvimento embrionário, foram implementados sistemas de monitorização pela tecnologia de *time-lapse* junto às incubadoras. Assim, câmeras acopladas registram imagens do material em cultivo a cada 5-10 minutos, produzindo um filme com toda a cinética do desenvolvimento (Figura 3).

Essa tecnologia permitiu o advento de um novo campo de estudo embriológico: a morfocinética[8]. Até então, a classificação embrionária era baseada apenas na forma de crescimento do embrião ao longo de horários preestabelecidos: número de células com 24, 48, 72 e 120 horas. Valorizava-se também a fragmentação destas células em estágio de clivagem, sua expansão e coesão celular para blastocisto. Os vídeos de todo o desenvolvimento permitem o estudo dos tempos e movimentações das divisões celulares (cinética) e dão margem a todo tipo de análise para correlações[9]. Seguem alguns exemplos dos questionamentos levantados: "Quantas horas após a fertilização um embrião de boa qualidade morfológica atinge o estágio de 2 células, ou 4 ou 0 células? Esse tempo é igual para todos os embriões? Um embrião geneticamente normal difere em seus tempos de clivagem de um embrião aneuploide?"

Nos últimos anos, os principais grupos têm buscado responder a estas e outras questões. A quantidade de dados a serem analisados e as hipóteses de correlação são inúmeras e o principal objetivo era, inicialmente, encontrar um marcador ou algoritmo preditor e replicável para outros pacientes e clínicas.

Pouco depois da implementação das incubadoras com *time-lapse*, surgiram os primeiros algoritmos para predição de gestação por embrião, geralmente ranqueando os embriões com notas de 1 a 10, de acordo com seus tempos de divisão. Assim, surgiram também ferramentas de análise desta cinética por softwares dedicados. Logo, hoje se inicia o tempo da inteligência artificial nos laboratórios de reprodução assistida, para correta seleção embrionária, o que seguramente poderá promover a transferência única embrionária com ótima eficiência[10].

A enorme quantidade de dados gerados pelas anotações morfocinéticas podem hoje ser analisadas em conjunto com as imagens

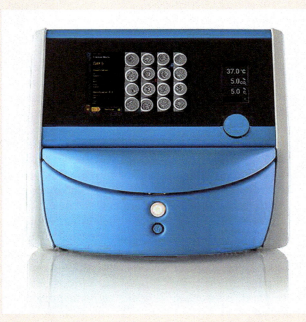

Figura 3 – Incubadora com sistema *time-lapse* para cultivo ininterrupto

do desenvolvimento do embrião e os dados clínicos dos pacientes, possivelmente com maior predição pelas redes de inteligência artificial. Essa análise conjunta é complexa, porém traz personalização na seleção embrionária[11,12].

REFERÊNCIAS BIBLIOGRÁFICAS

1. Parrella A, Rosenwalks Z, Palermo GD. Selecting spermatozoa with intact chromatin may reduce embryo aneuploidy. Fertility and Sterility. 2019;112(3): e28.
2. Yildiz K, Yuksel S. Use of microfluidic sperm extraction chips as an alternative method in patients with recurrent in vitro fertilisation failure. J Assist Reprod Genet. 2019;36:1423–1429.
3. Levi-Setti PE, Patrizio P, Scaravelli G. Evolution of human oocyte cryopreservation: slow freezing versus vitrification. Curr Opin Endocrinol Diabetes Obes. 2016;(6):445-45.
4. Roy TK, Brandi S, Tappe NM, Bradley CK, Vom E, Henderson C, et al. Embryo vitrification using a novel semi-automated closed system yields in vitro outcomes equivalent to the manual Cryotop method. Hum Reprod. 2014;29:2431-.
5. Dal Canto M, Moutier C, Brambillasca F, Guglielmo MC, Bartolacci A, Fadini R, Renzini MM, et al. The first report of pregnancies following blastocyst automated vitrification in Europe, Journal of Gynecology Obstetrics and Human Reproduction. 2019;48(7):537-54.
6. Bontekoe S, Mantikou E, van Wely M, Repping S, Mastenbroek S. Low oxygen concentrations

for embryo culture in assisted reproductive technologies. Cochrane Database Syst Rev. 2012;(7):CD008950.

7. Zhang JQ, Li XL, Peng Y, Guo X, Heng BC, Tong GQ. Reduction in exposure of human embryos outside the incubator enhances embryo quality and blastulation rate. Reprod Biomed Online. 2010;20(4):510-.

8. Herrero J, Meseguer M. Selection of high potential embryos using time-lapse imaging: the era of morphokinetics. Fertil Steril. 2013;15;99(4):1030-.

9. Meseguer M, Herrero J, Tejera A, Hilligsøe KM, Ramsing NB, Remohí J. The use of morphokinetics as a predictor of embryo implantation. Hum Reprod. 2011;26(10):2658-7.

10. Zaninovic N, Rosenwaks Z. Artificial intelligence in human in vitro fertilization and embryology. Fertil Steril. 2020;114(5):914-920.

11. Babayev E, Feinberg EC. Embryo through the lens: from time-lapse cinematography to artificial intelligence. Fertil Steril. 2020 Feb;113(2):342-34.

12. Chéles DS, Molin EAD, Rocha JC, Nogueira MFG. Mining of variables from embryo morphokinetics, blastocyst's morphology and patient parameters: an approach to predict the live birth in the assisted reproduction service. JBRA Assist Reprod. 2020;6;24(4):470-479.

capítulo 32

Estímulo da ovulação no consultório (CC, Letrozol, Gonadotrofinas)

▶ Carlos Roberto Izzo*

INTRODUÇÃO

Concepção natural

A chance de concepção natural permanece relativamente estável de ciclo menstrual para ciclo menstrual. Cerca de 80% dos casais irá conceber nos 6 primeiros meses de exposição sexual. A fecundidade mensal, isto é, a probabilidade de gestação por mês é maior nos 3 primeiros meses de tentativas.

A fertilidade diminui pela metade nas mulheres com mais de 35 anos de idade em comparação à segunda década de vida. Aproximadamente 50% das gestantes americanas não recebem nenhuma orientação pré-concepcional.

Importância do ginecologista

O ginecologista, de maneira geral, ao orientar sua paciente numa consulta ginecológica de rotina, deve apresentar conhecimento sobre a epidemiologia da infertilidade e realizar o aconselhamento pré-concepcional, promovendo o conceito de gravidez saudável.

Ele poderá solicitar exames incluídos na propedêutica básica em infertilidade e discutir o emprego e os resultados das Técnicas de Reprodução Assistida (TRA) de Baixa Complexidade, como a relação sexual programada e

---

*   Mestre e Doutor em Ginecologia pela FMUSP; Médico Assistente da Clínica Ginecológica do Hospital das Clínicas da FMUSP; Diretor da Clínica Originare Medicina Reprodutiva - SP.

a inseminação artificial intrauterina. O ginecologista deverá orientar suas pacientes em relação aos riscos da gestação múltipla e/ou gestação em faixa etária avançada. A fidelização do casal por parte do médico-assistente é de extrema importância.

DIAGNÓSTICO

A estimulação ovariana controlada pode ser realizada com emprego de medicamentos orais e/ou injetáveis, ambos comumente utilizados nos ciclos de TRA de Baixa Complexidade. O objetivo da indução ovulatória é sempre que possível promover a monofoliculogênese ovariana. Devem ser consideradas potenciais desvantagens da utilização dos medicamentos, principalmente no que se refere às gonadotropinas injetáveis, tais como custo, risco de Síndrome do Hiperestímulo Ovariano e gestação múltipla.

As condições ideais para a indicação das TRA de baixa complexidade são:

- faixa etária < 36 anos;

- FSH basal < 10 UI/ l;

- mulher com capacidade ovulatória (natural ou induzida);

- tubas pérveas;

- cavidade uterina normal;

- tempo de infertilidade < 3 anos;

- > 5 milhões de espermatozoides móveis e direcionais após processamento seminal (quando indicada a inseminação intrauterina).

A TRA de baixa complexidade está contraindicada quando for diagnosticada atresia cervical, cervicite e/ou endometrite.

A estimulação ovariana controlada pode ser realizada em mulheres com ciclos menstruais regulares (ovulatórias) e nas mulheres com ciclos menstruais irregulares (anovulatórias). Segundo a Organização Mundial de Saúde (OMS), os distúrbios ovulatórios podem ser classificados em 4 grupos:

- Grupo 1 – Hipogonadismo hipogonadotrófico;

- Grupo 2 – Síndrome dos Ovários Policísticos (75% dos casos);

- Grupo 3 – Hiperprolactinemia;

- Grupo 4 – Hipogonadismo hipergonadotrófico.

O protocolo de estimulação ovariana controlada na baixa complexidade visa sempre que possível ao desenvolvimento de folículo dominante único. Os pontos positivos da estimulação ovariana controlada são: maior eficácia do que o ciclo natural, aumento das taxas de gestação/ciclo de tratamento, promoção da monofoliculogênese, aumento da esteroidogênese gonadal, melhorar o timing para a ovulação e datação dos procedimentos, além da monitorização da resposta ovariana e endometrial.

Existem várias classes de medicamentos para a indução ovulatória, entre elas os anti-estrogênios, inibidores da aromatase, gonadotrofinas, agonistas e antagonistas do GnRH e medicamentos adjuvantes, tais como: sensibilizadores da insulina, hormônio do crescimento, andrógenos etc.

TRATAMENTO

Indução farmacológica da ovulação

Citrato de Clomifeno (CC)

A indução da ovulação pode ser realizada pela administração oral de CC, iniciando entre o 2° e 5° dia do ciclo menstrual espontâneo ou induzido, com dose inicial de 50 mg/dia por cinco dias consecutivos no 1° ciclo de tratamento. Caso ocorra o desenvolvimento de folículo dominante é facultativo o desencadeamento do pico ovulatório com gonadotrofina coriônica humana (hCG), já que existe falta de evidência científica em relação ao aumento das taxas de gestação. Em ciclos de indução ovulatória consecutivos, a dose diária de CC pode ser aumentada para 100 mg/dia, podendo atingir dose máxima de 150 mg/dia. A falta de resposta ovulatória pode caracterizar a resistência ao CC, que ocorre em cerca de 20% dos casos.

De forma negativa, nos ciclos em que o CC foi utilizado, pode ocorrer um menor desenvolvimento da espessura endometrial e da produção do muco cervical, devido ao efeito anti-estrogênico deste medicamento. Existem alguns fatores relacionados com o prognóstico do tratamento, tais como: índice de massa corpórea, idade materna, características do ciclo menstrual e volume ovariano.

O desenvolvimento multifolicular ocorre em 20% a 60 % dos ciclos. A monitorização ultrassonográfica da resposta ovariana e endometrial é recomendada (Tabela 1).

Tabela 1 – Monitorização ultrassonográfica na TRA de baixa complexidade com o emprego de Citrato de Clomifeno e Letrozol

Inibidores da aromatase (letrozol)

Os inibidores da aromatase inicialmente foram desenvolvidos para o tratamento do câncer de mama e de endométrio. O letrozol é um inibidor da aromatase não esteroide, reversível e específico, que inibe a biossíntese estrogênica (bloqueio da conversão de androstenediona em estrógenos), levando a um aumento dos níveis séricos de FSH e subsequente estimulação folicular e ovulação. É sugerido que o letrozol, assim como o CC, aumente a secreção endógena de gonadotrofinas hipofisárias; entretanto, diferentemente do CC, não causa a diminuição do número de receptores para o estrogênio. Portanto, é menor o efeito anti-estrogênico sobre o endométrio e produção do muco cervical. O letrozol está associado a uma maior incidência de monofoliculogênese.

Pode ser utilizado como uma melhor alternativa do que o CC na indução da ovulação em pacientes com SOP, com menor risco de Síndrome de Hiperestímulo Ovariano e gestação múltipla e sem os seus efeitos anti-estrogênicos. Portanto, existem mais evidências científicas de que os inibidores da aromatase serão empregados como droga de primeira escolha na indução ovulatória de mulheres portadoras de SOP. Parece existir uma superioridade dos inibidores da aromatase em relação ao CC no que se refere às taxas de gravidez clínica e de nascidos vivos. A dose preconizada na estimulação ovariana é de 2,5 a 5,0 mg/dia por cinco dias consecutivos. A dose máxima de 7,5 mg/dia pode ser considerada em algumas situações. A adição de letrozol em ciclos de indução com gonadotrofinas pode diminuir a dose necessária dessas medicações.

O potencial teratogênico dos inibidores da aromatase ainda permanece sem evidência científica. Não se observa aumento significativo das taxas de abortamento espontâneo, prenhez ectópica, cancelamento do ciclo, malformações congênitas e alterações na evolução da gestação. A curta meia-vida de 2 dias e a sua utilização em baixas doses e durante curto período de tempo na fase folicular do ciclo menstrual previnem a exposição à medicação durante a organogênese. Trata-se de uma medicação *off label*, porém as evidências científicas disponíveis na literatura médica suportam seu emprego na indução ovulatória. A monitorização ultrassonográfica da resposta ovariana e endometrial é recomendada (Tabela 2).

Como segunda linha de tratamento na SOP, as gonadotrofinas podem ser utilizadas na indução ovulatória quando ocorre falha do emprego de indutores de ovulação, tais como o CC e os inibidores da aromatase. A dose inicial recomendada de FSH deve ser baixa: 37,5 a 50 UI/dia. Deve-se se empregar um esquema step up com aumento da dose diária na ausência de resposta ovulatória adequada após pelo menos 12 a 14 dias de estímulo. O objetivo deste protocolo de indução com baixas doses é diminuir o risco da Síndrome de Hiperestímulo Ovariano e/ou gestação múltipla (Tabela 3).

CONSIDERAÇÕES FINAIS

O ginecologista não deve retardar o tratamento, insistir na indução ovulatória com CC por mais de 4 ciclos. Não pode deixar de avaliar a permeabilidade tubária, não deve promover a destruição do patrimônio folicular e deixar de estabelecer relacionamento prévio e de confiança com o especialista/clínica de reprodução assistida.

Seleção criteriosa do casal e conduta individualizada são essenciais para o sucesso na baixa complexidade. A monitorização ultrassonográfica da ovulação é recomendada mesmo com emprego do CC. É mandatório minimizar os efeitos colaterais da indução ovulatória.

Os inibidores da aromatase promovem na maioria dos ciclos de tratamento um

Tabela 2 – Monitorização ultrassonográfica na TRA de baixa complexidade com o emprego de Gonadotrofinas

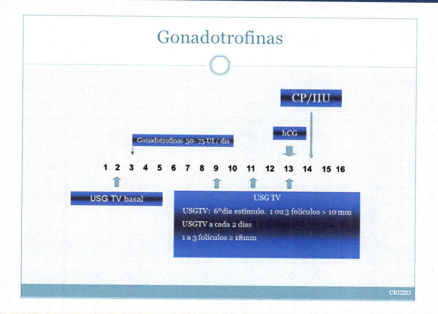

Tabela 3 – Monitorização ultrassonográfica na TRA de baixa complexidade com o emprego de Gonadotrofinas em mulheres com diagnóstico da SOP

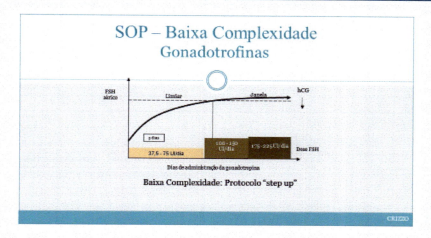

331

desenvolvimento monofolicular que se associa às menores taxas de gestação múltipla.

A hipertrofia das TRA de Alta Complexidade é uma realidade devido à mudança do perfil dos casais. São necessários estudos prospectivos randomizados, comparando diretamente os tratamentos disponíveis.

REFERÊNCIAS BIBLIOGRÁFICAS

1. Bozdag G, Mumusoglu S, Zengin D, Karabulut E, Yildiz BO. The prevalence and phenotypic features of polycystic ovary syndrome: a systematic review and meta-analysis. Hum Reprod. 2016; 31(12):2841-55.

2. Fauser BC, Tartatzis BC, Rebar RW, Legro RS, Balen AH, Lobo R, et al. Consensus on women's health aspects of polycystic ovary syndrome (PCOS): the Amsterdam ESHRE/ ASRM – Sponsored 3rd PCOS Consensus Workshop Group. Fertil Steril. 2012; 97(1):28-38 e 25.

3. Stein IF, Leventhal NL. Amenorrhea associated with bilateral polycystic ovaries. Am J Obstet Gynecol. 1935; 29:181-191.

4. Balen AH, Morley LC, Misso M, Franks S, Legro RS, Wijeyaratne CN, et al. The management of anovolutarory infertility in women with polycystic ovary syndrome: an analysis of the evidence to support the development of global WHO guidance. Hum Reprod Update. 2016;22(6):687-708.

5. Teede HJ, Misso mL, Costello MF, Dokras A, Laven J, Moran L, et al; International PCOS Network. Recommendations from the international evidence-based guideline for the assessment and management of polycystic ovary syndrome. Clin Endocrinol (Oxf). 2018;89(3):251-68.

6. Sir-Pettermann T, Maliqueo M, Codner E, Echiburú B, Crisosto N, Pérez V, et al. Early metabolic derangements in daughters of women with polycystic ovary syndrome. J Clin Endocrinol Metab. 2007; 92(12):4637-42.

7. Sir-Pettermann T, Codner E, Pérez V, Echiburú B, Maliqueo M, Ladrón de Guevara A, et al. Metabolic and reproductive features before and during puberty in daughters of women with polycystic ovary syndrome. J Clin Endocrinol Metab. 2009; 94(6):1923-30.

8. Li L, Baek KH. Molecular genetics of polycystic ovary syndrome: an update. Curr Mol Med. 2015; 15(4):331-42.

9. Dumesic DA, Oberfield SE, Stener-Victorin E, Marshall JC, Laven JS, Legro RS. Scientific Statement on the Diagnosis Criteria, Epidemiology, Pathophysiology, and Molecular Genetics of Polycystic Ovary Syndrome. Endocr Rev. 2015; 36(5):487-525.

10. Rotterdam ESHRE/ASRM – Sponsored PCOS consensus workshop group. Revised 2003 consensus on diagnostic criteria and long-termhealth risks related to polycystic ovary syndrome (PCOS). Hum Reprod. 2004;19(1):41-7.

11. Fauser BC, Tarlatzis BC, Rebar RW, Legro RS, Balen AH, Lobo R, et al. Consensus women's health aspects of polycystic ovary syndrome (PCOS): the Amsterdam ESHRE/ASRM – Sponsored 3rd PCOS Consensus Workshop Group. Fertil Steril. 2012;97(1):28-38 e 25.

12. ACOG Practice Bulletin Number 108. 2009 (reaffirmed 2013) PCOS Clinical Management Guidelines for Obstetricians and Gynecologists.

13. Practice Committee of American Society for Reproductive Medicine. Current evaluation of amenorrhea. Fertil Steril. 2008;90(5Suppl): S219-25.

14. Trummer C, Schwetz V, Giuliani A, Obermayer-Pietsch B, Lerchbaum E. Impact of elevated thyroid-stimulating hormone levels in polycystic ovary syndrome. Gynecol Endocrinol. 2015;31(10):819-23.

15. Malik SM, Traub mL. Defining the role of bariatric surgery in polycystic ovarian syndrome patients. World J Diabetes. 2012;3(4):71-9.

16. Penzias A, Bendikson K, Butts S, Coutifaris C, Falcone T, Fossum G, et al; Practice Committee of the American Society of Reproductive Medicine. Role of metformin for ovulation induction in infertile patients with polycystic ovary syndrome (PCOS): a guideline. Fertil Steril. 2017;108(3):426-41.

17. Orvieto R, Homburg R. Chronic ultra-low dose follicle-stimulating hormone regimen for patients with polycystic ovary syndrome: one click, one follicle, one pregnancy. Fertil Steril. 2009;91(4Suppl):1533-5.

18. ACOG Committee Opnion Number 313, 2005. The Importance of Preconception Care in the Continuum of Women's Health Care. Obstetrics&Gynecology vol.106 – Issue 3, p.665-666.

19. THE ESHRE Capri Workshop Group, Hum Reprod Update. 2009; 15(3): 265-77.

20. Misso et al. The Management of Anovulatory Infertility in Women with Polyciystic Ovary Syndrome: An analysis of the evidence to support the development of global who guidance. Human Reprod Update. 2016; vol.22; issue6; p. 687-708.

21. Finer; Zolmna. Unintend pregnancy in the United States: incidence and disparities. Contraception. 2006. 2011; vol.84; issue 5; p.478-485.

22. Gunn; Wright Bates. Evidence-based approach to Unexplained Infertility: a systematic review. Fertil Steril. 2016; vol.105; issue 6; pg.1566-1574.

23. Malloch, Rhoton-Vlasak. An assessment of current clinical attitudes toward letrozole use in reproductive endocrinology practices. Fertil Steril. 2013. vol.100; issue 6; p.1740-1744.

24. Hansen at. al. Evidence-based approach to Unexplained infertility: a systematic review. Fertil Steril. 2016; vol105; issue 6; p.1566-1574.

capítulo 33

O papel do ginecologista na reprodução assistida

> Aristides Manoel dos Santos Bragheto*
> Larissa Fioretti Achitti**

INTRODUÇÃO

Desde o nascimento do primeiro bebê fruto de fertilização in vitro[1] há 43 anos, houve uma evolução significativa do conhecimento e das técnicas da reprodução assistida e o aumento de sua abrangência[2] nos diversos tipos de tratamento e das novas modalidades de família. Este fato aumentou a importância dos médicos ginecologistas em identificarem os pacientes que necessitam de investigação na propedêutica de infertilidade como também explicar e informar aos casais sobre as novas técnicas da medicina reprodutiva. Na atualidade, é imprescindível ao ginecologista geral ter conhecimento sobre a pesquisa básica do casal infértil como também na abordagem de todas as modalidades especiais que envolvem a medicina reprodutiva. Discutiremos abaixo a abordagem clínica, exames laboratoriais e de imagem do casal infértil como as novas formas de tratamento da medicina reprodutiva.

DIAGNÓSTICO DO CASAL INFÉRTIL

A identificação do casal infértil é o primeiro passo para uma boa abordagem pelo ginecologista. Tem-se como infertilidade primária o casal que está há um ano sem método contraceptivo[3], exposto à gravidez, porém sem sucesso. Lembrando que, em mulheres acima dos 35 anos, apenas seis meses sem gravidez já é critério para início da investigação.

Após a identificação do casal infértil, realiza-se o início da investigação com a

---

* Graduação e pós-graduação PUC Campinas; Mestrado Unicamp; Diretor médico Fivmed Campinas.
** Centro Universitário Barão de Mauá, FMBM, Ribeirão Preto - São Paulo.

realização da propedêutica[3] ginecológica e, nunca se esquecer, da propedêutica andrológica. Obrigatoriamente, a pesquisa de infertilidade deve ser feita com o casal. Na abordagem ginecológica, é importante o questionamento sobre histórico dos ciclos menstruais, com duração do fluxo e intervalo entre eles, a presença ou não de dismenorreia, realização de cirurgias pélvicas prévias, tratamento de doença inflamatória pélvica como principais dados da anamnese. A realização de exame físico de rotina minucioso, com a coleta de citologia oncótica, avaliação da mobilidade dos anexos, se faz necessária. A solicitação de exames laboratoriais complementares é obrigatória. A começar pelas sorologias, como hepatite B, hepatite C, sífilis e HIV I e II, HTLV, sorologias para rubéola, citomegalovírus, toxoplasmose e Chlamydia trachomatis somado ao perfil endócrino: coletado no período menstrual, como hormônio folículo-estimulante, hormônio luteinizante, estradiol, hormônio tireo-estimulante e prolactina; a coleta da progesterona deve ser realizada na metade da fase lútea para avaliar a ovulação. Também podemos recorrer ao hormônio antimulleriano, que pode ser coletado em qualquer fase do ciclo, que avalia a reserva ovariana. E, para finalizar a propedêutica ginecológica básica do casal infértil, os exames de imagens que auxiliam na elucidação diagnóstica anatômica, tais como histerossalpingografia, realizada na fase pós-menstrual, o ultrassom transvaginal e a ressonância magnética. Esta com o objetivo de auxiliar na pesquisa avançada de endometriose ou malformações uterinas. Já na abordagem andrológica, realizada pelo próprio médico ginecologista, o questionamento sobre histórico de criptorquidia, infecções prévias, traumas locais, alterações do volume testicular e cirurgias é de suma importância. No exame físico, a avaliação do volume testicular, presença de tumores ou varicocele. Sobre exames complementares,

faz-se obrigatória a coleta de sorologias tais como hepatite B, hepatite C, sífilis e HIV I e II, HTLV, sorologia de Chlamydia trachomatis; coleta do perfil endócrino, com exames como hormônio luteinizante, hormônio folículo--estimulante, estradiol, testosterona livre e total e prolactina. A realização da ultrassonografia testicular é necessária para pesquisa das causas de infertilidade masculina e seu tratamento, principalmente se os parâmetros do espermograma estiverem alterados.

Após a realização da propedêutica completa do casal infértil, a identificação dos fatores de risco é primordial no contexto exposto para se evitar o atraso de tratamentos mais eficazes e assim aumentar a chance de sucesso desses casais. Entre os pontos a que devemos estar atentos como fatores de mau prognóstico temos o tempo prolongado de infertilidade, superior a três anos; idade materna avançada, superior a 35 anos; mulheres com baixa reserva ovariana, com o hormônio antimulleriano inferior a 1,1 ou história de falência ovariana precoce familiar ou pessoal; obstrução tubária parcial ou total; endometriose profunda; são sinais que devem ser diagnosticados com rapidez pelo ginecologista geral e encaminhados para o especialista em reprodução humana e assim melhorar as chances de gravidez destes casais.

NOVAS FORMAS DE ABORDAGEM NA REPRODUÇÃO ASSISTIDA

Atualmente, a sociedade vem superando preconceitos e as novas modalidades de família vem tendo acesso a reprodução assistida. Os casais homoafetivos[4] com desejo reprodutivo, seja ele imediato ou futuro, necessitam do conhecimento e orientações das técnicas e da legislação vigente, oferecidas e esclarecidas pelo próprio médico ginecologista, com posterior encaminhamentos aos especialistas. Conforme nova resolução do

Conselho Federal de Medicina de 2021, é permitido o uso de técnicas de reprodução assistida para casais homoafetivos[5]. Em união homoafetiva feminina, é permitida, por lei, a gestação compartilhada. Isto é, o embrião obtido a partir da fecundação de oócitos de uma mulher é transferido para o útero da sua parceira. Na união homoafetiva masculina, é necessária a utilização de técnicas como óvulo-doação, com cessão temporária do útero e, na maioria dos casos, utilização do sêmen de um dos parceiros. Técnicas que serão discutidas adiante.

A cessão temporária do útero[6], mais conhecida como *barriga de aluguel*, é algo permitido no Brasil desde que seja sem caráter lucrativo ou comercial. Em alguns países da Europa, a gestação de substituição tem a permissão de ser lucrativa e comercial, como a Croácia, por exemplo, fazendo com que alguns casais realizem o processo de reprodução assistida no exterior devido a tal possibilidade. Retornando às normas brasileiras, a cedente temporária do útero precisa ter pelo menos um filho vivo e pertencer à família de um dos parceiros em parentesco consanguíneo até o quarto grau e os demais casos necessitam de avaliação e aprovação do Conselho Regional de Medicina. O médico ginecologista, ao orientar sobre tal método e possibilidade de tratamento, deve reforçar à mulher cedente sobre os riscos obstétricos, como até a perda uterina, os riscos semelhantes a uma paciente que realiza tratamento de fertilização *in vitro*, com todas as complicações inerentes à tal processo.

A preservação da fertilidade, tanto feminina quanto masculina, pode ocorrer para fins sociais, causas oncológicas ou em pacientes transgêneros.

A procura pela preservação da fertilidade por causa social[7] aumentou significativamente nos últimos anos. A técnica padronizada no Brasil é a criopreservação dos óvulos. Tem-se entre 34 e 37 anos a idade ideal para a realização desta técnica, quando se avalia o investimento financeiro e a utilização dos óvulos armazenados. Porém, é importante salientar que toda mulher em idade fértil deve ser indagada quanto ao desejo de futura gestação para que seja orientada quanto à possibilidade de preservar a fertilidade, mesmo que não tenha chegado a esta idade. Outra técnica para preservação social da fertilidade é o congelamento de tecido ovariano[8], procedimento experimental no Brasil, que possibilita a gestação futura até de forma natural após o retransplante na região ovariana. Esta técnica promove a restauração da função ovariana por aproximadamente um ano e meio.

Em pacientes oncológicas[9], o tema de preservação da fertilidade deve ser discutido no momento entre o diagnóstico do tumor a antes do início do tratamento rádio ou quimioterápico, sendo então um evento totalmente dependente de o ginecologista ter o conhecimento do momento correto para preservação. Existem alguns métodos que podem ser realizados para tal finalidade: criopreservação de óvulos, tecido ovarino ou embriões, maturação oocitária *in vitro* e transposição ovariana. Tais métodos possíveis têm que ser orientados para a paciente e, em conjunto com o ginecologista, ser decidida a melhor estratégia para o tipo de câncer apresentado pela paciente em questão.

A preservação da fertilidade em pacientes transgêneros[10] é um tema presente na atualidade e precisa ser conhecido pelos ginecologistas para abordagem de pacientes com tal demanda. Assim como o tratamento de reprodução assistida é permitido para casais homoafetivos, ele também é permitido, por lei[5], para pacientes transgêneros com desejo reprodutivo. Portanto, mulheres trans têm a possibilidade de congelamento de sêmen e homens trans, de congelamento de óvulos ou tecido ovariano. A importância das orientações acerca desse tema diz respeito ao congelamento ocorrer antes da realização de hormonioterapia ou das cirurgias. Portanto, a orientação sobre o momento correto de realizar os procedimentos é imprescindível no cenário apresentado.

As regras e exigências sobre a doação de gametas[11] devem ser de conhecimento de todo médico ginecologista, pois a orientação à paciente é necessária. Assim como a gestação de substituição não pode ter caráter lucrativo ou comercial. A idade limite para doação de gametas é 37 anos para as mulheres e 45 anos para os homens. Os doadores e os receptores não podem conhecer a identidade uns dos outros, sendo necessário manter em sigilo. A partir da mudança na nova Resolução do Conselho Federal de Medicina de 2021[5], há duas exceções para norma de sigilo: a primeira diz respeito aos casais homoafetivos, em que a mulher pode receber óvulos da sua parceira; a segunda, e mais nova atualização, em que está permitida a doação de gametas para parentesco de até quarto grau de um dos receptores, desde que não incorra em consanguinidade. Há também um limite para uma área de 1 milhão de habitantes, ou seja, será evitado que um(a) doador(a) tenha produzido mais de dois nascimentos de crianças de sexos diferentes nessa área. Importante o ginecologista estar ciente da possibilidade da doação compartilhada de oócitos, em que a doadora e a receptora compartilham tanto do material biológico quanto dos custos financeiros que envolvem o processo de reprodução humana, possibilitando a redução de custos para a doadora.

Tema mais recente em Reprodução Humana é a gestação após transplante uterino[12]. O primeiro caso bem-sucedido no mundo foi em 2014, sendo no Brasil apenas em 2016, com o nascimento do primeiro bebê vivo em gestação após transplante uterino. Atualmente, já foram realizados quatro transplantes uterinos, sendo três pós-mortem e um de mulher viva[13]. Assim como a maioria dos assuntos, tem-se prós e contras para serem discutidos entre a equipe médica e a paciente. Entre os prós tem-se a restauração da fertilidade feminina sem a necessidade de uma cedente temporária, permitindo à mulher transplantada gestar; e a possibilidade de realizar transplante de uma doadora viva ou pós-mortem. Entre os contras tem-se a realização de uma cirurgia de grande porte, com equipe multidisciplinar, de complexa execução, para o transplante do útero, um órgão não vital. Sem contar o alto custo de que todo esse procedimento necessita.

CONSIDERAÇÕES FINAIS / CONCLUSÕES

É de extrema importância e necessidade que os ginecologistas gerais se familiarizem com a evolução da reprodução assistida e as novas técnicas utilizadas para garantir uma boa atuação na abordagem e tratamento dos pacientes com desejo reprodutivo, permitindo assim um atendimento esclarecido, tecnicamente correto e humanizado. Ajudando os pacientes a escolherem a melhor forma de tratamento tanto na esfera reprodutiva como na preservação de sua fertilidade em todos os cenários biológicos e sociais.

REFERÊNCIAS BIBLIOGRÁFICAS

1. First in vitro fertilization baby-this is how it happened [Internet]. pubmed; 2018. First in vitro fertilization baby-this is how it happened; [cited 2021 Jun 30]; Available from: https://pubmed.ncbi.nlm.nih.gov/29908772/.

2. Infertility around the globe: new thinking on gender, reproductive technologies and global movements in the 21st century [Internet]. eshee; 2015. Infertility around the globe: new thinking on gender, reproductive technologies and global movements in the

21st century; [cited 2021 Jun 30]; [Human Reproduction Update, Volume 21, Issue 4, July/August 2015, Pages 411–426]. Available from: https://academic.oup.com/humupd/article/21/4/411/683746.

3. Balasch J. Investigation of the infertile couple. Hum Reprod 2000;15:2251-7./ Optimal use of infertility diagnostic tests and treatments. The ESHRE Workshop Group,. Hum Reprod 2000;15:723-32./ American Society Reproduction Medicine. A practice committee report; 2000.

4. Creating a Three-Parent Child: An Educational Paradigm for the Responsible Conduct of Research [Internet]. US National Library of Medicine National Institutes of Health; 2014. Creating a Three-Parent Child: An Educational Paradigm for the Responsible Conduct of Research; [cited 2021 Jun 30]; Available from: https://www.ncbi.nlm.nih.gov/pmc/articles/PMC4278475/.

5. https://www.in.gov.br/en/web/dou/-/resolucao-cfm-n-2.294-de-27-de-maio-de-2021-325671317.

6. Surrogacy: outcomes for surrogate mothers, children and the resulting families-a systematic review [Internet]. pubmed; 2016. Surrogacy: outcomes for surrogate mothers, children and the resulting families-a systematic review; [cited 2021 Jun 30]; Available from: https://pubmed.ncbi.nlm.nih.gov/26454266/.

7. Fertility preservation in women for medical and social reasons: Oocytes vs ovarian tissue [Internet]. Science Direct; 2021. Fertility preservation in women for medical and social reasons: Oocytes vs ovarian tissue; [cited 2021 Jun 30]; Available from: https://www.sciencedirect.com/science/article/pii/S152169342030122X.

8. First pregnancies, live birth, and in vitro fertilization outcomes after transplantation of frozen-banked ovarian tissue with a human extracellular matrix scaffold using robot-assisted minimally invasive surgery [Internet]. Naation Library of Medicine; 2016. First pregnancies, live birth, and in vitro fertilization outcomes after transplantation of frozen-banked ovarian tissue with a human extracellular matrix scaffold using robot-assisted minimally invasive surgery; [cited 2021 Jun 30]; Available from: https://pubmed.ncbi.nlm.nih.gov/26601616/.

9. Assisted reproductive techniques after fertility-sparing treatments in gynaecological cancers [Internet]. National Library of Medicine; 2016. Assisted reproductive techniques after fertility-sparing treatments in gynaecological cancers; [cited 2021 Jun 30]; Available from: https://pubmed.ncbi.nlm.nih.gov/26759231.

10. Fertility preservation options in transgender people: A review [Internet]. Spring Link; 2016. Fertility preservation options in transgender people: A review; [cited 2021 Jun 30]; Available from: https://link.springer.com/article/10.1007/s11154-018-9462-3.

11. Success of donor oocyte in in vitro fertilization-embryo transfer in recipients with and without premature ovarian failure [Internet]. [place unknown]; 1996. Success of donor oocyte in in vitro fertilization-embryo transfer in recipients with and without premature ovarian failure; [cited 2021 Jun 30]; Available from: https://pubmed.ncbi.nlm.nih.gov/8557162/.

12. Livebirth after uterus transplantation [Internet]. [place unknown]; 2015. Livebirth after uterus transplantation; [cited 2021 Jun 30]; Available from: https://pubmed.ncbi.nlm.nih.gov/25301505/.

13. Uterine Transplantation Using Living Donation: A Cross-sectional Study Assessing Perceptions, Acceptability, and Suitability [Internet]. [place unknown]; 2021. Uterine Transplantation Using Living Donation: A Cross-sectional Study Assessing Perceptions, Acceptability, and Suitability; [cited 2021 Jun 30]; Available from: https://pubmed.ncbi.nlm.nih.gov/34104711/.

capítulo 34

SOP: diagnóstico e conduta na infertilidade

▶ Leopoldo de Oliveira Tso*
▶ Cristiano Eduardo Busso**

INTRODUÇÃO

Este capítulo tem como objetivo abordar o diagnóstico da síndrome de ovários policísticos (SOP) e a conduta de maneira racional nos casos de infertilidade.

Descrita pela primeira vez em 1935 por Stein e Leventhal[1], a síndrome de ovários policísticos (SOP) é a endocrinopatia mais comum em mulheres em idade reprodutiva (15%-20%) e a principal causa de anovulação crônica, acometendo cerca de 5%-10% das mulheres com desejo reprodutivo, sendo responsável por 80% das causas de infertilidade de origem ovariana[2,3]. Sua causa ainda é desconhecida, mas parece ser multifatorial e de caráter hereditário e genético[4,5]. Porém, já é bem conhecido o papel central de que o hiperandrogenismo e a resistência periférica à ação da insulina desempenham na gênese da síndrome. O excesso de androgênios tecais e a hiperinsulinemia alteram a secreção pulsátil adequada de hormônio folículo-estimulante (FSH), o qual é imprescindível para a maturação folicular, levando ao quadro de anovulação crônica[6-8].

---

* Especialista em Reprodução Humana Assistida pela Febrasgo - Secretário da Comissão Nacional de Especialização em Reprodução Humana da Febrasgo – Mestrado pelo Setor de Reprodução Humana da UNIFESP – Revisor da Cochrane – Médico assistente da Clínica de Reprodução Humana da Santa Casa de São Paulo – Sócio da Clínica FIV São Paulo.

** Fellowship em Reprodução Humana no Instituto Valenciano de Infertilidad – Espanha. Doutorado pela Universidad de Valência – Espanha. Especialista em Reprodução Humana pela FEBRASGO.

DIAGNÓSTICO

O quadro clínico típico da SOP é caracterizado por manifestações clínicas decorrentes do hiperandrogenismo, ciclos menstruais irregulares (espanio ou amenorreicos) e aspecto policístico dos ovários ao ultrassom. No entanto, o diagnóstico de SOP depende de critérios específicos que diferem de acordo com a associação que os descreveu: NIH/NICHD, 1990[9] (National Institutes of Health/National Institute of Child Health and Human Development), ESHRE/ASRM, 2004[10] (European Society for Human Reproduction and Embryology/American Society for Reproductive Medicine) e Androgen Excess Society, 2006[11] (Tabela 1) No entato, o critério mais utilizado atualmente é o estabelecido na cidade de Rotterdam (Holanda) pela ESHRE/ASRM em 2004. Para o diagnóstico de SOP são necessários dois dos três critérios que seguem:

1. alterações menstruais (ciclos espanio ou amenorreicos);

2. alterações clínicas e/ou laboratoriais de hiperandrogenismo;

3. aspecto policístico dos ovários à ultrassonografia transvaginal (descritos por Balen et al., 2003)[12].

Além disso, é necessário que sejam afastadas outras causas de hiperandrogenismo, como síndrome de Cushing, hiperplasia adrenal congênita e tumor produtor de androgênios.

TRATAMENTO

Antes de iniciar a indução da ovulação no consultório, é importante a investigação de outros fatores de infertilidade, como o fator tuboperitoneal, por meio da histerossalpingografia, e o fator masculino, por meio da análise seminal. O combate à obesidade por meio da dieta hipocalórica e do exercício físico é considerada primeira linha de tratamento. A perda de peso auxilia na melhora do perfil metabólico e na resposta

Tabela 1 – Critérios diagnósticos para SOP		
NIH/NICHD, 1990	**ESHRE/ASRM, 2004**	**Androgen Excess Society, 2006**
■ Inclui todos os critérios:	■ Inclui dois dos critérios:	■ Inclui todos os critérios:
■ Hiperandrogenismo clínico e/ou laboratorial	■ Hiperandrogenismo clínico e/ou laboratorial	■ Hiperandrogenismo clínico e/ou laboratorial
■ Irregularidade menstrual	■ Irregularidade menstrual	■ Disfunção ovariana e/ou aspecto policístico dos ovários ao ultrassom
	■ Aspecto policístico dos ovários ao ultrassom	

aos indutores da ovulação. Deve-se ressaltar que 80% das mulheres obesas com SOP apresentam resistência periférica à insulina e 20% das pacientes eutróficas com SOP[13-15]. O hiperandrogenismo pode ser melhorado com a utilização de contraceptivos hormonais orais, dando preferência àqueles com menor dose de etinilestradiol (20-30 microgramas) para evitar fenômenos tromboembólicos e com progrestagênios com melhor efeito antiandrogênico (como o acetato de ciproterona e a drospirenona)[16]. Além disso, a diminuição da hiperinsulinemia por meio da melhora da resistência insulínica também melhora o hiperandrogenismo. A utilização da metformina é a forma mais utilizada para melhorar a resistência periférica à insulina. A dose recomendada varia entre 1.500 a 2.550 mg, dependendo do peso corpóreo, com aumento gradual da dose para diminuir a incidência de efeitos colaterais indesejados (como náusea, diarreia e flatulência)[17]. Outra forma de melhorar o metabolismo glicídico é por meio da utilização do mio-inositol, um suplemento alimentar da família da vitamina B, que atua como segundo mensageiro na sinalização da insulina e no metabolismo da glicose, que tem se mostrado eficaz na melhora do perfil glicídico, bem como na melhora da indução da ovulação[18,19]. Importante ressaltar que tanto a metformina quanto o mio-inositol exercem papel adjuvante e não são melhores indutores da ovulação do que o citrato de clomifeno, ou o letrozol e tampouco do que as gonadotrofinas. A apresentação clínica do mio-inositol é envelope com pó hidrossolúvel contendo 2 g de mio-inositol combinado a 200 mcg de ácido fólico. A vantagem desse suplemento vitamínico em relação à metformina é apresentar menos efeitos colaterais gastrintestinais, sendo uma opção àquelas pacientes que apresentam intolerância ao uso da metformina.

CONSIDERAÇÕES FINAIS / CONCLUSÕES

A SOP é a principal causa de infertilidade ovariana e o seu tratamento deve ser iniciado pelo combate à resistência periférica insulínica e ao hiperandrogenismo antes de se iniciar a indução da ovulação (abordada em capítulo específico). Além disso, é de fundamental importância afastar outras causas de infertilidade, como o fator tuboperitoneal e o fator masculino. O citrato de clomifeno ainda é a primeira escolha na indução da ovulação, sendo o indutor da ovulação mais prescrito no mundo (apesar de o uso *off label* do letrozol apresentar melhores resultados). A perda de peso nas pacientes obesas sempre deve ser encorajada por meio de dieta adequada e atividade física, por melhorar tanto o perfil metabólico quanto a ação dos indutores da ovulação. O combate ao hiperandrogenismo se dá pela utilização de contraceptivos hormonais orais com efeito antiandrogênico prévio à indução da ovulação e o combate à resistência insulínica pode ser feito pelo tratamento com os sensibilizadores da insulina, como a metformina, e nas pacientes sensíveis aos efeitos colaterais dessa, com a utilização do mio-inositol.

REFERÊNCIAS BIBLIOGRÁFICAS

1. Stein IF, Leventhal ML. Amenorrhea associated with bilateral polycystic ovaries. Am J Obstet Gynecol 1935;29:181-91.

2. Polson DW, Wadsworth J, Adams J, Franks S. Polycystic ovaries - a common finding in normal women. Lancet 1988;1:870-2.

3. Azziz R, Woods KS, Reyna R, Key TJ, Knochenhauer ES, Yildiz BO. The prevalence and features of the polycystic ovary syndrome in an unselected population. J Clin Endocrinol Metab. 2004;89:2745-9.

4. Balen AH, Conway GS, Kaltsas G, Techatrasak K, Manning PJ, West C, Jacobs HS. Polycystic ovary syndrome: the spectrum of the disorder in 1741 patients. Hum Reprod 1995;10(8):2107-11.

5. Legro RS, Spielman R, Urbanek M, Driscoll D, Strauss JF 3rd, Dunaif A. Phenotype and genotype in polycystic ovary syndrome. Recent Prog Horm Res 1998;53:217-56.

6. Ehrmann DA, Barnes RB, Rosenfield RL. Polycystic ovary syndrome as a form of functional ovarian hyperandrogenism due to dysregulation of androgen secretion. Endocr Rev 1995;16(3):322-53.

7. Balen AH. The pathogenesis of polycystic ovary syndrome: the enigma unravels. Lancet 1999;354:966-7.

8. Dunaif A. Insulin resistance and the polycystic ovary syndrome: mechanism and implications for pathogenesis. Endocr Rev 1997;18(6):774-800.

9. Zawadzki J, Dunaif A. Diagnostic criteria for polycystic ovary syndrome: towards a rational approach. In: Dunaif A, Givens HR, Haseltine FP, Merriam GR, ed. Polycystic Ovary Syndrome. Boston, MA: Blackwell Scientific;1992:377–384.

10. The Rotterdam ESHRE/ASRM-sponsored PCOS consensus workshop group. Revised 2003 consensus on diagnostic criteria and long-term health risks related to polycystic ovary syndrome (PCOS). Human Reproduction 2004;19(1):41.

11. Azziz R, Carmina E, Dewailly D, et al. Positions statement:criteria for defining polycystic ovary syndrome as a predominantly hyperandrogenic syndrome:an Androgen Excess Society guideline. J Clin Endocrinol Metab. 2006;91:4237–45.

12. Balen AH, Laven JS, Tan SL, Dewailly D. Ultrasound assessment of the polycystic ovary: international consensus definitions. Hum Reprod Update. 2003 Nov-Dec;9(6):505-14. doi: 10.1093/humupd/dmg044.

13. Managing anovulatory infertility and polycystic ovary syndrome Adam H Balen, Anthony J Rutherford.

14. BMJ. 2007 Sep 29; 335(7621): 663–666. doi: 10.1136/bmj.39335.462303.8.

15. Moran LJ, Deeks AA, Gibson-Helm ME, Teede HJ. Psychological parameters in the reproductive phenotypes of polycystic ovary syndrome. Human Reproduction 2012;27:2082-8.

16. Dokras A, Sarwer DB, Allison KC,Milman L, Kris-Etherton PM, Kunselman AR, et al. Weight loss and lowering androgens predict improvements in health-related quality of life in women with PCOS. J Clin Endocrinol Metab.(2016) 101:2966–74. doi: 10.1210/jc.2016-1896.

17. Tay CT, Joham AE, Hiam DS, Gadalla MA, Pundir J, Thangaratinam S, et al. Pharmacological and surgical treatment of nonreproductive outcomes in polycystic ovary syndrome: an overview of systematic reviews. Clin.

18. Endocrinol. (2018) 89:535–53. doi: 10.1111/cen.13753.

19. Metformin for ovulation induction (excluding gonadotrophins) in women with polycystic ovary syndrome. Sharpe A, Morley LC, Tang T, Norman RJ, Balen AH. Cochrane Gynaecology and Fertility Group Cochrane Database Syst Rev. 2019 Dec; 2019(12): CD013505. Published online 2019 Dec 17. doi: 10.1002/14651858.

20. Nestler JE, Unfer V. Reflections on inositol(s) for PCOS therapy: steps toward success. Gynecol Endocrinol. (2015) 31:501–5. doi: 10.3109/09513590.2015.1054802.

21. Laganà AS, Garzon S, Casarin J, Franchi M, Ghezzi F. Inositol in polycystic ovary syndrome: restoring fertility through a pathophysiology-based approach. Trends Endocrinol Metab. (2018) 29:768–80. doi: 10.1016/j.tem.2018.09.001

Seção **8**

NOVIDADES NO TRATAMENTO DO CÂNCER DE MAMA

35 Avanços recentes no tratamento sistêmico do câncer de mama 349

36 Espessamento endometrial nas pacientes tomando tamoxifeno. O que fazer? 359

37 O que há de novo no tratamento cirúrgico? 365

38 Posso indicar terapia hormonal nas pacientes com câncer de mama? 373

39 Quais os diferentes tipos moleculares de câncer de mama e importância prognóstica?..............383

NOVIDADES NO TRATAMENTO DO CÂNCER DE MAMA

▶ Afonso Celso Pinto Nazario*

INTRODUÇÃO

O tratamento do câncer de mama evoluiu bastante nos últimos anos. Em relação ao tratamento cirúrgico, tanto na abordagem mamária quanto no manejo da axila, cirurgias minimamente invasivas tornaram-se a diretriz no câncer de mama inicial. A retirada do tumor com margem de segurança (cirurgia conservadora), seguida de radioterapia, após décadas de seguimento, comprovou-se tão eficaz quanto a mastectomia. A ressecção do linfonodo sentinela, quando não há comprometimento axilar clínico, já está amplamente comprovada, evitando a linfonodectomia. E quando a metástase axilar no linfonodo sentinela é mínima (até dois linfonodos sentinelas comprometidos), não há necessidade de dissecção axilar complementar, pois não melhora a sobrevida global e não diminui o risco de recorrência. Outro grande avanço no tratamento cirúrgico foi a ampliação das indicações de mastectomias poupadoras de pele e de mamilo, seguidas de reconstruções mamárias com próteses. As reconstruções parciais com retalhos locais, quando a cirurgia conservadora produz assimetrias inestéticas, são cada vez mais utilizadas, melhorando o resultado cosmético e até ajudando no planejamento da radioterapia subsequente.

Para os próximos anos talvez o tratamento cirúrgico possa ser substituído por técnicas menos invasivas ainda, como a ablação com laser ou a crioablação. E em casos selecionados talvez mesmo a resseção do linfonodo sentinela seja evitada.

No tocante à radioterapia, enquanto a técnica intraoperatória perdeu terreno em virtude do aumento da taxa de recorrência a médio e longo prazo, e do resultado cosmético desfavorável, a radioterapia hipofracionada vem sendo cada vez mais indicada, pois não aumenta a taxa de recorrência e permite a ampliação de oferta do tratamento para mais pacientes.

A demonstração de tipos moleculares diferentes do câncer de mama por Perou et al. em 2000, com prognósticos diversos, propiciou grande avanço no desenvolvimento de novas terapias.

Em relação ao tratamento sistêmico, o grande desafio ainda é o controle do câncer de mama triplo-negativo.

De fato, no tipo molecular luminal, os moduladores seletivos do receptor do estrogênio e os inibidores da aromatase garantem um ótimo controle.

---

* Professor Livre-Docente da Disciplina de Mastologia da EPM-UNIFESP; Coordenador da Comissão de Pós-Graduação do Departamento de Ginecologia e Vice-Coordenador da Câmara de Pós-Graduação da EPM-UNIFESP; Membro da Congregação da EPM-UNIFESP; Membro do Conselho de Campus São Paulo da UNIFESP; Membro do Conselho Gestor de Oncologia do HCor; Membro do Comitê de Referência em Oncologia do Estado de São Paulo.

Em alguns casos de tumores luminais com fatores prognósticos desfavoráveis (histologia indiferenciada, taxa de proliferação elevada, pequeno comprometimento axilar), dispõem-se agora de painéis genéticos que avaliam o real benefício da quimioterapia nestas pacientes (Oncotype, Mammaprint). A grande dificuldade ainda em nosso meio é o seu alto custo, mas sempre que possível devem ser oferecidos para as pacientes, pois pode-se evitar uma quimioterapia desnecessária.

E no câncer de mama luminal metastático, a associação da endocrinoterapia com inibidores de ciclina mudou drasticamente o intervalo livre de doença. Aqui também o alto custo da medicação dificulta sua indicação.

No câncer de mama HER2 superexpresso, já há algum tempo a terapia-alvo com medicamentos anti-HER é um sucesso, seja no cenário adjuvante quanto no neoadjuvante.

No câncer de mama triplo-negativo, a única forma de tratamento sistêmico é a quimioterapia, não havendo ainda terapia-alvo específica.

O tratamento neoadjuvante vem sendo cada vez mais utilizado na abordagem inicial do câncer de mama avançado, em particular nos tipos moleculares mais agressivos. Além de aumentar a taxa de conversão de mastectomia para cirurgia conservadora, permite avaliar a resposta in vivo à quimioterapia; assim, a resposta patológica completa com o tratamento neoadjuvante quimioterápico passou a ser um dos principais fatores que indicam um bom prognóstico. Nos tumores luminais volumosos, a endocrinoterapia neoadjuvante vem sendo cada vez mais utilizada; entretanto, a redução tumoral é mais lenta, sendo necessário tratamento prolongado de pelo menos 6 meses. Além disto, a resposta patológica completa é mais rara. O tratamento neoadjuvante nos tipos moleculares agressivos é indicado mesmo quando a doença é inicial; assim, no tipo molecular triplo-negativo com mais de 1 cm ou na doença HER2 com mais de 2 cm, a diretriz atual é iniciar com a neoadjuvância.

Neste capítulo, vão ser discutidos também dois aspectos de difícil manejo pelo ginecologista.

É possível indicar a terapia hormonal em pacientes com câncer de mama e sintomas intensos de hipoestrogenismo? E se não for possível, quais seriam as alternativas?

E nas pacientes recebendo tamoxifeno, o espessamento endometrial deve ser investigado de rotina por histeroscopia ou somente quando houver sangramento? Qual valor de espessamento que é preocupante nas usuárias de tamoxifeno? E antes disso, é necessário realizar de rotina ultrassonografia pélvica transvaginal nas pacientes tomando tamoxifeno?

Para este capítulo, convidamos grandes especialistas que abordarão estes importantes tópicos seguindo as melhoras evidências. Boa leitura!

capítulo **35**

Avanços recentes no tratamento sistêmico do câncer de mama

▸ Daniel Guimaraes Tiezzi*
▸ Franklin Fernandes Pimentel**

INTRODUÇÃO

O câncer de mama é a neoplasia maligna que mais afeta as mulheres em todo o mundo[1]. Embora, do ponto de vista histológico, a maioria dos casos seja morfologicamente classificada como carcinoma ductal invasivo ou como carcinoma lobular invasivo, estudos moleculares e genéticos demonstraram que o câncer de mama é uma entidade heterogênea[2,3]. A heterogeneidade molecular tem importantes repercussões biológicas, sendo responsável por diferentes subtipos moleculares estarem associados a diferentes comportamentos clínicos em termos de falha terapêutica e sobrevida específica da doença[2].

Este cenário está em intensa modificação com o desenvolvimento de novas tecnologias de alto rendimento em biologia molecular. As novas técnicas de sequenciamento do DNA permitem analisar não só alterações estruturais do genoma, bem como a análise de expressão gênica global, metilação, sítios de ligação de fatores de transcrição, entre outros, em curto espaço de tempo a custo relativamente acessível. O conhecimento e o diagnóstico dos subtipos moleculares e de alterações genômicas específicas direcionam o desenvolvimento de drogas alvo-específicas e permitem a personalização

---

* Mastologista e Oncologista; Professor Associado Livre-docente do Departamento de GO do Setor de Mastologia da FMRP-USP.

** Mastologista e Oncologista do Setor de Mastologia e Oncologia Ginecológica – Departamento de Ginecologia e Obstetrícia – Hospital das Clínicas da Faculdade de Medicina de Ribeirão Preto – Universidade de São Paulo.

do tratamento[4]. Hoje, estamos vivenciando um momento revolucionário no tratamento do câncer de mama. Aqui, resumimos os avanços atuais no tratamento sistêmico do câncer de mama não metastático baseado no conhecimento molecular e genético da doença.

DIAGNÓSTICO

O câncer de mama é uma doença heterogênea do ponto de vista molecular e no comportamento clínico e biológico. Diversas propostas de classificação baseadas em aspectos genéticos e moleculares têm sido publicadas[5-7]. No entanto, do ponto de vista de aplicação clínica, a classificação conhecida como PAM50, que foi proposta no início da década de 2000, é a mais utilizada[5,8].

O PAM50 divide o câncer de mama em cinco grandes grupos: Luminal A, Luminal B, Normal-Like, ERBB2 e Basal-Like (foi demonstrado posteriormente que o subtipo Normal-Like era um artefato de análise nos algoritmos de clusterização). Esta classificação é baseada na análise da expressão de 50 genes inferida por microarranjos de cDNA. Dados de sequenciamento de RNA podem ser utilizados para tal classificação. No entanto, devido ao custo e pelo fato de estas plataformas não estarem disponíveis na rotina, a imuno-histoquímica (IHQ) tem sido utilizada como método para inferir os subtipos moleculares na prática clínica[9].

O advento de novas tecnologias de terapia imune levam a investigações minuciosas da relação tumor-hospedeiro. Foi demonstrado, inicialmente, que drogas que inibem o *checkpoint* imunológico tem alta eficácia em um subgrupo de pacientes com melanoma metastático[10]. Estudos genéticos demonstraram que, em certas ocasiões, o número de mutações somáticas em carcinomas é extremamente elevado. Nessa situação, denominamos esses tumores como *hiper* e *ultramutantes* (de 10 a 100 mutações por megabases (MB) e mais de 100 mutações por MB, respectivamente). Devido à alta carga de mutação e à presença de novos antígenos, o sistema imune acaba por reconhecer os epítopos mutantes e desencadeia toda uma resposta imune contra as células neoplásicas[11]. As células malignas, para escapar do dano imunológico, criam mecanismos de adaptação, entre eles a expressão de ligantes do PD1 e do CTLA4, a via de sinalização do *checkpoint* imunológico. Desta forma, conseguem escapar da resposta imune mediada por células[12].

O uso de inibidores do *checkpoint* imune restabelece a resposta imune, o que explica a resposta citotóxica a longo prazo observada neste grupo de pacientes. Desta forma, pacientes com tumores que foram reconhecidos pelo sistema imune são candidatas a esta terapia. A análise histológica com a quantificação de linfócitos infiltrados no tumor (TILs) ou a IHQ para análise de expressão do PD1/PDL1 podem ser utilizadas como método de predição de resposta aos inibidores do *checkpoint* imune[13].

No câncer de mama, a análise molecular demonstrou que os tumores do subtipo *Basal-Like* constituem um grupo heterogêneo de lesões, sendo um dos subgrupos o imuno-ativo[14,15]. Esta observação foi comprovada pela contagem de TILs na microscopia de luz. A presença e a quantidade de TILs no tumor tem importância prognóstica em tumores *Basal-Like*[16].

Devido à heterogeneidade tumoral e sua implicação no prognóstico, a AJCC, em sua última revisão, propôs a inclusão do perfil molecular ao estágio anatômico para determinar o estágio prognóstico clínico da doença[17]. Essa nova concepção da integração da extensão anatômica da doença com o perfil molecular intrínseco do tumor e a relação tumor-hospedeiro tem sido a base para a definição do tratamento sistêmico no câncer de mama nos dias atuais. A seguir, veremos os avanços recentes na otimização do tratamento sistêmico baseado neste contexto.

TRATAMENTO

A cirurgia é considerada o tratamento fundamental do câncer de mama. A associação de tratamentos sistêmicos visa reduzir o risco de recorrência loco-regional ou sistêmica (metástases), sendo chamados de *adjuvantes*, quando são realizados após a cirurgia, ou *neoadjuvantes*, quando são realizados antes da cirurgia. Dentre os tratamentos sistêmicos atualmente usados no câncer de mama inicial, citam-se a quimioterapia, a terapia endócrina, a terapia-alvo e a imunoterapia. Os avanços terapêuticos no tratamento sistêmico do câncer estão diretamente associados com a classificação molecular do câncer de mama e os novos conhecimentos da biologia do câncer[18]. Desta forma, iremos subdividir esta sessão de acordo com os subtipos moleculares e abordar os aspectos mais relevantes como primeira linha no tratamento sistêmico do câncer de mama:

Luminal A e B

Os tumores luminais são tipicamente associados com a alta expressão do receptor de estrogênio (RE). O RE funciona como um fator de transcrição e a ligação com o estradiol possibilita sua ligação em regiões específicas do cromossomo denominadas de *Elementos Responsivos ao Estradiol* (ERE). Os EREs estão localizados preferencialmente em regiões promotoras de genes-alvos. Desta forma, a via de sinalização do estradiol orquestra a transcrição de uma série de genes que, na célula do tecido mamário, leva à ativação do ciclo celular[19]. Desta forma, esta via é extremamente importante para a proliferação celular nos tumores luminais. As drogas que inibem a via de sinalização do estradiol têm sido utilizadas há décadas, sendo o tamoxifeno um modulador seletivo do RE (SERM), e os inibidores da aromatase (anastrozol, letrozol e exemestano) as drogas mais utilizadas[18]. Esta abordagem terapêutica é conhecida como *terapia hormonal, terapia endócrina* (TE) ou *hormonioterapia para o câncer de mama.*

O tamoxifeno pode ser usado por pacientes na pré ou pós-menopausa, uma vez que seu mecanismo de ação é atuar como antagonista do receptor de estrogênio nas células tumorais. Os inibidores da aromatase podem ser usados somente por pacientes na pós-menopausa ou na pré-menopausa após inibição da função ovariana, pois inibem a conversão periférica de andrógenos em estrógenos[20].

Os primeiros estudos com TE estabeleceram o período de cinco anos para tratamento. Recentemente, a melhor compreensão dos diferentes prognósticos têm possibilitado a personalização dessa abordagem terapêutica visando alcançar a melhor relação entre benefício clínico e toxicidades. Como exemplo de escalonamento de tratamento, visando obter maior eficácia da TE em pacientes classificadas como alto risco de recorrência, citam-se a adjuvância estendida com manutenção de tamoxifeno até completar 10 anos (na pré ou pós-menopaisa), ou a inibição da função ovariana em pacientes na pré-menopausa, associada a inibidor da aromatase[21,22].

Estudos recentes têm sugerido que o benefício da quimioterapia é limitado, em especial, em pacientes portadores de tumores luminal A. Esta observação vale para pacientes com axila positiva[23,24]. No entanto, a utilização de plataformas comerciais de predição de risco, as quais são baseadas na expressão de genes específicos, pode selecionar pacientes candidatas à quimioterapia adjuvante. O Oncotype Dx é recomendado para pacientes com tumores subtipo luminal submetidos a tratamento cirúrgico inicial. O teste tem o poder de selecionar pacientes de alto risco com axila negativa que se beneficiam de quimioterapia adjuvante, bem como pacientes com 1 a 3 linfonodos positivos e que são de baixo risco e sem benefício da quimioterapia adjuvante[25-28]. O Mammaprint foi desenvolvido com amostras de tumores RE positivos e negativos. Para os casos com tumores luminais, esta ferramenta pode ser utilizada para descalonamento do tratamento sistêmico. Em pacientes com alto risco clínico, porém, com baixo risco genômico, a magnitude do benefício da quimioterapia adjuvante foi baixo, mesmo pacientes com axila positiva. A análise mais recente sugere que o benefício é dependente da idade e somente foi observado em mulheres com menos de 50 anos[29].

A terapia endócrina com cenário neoadjuvante é uma opção em pacientes portadores de tumores luminais em estágios localmente avançados. O uso de inibidor da aromatase é a terapia de escolha em pacientes pós-menopausa[30]. Estudos recentes sugerem que esta estratégia terapêutica pode ser aplicada em pacientes com tumores operáveis com o intuito de aumentar as taxas de cirurgia conservadora[31].

HER2 positivo (HER2+)

O HER2 é uma proteína da família dos EGFRs (Receptores do Fator de Crescimento Epidérmico) que é codificada pelo gene ERBB2, localizado na banda q12-q21 do cromossomo 17. A superexpressão da proteína está diretamente associada com a amplificação desta região cromossômica. Cerca de 20% de todos os carcinomas da mama apresentam superexpressão do HER2 ou amplificação do ERBB2[32].

A análise de sobrevida de pacientes com câncer de mama demonstrou que pacientes portadoras desta neoplasia apresentam pior prognóstico. O impacto deste subtipo na sobrevida é observado mesmo em observações a longo prazo. Desta forma, terapias alvo-específicas têm sido desenvolvidas para pacientes portadoras desta neoplasia e representam um dos maiores avanços dos últimos anos no tratamento do câncer de mama[33].

A adição do trastuzumabe, um anticorpo monoclonal humanizado anti-HER2, à quimioterapia foi um grande avanço no tratamento sistêmico de pacientes com tumores HER2 positivos iniciais. Como tratamento adjuvante, o grupo de pacientes que recebeu a medicação apresentou aumento de sobrevida livre de doença (DFS) em comparação com o grupo controle[34]. Este benefício foi mantido a longo prazo de seguimento. Atualmente, a administração do trastuzumabe na adjuvância é considerado tratamento-padrão para esse subtipo tumoral[18].

O pertuzumabe também é um anticorpo monoclonal anti-HER2, mas dirigido ao domínio de dimerização, porção diferente da que se liga ao trastuzumabe. A associação do pertuzumabe ao esquema de trastuzumabe e docetaxel (quimioterápico da classe dos taxanos) foi inicialmente aprovada para tratamento de primeira linha do câncer de mama metastático HER2+, uma vez que aumentou a sobrevida livre de progressão (PFS) e a sobrevida global[35]. Os estudos de tratamento neoadjuvante demonstraram que o duplo bloqueio (trastuzumabe + pertuzumabe) associado à quimioterapia aumentou as taxas de resposta patológica, quando comparado somente ao trastuzumabe + quimioterapia[36]. Embora ainda não esteja claro se este ganho na taxa de resposta reflete em ganho significativo de sobrevida, o duplo bloqueio deve ser considerado como a primeira opção quando o tratamento neoadjuvante for indicado em pacientes com câncer de mama HER2 positivos.

Outro avanço na terapia para pacientes com tumores HER2 positivos foi o desenvolvimento do T-DM1. O T-DM1 é uma droga conjugada (ADC, do inglês *antibody-drug conjugate*) que reúne o trastuzumabe à entansina, um quimioterápico que inibe a polimerização de microtúbulos induzindo a morte de células em proliferação. Esta combinação optimiza a entrega da entansina para células com alta expressão da proteína HER2, pois o complexo ADC-HER2 é internalizado por endocitose[37]. No estudo clínico KATHERINE, os autores demonstraram que em pacientes com doença residual após quimioterapia associada ao trastuzumabe, o uso do T-DM1 como tratamento adjuvante foi superior quando comparado ao trastuzumabe, em termos de risco de recorrência[38]. Esta observação sugere que o tratamento neoadjuvante deve ser indicado para pacientes com câncer de mama HER2 positivo. Desta forma, a avaliação da resposta é um fator determinante na definição do tratamento adjuvante nesse subtipo.

Triplo-Negativo (TN)

Os tumores TN são caracterizados pela falta de expressão das proteínas RE, RP e HER2. Do ponto de vista clínico, esta neoplasia tem um comportamento agressivo, que é observado pela alta letalidade em curto período de observação. Caracterizam-se por serem neoplasias com alta taxa de proliferação celular (alta expressão de Ki67), independente da via de sinalização do estradiol. Esta característica favorece a resposta a tratamentos que interferem, de alguma forma, diretamente no ciclo celular. Desta forma, a quimioterapia tem sido o tratamento de escolha para pacientes portadoras desta neoplasia[18].

Diversos esquemas de quimioterapia foram testados e nenhum se mostrou superior aos esquemas de tratamento padrão com antraciclina e taxano. No entanto, a observação de que a resposta à quimioterapia neoadjuvante é um fator de prognóstico independente para pacientes portadores dessa neoplasia levou a uma investigação aprofundada nesta área[39].

Uma análise de subgrupo do estudo CREATE-X evidenciou que pacientes com câncer de mama TN submetidas a quimioterapia neoadjuvante e que não atingiram resposta patológica completa tiveram redução da recorrência e de morte quando receberam capecitabina (um quimioterápico oral) adjuvante[40]. Este estudo é a base para a definição do tratamento sistêmico atual neste cenário. Desta forma, existe uma tendência global de indicar quimioterapia neoadjuvante para pacientes com câncer de mama TN mesmo em estágios iniciais. O tratamento recomendado para aquelas que não tiveram resposta patológica completa após a QT neoadjuvante é o tratamento estendido com 6 a 8 ciclos de capecitabina oral.

Mulheres com mutação hereditária do gene BRCA1 têm maior probabilidade de desenvolver câncer de mama do subtipo TN / Basal-Like. O BRCA1 é um gene supressor de tumor e codifica uma proteína envolvida na via de reparo do DNA[41]. O defeito na via de reparo nesses tumores tende a ser suprimido por outros mecanismos. A enzima poli-ADP-ribose-polimerase (PARP) também atua no reparo do DNA, mas quando ausente ou inibida, é compensada pela ação de outras enzimas, como o BRCA. No entanto, nas células tumorais com deficiência desse mecanismo, os inúmeros defeitos acumulados no DNA levam a célula à apoptose, sendo uma abordagem terapêutica chamada de letalidade sintética[42]. Baseadas neste conceito, drogas que inibem a ação da PARP têm sido usadas em pacientes portadoras de mutação germinativa no BRCA1/2 com câncer de mama e ovário. Um estudo recente demonstrou que o uso de olaparib, uma das drogas da classe dos inibidores da PARP, proporciona ganho de sobrevida como tratamento adjuvante em pacientes com câncer de mama portadoras de mutação no BRCA1 ou BRCA2[43].

A imunoterapia com o uso de inibidores do *checkpoint* imune tem sido testada em pacientes com câncer de mama TN ou *Basal-Like*. Estudos recentes utilizando essas drogas em associação com quimioterapia no cenário neoadjuvante demonstram um ganho significativo em termos de resposta patológica completa. O conhecimento da existência de um subtipo de tumores *Basal-Like* com fenótipo imuno-ativo sugere que este grupo de pacientes é o que mais poderia ser beneficiado no bloqueio do *checkpoint* imune. No entanto, os estudos com tratamento neoadjuvante demonstraram ganho em termos de resposta patológica completa mesmo em pacientes portadoras de tumores com expressão positiva do PDL1[44], não havendo, até o momento, um método de predição para ser utilizado, nem aprovação para uso nessa indicação.

CONSIDERAÇÕES FINAIS / CONCLUSÕES

A ressecção oncológica do tumor primário permanece o principal tratamento no câncer de mama. Características clínicas, histológicas, moleculares e genéticas estão fortemente associadas com o risco de falhas do tratamento. A combinação desses fatores é a base para a definição do risco de recorrência e se tornou o fundamento para a definição da necessidade da administração de tratamento sistêmico, o qual pode envolver a quimioterapia, a terapia endócrina, o uso de terapias-alvo ou a imunoterapia.

Dentre os avanços recentes do tratamento do câncer de mama merecem destaque o desenvolvimento de terapias baseadas na compreensão prévia da biologia e genética tumoral e da interação tumor/hospedeiro por meio da análise integrada dos conceitos que conhecemos como *as marcas do câncer*[45]. O conhecimento recente da associação entre a evolução clonal da doença maligna e resistência e falha do tratamento sistêmico é uma questão extremamente relevante que teremos que considerar[46,47]. Este desafio é ponto limitante que deverá ser cada vez mais explorado para os futuros avanços no desenvolvimento e aplicação da terapia sistêmica para o câncer de mama.

REFERÊNCIAS BIBLIOGRÁFICAS

1. Siegel RL, Miller KD, Fuchs HE, Jemal A. Cancer Statistics, 2021. CA Cancer J Clin. 2021;71(1):7–33.

2. Rueda OM, Sammut S-J, Seoane JA, Chin S-F, Caswell-Jin JL, Callari M, et al. Dynamics of breast cancer relapse reveal late recurring ER-positive genomic subgroups. Nature. 2019 Mar;567(7748):399–404.

3. Ciriello G, Gatza ML, Beck AH, Wilkerson MD, Rhie SK, Pastore A, et al. Comprehensive Molecular Portraits of Invasive Lobular Breast Cancer. Cell. 2015 Oct 8;163(2):506–19.

4. Berger AC, Korkut A, Kanchi RS, Hegde AM, Lenoir W, Liu W, et al. A comprehensive Pan-Cancer molecular study of gynecologic and breast cancers. Cancer Cell. 2018 Apr 9;33(4):690-705.e9.

5. Perou CM, Sørlie T, Eisen MB, van de Rijn M, Jeffrey SS, Rees CA, et al. Molecular portraits of human breast tumours. Nature. 2000 Aug;406(6797):747–52.

6. Curtis C, Shah SP, Chin S-F, Turashvili G, Rueda OM, Dunning MJ, et al. The genomic and transcriptomic architecture of 2,000

breast tumours reveals novel subgroups. Nature. 2012 Apr 18;486(7403):346–52.

7. Haibe-Kains B, Desmedt C, Loi S, Culhane AC, Bontempi G, Quackenbush J, et al. A three-gene model to robustly identify breast cancer molecular subtypes. J Natl Cancer Inst. 2012 Feb 22;104(4):311–25.

8. Hu Z, Fan C, Oh DS, Marron JS, He X, Qaqish BF, et al. The molecular portraits of breast tumors are conserved across microarray platforms. BMC Genomics. 2006 Apr 27;7:96.

9. Allott EH, Cohen SM, Geradts J, Sun X, Khoury T, Bshara W, et al. Performance of Three-Biomarker Immunohistochemistry for Intrinsic Breast Cancer Subtyping in the AMBER Consortium. Cancer Epidemiol Biomark Prev Publ Am Assoc Cancer Res Cosponsored Am Soc Prev Oncol. 2016 Mar;25(3):470–8.

10. Schadendorf D, Hodi FS, Robert C, Weber JS, Margolin K, Hamid O, et al. Pooled Analysis of Long-Term Survival Data From Phase II and Phase III Trials of Ipilimumab in Unresectable or Metastatic Melanoma. J Clin Oncol Off J Am Soc Clin Oncol. 2015 Jun 10;33(17):1889–94.

11. Molecular and Genetic Properties of Tumors Associated with Local Immune Cytolytic Activity: Cell [Internet]. [cited 2021 Jul 2]. Available from: https://www.cell.com/fulltext/S0092-8674(14)01639-0.

12. Beatty GL, Gladney WL. Immune Escape Mechanisms as a Guide for Cancer Immunotherapy. Clin Cancer Res. 2015 Feb 15;21(4):687–92.

13. Robert C. A decade of immune-checkpoint inhibitors in cancer therapy. Nat Commun. 2020 Jul 30;11(1):3801.

14. Burstein MD, Tsimelzon A, Poage GM, Covington KR, Contreras A, Fuqua SAW, et al. Comprehensive genomic analysis identifies novel subtypes and targets of triple-negative breast cancer. Clin Cancer Res Off J Am Assoc Cancer Res. 2015 Apr 1;21(7):1688–98.

15. da Silveira WA, Palma PVB, Sicchieri RD, Villacis R a. R, Mandarano LRM, Oliveira TMG, et al. Transcription Factor Networks derived from Breast Cancer Stem Cells control the immune response in the Basal subtype. Sci Rep. 2017 Jun 6;7(1):2851.

16. Adams S, Goldstein LJ, Sparano JA, Demaria S, Badve SS. Tumor infiltrating lymphocytes (TILs) improve prognosis in patients with triple negative breast cancer (TNBC). Oncoimmunology. 2015 Jul 27;4(9):e985930.

17. Amin MB, Edge S, Greene F, Byrd DR, Brookland RK, Washington MK, et al., editors. AJCC Cancer Staging Manual [Internet]. 8th ed. Springer International Publishing; 2017 [cited 2021 Jul 2]. Available from: https://www.springer.com/us/book/9783319406176.

18. Harbeck N, Penault-Llorca F, Cortes J, Gnant M, Houssami N, Poortmans P, et al. Breast cancer. Nat Rev Dis Primer. 2019 Sep 23;5(1):1–31.

19. Fuentes N, Silveyra P. Estrogen receptor signaling mechanisms. Adv Protein Chem Struct Biol. 2019;116:135–70.

20. Improving Adjuvant Endocrine Treatment Tailoring in Premenopausal Women With Hormone Receptor–Positive Breast Cancer | Journal of Clinical Oncology [Internet]. [cited 2021 Jul 5]. Available from: https://ascopubs.org/doi/10.1200/JCO.19.02242.

21. Tailoring Adjuvant Endocrine Therapy for Premenopausal Breast Cancer | NEJM [Internet]. [cited 2021 Jul 5]. Available from: https://www.nejm.org/doi/full/10.1056/NEJMoa1803164.

22. Long-term effects of continuing adjuvant tamoxifen to 10 years versus stopping at 5 years after diagnosis of oestrogen receptor-positive breast cancer: ATLAS, a randomised trial – The Lancet [Internet]. [cited 2021 Jul 5]. Available from: https://www.thelancet.com/journals/lanonc/article/PIIS0140-6736(12)61963-1/fulltext.

23. Genomic analysis of the HER2 / TOP2A amplicon in breast cancer and breast cancer cell lines | Laboratory Investigation [Internet]. [cited 2021 Jul 5]. Available from: https://www.nature.com/articles/labinvest200819.

24. Differences in Breast Cancer Survival by Molecular Subtypes in the United States | Cancer Epidemiology, Biomarkers & Prevention [Internet]. [cited 2021 Jul 5]. Available from: https://cebp.aacrjournals.org/content/27/6/619.

25. Slamon D, Eiermann W, Robert N, Pienkowski T, Martin M, Press M, et al. Adjuvant Trastuzumab in HER2-Positive Breast Cancer. N Engl J Med. 2011 Oct 6;365(14):1273–83.

26. Pertuzumab, Trastuzumab, and Docetaxel in HER2-Positive Metastatic Breast Cancer | NEJM [Internet]. [cited 2021 Jul 5]. Available from: https://www.nejm.org/doi/full/10.1056/nejmoa1413513.

27. Schneeweiss A, Chia S, Hickish T, Harvey V, Eniu A, Hegg R, et al. Pertuzumab plus trastuzumab in combination with standard neoadjuvant anthracycline-containing and anthracycline-free chemotherapy regimens in patients with HER2-positive early breast cancer: a randomized phase II cardiac safety study (TRYPHAENA). Ann Oncol Off J Eur Soc Med Oncol. 2013 Sep;24(9):2278–84.

28. Hunter FW, Barker HR, Lipert B, Rothé F, Gebhart G, Piccart-Gebhart MJ, et al. Mechanisms of resistance to trastuzumab emtansine (T-DM1) in HER2-positive breast cancer. Br J Cancer. 2020 Mar;122(5):603–12.

29. Minckwitz G von, Huang C-S, Mano MS, Loibl S, Mamounas EP, Untch M, et al. Trastuzumab Emtansine for Residual Invasive HER2-Positive Breast Cancer. N Engl J Med [Internet]. 2018 Dec 5 [cited 2021 Jul 4]; Available from: https://www.nejm.org/doi/10.1056/NEJMoa1814017.

30. von Minckwitz G, Untch M, Blohmer J-U, Costa SD, Eidtmann H, Fasching PA, et al. Definition and impact of pathologic complete response on prognosis after neoadjuvant chemotherapy in various intrinsic breast cancer subtypes. J Clin Oncol Off J Am Soc Clin Oncol. 2012 May 20;30(15):1796–804.

31. Masuda N, Lee S-J, Ohtani S, Im Y-H, Lee E-S, Yokota I, et al. Adjuvant Capecitabine for Breast Cancer after Preoperative Chemotherapy. N Engl J Med. 2017 Jun 1;376(22):2147–59.

32. Walsh T, Gulsuner S, Lee MK, Troester MA, Olshan AF, Earp HS, et al. Inherited predisposition to breast cancer in the Carolina Breast Cancer Study. NPJ Breast Cancer. 2021 Jan 21;7:6.

33. Bouchard VJ, Rouleau M, Poirier GG. PARP-1, a determinant of cell survival in response to DNA damage. Exp Hematol. 2003 Jun;31(6):446–54.

34. Tutt ANJ, Garber JE, Kaufman B, Viale G, Fumagalli D, Rastogi P, et al. Adjuvant Olaparib for Patients with BRCA1- or BRCA2-Mutated Breast Cancer. N Engl J Med. 2021 Jun 24;384(25):2394–405.

35. Marinelli D, Mazzotta M, Pizzuti L, Krasniqi E, Gamucci T, Natoli C, et al. Neoadjuvant Immune-Checkpoint Blockade in Triple-Negative Breast Cancer: Current Evidence and Literature-Based Meta-Analysis of Randomized Trials. Cancers. 2020 Sep 3;12(9):2497.

36. Hanahan D, Weinberg RA. Hallmarks of cancer: the next generation. Cell. 2011 Mar 4;144(5):646–74.

37. De Mattos-Arruda L, Cortes J, Blanco-Heredia J, Tiezzi DG, Villacampa G, Gonçalves-Ribeiro S, et al. The temporal mutational and immune tumour microenvironment remodelling of HER2-negative primary breast cancers. NPJ Breast Cancer. 2021 Jun 7;7(1):73.

38. De Mattos-Arruda L, Sammut S-J, Ross EM, Bashford-Rogers R, Greenstein E, Markus H, et al. The Genomic and Immune Landscapes of Lethal Metastatic Breast Cancer. Cell Rep. 2019 May 28;27(9):2690-2708.e10.

39. von Minckwitz G, Untch M, Blohmer J-U, Costa SD, Eidtmann H, Fasching PA, et al. Definition and impact of pathologic complete response on prognosis after neoadjuvant chemotherapy in various intrinsic breast cancer subtypes. J Clin Oncol Off J Am Soc Clin Oncol. 2012 May 20;30(15):1796–804.

40. Masuda N, Lee S-J, Ohtani S, Im Y-H, Lee E-S, Yokota I, et al. Adjuvant Capecitabine for Breast Cancer after Preoperative Chemotherapy. N Engl J Med. 2017 Jun 1;376(22):2147–59.

41. Walsh T, Gulsuner S, Lee MK, Troester MA, Olshan AF, Earp HS, et al. Inherited predisposition to breast cancer in the Carolina Breast Cancer Study. NPJ Breast Cancer. 2021 Jan 21;7:6.

42. Bouchard VJ, Rouleau M, Poirier GG. PARP-1, a determinant of cell survival in response to DNA damage. Exp Hematol. 2003 Jun;31(6):446–54.

43. Tutt ANJ, Garber JE, Kaufman B, Viale G, Fumagalli D, Rastogi P, et al. Adjuvant Olaparib for Patients with BRCA1- or BRCA2-Mutated Breast Cancer. N Engl J Med. 2021 Jun 24;384(25):2394–405.

44. Marinelli D, Mazzotta M, Pizzuti L, Krasniqi E, Gamucci T, Natoli C, et al. Neoadjuvant Immune-Checkpoint Blockade in Triple-Negative Breast Cancer: Current Evidence and Literature-Based Meta-Analysis of Randomized Trials. Cancers. 2020 Sep 3;12(9):2497.

45. Hanahan D, Weinberg RA. Hallmarks of cancer: the next generation. Cell. 2011 Mar 4;144(5):646–74.

46. De Mattos-Arruda L, Cortes J, Blanco-Heredia J, Tiezzi DG, Villacampa G, Gonçalves-Ribeiro S, et al. The temporal mutational and immune tumour microenvironment remodelling of HER2-negative primary breast cancers. NPJ Breast Cancer. 2021 Jun 7;7(1):73.

47. De Mattos-Arruda L, Sammut S-J, Ross EM, Bashford-Rogers R, Greenstein E, Markus H, et al. The Genomic and Immune Landscapes of Lethal Metastatic Breast Cancer. Cell Rep. 2019 May 28;27(9):2690-2708.e10.

capítulo 36

Espessamento endometrial nas pacientes tomando tamoxifeno. O que fazer?

▶ Caetano da Silva Cardial*

INTRODUÇÃO

O câncer da mama é uma doença que acomete muitas mulheres em nosso meio e o uso de terapias adjuvantes é de extrema importância no tratamento. O uso de tamoxifeno, especialmente nas mulheres pré-menopausadas, tem um benefício inegável na prevenção de metástases, recidivas locais e/ou câncer na mama oposta[1].

Apesar desse benefício, é sabido por todos que o uso de tamoxifeno pode desencadear o aparecimento de câncer uterino e esta é uma preocupação recorrente entre os mastologistas e oncologistas clínicos[2].

Dentre os efeitos adversos do tamoxifeno alinham-se: a formação de cistos ovarianos, o espessamento endometrial, o sangramento uterino anormal (SUA), os pólipos endometriais e a hiperplasia/carcinoma do endométrio[3,4]. Neste capítulo, discorreremos sobre como conduzir o espessamento endometrial.

DIAGNÓSTICO

Risco de câncer de endométrio por tamoxifeno e espessamento endometrial:

Desde o início do uso do tamoxifeno como tratamento adjuvante no câncer de mama tem-se discutido sobre o risco de induzir o aparecimento de câncer de endométrio.

---

*   Mestre em ginecologia pela FCMSCSP. Coordenador da Ginecologia Oncológica da disciplina de ginecologia da FMABC. Membro da CNE ginecologia oncológica da FEBRASGO.

Na literatura, encontramos diferentes valores, variando de 1,25% a 2,53%, principalmente a partir do terceiro ano de uso, e que se estende até cinco anos após ao término do tratamento. Sabemos que o risco é similar, independente de a dose ser de 20 ou 40 mg, mas, como referido anteriormente, o benefício do uso de tamoxifeno para pacientes portadoras de câncer da mama é inegável[5-9].

O ultrassom pélvico transvaginal tem se mostrado altamente confiável para o diagnóstico do espessamento endometrial, assim como para o câncer de endométrio[10]. Entretanto, devemos salientar que o endométrio apresenta variação na sua medida conforme a fase do ciclo menstrual, fato que muitas vezes torna difícil definirmos o que é espessamento endometrial, principalmente nas pacientes recebendo tamoxifeno e com ciclos menstruais regulares. Durante o ciclo menstrual, o endométrio pode variar na sua espessura entre 2 e 16 mm[11].

Chen et al.[12] em 2014 publicaram a maior casuística de avaliação de pacientes com câncer de mama e tamoxifeno. Este estudo acompanhou um total de 74.280 pacientes com câncer de mama entre 1997 e 2004, sendo 34.869 pacientes sem uso de tamoxifeno e com uma incidência de câncer de endométrio de 0,198% e 39.411 pacientes com uso de tamoxifeno com incidência de carcinoma endometrial de 0,388%. Entretanto, quando se avaliou o subgrupo com menos de 35 anos e mais de 3 anos de uso de tamoxifeno, a odds ratio foi de 4,08, ressaltando o risco do aparecimento do câncer endometrial neste subgrupo de pacientes.

Outro fator comum de espessamento endometrial é a presença de pólipos endometriais induzidos por tamoxifeno. Em nosso meio, em um estudo retrospectivo realizado na UNICAMP e publicado em 2019, Yela et al.[13] avaliaram o risco do uso de tamoxifeno em mulheres na pós-menopausa com pólipos. Em 675 pacientes portadoras de pólipos

endometriais, 169 delas estavam em uso de tamoxifeno, sendo diagnosticados sete casos de câncer de endométrio, correspondendo a 4,14% das pacientes, e no grupo sem tamoxifeno, num total de 506 mulheres, identificou-se 41 carcinomas endometriais (8,1%).

Fazendo-se a avaliação dos casos, verificou-se que SUA, idade maior que 60 anos e nuliparidade foram fatores de risco para o aparecimento de câncer do endométrio, mas a presença de pólipos não foi fator de risco nesse estudo.

Em uma análise retrospectiva de 821 biópsias endometriais em pacientes fazendo tratamento com tamoxifeno, Jeon et al.[14] encontram 0,9% de tumores endometriais, sendo o principal fator de risco o SUA, que ocorreu em 29,8% das pacientes biopsiadas; o espessamento endometrial apresentou média de 10,7±5,6 mm; outros fatores, como idade, índice de massa corpórea e status menopausal não foram significativos (Tabelas 1 e 2).

Lee et al.[15] publicaram em 2020 análise sobre os fatores de risco associados à patologia endometrial em mulheres pré-menopausadas portadoras de câncer da mama em uso de tamoxifeno. Concluíram que os principais fatores de risco para hiperplasia/câncer de endométrio foram a presença de SUA e espessamento endometrial e, quando feita a análise univariável, observou-se que espessamento endometrial maior ou igual a 12 mm e sangramento uterino anormal foram os fatores de risco que mais se destacaram.

Em relação ao espessamento endometrial, Zhang et al.[16] concluíram que o valor preditivo negativo no diagnóstico da hiperplasia endometrial durante o uso de tamoxifeno em pacientes pré-menopausadas foi de 100%, quando o valor de corte da espessura endometrial foi menor que 15 mm (Tabela 3).

Estudos anteriores já ressaltavam que em pacientes recebendo tamoxifeno que não apresentam sangramento anormal poderia se ter conduta expectante até 12 mm de medida

Tabela 1 – Achados histológicos das biopsias

Diagnóstico	N (%)
Normal	634(77,2)
Pólipos endometriais	173(21,0)
Hiperplasia endometrial	7(0,9)
Câncer endometrial	7(0,9)
Total	821(100)

Tabela 2 – Características clínicas das pacientes

Variável	N = 821
Dias de uso de tamoxifeno	796,9±544,2
SUA	245(29,8%)
Medida do endométrio (mm)	10,7±5,6

Tabela 3 – Avaliação da eficácia de diferentes espessuras endometriais no diagnóstico de hiperplasia endometrial durante a terapia SERM em pacientes pré-menopausa

Critério diagnóstico	Sensibilidade	Especificidade	Valor preditivo positivo	Valor preditivo negativo
Medida endometrial ≥ 10 mm	100%	20,56%	8,60%	100%
Medida endometrial ≥ 15 mm	100%	63,56%	17,02%	100%
Medida endometrial ≥ 20 mm	37,50%	84,11%	16,67%	94,85%

Adaptada de Zhang et al.[16]

SERM = modulador seletivo do receptor de estrógeno

endometrial. Já naquelas com sangramento anormal e medida endometrial superior a 6 mm deveriam prosseguir na investigação[17].

TRATAMENTO
Como investigar o endométrio

Quando há o espessamento endometrial no ultrassom, o próximo passo seria uma melhor avaliação com métodos de imagem antes de se indicar métodos mais invasivos. O uso da ressonância magnética da pelve feminina tem se mostrado eficaz na avaliação, mas tem seu papel fundamental no estadiamento, ou seja, após a biopsia que confirmou o carcinoma endometrial, pois ela é mais sensível para detecção de invasão miometrial e propagação extra-uterina[18].

Na investigação do aumento da espessura do endométrio com métodos invasivos, a biópsia endometrial está indicada, por ser método ambulatorial, passível de ser feita no consultório, pois não requer anestesia.

A taxa de coleta de material adequado para estudo anatomopatológico varia de 80% a 100% e sua acurácia no diagnóstico do câncer de endométrio oscila entre 68% e 92%. Podemos utilizar a sonda Pipelle®, como é conhecida na literatura médica americana, que é uma sonda com um êmbolo que faz pressão coletando material para seu interior[19-21]. Em nosso meio, para redução de custos, é possível utilizar uma sonda uretral número 6 acoplada a uma seringa e produzir o mesmo efeito da sonda Pipelle®. Nas pacientes que estão com sangramento uterino, na maioria das vezes a sonda passa sem dificuldades pelo orifício interno do colo.

Outro método para biópsia endometrial, conhecido de todos, é a utilização da cureta de Novak, que é uma sonda metálica com chanfradura serrilhada na porção lateral de sua ponta, que permite retirar fragmentos endometriais quando acoplada a uma seringa para aspiração.

Outro método que pode ser utilizado com resultados semelhantes aos da sonda Pipelle® é a dilatação e curetagem uterina, com resultados de até 89 % dos casos de câncer do endométrio, sendo que seu maior inconveniente é a necessidade de internação hospitalar e anestesia. A principal complicação do método é a perfuração uterina[22].

Considerada como padrão ouro no diagnóstico do câncer endometrial, a histeroscopia com biópsia apresenta alta sensibilidade, especificidade e com taxa de diagnóstico de 92% a 96% dos casos. Entretanto, é influenciada pela experiência do histeroscopista e também apresenta como principal complicação a perfuração uterina[23,24].

CONSIDERAÇÕES FINAIS / CONCLUSÕES

Diante de todos os trabalhos aqui apresentados, a medida do endométrio até 12 mm não necessita de investigação adicional, entretanto, mulheres em uso de tamoxifeno por mais de três anos e que apresentam sangramento uterino anormal devem prosseguir a propedêutica investigacional.

REFERÊNCIAS BIBLIOGRÁFICAS

1. Early Breast Cancer Trialists' Collaborative Group (EBCTCG), Davies C,Godwin J, Gray R, Clarke M, Cutter D, Darby S, McGale P, Pan HC, Taylor C,Wang YC, Dowsett M, Ingle J, Peto R: Relevance of breast cancer hormone receptors and other factors to the efficacy of adjuvant tamoxifen: patient-level meta-analysis of randomised trials. Lancet 2011; 378:771-784.

2. van Leeuwen FE, Benraadt J, Coebergh JW, Kiemeney LA, Gimbrere CH, Otter R, Schouten LJ, Damhuis RA, Bontenbal M,

Diepenhorst FW, et al. Risk of endometrial cancer after tamoxifen treatment of breast cancer. Lancet 1994;343:448-452.

3. Seoud M, El-saghir N, Salem Z, Shamseddine A, Awwad J, Medawar W, Khalil A. Tamoxifen and ovarian cysts: a prospective study. Eur J Obstet Gynecol Reprod Biol. 2001 Dec 10;100(1):77-80.

4. Lee S, Kim YH, Kim SC, Joo JK, Seo DS, Kim KH, Lee KS. The effect of tamoxifen therapy on the endometrium and ovarian cyst formation in patients with breast cancer. Obstet Gynecol Sci. 2018 Sep;61(5):615-620.

5. Fisher B, Costantino JP, Wickerham DL, Redmond CK, Kavanah M, Cronin WM, et al. Tamoxifen for prevention of breast cancer: report of the National Surgical Adjuvant Breast and Bowel Project P-1 Study. J Natl Cancer Inst. 1998 Sep 16;90(18):1371-88.

6. Machado F, Rodríguez JR, León JP, Rodríguez JR, Parrilla JJ, Abad L. Tamoxifen and endometrial cancer. Is screening necessary? A review of the literature. Eur J Gynaecol Oncol. 2005;26(3):257-65.

7. Swerdlow AJ, Jones ME; British Tamoxifen Second Cancer Study Group. Tamoxifen treatment for breast cancer and risk of endometrial cancer: a case-control study. J Natl Cancer Inst. 2005 Mar 2;97(5):375-84.

8. van Leeuwen FE, Benraadt J, Coebergh JW, Kiemeney LA, Gimbrère CH, Otter R, et al. Risk of endometrial cancer after tamoxifen treatment of breast cancer. Lancet. 1994 Feb 19;343(8895):448-52.

9. Cohen CJ, Rahaman J. Endometrial cancer. Management of high risk and recurrence including the tamoxifen controversy. Cancer. 1995 Nov 15;76(10 Suppl):2044-52.

10. Suri V, Arora A. Management of Endometrial Cancer: A Review. Rev Recent Clin Trials. 2015;10(4):309-16.

11. Nalaboff KM, Pellerito JS, Ben-Levi E. Imaging the endometrium: disease and normal variants. Radiographics. 2001 Nov-Dec;21(6):1409-24.

12. Chen JY, Kuo SJ, Liaw YP, Avital I, Stojadinovic A, Man YG, et al. Endometrial cancer incidence in breast cancer patients correlating with age and duration of tamoxifen use: a population based study. J Cancer. 2014 Jan 23;5(2):151-5.

13. Yela DA, Ikejiri TA, Machado CR, Mutta D, Benetti-Pinto CL. Tamoxifen use as a malignancy risk factor in postmenopausal women with endometrial polyps. Menopause. 2019 Aug;26(8):863-866.

14. Jeon J, Kim SE, Lee DY, Choi D. Factors associated with endometrial pathology during tamoxifen therapy in women with breast cancer: a retrospective analysis of 821 biopsies. Breast Cancer Res Treat. 2020 Jan;179(1):125-130.

15. Lee M, Piao J, Jeon MJ. Risk Factors Associated with Endometrial Pathology in Premenopausal Breast Cancer Patients Treated with Tamoxifen. Yonsei Med J. 2020 Apr;61(4):317-322.

16. Zhang G, Yu X, Sun Z, Zhu L, Lang J. Value of endometrial thickness in diagnosis of endometrial hyperplasia during selective estrogen receptor modulator therapy in premenopausal breast cancer patients. J Gynecol Obstet Hum Reprod. 2020 Oct 3;50(8):101929.

17. Fishman M, Boda M, Sheiner E, Rotmensch J, Abramowicz J. Changes in the sonographic appearance of the uterus after discontinuation of tamoxifen therapy. J Ultrasound Med. 2006 Apr;25(4):469-73.

18. Kazandi M, Okmen F, Ergenoglu AM, Yeniel AO, Zeybek B, Zekioglu O, Ozdemir N. Comparison of the success of histopathological diagnosis with dilatation-curettage and Pipelle endometrial sampling. J Obstet Gynaecol. 2012 Nov;32(8):790-4. doi: 10.3109/01443615.2012.719944. PMID: 23075358.

19. Abdelazim IA, Aboelezz A, Abdulkareem AF. Pipelle endometrial sampling versus conventional dilatation & curettage in patients with abnormal uterine bleeding. J Turk Ger Gynecol Assoc. 2013 Mar 1;14(1):1-5. doi: 10.5152/jtgga.2013.01. PMID: 24592061; PMCID: PMC3881726.

20. Kotdawala P, Kotdawala S, Nagar N. Evaluation of endometrium in peri-menopausal abnormal uterine bleeding. J Midlife Health. 2013 Jan;4(1):16-21. doi: 10.4103/0976-7800.109628. PMID: 23833528; PMCID: PMC3702059.

21. Ergenoglu AM, Hortu I, Taylan E, Yeniel AO, Akdemir A, Sahin C, Karadadas N. Can we rely on blind endometrial curettage for complete removal of focal intrauterine lesion? A prospective clinical study. J Gynecol Obstet Hum Reprod. 2020 Apr;49(4):101696. doi: 10.1016/j.jogoh.2020.101696. Epub 2020 Feb 1. PMID: 32018046.

22. Li X, Yang X, Yang Y, Ye H, Ye M. [Value of hysteroscopy and dilatation and curettage in diagnosis of endometrial cancer]. Zhonghua Fu Chan Ke Za Zhi. 2015 Feb;50(2):120-4. Chinese. PMID: 25877609.

23. Zhu HL, Liang XD, Wang JL, Cui H, Wei LH. Hysteroscopy and directed biopsy in the diagnosis of endometrial carcinoma. Chin Med J (Engl). 2010 Dec;123(24):3524-8. PMID: 22166624.

capítulo **37**

O que há de novo no tratamento cirúrgico?

▶ Vanessa Monteiro Sanvido Ferreira*

1. INTRODUÇÃO

Nas últimas décadas, o tratamento do câncer de mama passou por processo de mudanças, visando terapias cada vez menos invasivas e agressivas à paciente, mas atendendo as necessidades oncológicas. A evolução do tratamento cirúrgico da mama e da axila evoluiu muito: a mastectomia radical a Halsted foi substituída pela cirurgia conservadora, a linfonodectomia axilar pela biópsia do linfonodo sentinela e as técnicas de reconstrução foram cada vez mais difundidas.

2. TRATAMENTO CIRÚRGICO DA MAMA

2.1. Evolução do tratamento cirúrgico

Historicamente, o tratamento cirúrgico do câncer de mama era realizado pela mastectomia radical a Halsted[1], uma cirurgia mutilante, baseada na teoria de que o câncer de mama se propagava localmente através da permeabilidade linfática de forma centrífuga, isto é, da mama para os linfonodos e destes para o restante do organismo. Assim, quanto maior fosse a radicalidade cirúrgica locorregional, maior seria a possibilidade de cura.

O paradigma de Halsted, isto é, que o câncer de mama era uma doença de evolução locorregional, foi confrontado e substituído pelo de Fisher, que pregou o conceito que o câncer de mama era uma doença sistêmica com propagação linfática desde o diagnóstico.

---

* Mastologista pela Escola Paulista de Medicina da Universidade Federal de São Paulo (EPM-UNIFESP). Mestre e Doutor em Ciências pela EPM-UNIFESP.

Na década de 1970, os avanços na biologia do câncer e a compreensão da doença corroboraram o conceito de cirurgia de conservação da mama. Com as publicações dos ensaios clínicos do National Surgical Adjuvant Breast and Bowel Project (NSABP) B-06 e Milan I, a cirurgia conservadora da mama passou a ser o tratamento de escolha para os tumores iniciais. As atualizações destes ensaios clínicos confirmaram que não há diferença na sobrevida em 20 anos nas pacientes tratadas com mastectomia ou quadrantectomia[2,3]. Com isso, a quadrantectomia seguida de radioterapia tornou-se o tratamento preconizado para os tumores iniciais e a mastectomia para os tumores localmente avançados, multicêntricos ou em casos de recidivas após cirurgia conservadora[4].

Os pré-requisitos para cirurgia conservadora exigidos são: lesão única, relação tumor-mama favorecendo resultado estético satisfatório e ausência de contraindicação à radioterapia.

O que há de novo neste contexto do tratamento cirúrgico conservador é o conceito de margem de segurança, a importância da clipagem do leito tumoral e a análise de recidiva local com os tratamentos adjuvantes atuais.

Desde 2018, as diretrizes definiram margem negativa como ausência de tumor na tinta (não atingem as margens cirúrgicas pintadas com tinta nanquim) nos carcinomas invasivos e margem de 2 mm para os carcinomas in situ. Há evidência na literatura de que margens negativas mais amplas não melhoram o controle local[5].

A clipagem do leito cirúrgico é importante para realização da dose de reforço da radioterapia (*boost*), pois garante a precisão da técnica, minimiza os erros geográficos e preserva o tecido normal circunjacente. A colocação de três ou mais clipes no leito tumoral da quadrantectomia aumenta a acurácia do tratamento[6].

Além disso, a incidência cumulativa de recorrência local após cirurgia conservadora seguida de radioterapia diminuiu drasticamente nos últimos anos em decorrência da melhoria do tratamento sistêmico. Atualmente, estima-se recidiva abaixo de 1% em 5 anos na população geral, dado muito inferior ao valor histórico 1% ao ano[7].

2.2. Cirurgia conservadora é melhor que a mastectomia para o tumor de mama inicial?

Dificilmente haverá um ensaio clínico randomizado que compare cirurgia conservadora versus radical para o tratamento da mama, após os resultados dos estudos citados anteriormente que consolidaram a quadrantectomia como primeira opção no tratamento do câncer de mama inicial.

A terapia conservadora da mama associada à radioterapia adjuvante está firmemente estabelecida como uma opção de tratamento eficaz para a doença e tem sido considerada por décadas para produzir resultados de sobrevida equivalentes à mastectomia.

Entretanto, estudos observacionais recentes sugerem possível benefício da quadrantectomia em relação à mastectomia[8]. Estudo com 132.149 pacientes com câncer de mama T1-T2 N0-N1 do banco de dados do SEER (Surveillance, Epidemiology, and End Results) registrou sobrevida específica por câncer de mama em 10 anos de 94%, 90% e 83% (p < 0,001), respectivamente, em pacientes tratadas com quadrantectomia associada a radioterapia, mastectomia e mastectomia seguida de radioterapia. Na análise de pacientes com tumores menores de 2 cm ou 2 a 4 cm, o subgrupo tratado com quadrantectomia e radioterapia nesses dois cenários tiveram sobrevidas maiores em relação aos submetidos a mastectomia. A melhora na sobrevida observada entre os pacientes tratados com quadrantectomia pode ser devido a diferenças relacionadas à terapia adjuvante, como administração de quimioterapia ou aplicação de radiação, biologia tumoral e comorbidades, porém esses fatores não foram analisados. Esses achados merecem investigação adicional para determinar quais fatores podem estar contribuindo para esse efeito de melhor sobrevida em pacientes com cirurgia conservadora[9].

Em amplo estudo de coorte prospectiva sueca com 48.986 pacientes com câncer de mama T1-2 N0-1 e seguimento de 6 anos, a sobrevida global e específica por câncer de mama foi significativamente melhor após a cirurgia conservadora da mama seguida de radioterapia em relação à mastectomia com ou sem radioterapia, apesar do ajuste para as variáveis: características do tumor, perfil demográfico, tratamento, comorbidades e status socioeconômico. Os autores concluíram que a cirurgia conservadora da mama parece oferecer um benefício de sobrevida independente dos fatores de confusão medidos e deve ser o tratamento de prioridade se a conservação da mama e a mastectomia forem opções disponíveis[10]. Este estudo fornece dados para não recomendarmos a mastectomia para tratamento de tumor de mama inicial em paciente sem fatores de risco específicos, como alto risco familiar ou mutação genética[10].

Em pacientes com câncer de mama abaixo dos 40 anos, apesar de a idade ser um fator de risco independente de recorrência local e essa faixa etária estar associada à presença de tumores mais agressivos, a mastectomia também não está relacionada a melhor sobrevida. Resultado de uma metanálise publicada pelo grupo do Instituto Europeu de Oncologia apoia o conceito de que a quadrantectomia com radioterapia é pelo menos equivalente à mastectomia. Portanto, o uso crescente da mastectomia em pacientes jovens não pode mais ser justificado com a suposição de uma melhor sobrevida, sempre que um procedimento conservador possa ser realizado[11].

2.3. A era da reconstrução mamária

A melhoria no tratamento do câncer de mama culminou com maior sobrevida das pacientes e consequentemente foco na qualidade de vida. Embora o tratamento oncológico continue a ser o objetivo principal do tratamento, a busca por melhores resultados estéticos impacta positivamente a vida das mulheres e a reconstrução mamária vem sendo amplamente indicada nos últimos anos.

A reconstrução mamária representa a associação de técnica de cirurgia plástica empregada para o tratamento do câncer de mama. Com isso, outros procedimentos cirúrgicos em conjunto com as técnicas descritas anteriormente de mastectomia ou quadrantectomia atendem os princípios oncológicos e proporcionam melhores resultados estéticos.

Metanálise recente com 18.103 pacientes relatou a segurança oncológica de associar técnicas de mamoplastias à cirurgia conservadora da mama, permitindo margens de ressecção adequadas até mesmo nos tumores inadequados para a quadrantectomia e garantindo uma melhor cosmese[12].

Embora não existam ensaios clínicos, estudos observacionais com casuística robusta comprovam a segurança oncológica das mastectomias poupadoras de pele em comparação às mastectomias não poupadoras em relação à recidiva local. Com isso, essa técnica cirúrgica permite melhores resultados estéticos quando o planejamento reconstrutivo é adequado e vem sendo amplamente indicada[13].

Na indicação da reconstrução mamária, deve-se levar em consideração as comorbidades, o risco de complicações, a expectativa do resultado estético, a simetria mamária e o desejo da paciente. Claramente, os procedimentos cirúrgicos adicionais não podem retardar o tratamento adjuvante, o que impactaria na sobrevida da paciente.

2.4. Por que aumentou a indicação de mastectomia nos tumores de mama inicial?

Uma tendência observada nos últimos anos foi o aumento de mastectomia em paciente elegível à cirurgia conservadora e, simultaneamente, maior indicação de reconstrução da mama e de mastectomia bilateral para tratamento de doença unilateral. Dados americanos indicam aumento de 34% de mastectomias nos tumores iniciais, principalmente em pacientes com axila negativa, carcinoma in situ e jovens. Paralelamente, a reconstrução mamária aumentou de 11,6% para 36,4%, respectivamente em 1998 e 2011, e a mastectomia profilática contralateral para paciente com doença unilateral de 1,9% para 11,2%[14]. Destaca-se nesse estudo que mulheres jovens são mais propensas a se submeterem à mastectomia, independentemente do tamanho do tumor, e, em mulheres sem mutação genética identificada, o risco de desenvolver câncer de mama contralateral é superestimado[14].

Entretanto, orienta-se explicar minuciosamente os riscos e os benefícios da mastectomia profilática contralateral e considerar os seguintes tópicos[15]:

- não melhora o prognóstico do câncer;

- aumenta a taxa de complicação cirúrgica;

- não está associada à melhora da qualidade de vida;

- benefício absoluto muito baixo de evitar câncer de mama contralateral (estima-se que evitaria 2-3 cânceres em 1.000 cirurgias quando consideramos o risco em 20 anos de desenvolver câncer de mama contralateral em mulher com câncer RH +);

- benefício absoluto de sobrevida em 20 anos inferior a 1%.

2.5 Tratamento minimamente invasivo

É notória a evolução do tratamento cirúrgico buscando procedimentos cada vez menos radicais, no qual, além do tratamento oncológico, busca-se oferecer um aspecto intacto à mama tratada ou com melhor resultado estético. Nesse cenário, surge o conceito de tratamento minimamente invasivo, que, apesar da indicação restrita no momento, é um conjunto de terapias promissoras.

O tratamento minimamente invasivo do câncer de mama une o que tem de mais moderno em medicina e o objetivo é a menor invasão possível para atingir resultados oncológicos satisfatórios com mínimos efeitos colaterais. O uso de técnicas minimamente invasivas guiadas por imagem, como as terapias ablativas para o tratamento do câncer de mama, deve ser colocado no contexto deste caminho histórico de longo prazo em direção a uma abordagem cada vez menos invasiva. Dentre os tratamentos minimamente invasivos do câncer de mama, podemos destacar as terapias ablativas e as biópsias percutâneas.

A ablação do tumor guiada por imagem tornou-se terapia local de alguns carcinomas e amplas opções são descritas como alternativas ao tratamento cirúrgico conservador tradicional, como o uso das tecnologias por meio da radiofrequência, laser intersticial, ultrassom focalizado de alta intensidade, ablação por microondas e crioablação.

A crioablação é uma técnica na qual a aplicação de sucessivos ciclos de congelamento e descongelamento do tecido neoplásico a partir de crioprobes inseridos no interior do tumor resulta na destruição e na morte celular. Há na literatura indicação de crioablação para tratamento de tumores mamários benignos como fibroadenomas, tumores hepáticos metastáticos, carcinoma de próstata e renal[16].

Nos últimos anos, um número crescente de estudos relatou a viabilidade e os resultados a curto prazo da crioablação para tratamento do câncer de mama inicial. Há ainda dois ensaios clínicos em andamento (Frost Trial e Ice3 Trial) avaliando o benefício da crioablação no tratamento do câncer de mama inicial.

Metanálise publicada em 2016 incluindo 1.156 pacientes avaliou e comparou as técnicas ablativas, sendo a radiofrequência e a crioablação as terapias mais eficazes. A ablação por radiofrequência usa energia térmica quente para destruir as células tumorais, e essa técnica é amplamente aplicada para o tratamento de doenças primárias e metastática no pulmão, fígado e rins. Porém, a crioterapia foi o método preferido devido ao efeito analgésico do congelamento com melhor adesão do paciente[17].

As biópsias percutâneas, como na técnica descrita de excisão assistida por vácuo (VAE), também têm sido estudadas como possível tratamento minimamente invasivo para o câncer de mama, culminando com o descalonamento cirúrgico. O SMALL TRIAL, estudo em andamento, avaliará se a VAE pode ser uma alternativa à cirurgia[18]. Há ainda estudo avaliando o potencial de indicar VAE para confirmar a resposta patológica completa após quimioterapia neoadjuvante[19].

Ressalta-se que os procedimentos percutâneos (terapias ablativas ou VAE) são técnicas experimentais, ainda não aprovadas para o tratamento do câncer de mama e devem ser realizadas apenas em protocolos de estudo.

3. O QUE MUDOU NO TRATAMENTO CIRÚRGICO DA AXILA?

A linfonodectomia axilar constituiu um importante papel no tratamento cirúrgico do câncer de mama desde a descrição da mastectomia radical por Halsted. Essa prática cirúrgica era realizada em pacientes, independentemente do tamanho do tumor e na ausência ou presença de metástase axilar. No entanto, a evolução do tratamento cirúrgico possibilitou o tratamento conservador tanto na mama como na axila, com a redução da morbidade cirúrgica e a melhora da qualidade de vida.

A linfonodectomia axilar está associada ao risco significativo de complicações, como linfedema, dormência, síndrome da rede axilar e diminuição da amplitude de movimento dos membros superiores[20]. Evitar a dissecção axilar reduz essas comorbidades.

A biópsia do linfonodo sentinela é o tratamento de escolha nos tumores iniciais com axila clinicamente negativa. Por definição, linfonodo sentinela é o primeiro linfonodo a receber a drenagem linfática da mama.

A morbidade cirúrgica da biópsia do linfonodo sentinela versus a linfonodectomia axilar é um dos pontos fundamentais na escolha do tratamento axilar. A biópsia do linfonodo sentinela apresenta menor morbidade cirúrgica, na ordem de 25% contra 70% na linfonodectomia, e está associada a menores taxas de linfedema ($p < 0,001$), infecção ($p < 0,0016$), seroma ($p = 0,0001$) e parestesia ($p = 0,0001$)[21].

A principal mudança no tratamento cirúrgico da axila refere-se à omissão da dissecção axilar, inicialmente permitida nas pacientes com biópsia do linfonodo sentinela negativa, e atualmente também possível em casos selecionados na presença de metástase no linfonodo sentinela.

3.1 Linfonodectomia versus não linfonodectomia axilar em pacientes com linfonodo sentinela metastático

ACOSOG Z0011 foi um ensaio clínico randomizado, de fase 3, multicêntrico, de não inferioridade, incluindo mulheres com tumores de mama invasivos de até 5 cm (T1 e T2), com axila clinicamente negativa e até dois linfonodos sentinela metastáticos, em pacientes tratadas com cirurgia conservadora, radioterapia mamária e terapia adjuvante sistêmica. O estudo concluiu que a linfonodectomia axilar não alterou significativamente a sobrevida global, a sobrevida livre de doença e a recorrência locorregional[22].

Os dados foram atualizados com seguimento de 10 anos, e os resultados confirmaram as evidências, o que foi fundamental para mudar a prática cirúrgica da axila[23].

Outros estudos corroboraram os resultados do ACOSOG Z0011: o estudo National Surgical Adjuvant Breast and Bowel Project B04 (NSABP B4)[24], o International Breast Cancer Study Group Trial 23-01 (IBCSG 23-01)[25,26], e o ensaio AMAROS (Após Mapeamento da Axila: Radioterapia ou Cirurgia)[27]. O NSABP B4 não encontrou nenhum benefício na ressecção de linfonodos ocultos positivos no momento da cirurgia[24]. O IBCSG 23-01 também avaliou pacientes com envolvimento mínimo de linfonodos e mostrou que era possível evitar a linfonodectomia axilar[25,26]. O estudo AMAROS confirmou que o tratamento da axila (cirurgia ou radioterapia) em um paciente com linfonodo sentinela axilar metastático não interfere na sobrevida[27]. Além disso, a radioterapia axilar pode ser uma alternativa aos linfonodos axilares em pacientes com metástases no linfonodo sentinela e que atendem aos critérios de exclusão do ACOSOG Z0011[27].

CONSIDERAÇÕES FINAIS / CONCLUSÕES

O que há de novo no tratamento cirúrgico do câncer de mama é a busca incessante por tratamento cada vez menos agressivo, levando em consideração os princípios oncológicos, a cosmese, a qualidade de vida e a melhor sobrevida.

Como considerações finais, ressaltam-se a seguir os principais tópicos.

- O tratamento cirúrgico do câncer de mama deixou de ser um procedimento radical e passou a equilibrar a segurança oncológica com os princípios reconstrutivos.

- Cirurgia conservadora da mama e da axila é o tratamento padrão para os tumores iniciais.

- Impossível planejar o tratamento cirúrgico sem discutir os benefícios de associar as técnicas de reconstrução mamária.

- Há estudos em andamento avaliando o tratamento minimamente invasivo como alternativa à cirurgia mamária tradicional.

- A biópsia do linfonodo sentinela é o tratamento de escolha nos tumores de mama inicial com axila clinicamente negativa.

- Em pacientes selecionadas, a omissão da linfonodectomia axilar é permitida em casos com metástase na biópsia do linfonodo sentinela.

REFERÊNCIAS BIBLIOGRÁFICAS

1. Osborne WP. William Stewart Halsted: his life and contributions to surgery. Lancet Oncol. 2007 Mar;8(3):256-65.

2. Fisher B, Anderson S, Bryant J, Margolese RG, Deutsch M, Fisher ER, et al. Twenty-year follow-up of a randomized trial comparing total mastectomy, lumpectomy, and lumpectomy plus irradiation for the treatment of invasive breast cancer. N Engl J Med. 2002 Oct 17;347(16):1233-41.

3. Veronesi U, Cascinelli N, Mariani L, Greco M, Saccozzi R, Luini A, et al.Twenty-year follow-up of a randomized study comparing breast-conserving surgery with radical mastectomy for early breast cancer. N Engl J Med. 2002 Oct 17;347(16):1227-32.

4. Freeman MD, Gopman JM, Salzberg CA. The evolution of mastectomy surgical technique: from mutilation to medicine. Gland Surg. 2018 Jun;7(3):308-315.

5. Pilewskie M, Morrow M. Margins in breast cancer: How much is enough? Cancer. 2018 Apr 1;124(7):1335-1341.

6. de Freitas TB, Lopes de Barros Lima KM, de Andrade Carvalho H, de Azevedo Marques P, Belfort Mattos FT, Franco Fonseca AS, Munhoz AM, Filassi JR, Stuart SR, Marta GN. What a difference a clip makes! Analysis of boost volume definition in radiation therapy for conservative breast surgery. Eur J Surg Oncol. 2018 Sep;44(9):1312-1317.

7. Botteri E, Bagnardi V, Rotmensz N, Gentilini O, Disalvatore D, Bazolli B, Luini A, Veronesi U. Analysis of local and regional recurrences in breast cancer after conservative surgery. Ann Oncol. 2010 Apr;21(4):723-728.

8. Hwang ES. Breast conservation: is the survival better for mastectomy? J Surg Oncol. 2014 Jul;110(1):58-61.

9. Agarwal S, Pappas L, Neumayer L, Kokeny K, Agarwal J. Effect of breast conservation therapy vs mastectomy on disease-specific survival for early-stage breast cancer. JAMA Surg. 2014 Mar;149(3):267-74.

10. de Boniface J, Szulkin R, Johansson ALV. Survival After Breast Conservation vs Mastectomy Adjusted for Comorbidity and Socioeconomic Status: A Swedish National 6-Year Follow-up of 48 986 Women. JAMA Surg. 2021 May 5:e211438.

11. Vila J, Gandini S, Gentilini O. Overall survival according to type of surgery in young (≤40 years) early breast cancer patients: A systematic meta-analysis comparing breast-conserving surgery versus mastectomy. Breast. 2015 Jun;24(3):175-81.

12. Kosasih S, Tayeh S, Mokbel K, Kasem A. Is oncoplastic breast conserving surgery oncologically safe? A meta-analysis of 18,103 patients. Am J Surg. 2020 Aug;220(2):385-392.

13. Lanitis S, Tekkis PP, Sgourakis G, Dimopoulos N, Al Mufti R, Hadjiminas DJ. Comparison of skin-sparing mastectomy versus non-skin-sparing mastectomy for breast cancer: a meta-analysis of observational studies. Ann Surg. 2010 Apr;251(4):632-9.

14. Kummerow KL, Du L, Penson DF, Shyr Y, Hooks MA. Nationwide trends in mastectomy for early-stage breast cancer. JAMA Surg. 2015 Jan;150(1):9-16.

15. Montagna G, Morrow M. Contralateral prophylactic mastectomy in breast cancer: what to discuss with patients. Expert Rev Anticancer Ther. 2020 Mar;20(3):159-166.

16. Simmons RM, Ballman KV, Cox C, Carp N, Sabol J, Hwang RF, et al. A Phase II Trial Exploring the Success of Cryoablation Therapy in the Treatment of Invasive Breast Carcinoma: Results from ACOSOG (Alliance) Z1072. Ann Surg Oncol. 2016 Aug;23(8):2438-45.

17. Mauri G, Sconfienza LM, Pescatori LC, Fedeli MP, Alì M, Di Leo G et al. Technical success, technique efficacy and complications of minimally-invasive imaging-guided percutaneous ablation procedures of breast cancer: A

systematic review and meta-analysis. Eur Radiol. 2017 Jan 3.

18. Morgan J, Potter S, Sharma N, McIntosh SA. The SMALL Trial: A Big Change for Small Breast Cancers. Clin Oncol (R Coll Radiol). 2019 Sep;31(9):659-663.

19. Tasoulis MK, Lee HB, Yang W, Pope R, Krishnamurthy S, Kim SY, et al. Cho Accuracy of Post-Neoadjuvant Chemotherapy Image-Guided Breast Biopsy to Predict Residual Cancer. JAMA Surg. 2020 Dec 1;155(12):e204103.

20. Mansel RE, Fallowfield L, Kissin M, Goyal A, Newcombe RG, Dixon JM et al. Randomized multicenter trial of sentinel node biopsy versus standard axillary treatment in operable breast cancer: the ALMANAC Trial. J Natl Cancer Inst. 2006 May 3;98(9):599-609.

21. Lucci A, McCall LM, Beitsch PD, Whitworth PW, Reintgen DS, Blumencranz PW, et al. Surgical complications associated with sentinel lymph node dissection (SLND) plus axillary lymph node dissection compared with SLND alone in the American College of Surgeons Oncology Group Trial Z0011. J Clin Oncol. 2007 Aug 20;25(24):3657-63. Epub 2007 May 7.

22. Giuliano AE, Hunt KK, Ballman KV, Beitsch PD, Whitworth PW, Blumencranz PW, et al. Axillary dissection vs no axillary dissection in women with invasive breast cancer and sentinel node metastasis: a randomized clinical trial. JAMA. 2011, Vols. Feb 9;305(6):569-75.

23. Giuliano AE, Ballman KV, McCall L, Beitsch PD, Brennan MB, Kelemen PR, et al. Effect of Axillary Dissection vs No Axillary Dissection on 10-Year Overall Survival Among Women With Invasive Breast Cancer and Sentinel Node Metastasis: The ACOSOG Z0011 (Alliance) Randomized Clinical Trial. JAMA 2017 Sep 12;318(10):918-926.

24. Fisher B, Jeong JH, Anderson S, Bryant J, Fisher ER, Wolmark N. Twenty-five-year follow-up of a randomized trial comparing radical mastectomy, total mastectomy, and total mastectomy followed by irradiation. N Engl J Med. 2002;347(8):567-575. doi:10.1056/NEJMoa020128.

25. Galimberti V, Cole BF, Zurrida S, et al. Axillary dissection versus no axillary dissection in patients with sentinel-node micrometastases (IBCSG 23-01): a phase 3 randomised controlled trial [published correction appears in Lancet Oncol. 2013 Jun;14(7):e254]. Lancet Oncol. 2013;14(4):297-305. doi:10.1016/S1470-2045(13)70035-4.

26. Galimberti V, Cole BF, Viale G, Veronesi P, Vicini E, Intra M, et al. Axillary dissection versus no axillary dissection in patients with breast cancer and sentinel- node micrometastases (IBCSG 23-01): 10-year follow-up of a randomised, controlled phase 3 trial. Lancet Oncol. 2018 Oct;19(10):1385-1393.

27. Donker M, van Tienhoven G, Straver ME, et al. Radiotherapy or surgery of the axilla after a positive sentinel node in breast cancer (EORTC 10981-22023 AMAROS): a randomised, multicentre, open-label, phase 3 non-inferiority trial. Lancet Oncol. 2014;15(12):1303-1310. doi:10.1016/S1470-2045(14)70460-7.

capítulo 38

Posso indicar terapia hormonal nas pacientes com câncer de mama?

> Jose Roberto Filassi*
> Bruna Salani Mota**
> Ana Maria Massad Costa***

INTRODUÇÃO

A resposta a essa pergunta é simples: NÃO!

O motivo para isso é que o estradiol se liga aos receptores de estrogênio, favorecendo a multiplicação celular, que em pacientes com diagnóstico de câncer de mama pode aumentar o risco de recidivas locais e sistêmicas. Com esse pressuposto, uma das formas de inibir o crescimento das células mamárias neoplásicas é bloquear a ação ou eliminar a produção do estrógeno.

A endocrinoterapia só é utilizada em pacientes com câncer de mama que apresentam positividade para receptores hormonais. Esses receptores funcionam como "portas de entrada" para o estrógeno, permitindo sua penetração e ação nas células[1].

A via da produção dos estrógenos inicia-se no hipotálamo, que "envia" à glândula hipófise a ordem de elaboração de diversos hormônios, entre eles, os hormônios gonadotróficos FSH (hormônio folículo-estimulante) e LH (hormônio luteinizante). De forma sucinta, esses hormônios atuarão no ovário, produzindo o estrógeno. O bloqueio desta via de produção, em suas diferentes etapas, é o alvo principal da endocrinoterapia para o carcinoma mamário.

---

*   Chefe do Setor de Mastologia da Disciplina de Ginecologia da Faculdade de Medicina do Hospital das Clínicas de SP e do Instituto do Câncer do Estado de São Paulo – ICESP.
**   Médica mastologista do ICESP. Doutora em medicina pela UNIFESP. Pós-doutoranda pela USP.
*** Médica assistente do ICESP-FMUSP. Doutora em medicina pela UNIFESP. Pós-doutorado UNIFESP/FAPESP.

Outra via importante de produção de estrogênio é o tecido adiposo. Quando em idade fértil, a produção de hormônios femininos é feita primordialmente no ovário; porém, após a menopausa, a glândula adrenal fica responsável por esta função, produzindo hormônios androgênios que serão, posteriormente, "convertidos" em estrógenos no tecido adiposo através da enzima aromatase. Portanto, obesidade, sobrepeso, maior circunferência abdominal estão relacionados com maior produção hormonal na menopausa e, consequentemente, maior risco de desenvolvimento e/ou recidiva de câncer de mama.

Atualmente, as medicações utilizadas na tentativa de reduzir a ação de estrogênios e diminuir o risco de recidiva agem basicamente de duas formas: bloqueando a ação dos hormônios nas células ou reduzindo a concentração de hormônios femininos no organismo.

Segundo a Organização Mundial de Saúde, o conceito de saúde atual considera "saúde" não apenas a ausência de doença, mas sim a ausência de doença com qualidade de vida. Esse conceito eleva a discussão sobre a possibilidade de TH em pacientes sobreviventes do câncer de mama para outro patamar, já que pelo menos metade das pacientes da menopausa vivenciam algum sintoma de fogacho ou de síndrome urogenital, e quando consideramos pacientes com câncer de mama em uso de inibidor da aromatase, esse número se eleva para 80%, diminuindo consideravelmente a qualidade de vida dessas pacientes[2].

O fundamento racional para não se usar a terapia hormonal para melhora dos sintomas climatéricos do câncer de mama foi avaliado em dois estudos[3,4]. O HABITS TRIAL (Hormonal Therapy Replacement Therapy after Breast Cancer – is it safe?), que foi suspenso precocemente, em virtude de as pacientes com câncer de mama alocadas no braço da terapia hormonal apresentarem recidiva significativamente maior quando comparadas com o braço sem TH. Esse aumento do risco de recidiva foi de 3,5 vezes em todas as mulheres, atingindo um risco de 4,8 vezes quando considerando as pacientes com receptor de hormônio positivo, conforme descrito na Figura 1. Na última década, o LIBERATE trial, um ensaio clínico multicêntrico randomizado que incluiu 3.133 pacientes, avaliou a melhora dos sintomas climatéricos como ondas de calor e ressecamento vaginal com o uso da tibolona 2,5 mg. Neste estudo, apesar da melhora importante dos sintomas climatéricos e melhora da densidade mineral óssea, houve aumento da recorrência do câncer de mama 40% maior que no grupo controle (hazard ratio 1,40; IC:1,14-1,70)[4,5].

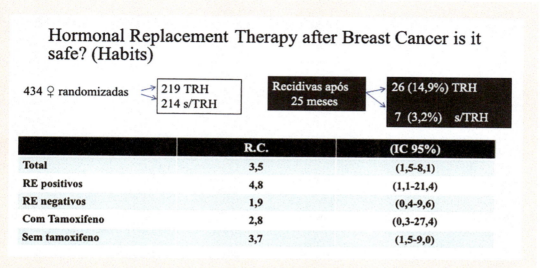

Figura 1 – Fluxograma do estudo HABITS: razão de chance para desenvolvimento de um novo evento de câncer de mama no grupo de terapia hormonal versus terapia não hormonal para tratamento de sintomas de menopausas em pacientes com câncer de mama

FOGACHOS E SÍNDROME UROGENITAL

Enquanto mulheres na menacme iniciam seu mecanismo de compensação por elevação da temperatura corporal em 0,4°C, as mulheres que apresentam fogachos respondem a variações bem menores na temperatura corporal, desencadeando uma vasodilatação periférica rebote que promove a sensação de intenso calor seguida de sudorese profusa com impacto na qualidade do sono e saúde mental.

A *atrofia vulvovaginal* (AVV), terminologia frequentemente utilizada para retratar sintomas decorrentes de diminuição do estrogênio e outros esteroides sexuais, está presente na síndrome climatérica, envolvendo alterações vulvares, vaginais, da uretra e bexiga. A incidência desses sintomas atinge 40% a 54% das pacientes na pós-menopausa e 15% na pré-menopausa. Em pacientes com câncer de mama, a incidência dos sintomas climatéricos afeta aproximadamente 65% das pacientes submetidas à endocrinoterapia com inibidores da aromatase, queixas estas que são responsáveis por 20% de descontinuidade dessa terapia[9,10].

Desde 2014, o conselho diretor da International Society for the Study of Women's Sexual Health (ISSWSH) e o da North American Menopause Society (NAMS) reconheceram a denominação AVV associada a sintomas que ocorrem no trato geniturinário no período pós-menopausal para o termo *Síndrome Urogenital da Menopausa* (SUG) no trato geniturinário no período pós-menopausal, por este último ser mais abrangente e não estar apenas vinculado a sintomas genitais. Assim, a SUG pode incluir ressecamento na vagina e vestíbulo vulvar, queimação, ardor e irritação vulvovaginal, assim como sintomas sexuais de falta de lubrificação, dispareunia ou desconforto, levando a uma função coital prejudicada, e sintomas urinários como incontinência, urgência miccional, polaciúria, disúria e infecções urinárias recorrentes[11].

Clinicamente, esta síndrome cursa com o epitélio genital fino, pálido e seco, que pode ocasionar restrição e encurtamento vaginal. A mucosa pode se apresentar menos elástica, com perda gradual da rugosidade e alteração da microbiota vaginal, pH e diminuição do fluxo sanguíneo. Na atrofia intensa, a superfície do vestíbulo e da vagina pode se apresentar friável, com petéquias e ulcerações, facilmente sangrante, podendo chegar a estenose e afunilamento dos fórnices vaginais. O desconforto associado à SUG pode ter impacto significativo na saúde e qualidade de vida global da mulher[11].

O baixo nível estrogênico afeta a estrutura e função dos tecidos, contribuindo substancialmente para perda da elasticidade, através da indução de fusão e hialinização das fibras de colágeno e da fragmentação das fibras de elastina. A hidratação da mucosa vaginal é reduzida na camada dérmica com redução de mucopolissacarídeos e ácido hialurônico intercelular, o que gera um epitélio estratificado afilado, apenas com camadas basal e parabasal[12].

O diagnóstico da SUG é feito baseado na história clínica e no exame físico da paciente. Os sinais e sintomas mais prevalentes são secura vaginal (75%), dispareunia (38%), prurido, dor e leucorreia (15%). Fissuras e ulcerações podem ocorrer pós intercurso sexual, e vaginismo secundário à dispareunia. Testes laboratoriais podem ajudar no diagnóstico. Os mais utilizados são a citologia vaginal, que evidencia aumento de células parabasais e diminuição das células superficiais, ultrassonografia pélvica com linha endometrial < 5 mm, ph vaginal entre 5-7, citologia de colo uterino e cultura de secreção vaginal para diagnóstico diferencial de outras afecções vaginais[11].

TRATAMENTO

O tratamento para os fogachos em paciente com neoplasia de mama fica um pouco mais restrito pela impossibilidade do uso de terapêuticas hormonais. Mesmo as medicações compostas por fitoestrogênios não são consideradas seguras no manejo dos fogachos em pacientes com neoplasia maligna de mama[13].

O estrogênio estimula a produção de serotonina e de endorfinas, sendo observada uma diminuição de 50% do nível de serotonina após a menopausa. Esse declínio implica a elevação do nível de noradrenalina, o que desperta as alterações do termostato hipotalâmico. Considerando-se essas alterações, o primeiro grande grupo de medicamentos utilizados no controle dos fogachos são os inibidores seletivos da receptação de serotonina (ISRS) e os inibidores seletivos da receptação de serotonina e noradrenalina (ISRSN). São medicações antidepressivas que modulam a quantidade de serotonina e noradrenalina no sistema nervoso central (SNC). Dentre eles, os mais prescritos são a venlafaxina (dose de 75 mg ao dia, podendo se elevar para 150 mg), citalopram ou escitalopram (inicia-se com dose 20 mg) e mirtazina (dose de 15 mg), entre outros.

Temos que atentar ao fato de que alguns desses antidepressivos inibem a CYP2D6, enzima que converte o tamoxifeno em seu composto ativo, proporcionado uma menor dose terapêutica, interferindo negativamente no tratamento adjuvante. Os principais exemplos de alta interação são fluoxetina e paroxetina[6] (estas, apesar de bom controle dos fogachos, devem ser evitadas), e com moderada interação são a sertralina e duloxetina[7].

A oxibutinina, antagonista competitivo da acetilcolina nos receptores muscarínicos pós-ganglionares, pode ser associada aos ISRS/ISRSN.

Em caso de falha desses medicamentos, podemos considerar o uso de gabapentina, medicação que reduz a hiperexcitabilidade dos neurônios do corno dorsal da medula espinal.

Alguns estudos citam a clonidina, uma droga alfa-adrenérgica de ação central, utilizada como anti-hipertensivo, com relatos de melhora de até 37%, nos sintomas, mas como tendo efeito colateral frequente, que pode limitar o uso: a queixa de boca seca. A dose deve ser iniciada com 0,1 mg. Nessa mesma classe de drogas, podemos citar a iombina, fitoterápico com desempenho similar ao da clonidina.

Com relação aos anticonvulsivantes, análogos do GABA, pode-se considerar a prescrição de gabapentina e pregabalina para controle dos fogachos. A gabapentina mostra melhora dos fogachos na dose de 900 mg, mas doses menores podem e devem ser consideradas pelos efeitos colaterais da medicação; com a pregabalina, a dose inicial é de 50 mg[8].

Tratamento não medicamentoso

Independente dos medicamentos a serem prescritos, todas as mulheres devem atentar a alguns hábitos e adaptá-los para melhorar a frequência e a intensidade das ondas de calor. O vestuário deve ser mais leve (preferir tecidos naturais). Também devem melhorar a ventilação dos ambientes em que trabalha e reside.

Outro ponto a ser considerado nessa linha seriam as técnicas de meditação e relaxamento, visando diminuir a ansiedade gerada pela alteração do sono e da rotina pela presença constante e diária dos fogachos.

Outra técnica a ser explorada é a acupuntura, mais usada nas culturas orientais, que pode gerar mais conforto às nossas pacientes. Ela modula a síntese de opioides e reduz o Calcitonin gene-related peptide (neuropeptídio com potente ação vasodilatadora).

SÍNDROME UROGENITAL DA MENOPAUSA

Tratamento

Os tratamentos farmacológicos incluem tratamento sistêmico e local.

Terapia local

Recomendações iniciais de tratamento da SUG sintomática consistem no uso de lubrificantes durante o ato sexual e hidratantes vaginais de longa duração. Naquelas que não respondem e/ou apresentem sintomas mais severos, tratamento local com reposição de estrogênio de baixa dose geralmente é indicado.

Com relação ao tratamento local com estrogênio, este pode ser feito através de cremes, óvulos e anéis de estrogênio na forma de estriol, promestrieno e estradiol, com melhora de 80%-90% dos sintomas da SUG. A escolha entre os métodos depende da disponibilidade, preferência pessoal e estilo de vida da paciente. No Brasil não temos disponibilidade dos anéis de estradiol.

Embora as terapias com estrogênio local sejam eficazes, a taxa de aderência à medicação é bastante variável (52%-74%), principalmente devido à inconveniência da aplicação, tempo de duração do tratamento e resolução parcial dos sintomas.

Em pacientes portadoras de câncer de mama, os estudos afirmam a baixa absorção estrogênica sistêmica dessa terapia. Na prática clínica, o uso dessa terapia é considerado uma opção para tratamento da SUG em pacientes com câncer de mama que não responderam aos lubrificantes e hidrantes vaginais, entretanto não há comprovação da segurança oncológica a longo prazo[14]. Devemos lembrar que o uso de estriol local em usuárias de tamoxifeno pode ser considerado, visto que sua absorção pela via vaginal é mínima, além de que a avidez do estriol pelo receptor é bem menor que do tamoxifeno. A absorção sistêmica do promestrieno é menor ainda, podendo também ser utilizada.

Outra opção de tratamento é a abordagem não farmacológica baseada em energia, como o laser ou a radiofrequência. Este tipo de tratamento vem ganhando grande aceitação principalmente nesse grupo de pacientes com contraindicação à terapia hormonal.

A terapia não farmacológica baseada em energia tem como objetivo promover neocolagênese, neoelastogênese, neoangiogênese.

Atualmente, existem várias indústrias de laser no mercado e a grande maioria destes é baseada em produtos de CO_2, que produz uma onda de 10,600 nm, Erbium: YAG laser com onda de 2,940 nm, usado para rejuvenescimento de pele, e o diodo utilizado em cirurgia ginecológica[14–17].

O laser de CO_2 constitui técnica microablativa caracterizada por vaporização da mucosa e dispensação de energia térmica sobre a derme. Em um pulso de um milissegundo, o laser de CO_2 penetra aproximadamente 20-30 Um no tecido e o dano do tecido fica confinado a 100-150 Um, entretanto o efeito térmico pode ocorrer até 1 mm[17–21].

O Erbium: Yag laser é muito ávido pela água e seu coeficiente de absorção é 16 vezes maior que o CO_2. A profundidade de penetração é de 1-3 Um e o efeito térmico dos tecidos adjacentes é estimado em 10-40 Um. Por essas características, está associado a menor desconforto pós-operatório, edema e eritema. Em contraste, o lazer de CO_2 sangra menos em virtude de sua habilidade de fotocoagulação em veias menores que 0.5 vmm. Enquanto o sangramento aumenta com o Er:Yag após sucessivas passadas[22–24].

Pitsounie e colaboradores, em 2017, publicaram metanálise sobre laserterapia para tratamento da síndrome urogenital. Foram identificados 14 estudos – 12 prospectivos não controlados (10 CO_2 e 2 Er: Yag-laser) e 2 prospectivos controlados com Er:Yag-laser com grupo controle com estriol. Os estudos incluíram no total 542 pacientes. Na metanálise no grupo de CO_2 laser, houve melhora no ressecamento e na dispareunia de – 5,5 (95% CI:−6,6,−4.,; p < 0.,00001, I2:0%; n = 255) e −5,5 (95% CI:−6,6, −4,4; p < 0,00001; I2:0%; n = 229), respectivamente. Em todos os estudos houve melhora significante dos sintomas num período de 18 meses de seguimento. No grupo controle com estriol, os sintomas melhoraram significantemente até seis meses após a última aplicação e pioraram no seguimento de 18 meses. O índice de função sexual (FSFI), a satisfação sexual avaliada pelo VAS, o índice de saúde vaginal e o índice de maturação vaginal aumentaram significantemente em todos os estudos. Com um mês de seguimento, 85%-98% melhoraram a satisfação sexual[25].

Outra opção de terapia baseada em energia é a radiofrequência. Baseia-se em aparelhos de eletrocirurgia convencional que amplificam a corrente elétrica alternada fornecida de 60 ciclos/segundo (60Mhz) e trabalham na faixa de 500.000 (500 Khz) a 1.500.000 ciclos/segundo (1,5 Mhz). Trata-se de um processo de corte e/ou coagulação de tecido biológico, utilizando uma corrente alternada de alta frequência, que eleva instantaneamente a temperatura intracelular a 1.000 C, determinando expansão e rompimento das membranas celulares, fenômeno conhecido como *vaporização*, semelhante a ação do laser[27].

A tecnologia de Radiofrequência Fracionada Microablativa (RFFMA) foi sistematizada em ponteira formada por microeletrodos com exclusivo controle de disparo fracionado randômico *Smart Shot*, que distribui energia subablativa de forma precisa, com significativo impacto na derme e mínimo dano da epiderme. Este dispositivo gerador de radiofrequência fracionada, através dos microeletrodos, produz microablações teciduais randomizadas. O fracionamento da energia microablativa consiste em distribuí-la em pontos equidistantes, produzindo colunas microscópicas de lesão térmica (microinjúria) na epiderme e na derme superior.

Em 2017, Kamilos et al. publicaram uma série de casos que incluíram 14 pacientes com SUG submetidas a três sessões mensais de radiofrequência. Após o tratamento, houve melhora significativa de qualidade de vida e sexual[30].

Esses achados sugerem que as terapias baseadas em energia são bem toleradas e podem ser indicadas para pacientes com contraindicação ao uso de hormônios orais como as pacientes portadoras de câncer de mama. O protocolo de tratamento consiste em três sessões com intervalos de 30-45 dias entre elas, e uma sessão de manutenção com intervalo de seis meses a um ano, a depender do retorno dos sintomas. Atenção especial deve se ter naquelas pacientes com história de herpes genital, onde é importante deixar tratamento profilático por 5 dias com o aciclovir 400 mg de 8 em 8 horas por 5 dias ou valaciclovir 500 mg 12/12 horas por 5 dias.

Estas técnicas não foram avaliadas até o momento, especificamente, em pacientes pós-câncer de mama.

REFERÊNCIAS BIBLIOGRÁFICAS

1. World Health Organization(WHO). The health centre concept in primary health care. Europe, UK: WHO Regional Office for Europe; 1984. 242 p. (Public Health in Europe S.).

2. Holmberg L, Iversen O-E, Rudenstam CM, Hammar M, Kumpulainen E, Jaskiewicz J, et al. Increased risk of recurrence after hormone replacement therapy in breast cancer survivors. J Natl Cancer Inst. 2008 Apr 2;100(7):475–82.

3. Speroff L. The LIBERATE tibolone trial in breast cancer survivors. Maturitas. 2009 May 20;63(1):1–3.

4. Bundred NJ, Kenemans P, Yip CH, Beckmann MW, Foidart J-M, Sismondi P, et al. Tibolone increases bone mineral density but also relapse in breast cancer survivors: LIBERATE trial bone substudy. Breast Cancer Res. 2012 Jan 17;14(1):R13.

5. Ferreira AR, Di Meglio A, Pistilli B, Gbenou AS, El-Mouhebb M, Dauchy S, et al. Differential impact of endocrine therapy and chemotherapy on quality of life of breast cancer survivors: a prospective patient-reported outcomes analysis. Ann Oncol. 2019 Nov 1;30(11):1784–95.

6. Stearns V, Slack R, Greep N, Henry-Tilman R, Osborne M, Bunnell C, et al. Paroxetine is an effective treatment for hot flashes: results from a prospective randomized clinical trial. J Clin Oncol. 2005 Oct 1;23(28):6919–30.

7. Adverse effects of non-hormonal pharmacological interventions in breast cancer survivors, suffering from hot flashes: A systematic review and meta-analysis. Breast Cancer Res Treat. Hervik, LB and Stub, T. 2016;160(2):223–236.

8. Nelson HD, Vesco KK, Haney E, Fu R, Nedrow A, Miller J, et al. Nonhormonal therapies for menopausal hot flashes: systematic review and meta-analysis JAMA. Vol. 295. 2006.

9. Palacios S, Kenemans P. Menopause, hormones and sex: the role of the doctor. Maturitas. 2009 Jun 20;63(2):105–6.

10. Al-Azzawi F, Palacios S. Hormonal changes during menopause. Maturitas. 2009 Jun 20;63(2):135–7.

11. Portman DJ, Gass MLS, Vulvovaginal Atrophy Terminology Consensus Conference Panel. Genitourinary syndrome of menopause: new terminology for vulvovaginal atrophy from the International Society for the Study

of Women's Sexual Health and the North American Menopause Society. J Sex Med. 2014 Dec;11(12):2865–72.12. Levine ME, Lu AT, Chen BH, Hernandez DG, Singleton AB, Ferrucci L, et al. Menopause accelerates biological aging. Proc Natl Acad Sci U S A. 2016 Aug 16;113(33):9327–32.

12. Levine ME, Lu AT, Chen BH, Hernandez DG, Singleton AB, Ferrucci L, et al. Menopause accelerates biological aging. Proc Natl Acad Sci U S A. 2016 Aug 16;113(33):9327–32.

13. Fritz H, Seely D, Flower G, Skidmore B, Fernandes R, Vadeboncoeur S, et al. Soy, red clover, and isoflavones and breast cancer: a systematic review. PLoS One. 2013 Nov 28;8(11):e81968.

14. Gandhi J, Chen A, Dagur G, Suh Y, Smith N, Cali B, et al. Genitourinary syndrome of menopause: an overview of clinical manifestations, pathophysiology, etiology, evaluation, and management. Am J Obstet Gynecol. 2016 Dec;215(6):704–11.

15. Alexiades-Armenakas MR, Dover JS, Arndt KA. The spectrum of laser skin resurfacing: nonablative, fractional, and ablative laser resurfacing. J Am Acad Dermatol. 2008 May;58(5):719–37; quiz 738–40.

16. Gambacciani M, Torelli MG, Martella L, Bracco GL, Casagrande AG, Albertin E, et al. Rationale and design for the Vaginal Erbium Laser Academy Study (VELAS): an international multicenter observational study on genitourinary syndrome of menopause and stress urinary incontinence. Climacteric. 2015;18 Suppl 1(sup1):43–8.

17. Tanzi EL, Alster TS. Single-pass carbon dioxide versus multiple-pass Er:YAG laser skin resurfacing: a comparison of postoperative wound healing and side-effect rates. Dermatol Surg. 2003 Jan;29(1):80–4.

18. Athanasiou S, Pitsouni E, Antonopoulou S, Zacharakis D, Salvatore S, Falagas ME, et al. Response letter to comments related to "The effect of microablative fractional CO2 laser on vaginal flora of postmenopausal women." Neurourol Urodyn. Wiley; 2020 Mar;39(3):1026–7.

19. Salvatore S, Nappi RE, Zerbinati N, Calligaro A, Ferrero S, Origoni M, et al. A 12-week treatment with fractional CO2 laser for vulvovaginal atrophy: a pilot study. Climacteric. 2014 Aug;17(4):363–9.

20. Pagano T, Travaglino A, Raffone A, Vallone R, Buonfantino C, De Rosa P, et al. Fractional microablative CO2 laser-related histological changes on vulvar tissue in patients with genitourinary syndrome of menopause. Lasers Surg Med. 2021 Apr;53(4):521–7.

21. Salvatore S, Pitsouni E, Grigoriadis T, Zacharakis D, Pantaleo G, Candiani M, et al. CO2 laser and the genitourinary syndrome of menopause: a randomized sham-controlled trial. Climacteric. 2021 Apr;24(2):187–93.

22. Athanasiou S, Pitsouni E, Douskos A, Salvatore S, Loutradis D, Grigoriadis T. Intravaginal energy-based devices and sexual health of female cancer survivors: a systematic review and meta-analysis. Lasers Med Sci. 2020 Feb;35(1):1–11.

23. Gambacciani M, Levancini M, Russo E, Vacca L, Simoncini T, Cervigni M. Long-term effects of vaginal erbium laser in the treatment of genitourinary syndrome of menopause. Climacteric. 2018 Mar 4;21(2):148–52.

24. Gaspar A, Gambacciani M. Re: Vaginal Er:YAG laser application in the menopausal ewe model: a randomised estrogen and sham-controlled trial. BJOG. Wiley; 2021 May;128(6):1099–100.

25. Gambacciani M, Russo E, Guevara MM, Simoncini T. Pelvic floor, urinary problems and the menopause. In: Managing the Menopause. Cambridge University Press; 2020. p. 112–23.

26. Pitsouni E, Grigoriadis T, Falagas ME, Salvatore S, Athanasiou S. Laser therapy for the genitourinary syndrome of menopause. A systematic review and meta-analysis. Maturitas. 2017 Sep;103:78–88.

27. Cruz VL, Steiner ML, Pompei LM, Strufaldi R, Fonseca FLA, Santiago LHS, et al. Randomized, double-blind, placebo-controlled clinical trial for evaluating the efficacy of fractional CO2 laser compared with topical estriol in the treatment of vaginal atrophy in postmenopausal women. Menopause. 2018 Jan;25(1):21–8.

28. Fisher JC. Photons, physiatrics, and physicians: a practical guide to understanding laser light interaction with living tissue, part I. J Clin Laser Med Surg. 1992 Dec;10(6):419–26.

29. Kamilos MF, Borrelli CL. New therapeutic option in genitourinary syndrome of menopause: pilot study using microablative fractional radiofrequency. Einstein (Sao Paulo). 2017 Oct;15(4):445–51.

capítulo **39**

Quais os diferentes tipos moleculares de câncer de mama e importância prognóstica?

- Cesar Cabello dos Santos*
- Thiago Fortes Cabello dos Santos**
- Sandra Regina Campos Teixeira***

INTRODUÇÃO

O conhecimento adquirido com o projeto "GENOMA HUMANO", anunciado em abril do ano 2000 e publicado em fevereiro de 2001, gerou vários avanços para o conhecimento em geral[1]. Principalmente na oncologia. Neste ano também, Perou et al., na mesma linha científica, introduziram o conceito dos subtipos moleculares intrínsecos do câncer de mama humano[2].

DIAGNÓSTICO

Perou et al., avaliando espécimes de câncer de mama humana de 42 pacientes, com 65 espécimes de tumor e por meio da técnica de *microarray* por DNA complementar (DNAc), selecionaram 8.102 genes humanos que foram agrupados segundo a sua expressão através de clusteres. Este processo propiciou o estabelecimento de um retrato genético com implicações fenotípicas do câncer de mama. Foram descritos quatro agrupamentos: Luminal like, HER2 neu, Basal like e Normal like. O próximo passo foi observar que o grupo luminal poderia ser separado em A e B, e que os subtipos Luminais A, B HER2 e Basal like apresentavam respectivamente prognósticos melhores nesta sequência. Sendo os tumores Basal like os de pior prognóstico e os luminais

---

* Professor Associado Livre-docente da FCM-UNICAMP; Coordenador da Área de Mastologia (HMJAP-CAISM-UNICAMP).

** Acadêmico de Medicina da Pontifícia Universidade Católica de Campinas (PUCCAMP). Bolsista FAPESP de Iniciação Científica do Departamento de Tocoginecologia da UNICAMP.

*** Mestre em tocoginecologia pela UNICAMP.

A de melhor prognóstico[3]. Com o tempo, o tipo normal like foi descartado, dada a sua importância prognóstica não relevante. Acreditou-se que este grupo pudesse ter sido gerado por avalição inapropriada de tecido mamário normal e não tumoral. Em 2009, um novo subtipo molecular intrínseco foi reconhecido pela mesma técnica de *microarray* de DNA complementar (DNAc): o Claudina Baixo (low). Este subtipo foi associado à origem mais mesenquimal com comportamento de mal prognóstico, como os do tipo Basal like[4]. Em 2011, no Congresso Internacional de St. Gallen, na Suíça, foi dado um passo fundamental para a popularização da classificação molecular dos subtipos do câncer de mama. Na época, apesar da importância desta classificação genética dos tumores, a sua realização não era acessível, devido aos custos e à necessidade de laboratórios com grande especialização técnica para os estudos genéticos. Foi considerado que poderiam usar marcadores imuno-histoquímicos, que caracterizariam as concentrações de quatro proteínas que, segundo algumas associações, poderiam substituir os subtipos intrínsecos obtidos por análise genética. Foram observadas altas taxas de correlação entre classificação genética e proteica (imuno-histoquímica).

As proteínas são: receptor de estrógeno (RE), receptor de progesterona (RP), HER2 e KI67. Desta forma, foram descritos os subtipos tumorais moleculares avaliados por imuno-histoquímica, que é o método mais empregado nos dias de hoje[5]. Em 2013 e 2015, algumas modificações foram incluídas. Atualmente, é sugerido que os tumores Luminais A like devem ter RP maior ou igual a 20% e KI67 menor ou igual a 20%. Em 2015 o Consenso de St. Gallen sugeriu que os laboratórios de patologia buscassem os seu pontos de cortes baseados em validações locais[6] (ver Figuras 1, 2 e 3 e Tabela 1).

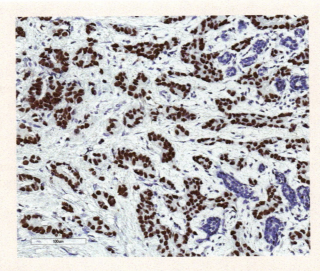

Figura 1 – Receptor de estrógeno com expressão nuclear (marrom) intensa em mais do que 50% das células (Aumento 10x).
Fonte: Imagem de Marcelo Alvarenga. Instituto de Patologia de Campinas

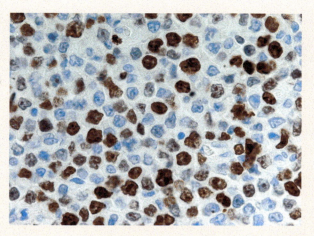

Figura 2 – KI67 com expressão nuclear (marrom) intensa em mais do que 20% das células (aumento 20x)
Fonte: Imagem de Marcelo Alvarenga. Instituto de Patologia de Campinas

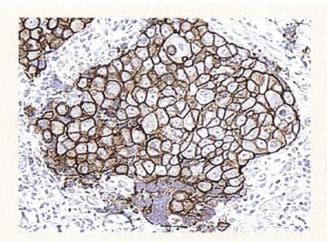

Figura 3 – HER2 positivo (+3) com expressão de membrana (marrom) intensa e homogênea em mais do que 30% das células (aumento 10x)
Fonte: Imagem de Marcelo Alvarenga. Instituto de Patologia de Campinas.

Manual de Ginecologia da SOGESP

Tabela 1 – Classificação dos subtipos moleculares, segundo a avaliação imuno-histoquímica (de RE, RP, HER2 e Ki67)[6]

Subtipos Moleculares	Avaliação Imuno-histoquímica
Luminal A	RE > 1 %
	RP > 20%
	HER2 negativo
	Ki67 ≥ 20% (critério do laboratório local)
Luminal B	RE > 1 %
	RP < 20%
	e/ou HER2 positivo (HER2 +3/ISH +)
	e/ou Ki67 ≥ 20% (critério do laboratório local)
HER2 puro	RE < 1%
	RP < 1%
	HER2 positivo (HER2 +3/ISH +)
	Ki67 qualquer
Triplo negativo (*Basal Like*)	RE < 1 %
	RP < 1 %
	HER2 negativo

TRATAMENTO

Tão importante como conhecer os diferentes prognósticos dos subtipos moleculares tumorais é sabermos o comportamento preditivo destes biomarcadores. Os tumores triplo-negativos (quase sempre os subtipos Basal like) são mais sensíveis à quimioterapia . Enquanto os luminais são candidatos à endocrinoterapia e os HER2 ao bloqueio simples ou duplo de drogas anti-HER2. Os tumores do tipo luminais B, por vezes, são também tratados com quimioterapia. Quer na doença inicial ou avançada, os subtipos moleculares influenciam as estratégias terapêuticas. Na doença inicial, tumores triplo-negativos,

maiores do que um centímetro, são tratados com quimioterapia neoadjuvante antes da cirurgia. Enquanto os tumores HER2 recebem tratamento neoadjuvante quando maiores do que 2 cm. Tumores triplo-negativos, quando não atingem resposta patológica completa (PCR) após a neoadjuvância, recebem capecitabina após a cirurgia. Enquanto os HER2 na mesma situação de não PCR recebem TDM1 no tratamento adjuvante após a cirurgia. Pacientes com tumores iniciais luminais like tendem a ser tratadas com cirurgia como primeira etapa do tratamento (cirurgia *upfront*). Sendo que pacientes com tumores luminais B, frequentemente, recebem quimioterapia adjuvante. Vale a pena também ressaltar que cerca de 15% dos tumores triplo-negativos ocorrem em pacientes com variantes patogênicas ou provavelmente patogênicas em genes associados a câncer de mama hereditário. O conhecimento da presença destas variantes pode mudar o tratamento cirúrgico e clínico destas pacientes[7]. Além de propiciar aconselhamento genético para os membros da família[8].

CONSIDERAÇÕES FINAIS / CONCLUSÕES

Os carcinomas de mama nos dias de hoje podem ser classificados em 4 subtipos principais através de análise de marcadores imuno-histoquímicos. São eles: Luminal A like, Luminal B like, HER2 like e Triplo-negativo. A análise imuno-histoquímica é uma forma mais barata, reproduzível e comparável, em termos práticos, de fazer esta classificação, que foi proposta em 2000 através de expressão gênica. Estes subtipos têm prognósticos diferentes. Bem como são preditivos de resposta a diferentes formas de tratamentos sistêmicos. Enquanto ambos os tumores luminais são candidatos a endocrinoterapia, os tumores HER2 recebem bloqueio anti-HER2 e os Triplo-negativos são muitas vezes sensíveis a quimioterapia citostática e imunoterapia. Na prática, o subtipo luminal B like é subdividido em luminal B HER2 e luminal B não HER2.

O conhecimento dos subtipos tumorais é tão importante quanto o estadiamento TNM (UICC-AJCC 8 ed)[9]. É má prática realizar qualquer procedimento terapêutico inicial sem o conhecimento de em qual subtipo de câncer de mama a paciente se enquadra.

REFERÊNCIAS BIBLIOGRÁFICAS

1. Lander ES, Linton LM, Birren B, Nusbaum C, Zody MC, Baldwin J, et al., Initial sequency and analysis of human genome, Nature, Vol 409, 2001, 806-921.

2. Perou CM, Sorlie T., Elsen MB, Van Rijn MV,Jeffrey SS, Rees C et al., Molecular portraits of human breast tumors, Nature, Vol 406, 2000, 747-51.

3. Sorlie T, Molecular portraits of breast cancer: tumour subtypes as distinct disease entities, European Jounal of Cancer, 40(204),2667-75.

4. Prat, A & Perou CM, Mammary development meets cancer genomics, Nat. Med. 2009 Aug;15(8)842-4.

5. Goldhirsch A, Wood WC, Coates AS, Gelber RD, Thürlimann B, Senn HJ; Panel et.al Strategies for subtypes dealing with the diversity of breast cancer: highlights of the St. Gallen International Expert Consensus on the Primary Therapy of Early Breast Cancer 2011, Ann Oncol. 2011 Aug;22(8):1736-47.

6. Coates AS, Winer EP, Goldhirsch A, Gelber RD, Gnant M, Piccart-Gebhart M,et al., Tailoring therapies--improving the management of early breast cancer: St Gallen International Expert Consensus on the Primary Therapy of Early Breast Cancer 2015.Ann Oncol. 2015 Aug;26(8):1533-46.

7. Korde, LA;Somerfield MR, Carey L, Crews JR, Denduluri N et al., Neoadjuvant Chemotherapy, Endocrine Therapy, and Targeted Therapy for Breast Cancer: ASCO Guideline, J Clin Oncol 39:1485-1505, 2021.

8. Couch FJ, Hart SH,Sharma P,Toland AE, Wang X, Miron P et al., Inherited Mutations in 17 Breast Cancer Susceptibility Genes Among a Large Triple-Negative Breast Cancer Cohort Unselected for Family History of Breast Cancer, J Clin Oncol 33:304-311, 2014.

9. Brierley JD, Gospodarowicz MK, Wittekind C (eds) (2017) TNMclassification of malignant tumours, 8th edn. Chichester, JohnWiley and Sons.

Seção **9**

ATUALIZAÇÃO EM INFECÇÕES GENITAIS

40 Candidíase recidivante: tem cura? ...393

41 Como abordar os corrimentos de causa não infecciosa? 401

42 Como diagnosticar e tratar a infecção por gonococo e clamídia 413

43 Implicações e tratamento da vaginose bacteriana recorrente 421

44 Micoplasmas: há necessidade de tratamento? 431

ATUALIZAÇÃO EM INFECÇÕES GENITAIS

▶ Iara Moreno Linhares*

INTRODUÇÃO

As infecções do trato reprodutivo na mulher constituem-se em importantes afecções em ginecologia e obstetrícia, pela elevada frequência com que se apresentam, sintomatologia desconfortável, custos econômicos e sociais, repercussões negativas na qualidade de vida, possibilidade de complicações e sequelas importantes, e por facilitarem a transmissão/aquisição de outras infecções sexualmente transmissíveis (IST), inclusive o vírus da imunodeficiência humana (HIV). Apesar do aprimoramento de métodos diagnósticos e da disponibilidade de novos e diversos fármacos para tratamento, tais infecções continuam a representar um desafio para médicos e pacientes, particularmente quando se apresentam em episódios recidivantes.

Cumpre ressaltar ainda a maior susceptibilidade da mulher frente às infecções do trato reprodutivo. Além da desinformação e dos fatores psicológicos e sociais que muitas vezes a colocam em situação de maior risco, a anatomia do trato genital feminino, em sua maior parte, não é visível à paciente. Tal fato dificulta ou mesmo impede a percepção de sinais de alerta importantes (basta comparar-se a presença de corrimento na endocérvice, não perceptível à paciente, com o corrimento uretral masculino, facilmente perceptível ao homem acometido). Importante lembrar também que o sêmen possui atividade imunossupressora, essencial para sua não rejeição e manutenção do processo reprodutivo. Assim, após o sexo desprotegido, ocorre redução temporária na resposta imune do trato genital feminino, benéfica para a reprodução; entretanto, tal processo tem como consequência a redução no combate aos patógenos que possam estar presentes no sêmen e que sejam depositados na vagina com a ejaculação, facilitando o desenvolvimento de processos infecciosos.

Embora o objetivo deste capítulo não seja abordar as infecções do trato reprodutivo no período gestacional, cumpre lembrar que as mesmas podem ter suas manifestações clínicas atenuadas e/ou alteradas durante esse período devido às modificações que ocorrem no organismo materno, o que eventualmente dificulta a percepção de sintomas e o diagnóstico adequado. Entretanto, tais processos infecciosos podem comprometer o curso saudável da gestação e o desenvolvimento do concepto, além de acarretarem complicações para o neonato e para a mãe durante o puerpério.

---

* Professora Livre Docente da Disciplina de Ginecologia do Departamento de Obstetrícia e Ginecologia da Faculdade de Medicina da Universidade de São Paulo. Chefe do Setor de Imunologia, Genética e Infecções do Trato Reprodutivo da Divisão de Ginecologia do Hospital das Clínicas da FMUSP. Membro da Comissão Nacional Especializada em Doenças Infecciosas em Obstetrícia e Ginecologia da FEBRASGO.

Tais fatos reforçam a importância do papel do ginecologista e obstetra no diagnóstico e tratamento precoce das infecções do trato reprodutivo, evitando sofrimento e prevenindo complicações e sequelas. É importante também a educação em saúde e orientação das pacientes sobre o reconhecimento dos sinais e sintomas das mesmas, assim como de suas consequências, a importância do sexo protegido e a disponibilidade de algumas vacinas para a prevenção de infecções.

Neste capítulo serão abordados o diagnóstico e tratamento das infecções por *Chlamydia trachomatis* e *Neisseria gonorrhoeae* e também os questionamentos sobre a necessidade de tratamento das infecções por *Mycoplasmas*, patógenos esses responsáveis pelas endocervicites. Lembrar que, na mulher, as infecções por tais microrganismos com frequência são assintomáticas ou oligossintomáticas, mas causam importantes complicações e sequelas se não forem diagnosticadas e tratadas precocemente. Serão ainda abordados alguns aspectos da candidíase vulvovaginal recidivante, sempre um desafio para médicos e pacientes, e as implicações e tratamento da vaginose bacteriana. Ambas as afecções são frequentes e, além dos sintomas desagradáveis e comprometimento da qualidade de vida que acarretam, facilitam infecções por outros agentes de transmissão sexual e podem implicar complicações. E, finalmente, outro tema relevante a ser considerando na atenção ginecológica e obstétrica é a presença de corrimento genital de causa não infecciosa, que muitas vezes leva ao uso desnecessário e inadequado de antimicrobianos por via sistêmica ou local, prejudicando o equilíbrio do ecossistema vaginal. Tais situações devem ser vistas com a devida atenção pelo profissional de saúde.

Assim, com estas breves considerações sobre alguns aspectos de uma temática tão ampla e importante que são Infecções do Trato Reprodutivo, desejamos aos colegas uma excelente leitura, esperando que cada vez mais possamos estar juntos na luta contra tais infecções, que tanto prejuízo trazem à Saúde da Mulher.

capítulo 40

Candidíase recidivante: tem cura?

▶ Iara Moreno Linhares*
▶ Mariana Camargo Guimarães Forghieri**

INTRODUÇÃO

As vulvovaginites por fungos foram descritas pela primeira vez por JS Wilkinson, em 1949, ocasião em que foi estabelecida a relação entre presença de fungos na vagina e sintomas de vaginite[1]. Na atualidade, as vulvovaginites fúngicas são extremamente importantes, pela elevada prevalência, elevados custos econômicos e pessoais, sintomas que podem ser extremamente desagradáveis, repercussões na sexualidade, impacto negativo na qualidade de vida, por facilitarem a aquisição/transmissão de infecções sexualmente transmissíveis (IST/HIV) e, particularmente, pelos episódios de recorrências, que muitas vezes desafiam pacientes e profissionais[2].

Candida albicans é a espécie fúngica mais prevalente, responsável por 85% a 95% dos casos; *Candida glabrata* e *Candida tropicalis* estão associadas a 5% a 10% dos casos; outras espécies, como *Candida krusei, Candida parapsilosis* e *Candida guilliermondii* são raramente identificadas. Isso ocorre porque apenas a espécie albicans apresenta a capacidade de dimorfismo, ou seja, de alterar sua

---

* Professora Livre Docente da Disciplina de Ginecologia do Departamento de Obstetrícia e Ginecologia da Faculdade de Medicina da Universidade de São Paulo. Chefe do Setor de Imunologia, Genética e Infecções do Trato Reprodutivo da Divisão de Ginecologia do Hospital das Clínicas da FMUSP. Membro da Comissão Nacional Especializada em Doenças Infecciosas em Obstetrícia e Ginecologia da FEBRASGO.

** Médica Assistente do Departamento de Ginecologia Oncológica do IBCC/São Camilo Oncologia. Responsável pelo Serviço de Cirurgia de Alta Complexidade do Hospital Municipal Maternidade Vila Nova Cachoeirinha. Pós-graduanda do Programa de Pós-Graduação em Obstetrícia e Ginecologia da FMUSP.

forma habitual para a forma de micélio, mais invasiva. *Candida albicans* é um microrganismo comensal, podendo ser encontrada em aproximadamente 20% de mulheres saudáveis, sem nenhum sinal ou sintoma de infecção[3]. Os mecanismos que impedem ou que favorecem a passagem da *Candida albicans* do estado de comensal para o estado patogênico ainda não são totalmente conhecidos, mas estão particularmente relacionados à atuação do sistema imune do hospedeiro. A intensidade dos sintomas é independente da concentração de microrganismos devido às diferenças individuais na resposta imune; assim, mulheres com baixa concentração de fungos podem apresentar sintomas intensos e outras com elevada concentração dos microrganismos podem ter sintomas leves, com pouco desconforto[4].

A candidíase vulvovaginal é motivo frequente de consultas em ginecologia, sendo a segunda causa mais comum de vulvovaginites, após a vaginose bacteriana. Estima-se que aproximadamente 75% das mulheres em idade reprodutiva apresentarão pelo menos um episódio durante suas vidas; 50% apresentarão dois ou mais episódios; e 5% terão episódios recorrentes[5].

Candidíase vulvovaginal recorrente (CVVR) é definida como o aparecimento de três episódios sintomáticos, confirmados laboratorialmente, nos últimos 12 meses. Entretanto, para alguns autores, tal definição implica quatro episódios. Essa diferenciação é arbitrária, não sendo baseada em estudos ou dados clínicos, e portanto não tendo maiores implicações para o quadro clínico, diagnóstico ou tratamento[6].

É condição que afeta severamente a qualidade de vida das mulheres acometidas. Embora estudos de prevalência sejam praticamente inexistentes devido à tão difundida prática de automedicação, estimativas apontam para a ocorrência de 138 milhões de mulheres afetadas anualmente, no mundo. Existem também estimativas sobre os custos econômicos envolvidos, em torno de 14 bilhões de dólares anuais nos Estados Unidos, com despesas em consultas médicas, exames, medicamentos e absenteísmo ao trabalho. O grande número de mulheres acometidas, a morbidade que afeta negativamente a qualidade de vida e os custos econômicos requerem melhores soluções, com consequente aprimoramento dos cuidados das mulheres que sofrem dos episódios de candidíase recorrente[5].

Embora alguns fatores predisponentes sejam classicamente associados ao aparecimento de candidíase, tais como diabete melito descompensado, uso de antibióticos, tabagismo, hábitos de higiene e/ou vestuário inadequados, estresse, estados de imunossupressão, alimentação rica em hidratos de carbono, uso de contraceptivos de alta dosagem, gestação, estudos têm demonstrado que a maioria dos episódios recidivantes ocorre em mulheres sem os fatores prediponentes para a candidíase; são em grande parte devidos a deficiências específicas em fatores que atuam na imunidade do trato genital. Assim, polimorfismos em genes que codificam proteínas com atividade imune, como a lectina ligadora de manose, são mais frequentes em mulheres com episódios recidivantes[7].

Com relação às espécies fúngicas, *Candida albicans* tem sido a mais prevalente nos episódios recidivantes, da mesma maneira do que na candidíase simples. E aproximadamente 85%-95% de tais cepas são sensíveis aos azólicos, o que permite concluir que fatores relacionados ao hospedeiro e não ao fungo são responsáveis pela fisiopatologia das recorrências[8]. Dentre as espécies não *albicans, Candida glabrata* é a mais frequente, cuja incidência tem aumentado devido à introdução de agentes para tratamento de diabete melito que induzem glicosúria[9].

DIAGNÓSTICO

O quadro clínico da candidíase vulvovaginal recorrente, semelhante ao dos episódios isolados, é representado por prurido vulvar de intensidade variável; com frequência o prurido associa-se a corrimento, esbranquiçado ou amarelado. Nos casos mais intensos, pode haver dispareunia, disúria externa, irritação local, dor e edema vulvares. Ao exame dos genitais externos, dependendo da intensidade do quadro, são observados eritema, edema, escoriações e fissuras vulvares; pode haver ainda exteriorização do conteúdo vaginal pela vulva. Ao exame especular observa-se aumento de conteúdo vaginal, com aspecto fluido ou, como classicamente descrito, em grumos e aderido às paredes vaginais, de coloração esbranquiçada, amarelada ou, em menor frequência, esverdeada[7]. Durante o exame especular, pode ser realizada a medida do pH vaginal, que se encontra com valor igual ou abaixo de 4,5 na infecção fúngica. O teste das aminas, positivo na vaginose bacteriana, é negativo na candidíase. Lembrar que,

com frequência, as pacientes com episódios de recorrência apresentam sintomas de depressão e/ou ansiedade, com importante comprometimento da qualidade de vida.

O diagnóstico clínico deve ser confirmado por exames laboratoriais, através da microscopia a fresco do conteúdo vaginal (sensibilidade em torno de 50%-60%), ou pela bacterioscopia com coloração pelo método de Gram (sensibilidade aproximadamente 80%) ou ainda pela cultura em meios específicos. A realização da cultura permite a identificação da espécie fúngica e a realização de antifungigrama, o que é útil para os casos de infecções recorrentes. A cultura está também indicada em casos em que existem sintomas, mas a pesquisa de fungos pela microscopia a fresco e/ou pela bacterioscopia com coloração de Gram é negativa. Testes com biologia molecular têm sido mais utilizados para pesquisas[2].

Lembrar que a vaginose citolítica e as vulvovaginites alérgicas também manifestam-se através de prurido e aumento de conteúdo vaginal, porém nesses casos a cultura específica para fungos é negativa. Dermatopatias que tenham como manifestação o prurido, como os líquens, também podem ser confundidos com a infecção fúngica vulvovaginal[2]. É importante ressaltar a possibilidade de diagnóstico inadequado ou mesmo o "excesso de diagnósticos" realizado por pacientes que se automedicam ou mesmo por profissionais, quando, tendo por base apenas os sintomas, orientam a paciente para o uso de medicações antifúngicas sem a necessária confirmação diagnóstica. O Professor Jack Sobel, em suas numerosas publicações sobre o tema, alerta para a tentativa de tratamento clínico baseada em empirismo e consequente erro na abordagem da candidíase vulvovaginal recorrente[6].

TRATAMENTO

O tratamento da candidíase vulvovaginal é realizado com antifúngicos por via sistêmica ou local, a depender da preferência da paciente e da experiência do profissional.

De acordo com *Center for Disease Control e Prevention* americano para os episódios isolados de candidíase, não existem diferenças significativas na eficácia do tratamento por via sistêmica ou por via vaginal[11].

Para o tratamento por via vaginal podem ser realizados (adaptado de Workowsky KA, Bolan GA, 2015):[11]

Derivados imidazólicos:

- Clotrimazol: creme vaginal 10 mg/g, um aplicador durante sete dias, ao deitar, ou um comprimido vaginal de 500 mg em dose única.

- Fenticonazol: creme vaginal na concentração de 0,02 g/g, um aplicador durante 7 dias ou óvulo vaginal 600 mg em dose única.

- Miconazol: creme vaginal 20 mg/g, um aplicador durante 14 dias.

- Econazol: creme vaginal 10 mg/g, um aplicador durante 14 dias.

- Butaconazol: creme vaginal 20 mg/g, um aplicador para aplicação em dose única.

- Terconazol: creme vaginal 8 mg/g, um aplicador durante 5 dias.

- Tioconazol: um óvulo vaginal 20 mg/g durante 7 dias ou um óvulo 300 mg em dose única.

- Isoconazol: creme vaginal 10mg/g, um aplicador durante 7 dias.

Poliênicos:
Nistatina: creme 25.000 UI/g, um aplicador durante 14 dias.

Os efeitos colaterais dos antifúngicos por via vaginal são raros e representados principalmente por irritação devido à possibilidade de alergia ao veículo dos medicamentos. Lembrar que a base oleosa dos cremes e óvulos enfraquecem os preservativos[11].

Para o tratamento por via oral podem ser utilizados (adaptado de Workowsky KA, Bolan GA, 2015):[11]

- Fluconazol: comprimido de 150 mg, em dose única.

- Cetoconazol: comprimidos de 200 mg, na dosagem de 2 comprimidos (400 mg) em uma só tomada ao dia, durante 5 dias.

- Itraconazol: cápsulas de 100 mg, duas cápsulas (total 200 mg) pela manhã e à noite, apenas por um dia.

Como efeitos colaterais, pouco frequentes, podem ocorrer náuseas, dor abdominal e cefaleia. Raramente ocorre elevação das enzimas hepáticas[11].

Nas recorrências, de maneira geral, os episódios isolados respondem aos esquemas de tratamento anteriormente mencionados. Entretanto, na tentativa de obter-se a remissão dos fungos por tempo mais prolongado, evitando-se novos episódios de recorrência, alguns especialistas recomendam prolongar o tratamento dos episódios agudos (esquemas de indução). Assim, podem ser utilizados[6]:

- Antifúngicos por via vaginal durante 7 a 14 dias; ou

- Antifúngicos por via oral.

- Fluconazol: um comprimido de 150 mg em dose única em um total de três doses, com intervalos de 72 horas entre as doses; ou

- Itraconazol: 2 comprimidos de 100 mg (total 200 mg) duas vezes ao dia durante 3 dias (dosando-se as enzimas hepáticas).

Após a remissão dos episódios agudos, recomendam-se os esquemas de supressão, a saber:

- Fluconazol: um comprimido de 150 mg em dose única, uma vez por semana ou uma vez ao mês durante 6 meses[12].

Outra alternativa para a supressão são os tratamentos por via local, de maneira intermitente. Cumpre ressaltar que, após o término do tratamento supressivo, aproximadamente 50% das mulheres permanecem livres dos episódios recorrentes; as demais voltam a ter sintomas[12].

De acordo com os *guidelines* da *European International Union Against Sexually Transmitted Diseases* para manejo do corrimento vaginal, o esquema supressivo para a candidíase recorrente pode também ser feito utilizando-se fluconazol nas dosagens de 100 mg, 150 mg ou 200 mg semanalmente durante 6 meses, seguidos de 200 mg a cada duas semanas por 4 meses e posteriormente 200 mg mensalmente por 6 meses, de acordo com a resposta individual ao tratamento[13,14]. As autoras deste capítulo não têm experiência pessoal com esse esquema de tratamento.

Para os casos de candidíase com sintomas severos, como prurido intenso, eritema extenso, edema, escoriações e fissuras, recomendam-se cursos prolongados de tratamento, podendo ser utilizados medicamentos por via local no período de 7 a 14 dias ou fluconazol (comprimidos de 150 mg) em duas doses com intervalo de 72 horas[12].

Com relação ao tratamento das espécies não *albicans*, tanto nos episódios simples como nas recorrências, até o momento não existem recomendações terapêuticas comprovadamente eficazes. Alguns autores recomendam o tratamento prolongado (7 a 14 dias) com outros medicamentos que não fluconazol; outros recomendam a utilização de óvulos vaginais manipulados contendo 600 mg de ácido bórico (teratogênico, não deve ser utilizado durante a gestação). Existe ainda a recomendação do uso de de anfotericina B ou flucitosina a 17% como tratamento tópico[12]. Entretanto, essas duas últimas opções não estão disponíveis no mercado brasileiro, podendo ser manipuladas, mas devem ser vistas com cautela; tais drogas são mais utilizadas para tratamento de candidíase sistêmica[2]. E outros autores, ainda, descrevendo experiência pessoal, relatam eficácia dos derivados azólicos em 60% das pacientes com *Candida glabrata*, 57% para *Candida tropicalis* e 81% para *Candida parapsilosis*[15].

Para o tratamento de mulheres portadoras de imunodeficiência e outras condições predisponentes, recomenda-se o uso de azólicos durante 7 a 14 dias por via vaginal, pois tais pacientes apresentam pouca resposta a terapias de curta duração. Sempre que possível, é importante a correção ou redução dos fatores predisponentes[10].

Mulheres vivendo com o HIV e que são imunocompetentes enquadram-se nos esquemas clássicos de tratamento já descritos. Entretanto, ocorrendo imunossupressão, os episódios de candidíase tendem a tornar-se mais frequentes e por vezes existe a necessidade de uso sistêmico de antifúngicos em tais pacientes, o que aumenta o risco de aparecimento de cepas resistentes aos azólicos[10].

Durante a gestação, recomenda-se apenas o uso de medicamentos azólicos por via vaginal; outra possibilidade é a nistatina, sob a forma de creme vaginal[9].

Algumas cepas fúngicas têm apresentado resistência aos medicamentos azólicos, particularmente nas recorrências. Nesse sentido, recomenda-se a utilização de óvulos vaginais com 600 mg de ácido bórico durante 14 noites ou nistatina creme vaginal durante 14 noites. Outra possibilidade, segundo a literatura, é o uso de antifúngicos de maior potência, como anfotericina B 5% ou flucitosina 17%, isoladas ou combinadas sob forma de creme vaginal durante 14 dias[16]. Entretanto, como anteriormente mencionado, deve haver cautela no uso de tais medicamentos, já que são também utilizados para o tratamento de candidíase sistêmica. E o uso vaginal frequente pode levar ao desenvolvimento de resistência fúngica.

CONSIDERAÇÕES FINAIS / CONCLUSÕES

Candidíase vulvovaginal recorrente é afecção relevante que afeta grande número de mulheres em todo o mundo, durante o período reprodutivo e também após a menopausa, frente ao uso de terapia hormonal. Embora indiscutivelmente tenha impacto negativo na qualidade de vida de tais mulheres, a candidíase recidivante é muitas vezes vista de maneira trivial pelos profissionais de saúde; a ausência de diagnóstico correto pode levar a tratamentos errôneos ou mesmo desnecessários, particularmente em presença de situações que causam sintomas semelhantes, mimetizando a infecção fúngica. Por outro lado, o uso indiscriminado de antifúngicos estimula o desenvolvimento de resistência, dificultando medidas terapêuticas adequadas nos casos em que estas são necessárias. A falta de melhores conhecimentos sobre os aspectos fisiopatogênicos da infecção fúngica, particularmente os relacionados às deficiências específicas da imunidade vaginal, dificulta abordagens que visem fortalecer a atuação da mesma no combate aos fungos. O desenvolvimento de novos e mais potentes antifúngicos, embora necessário, deve ser visto com cautela, frente à possibilidade de utilização dos mesmos em situações mais graves, como nas infecções fúngicas disseminadas. Tais medicamentos estão sendo desenvolvidos, mas ainda não são disponíveis para serem utilizados na prática clínica. Finalmente, é de fundamental importância a ampliação das pesquisas na área, particularmente as relacionadas à atuação do sistema imune no combate à candidíase vulvovaginal recorrente, inclusive na elaboração de vacinas, que previnam o aparecimento ou mesmo impeçam tais episódios que tão negativamente afetam a Saúde da Mulher.

REFERÊNCIAS BIBLIOGRÁFICAS

1. Fukazawa E, WitkinSS, Robial R, Vinagre JG, Baracat EC, Linhares IM. Influence of recurrent vulvovaginal candidiasis on quality of life issues. Arch Gynecol Obstet 2019 Sep; 300(3): 647-650.

2. Linhares IM., do Amaral RLG., Robial R., Eleutério Jr. J. Vaginites e vaginoses IN; Fernades CE., de Sá MF. Eds. Tratado de Ginecologia FEBRASGO. 1.a ed. Rio de Janeiro. Elsevier: 2019. p. 266-278.

3. GIraldo P, Von Nowaskonsky, Gomes FA, Linhares IM., Neves NA, Witkin SS. Vaginal colonization by Candida in asymptomatic women with and without a history of recurrent vulvovaginal candidiasis. Obstet Gynecol 2000;95:413-416.

4. Ledger WJ, Witkin SS. Candida vulvovaginitis. In: Vulvovaginal infections. 2 ed. Boca Raton, FL:CRC Press Taylor & Francis Group: 2016a. p69-76.

5. Denning DW, Kneale M, Sobel JD, Rautemaa-Richardson R. Global burden of recurrent vulvovaginal candidiasis: a systematic review. Lancet Infect Dis 2018;18911):E339-E347.

6. Sobel JD. Recurrent vulvovaginal candidiasis. Am J Obstet Gynecol 2016;214(1):15-21.

7. Wojitani MD, de Aguiar LM, Baracat EC, Linhares IM. Association between mannose-binding lectin and interleukin-1 receptor antagonist gene polymorphisms and recurrent vulvovaginal candidiasis. Arch Gynecol Obstet. 2012;285(1):149-53.

8. Ilkit M, Guzel AB. The epidemiology, pathogenesis and diagnosis of vulvovaginal candidosis: a mycological perspective. Crit Rev Microbiol 2011;37:250-61.

9. Nyirjesy P, Zhao Y, Ways K, Usiskin K. Candida colonizationsin women with type 2 diabetes mellitus treated with canaglifoflozin, a sodium glucose co- transporter2 inhibitor. Curr Med Res Opin 20212;28:1173-8.

10. Sobel JD. Vulvovaginal candidosis. Lancet 2007;369:1961-1971.

11. Workowsky KA, Bolan GA. Sexually Transmitted Diseases Treatment Guidelines. MMWR 2015 Guidelines. MMWR 2015 Jun;64:1-137.

12. Sobel JD, Management of Patients with Recurrent Vulvovaginal Candidiasis. Drugs, 2003. 63: 1059-1066.

13. Sherrad J. Wilson J, Donders G, Mendling W, Jensen JS. 2018 European (IUSTI/WHO) International union against sexually transmitted diseases (IUSTI) World Health Organization(WHO) guideline on the management of vaginal discharge. International Journal of DST & AIDS 2018, 29(13): 1258-1272.

14. Donders G, Bellen G, Byttebier G. Individualized decreasing-dose maintenance fluconazole regimen for recurrent vulvovaginal candidiasis(ReCIDIF trial). Am J Obstet Gynecol 2008;199:613-619.

15. Powell AM, Gracely E, Nyirjesy P. Non-albicans candida vulvovaginitis: treatment experience at a tertiary care vaginitis center.J Low Genit Tract Dis 2016 Jan;20(1):85-9.

16. Sobel JD, Sobel R. Current treatment options for vulvovaginal candidiasis caused by azole resistence Candida species. Expert Opinion on Pharmacology, 2018,19(9),971-977.

capítulo **41**

Como abordar os corrimentos de causa não infecciosa?

➤ Joana Froes Braganca Bastos*
➤ Osmar Ferreira Rangel Neto**

INTRODUÇÃO

Corrimentos vaginais são extremamente comuns, sobretudo na atenção primária e no consultório, sendo uma das principais causas de consulta ginecológica. Estima-se que são responsáveis por 10 milhões de visitas aos profissionais de ginecologia anualmente nos Estados Unidos. As recomendações atuais para o diagnóstico nosológico envolvem o exame físico especular para avaliação do aspecto da secreção vaginal, aferição de pH vaginal, a ectoscopia e eventualmente análise em microscopia de uma alíquota da secreção vaginal. Essa avaliação obviamente fundamenta-se nas causas, que tradicionalmente têm sido identificadas como as mais frequentes para os corrimentos vaginais e incluem: vaginose bacteriana (40% a 50% dos casos), candidíase (20% a 25%) e tricomoníase (10% a 15%)[1,2].

Entretanto, estima-se que mesmo após avaliação médica adequada, cerca de 30% das mulheres saem dos consultórios ginecológicos sem um diagnóstico definido para a sua queixa de corrimento vaginal[3].

---

* Professora Doutora do Departamento de Tocoginecologia – Área de Oncologia Ginecológica – Faculdade de Ciências Médicas UNICAMP, Campinas, SP. Coordenadora do curso de Medicina UNICAMP.

** Graduação em Medicina pela Universidade Estadual de Campinas (UNICAMP) – SP. Residência Médica em Tocoginecologia pela Universidade Estadual de Campinas (UNICAMP) – SP. Especialização em Oncologia Pélvica e Ginecológica pela Universidade Estadual de Campinas (UNICAMP) – SP. Mestrado em Oncologia Ginecológica e Mamária pela Universidade Estadual de Campinas (UNICAMP) – SP. Assistente e Preceptor da Disciplina de Oncologia Ginecológica da Escola Paulista de Medicina (EPM-Unifesp) – São Paulo – SP.

É imprescindível a avaliação minuciosa da paciente que se apresenta com queixa de "corrimento vaginal", primeiramente através de anamnese e história clínica e numa segunda etapa o fundamental exame físico ginecológico.

É importante tentar caracterizar pela história clínica as características da descarga vaginal que levaram a mulher a procurar auxílio profissional. Ainda hoje, algumas mulheres entendem, por uma determinação cultural e histórica, que secreções vaginais e vulvares são necessariamente patológicas e anormais e o uso do termo "corrimento vaginal" em alguns casos traduz apenas a variação da secreção vulvar fisiológica.

Por isso é fundamental que o ginecologista, ao abordar uma paciente com queixa de corrimento vaginal, tenha a clara compreensão, e deixe claro à mulher, do que é composta a secreção vaginal fisiológica e qual papel desempenha, sobretudo na proteção do trato genital inferior feminino, podendo sofrer influência de múltiplos fatores tanto endógenos (hormonais, imunológicos), quanto externos, o que vai interferir diretamente em seu aspecto (quantidade, odor e coloração).

A secreção vaginal dita *fisiológica* é um produto do transudato das membranas mucosas que revestem todo o trato genital, secreção das glândulas anexas, glândulas do canal endocervical e células epiteliais descamadas. Nesse ambiente vaginal, há colonização por microrganismos (bactérias e fungos) que vivem em relativo equilíbrio e que também produzem substâncias a partir do seu metabolismo, e que obviamente contribuem com a composição final da secreção vaginal, lhe conferindo características como pH, odor e coloração particulares específicas[4].

Por isso, o entendimento sobre a composição da secreção vaginal fisiológica nos leva, como profissional de saúde, a buscar dentro da história clínica, bem como do exame físico, elementos que podem interferir nesses mecanismos intrincados com a produção desse conteúdo e que podem levar a alterações na sua quantidade, na sua coloração, no seu odor, ou em propriedades químicas que podem ser responsáveis pela queixa que motivou a procura pelo especialista.

ABORDAGEM INICIAL

Talvez o passo mais importante durante a consulta seja não "patologizar" toda e qualquer queixa de "corrimento vaginal", e aí resida o maior desafio da abordagem dos corrimentos de causa não infecciosa: o cuidado de não menosprezar a queixa da paciente. Para tanto a anamnese e a conversa clínica são fundamentais.

A idade da mulher interfere diretamente no raciocínio diagnóstico, pois prediz o status menopausal. Em crianças, as principais causas de corrimentos vaginais não infecciosos são as vulvovaginites por hipoestrogenismo, infestação por Enterobius Vermicularis (Oxiúro), corpo estranho vaginal (resquícios de alimentos, grãos, areia) e adesão de pequenos lábios[5]. Na pós-menopausa, as vulvovaginites mais comuns também são decorrentes do estado de hipoestrogenismo persistente e podem estar associadas a afecções dermatológicas crônicas como atrofia genital, Líquen Escleroso e Escleroso-Atrófico, vaginite descamativa inflamatória e doenças malignas como carcinoma de vulva e doença de Paget extramamária[6].

É importante relacionar a queixa com o período do ciclo menstrual. Há mudanças, sobretudo do muco cervical no período ovulatório, por ação direta da progesterona e que podem interferir diretamente no aspecto da secreção vaginal que fica mais abundante, cristalina, filante e elástica. Mulheres com irregularidade menstrual, ou uso irregular de métodos contraceptivos hormonais, podem apresentar sangramento de escape, *spotting*, que podem tingir a secreção vaginal, mudando a sua coloração, conferindo alteração na sua quantidade e no seu odor[1,2].

O uso de produtos de higiene pessoal, uso de produtos de limpeza para higienização de roupas íntimas, uso de protetores vaginais diários, sobretudo os perfumados, podem alterar características químicas específicas da secreção vaginal, produzir dermatites de contato e irritativas locais e culminar com aumento da secreção vaginal, ou desequilíbrio de pH, favorecendo a proliferação de determinadas populações de microrganismos que culminam em vulvovaginites. O uso de condom a base de látex, lubrificantes íntimos, sobretudo a base de derivados de petróleo, uso de acessórios em atividades sexuais e uso de duchas vaginais pós-coito, podem desencadear dermatites locais e sobretudo quebra da barreira protetora junto da mucosa vaginal, predispondo a ulcerações, pequenos sangramentos e processos cicatriciais

secundários que podem alterar as características da secreção vaginal.

O questionamento acerca de sintomas vaginais pode trazer informações importantes; corrimento fétido persistente e/ou recidivante, apesar de tratamento antimicrobiano, associado a dispaurenia de profundidade; sangramento pós-coito pode predizer doença maligna, como câncer de colo de útero ou câncer de endométrio[7].

O exame físico ginecológico deverá ser dirigido para busca de evidências clínicas caracterizadas na anamnese.

A inspeção vulvar e da vagina é fundamental, pois visa caracterizar o trofismo, irritações locais como vulvites, vaginites, identificar lesões focais como exulcerações, flictemas, condilomas e discromias. O exame especular, além da caracterização do conteúdo vaginal – cor, consistência (mucoso, seroso, sanguinolento), volume, odor (testes das aminas) e pH –, busca visualizar o colo uterino na busca de identificação de sinais de colpite/cervicite[1,2].

A ectopia cervical identificada ao exame especular é assintomática na maioria dos casos. Quando extensa, pode manifestar-se como mucorreia, caracterizada como acentuação da secreção vaginal mucoide, e a contracepção hormonal é associada ao aumento da ectopia cervical[8].

De maneira geral, os corrimentos vaginais de causa não infecciosa podem ser classificados em patológicos benignos e malignos, e os corrimentos de origem fisiológica, psicossomática e comportamentais.

CORRIMENTOS NÃO INFECCIOSOS PATOLÓGICOS ETIOLOGIA BENIGNA

Vaginose Citolítica

Decorrente de uma alteração do equilíbrio entre os microrganismos que compõem a microbiota vaginal, com a proliferação exacerbada e consequente predomínio dos Lactobacilli[9].

Em condições fisiológicas, os lactobacilos bloqueiam a adesão das leveduras ao epitélio vaginal, e normalmente têm sua população variável de acordo com a fase do ciclo menstrual, com pico próximo da fase lútea. Quando em superpopulação, os lactobacilos podem danificar as células da barreira epitelial mucosa vaginal, tendo seu pico sintomático antes do período menstrual.

Os sintomas incluem prurido, dispaurenia e irritação vulvar. A inspeção vulvar é normal ou exibe um leve eritema. O corrimento vaginal é branco com aspecto pastoso/leitoso e as paredes vaginais podem ser levemente eritematosas. O pH pode estar ligeiramente mais baixo que o normal. A microscopia da secreção a fresco não revelará leveduras, Trichomonas vaginalis ou leucócitos, apenas a identificação de células escamosas fragmentadas e lactobacilos abundantes.

O objetivo do tratamento é diminuir a população de lactobacilos. Para tanto, utiliza-se como estratégia a alcalinização do pH vaginal. Uma das opções terapêuticas utilizadas é o banho de assento com bicarbonato de sódio – 1 a 2 colheres de sopa em 4 xícaras de água morna 2 a 4 vezes por semana por 2 semanas. O tratamento pode ser repetido conforme sintomas.

Estima-se que até 5% a 7% das pacientes com candidíase vulvovaginal recorrente tenham na verdade o diagnóstico de vaginose citológica, de modo que alcalinização do pH vaginal pode trazer alívio sintomático importante a essas mulheres[9,10].

VAGINITE INFLAMATÓRIA DESCAMATIVA

É uma síndrome clínica recentemente reconhecida e caracterizada por: corrimento vaginal purulento persistente associado a eritema vaginal, frequentemente associado a petéquias vaginais. Ocorre geralmente em mulheres brancas na perimenopausa.

Essa entidade patológica foi introduzida pela primeira vez por Gray e Barnes em 1965. Em 2002, Donders e cols. propuseram a substituição da nomeação por *vaginite aeróbica* numa referência direta ao reconhecimento de uma possível etiologia relacionada à colonização da vagina por uma microbiota não convencional.

Até hoje, a literatura sobre essa entidade é limitada, consistindo apenas de série de casos retrospectivos e revisões curtas.

A causa exata da vaginite inflamatória descamativa (VID) é pouco conhecida. Evidências microbiológicas apontam para uma disbiose do microbioma vaginal que se associa à inflamação. A vagina é colonizada por bactérias anaeróbias facultativas (diferentemente da vaginose em que elas são anaeróbias obrigatórias). As bactérias envolvidas na VID são Escherichia coli, Staphylococcus aureus do grupo B, Streptococcus ou Enterococcus faecalis.

Há autores que compreendem a VID como uma manifestação de uma síndrome inflamatória sistêmica que leva à diminuição da população de lactobacilos e a proliferação de demais bactérias não convencionais no ecossistema vaginal, culminando numa flora vaginal anormal.

Outras teorias sobre a etiologia da VID incluem hipoestrogenismo e deficiência de vitamina D.

Os sintomas de VID incluem corrimento vaginal purulento, dispaurenia grave, prurido ou irritação. O corrimento é homogêneo, abundante e amarelado, sem odor de peixe. Irritação vulvar e eritema da mucosa vaginal com lesões equimóticas ou erosões com bordas bem definidas podem estar presentes em casos mais severos. O pH é maior que 5. Os sintomas podem ser mais agudos ou ocorrer em períodos variáveis de acalmia e piora sugerindo uma cronificação e recorrência.

O diagnóstico baseia-se no encontro de células inflamatórias (neutrófilos) e de células epiteliais basais e parabasais no exame a fresco da secreção vaginal; o predomínio de lactobacilos não é identificado. As preparações coradas pelo método de Gram não discriminam entre vaginose bacteriana e vaginite inflamatória descamativa. O uso de culturas vaginais de rotina não é recomendado.

A vaginite inflamatória descamativa foi associada a eventos adversos obstétricos, como parto pré-termo, rotura prematura de membranas ovulares, corioamnionite e até abortamento espontâneo. Há associação com infecção neonatal por Streptococcus do grupo B e infecção urinária por E. Coli.

O metronidazol não é eficaz na vaginite inflamatória descamativa, e a falha do tratamento com metronidazol em mulheres com diagnóstico de vaginose bacteriana pode sugerir vaginite inflamatória descamativa. A clindamicina é ativa contra o amplo espectro de bactérias anaeróbias facultativas ligadas à VID e também tem efeito anti-inflamatório e na prática a clindamicina tópica usada como terapia de manutenção prolongada parece ser uma abordagem de tratamento eficaz para formas severas. A terapia de manutenção, uma vez por semana, pode ser usada para reduzir o risco de recorrências ou surtos.

A aplicação tópica de clindamicina 2%, por 2 a 4 semanas, com ou sem hidrocortisona a 10%, é útil no tratamento da VID[3,11,12].

VAGINITE ATRÓFICA

A vaginite atrófica pode acometer até 50% das mulheres na pós-menopausa e muitas mulheres com sintomas decorrentes de atrofia genital sequer apresentam qualquer outro sintoma sistêmico decorrente da deficiência estrogênica.

Desde a divulgação do estudo *Women's Health Initiative*, o uso do estrogênio sistêmico na pós-menopausa caiu drasticamente e muitas vezes os médicos não abordam a questão dos sintomas decorrentes da atrofia genital com suas pacientes e de como elas podem se beneficiar da aplicação tópica de estrogênios.

As mulheres relatam sensação de secura e desconforto vaginal. As pacientes sexualmente ativas descrevem dispaurenia. Não raro vem acompanhada de incontinência urinária, além de prolapso genital.

As paredes vaginais ficam irritadas com a fricção da atividade sexual ou com uma cistocele ou retocele projetando-se para dentro da vagina, podendo desenvolver-se erosões. Embora a queixa na maioria das vezes seja de secura vaginal, ao exame físico pode-se identificar uma secreção vaginal cuja análise à microscopia revela aumento de leucócitos (neutrófilos), células parabasais sem lactobacilos.

A causa óbvia da vaginite atrófica é a deficiência estrogênica típica da pós-menopausa, mas também de algumas situações como pós-parto, período lactacional e de amamentação e o uso de alguns anticoncepcionais orais específicos. Mulheres obesas apresentam alguma proteção contra os estados hipoestrogênicos, por conta da conversão periférica e ação da enzima aromatase.

O tratamento consiste no uso de estrogênios tópicos, o que promove melhora sintomática rapidamente, dentro de uma semana.

Mulheres com atrofia genital apresentam leve tendência a estar protegidas contra candidíase, porque o fungo na maioria das vezes necessita da presença dos lactobacilos para proliferar, portanto, o uso de estrogênio tópico pode aumentar o risco de candidíase vulvovaginal e a paciente deve ser alertada para esse fato[6,10,12].

Manifestação de Doenças Dermatológicas

Alguns corrimentos vaginais podem estar associados a afecções dermatológicas vulvares; portanto, o exame físico com inspeção da vulva é ponto fundamental para identificação de lesões focais; muitas vezes, a biópsia de lesões, de discromias, pode ser a chave diagnóstica. Podemos citar:

Líquen Plano

O líquen plano vaginal pode ocorrer como uma condição isolada, mas é extremamente raro. A maioria das mulheres exibe doença vulvar e oral. O envolvimento perianal e esofágico também é comum. As mulheres geralmente estão na pós-menopausa e relatam prurido, queimação, dor e dispaurenia. A vagina exibe erosões irregulares com vermelhidão difusa. As secreções costumam ser purulentas e a microscopia exibe, além dos leucócitos, células parabasais desprendidas na base das lesões exulceradas e escassez de lactobacilos, pH geralmente maior que 5. A doença mais avançada é caracterizada por estreitamento da vagina e sinéquias das paredes anterior e posterior que resultam em obliteração completa do canal vaginal, impedindo a relação sexual ou colocação de espéculo. O tratamento primário inclui corticosteroides tópicos[6,12].

Pênfigo Vulgar

Doença bolhosa que afeta preferencialmente as membranas mucosas. Geralmente, acomete indivíduos mais jovens, na quarta a quinta década de vida. A doença da mucosa pode preceder a doença disseminada. Caracterizada por erosões vermelhas inespecíficas das membranas mucosas. O diagnóstico é confirmado por biópsia. A causa é a presença de autoanticorpos dirigidos contra a proteína desmogleína 1 e 3, antígenos da superfície de células epiteliais, o que culmina com perda de adesão celular. O manejo do pênfigo vulvar inclui cuidados locais com a vulva e a vagina, incluindo: terapia estrogênica tópica, uso de dilatadores para prevenir sinéquias e

avaliação criteriosa de vulvovaginites durante o uso de imunossupressores, como azatioprina, ciclofosfamida e metotrexate, além de pulsoterapia com corticosteroides. Mulheres com doença leve ou parcialmente controlada geralmente se beneficiam de terapia local adicional de corticosteroides tópicos[6,12].

Necrólise Epidérmica Tóxica e Síndrome de Stevens-Johnson

São reações de hipersensibilidade a medicamento e consistem em erosões da mucosa e bolhas ou erosões da pele. Embora a vagina quase sempre seja afetada, esse é um aspecto secundário de duas afecções extremamente graves e de evolução rápida. No entanto, cuidar da vagina é importante durante esta doença aguda para evitar pior desconforto desnecessário e cicatrizes permanentes. O controle da infecção secundária, especialmente da candidíase, faz parte do cuidado intensivo a que essas pacientes precisam receber[12].

Doença de Behçet

Mais comumente diagnosticada entre a segunda e a quarta década de vida. É uma vasculite multissistêmica neutrofílica que se caracteriza por ulcerações mucosas recorrentes, doença ocular e lesões cutâneas polimórficas. Aftas genitais e orais recorrentes são algumas das principais manifestações em mulheres. As manifestações adicionais incluem eritema nodoso e lesões papulopustulares. As complicações sistêmicas incluem uveíte, trombose venosa profunda e acidentes vasculares cerebrais. Terapias imunossupressoras são utilizadas para doença moderada a grave.

Líquen Escleroso e Atrófico

Doença inflamatória crônica progressiva com predileção pela área anogenital (80% dos casos). A incidência dessa doença aumenta após a menopausa e é mais comum em mulheres entre a quinta e a sexta década de vida. As lesões envolvem tipicamente a região da vulva e se apresentam como placas atróficas e escleróticas brancacentas associadas a prurido, disúria e dispaurenia. Outros achados incluem telangiectasias, bolhas hemorrágicas, erosões e fissuras. A biópsia é essencial para o diagnóstico e indica atrofia epidérmica, degeneração basal hidrópica e palidez dérmica papilar superior com faixa de infiltrado linfocítico. Até 34% das pacientes têm doenças autoimunes concomitantes, incluindo vitiligo, alopecia areata, diabetes mellitus, doenças tireoidianas, anemia perniciosa e penfigoide. A neoplasia intraepitelial vulvar pode ocorrer em áreas afetadas por líquen escleroso e pode inclusive progredir para câncer vulvar. O tratamento inclui esteroides tópicos de alta potência (Clobetasol) e controle do prurido. A excisão cirúrgica pode ser realizada em casos recidivantes. Alternativas de tratamento incluem: inibidores de calcineurina tópicos, androgênicos sistêmicos, retinoides, terapia fotodinâmica, laser, imunossupressores sistêmicos[6,12,13].

Dermatite de Contato

Apresenta dois picos de incidência: dos 10 aos 20 anos e dos 40 aos 50 anos de idade. A pele da vulva é particularmente suscetível à dermatite de contato em comparação com outras áreas do corpo. Estados hipoestrogênicos estão associados a maior risco de dermatite vulvar devido à concomitância à vaginite atrófica. A incontinência urinária e/ou fecal concomitante em mulheres maduras também aumenta o risco de dermatite de contato, pois a urina pode atuar como irritante e ao mesmo tempo aumentar a umidade vulvar, favorecendo a penetração de irritantes hidrofílicos na pele. As mulheres exibem irritação vulvar e pápulas, vesículas edematosas bem demarcadas que podem erodir e ulcerar, causando dor e queimação. Agentes comuns responsáveis por dermatites são: sabonetes, lenços umedecidos perfumados, antissépticos, papel higiênico, preservativos e outros produtos de borracha, lubrificantes, cremes vaginais, tinturas, emolientes, detergentes para a roupa, anestésicos tópicos, antibióticos tópicos, medicamentos tópicos e fraldas. O teste do contato pode ser realizado para identificar um alérgeno em potencial. É importante excluir outras condições inflamatórias e doenças neoplásicas. A resolução da dermatite de contato é realizada por meio da suspensão completa do irritante ou alérgeno[4,5,12].

TRATAMENTO

Patologias malignas

O espectro de apresentação das doenças malignas ginecológicas, sobretudo do trato genital inferior, é muito heterogêneo. Em alguns casos, um dos primeiros sintomas que motiva a mulher a buscar auxílio profissional especializado é o corrimento vaginal ou a descarga vaginal persistente. O profissional de ginecologia deve estar atento e suspeitar de patologia maligna frente a uma queixa de corrimento persistente e/ou recidivante, especialmente após múltiplos cursos de tratamentos como corrimentos de etiologia infecciosa habitual (vaginose bacteriana ou candidíase). Geralmente, a mulher vem à consulta com muitas receitas de antimicrobianos, orais e tópicos, com melhora sintomática fugaz após o uso, porém com recidiva da descarga vaginal. Outro sintoma que deve chamar a atenção é o corrimento sanguinolento; a dor também é outro dado que deve ser valorizado e questionado ativamente na história clínica.

Câncer de colo de útero

Depois do câncer de mama, é a doença maligna ginecológica que mais acomete as mulheres no Brasil, e a terceira causa de morte por câncer no mundo entre a população feminina.

Em seus estágios iniciais na fase microinvasora é totalmente assintomática, já nos estádios localmente avançados pode exibir corrimento persistente, seroso, malcheiroso, por infecção secundária, ou mesmo decorrente da degradação dos produtos de necrose da massa tumoral. A mulher se queixa inicialmente de pequeno sangramento pós-coito, a que chamamos de sinusorragia, que com o avançar da doença evolui com sangramento franco e intermitente, que em alguns casos só melhora com o tratamento oncológico.

O exame ginecológico identifica massa tumoral ocupando colo uterino, e o conteúdo vaginal exibe detritos celulares necróticos provenientes da hiperproliferação celular neoplásica tumoral, eventualmente sangue e sinais de franca infecção secundária predominantemente por aumento da população de anaeróbios da microbiota vaginal[7].

Câncer de endométrio

O câncer do endométrio é hoje, depois da neoplasia de mama, a doença maligna ginecológica mais comum entre as mulheres nos países desenvolvidos, como Europa e América do Norte. Nos Estados Unidos, a estimativa para 2021 é de que o câncer do endométrio seja responsável por 7% de todos os tipos de câncer que incidem entre as mulheres[14,15]. Habitualmente, atinge mulheres na sexta e sétima década de vida e está relacionado a estados de hiperestrogenismo.

O principal sintoma é o sangramento pós-menopausa, o que motiva a paciente a procurar tão logo auxílio profissional, desencadeando investigação com propedêutica complementar, e com isso o diagnóstico geralmente ocorre em estágios precoces.

As lesões precursoras do câncer de endométrio, as hiperplasias endometriais, podem ser assintomáticas, ou ainda podem também exibir o sangramento pós-menopausa como primeiro sintoma. Algumas mulheres podem apresentar descarga vaginal sanguinolenta, do tipo "água de carne", ou ainda episódios de sangramento de pequeno volume e enegrecido, semelhante ao *spotting*.

Mulheres com doença mais avançada ou que exibem tumores de alto grau com maior índice proliferativo e que consequentemente apresentam maior volume de doença ao nível intrauterino e endometrial, podem exibir corrimento vaginal persistente serossanguinolento ou mucossanguinolento, evoluindo para sangramento vaginal persistente até o estabelecimento do tratamento oncológico.

Algumas mulheres com câncer de endométrio em estágio avançado podem apresentar extensão da lesão proliferativa neoplásica através do canal endocervical e até o canal vaginal. Nessa situação, a massa tumoral permite a comunicação do ambiente vaginal colonizado por microrganismos com ecossistema próprio, com o ambiente da cavidade endometrial asséptico, permitindo a instação de um quadro de infecção intrauterina que pode se manifestar inicialmente com leucorreia fétida, que pode progredir para corrimento francamente purulento, piometra e eventualmente sépsis, o que se configura uma urgência médica, exigindo terapia poliantimicrobiana endovenosa e até cirurgia para debelar foco infeccioso.

Câncer de vulva

A carcinogênese na vulva está relacionada a condições inflamatórias crônicas, disfunção autoimune e infecção por HPV, sendo que metade dos casos é relacionada a infeção pelos vírus da família dos papilomavírus humanos. A inflamação crônica é caracterizada por distrofia vulvar, que é consequência direta do estado hipoestrogênico; sabe-se que o desempenho da imunidade celular é comprometido com o avançar da idade e com a diminuição dos níveis de estrogênio, por isso, aproximadamente 60% dos casos de câncer de vulva acontecem em mulheres acima dos 60 anos.

Os carcinomas epidermoides de vulva têm dois mecanismos fisiopatológicos diferentes. Um deles é uma via dependente de HPV, que é mais comum em mulheres mais jovens (50 anos) a partir de uma lesão precursora denominada de *neoplasia intraepitelial vulvar*. A via independente de HPV ocorre mais frequentemente em idosos e resulta em lesões neoplásicas intraepiteliais vulvares diferenciadas e dermatoses inflamatórias vulvares crônicas ou líquen escleroso e atrófico (entre as mulheres com carcinoma epidermoide de vulva, mais de 30% são portadoras de líquen escleroso e atrófico).

O carcinoma de vulva se apresenta como nódulo ou massa vulvar. A lesão pode ser elevada, ulcerada, leucoplásica ou verrucosa. Menos comumente podem se manifestar com sangramento vulvar, descarga vaginal fétida, disúria e dor. Nesses casos, o exame físico é fundamental[6,12].

Doença de Paget Extramamária

É um tipo raro de adenocarcinoma de pele, originário em glândulas apócrinas, sendo a vulva o local mais comum de Doença de Paget Extramamária. É mais prevalente em mulheres brancas e na pós-menopausa. Manifesta-se como placas eritematosas bem demarcadas com descamação fina, podendo ser assintomática ou apresentar queimação e prurido em vários graus de intensidade, pode levar ao aparecimento de ulcerações e liquenificação. A doença costuma ser multifocal com extensão subclínica. As lesões podem mimetizar dermatite de contato, dermatite seborreica, tinea cruris, psoríase e carcinoma epidermoide. Uma biópsia deve ser considerada em pacientes com lesões eczematosas persistentes que não respondem ao tratamento habitual. No momento do diagnóstico, até 29% dos pacientes podem exibir foco de invasão no interior da lesão. É frequentemente associada a carcinomas geniturinários e gastrointestinais. O tratamento é cirúrgico, com margem de 2 a 3 cm. Modalidades alternativas de tratamento incluem: Interferon, fluorouracil tópico, laser de CO_2 e terapia fotodinâmica. Apesar das diversas modalidades disponíveis de tratamento, a taxa e recorrência é alta, entre 20% e 60%[6].

Vaginite actínica

O tratamento do câncer ginecológico, especialmente de colo de útero e do endométrio, pode envolver modalidades de tratamento de radioterapia (tele e braquiterapia). Os efeitos imediatos e prolongados da radiação sobre o trato genital inferior podem provocar uma severa atrofia vulvovaginal, que pode ocasionar ressecamento, dispaurenia, incontinência urinária, corrimento anormal, irritação e prurido. Todas essas manifestações têm um curso progressivo crônico devido à natureza actínica e impactam significativamente a qualidade de vida das mulheres. Em médio a longo prazo, os efeitos da radiação sobre o trato genital inferior podem provocar estenose e fibrose vaginal, que podem relacionar-se à disfunção sexual e impacto negativo sobre a qualidade de vida.

Papel da microbiota vaginal no câncer ginecológico

Sabe-se que a flora vaginal em equilíbrio é fundamental para prevenção de infecções vulvovaginais. É crescente o número de pesquisas que sugerem que o estado da microbiota vaginal pode influenciar o desenvolvimento do câncer, algo que já foi claramente evidenciado para o trato gastrointestinal;

para esse ambiente, já foi demonstrado que o desequilíbrio entre populações de bactérias, além de interferir diretamente em processos digestivos e imunológicos, pode favorecer a carcinogênese, como a Helicobacter pylori e sua associação ao adenocarcinoma gástrico e ao linfoma de tecido linfoide associado a mucosa gástrica (MALT), devido à sua capacidade para produzir inflamação crônica, a Campylobacter jejuni e o linfoma linfoproliferativo do intestino delgado e a Fusobacterium e Providencia ao câncer de cólon[17].

Embora em menor população, as bactérias que compõem a flora vaginal também podem ter papel de regulação imunológica e oncogênese. O microbioma vaginal compreende entre 20 e 40 espécies. Os microbiomas vaginais são classificados de acordo com as espécies dominantes, que são mais comumente uma espécie de Lactobacillus[17,18].

Uma das associações mais conhecidas é a relação entre a infecção por HPV e a microbiota vaginal. Mulheres infectadas com HPV tinham especificamente microbioma mais abundantes em L. gasseri e G. vaginalis. Estudo conduzido com gêmeos encontrou taxas mais altas de HPV em indivíduos com níveis mais baixos de lactobacilos e maior diversidade de microbioma vaginal. A taxa de eliminação de HPV e, portanto, o risco de desenvolver doença maligna, também pode sofrer influência da população bacteriana vaginal. Microbiomas com maiores quantidades de L. Grasseri ou L. Iners foram associados ao rápido clareamento da infecção por HPV, enquanto baixas quantidades de lactobacilos e altas quantidades de Atopobium foram associados a depuração mais lenta do HPV[19,20].

A compreensão do papel da microbiota na carcinogênese incentiva a abertura de fronteira terapêutica: o uso de probióticos, que podem manter a flora local equilibrada ou restabelecer um equilíbrio favorável entre as espécies bacterianas. Os probióticos orais já têm sido utilizados com bons resultados no tratamento de várias afecções gastrointestinais, como diarreia do viajante, gastroenterite, doença inflamatória intestinal e síndrome do intestino irritável. O uso de probióticos (latobacilos e Bifidobacterium) na ginecologia já foi associado à redução dos episódios de recidiva de vaginose bacteriana.

Os probióticos tanto podem se configurar no futuro como medicações com potenciais efeitos na carcinogênese, desempenhando papel preventivo, quanto ser úteis como adjuvantes ao tratamento oncológico, uma vez que a microbiota pode desempenhar algum papel, ao atuar modulando o microambiente tumoral.

CONSIDERAÇÕES FINAIS / CONCLUSÕES

A abordagem dos corrimentos vaginais é sempre um desafio por inúmeros motivos: é uma queixa frequente ao consultório ginecológico, são sintomas que prejudicam agudamente a qualidade de vida das mulheres e exigem uma abordagem rápida e precisa e o diagnóstico às vezes é desafiador, sobretudo em se considerando as ferramentas propedêuticas disponíveis para consulta ginecológica (exame físico ginecológico em que dispomos apenas de métodos de avaliação físico-químicos da descarga vaginal).

A abordagem dos corrimentos de causa não infecciosa exige ainda mais habilidade do ginecologista. Geralmente, as pacientes se apresentam ao profissional após múltiplos cursos de tratamento antimicrobianos, sem melhora. A história clínica minuciosa pode apontar para questões de hábitos de higiene, vestuário, que podem interferir diretamente na regulação da produção da secreção vaginal, alterando aspectos de sua quantidade, odor, pH e consistência. A avaliação física global pode identificar sinais ou sintomas extragenitais que podem indicar doença sistêmica com manifestação ginecológica. O exame físico completo e não apenas dirigido é fundamental para identificação de patologias malignas que podem acometer vulva, colo de útero e eventualmente endométrio e que podem impactar diretamente o conteúdo da descarga vaginal[21].

Mais recentemente, após avanço promissor em estudos de microbiota gastrointestinal, a compreensão do equilíbrio entre populações de bactérias que compõem o ecossistema vaginal pode favorecer ou não processos de carcinogênese, modulando o microambiente em que neoplasias ginecológicas se desenvolvem e que podem constituir alvo para terapias de prevenção ao câncer e até mesmo modalidades adjuvantes ao tratamento. Desta forma, o estudo do microambiente vaginal tem se tornado fundamental e terreno fértil para pesquisas não só para compreensão dos corrimentos vaginais.

Cabe ainda ao profissional de saúde o fundamental papel de desmitificar junto às mulheres a representação negativa com que as secreções vaginais ainda são encaradas. Faz parte da compreensão do funcionamento fisiológico do organismo feminino o entendimento de que a vagina é um órgão dinâmico e que a regulação da produção de secreção depende de fatores externos e comportamentais e fatores endógenos, hormonais e imunes e eventualmente a mudança do aspecto dessa secreção traduz apenas uma variação fisiológica ou mudança de um aspecto do estilo de vida, e não necessariamente uma patologia.

REFERÊNCIAS BIBLIOGRÁFICAS

1. Anderson MR, Klink K, Cohrssen A. Evaluation of vaginal complaints. JAMA. 2004;291(11):1368-79.
2. Walker HK, Hall WD, Hurst JW. Clinical Methods: The History, Physical, and Laboratory Examinations. 1990.
3. Mills BB. Vaginitis: Beyond the Basics. Obstet Gynecol Clin North Am. 2017;44(2):159-77.
4. Nyirjesy P. Management of persistent vaginitis. Obstet Gynecol. 2014;124(6):1135-46.
5. Loveless M, Myint O. Vulvovaginitis- presentation of more common problems in pediatric and adolescent gynecology. Best Pract Res Clin Obstet Gynaecol. 2018;48:14-27.
6. Matthews N, Wong V, Brooks J, Kroumpouzos G. Genital diseases in the mature woman. Clin Dermatol. 2018;36(2):208-21.
7. Kovachev SM. Cervical cancer and vaginal microbiota changes. Arch Microbiol. 2020;202(2):323-7.
8. Mitchell L, King M, Brillhart H, Goldstein A. Cervical Ectropion May Be a Cause of Desquamative Inflammatory Vaginitis. Sex Med. 2017;5(3):e212-e4.
9. Sanches JM, Giraldo PC, Bardin MG, Amaral R, Discacciati MG, Rossato L. Laboratorial Aspects of Cytolytic Vaginosis and Vulvovaginal Candidiasis as a Key for Accurate Diagnosis: A Pilot Study. Rev Bras Ginecol Obstet. 2020;42(10):634-41.
10. Neal CM, Kus LH, Eckert LO, Peipert JF. Noncandidal vaginitis: a comprehensive approach to diagnosis and management. Am J Obstet Gynecol. 2020;222(2):114-22.
11. Paavonen J, Brunham RC. Bacterial Vaginosis and Desquamative Inflammatory Vaginitis. Reply. N Engl J Med. 2019;380(11):1089.
12. Edwards L. Dermatologic causes of vaginitis: a clinical review. Dermatol Clin. 2010;28(4):727-35.
13. Shevchenko A, Valdes-Rodriguez R, Yosipovitch G. Causes, pathophysiology, and treatment of pruritus in the mature patient. Clin Dermatol. 2018;36(2):140-51.
14. Ferlay J, Ervik M, Lam F, Colombet M, Mery L, Piñeros M, Znaor A, Soerjomataram I, Bray F (2020). Global Cancer Observatory: Cancer Today. Lyon, France: International Agency for Research on Cancer. Available

from: https://gco.iarc.fr/today. Acesso em 02 de junho de 2021.

15. American Cancer Society: Cancer Facts and Figures 2021. American Cancer Society, 2021. Available from https://www.cancer.gov. Acesso em 02 de junho de 2021.

16. Tsementzi D, Pena-Gonzalez A, Bai J, Hu YJ, Patel P, Shelton J, et al. Comparison of vaginal microbiota in gynecologic cancer patients pre- and post-radiation therapy and healthy women. Cancer Med. 2020;9(11):3714-24.

17. Laniewski P, Ilhan ZE, Herbst-Kralovetz MM. The microbiome and gynaecological cancer development, prevention and therapy. Nat Rev Urol. 2020;17(4):232-50.

18. Champer M, Wong AM, Champer J, Brito IL, Messer PW, Hou JY, et al. The role of the vaginal microbiome in gynaecological cancer. BJOG. 2018;125(3):309-15.

19. Liu J, Luo M, Zhang Y, Cao G, Wang S. Association of high-risk human papillomavirus infection duration and cervical lesions with vaginal microbiota composition. Ann Transl Med. 2020;8(18):1161.

20. Berggrund M, Gustavsson I, Aarnio R, Lindberg JH, Sanner K, Wikström I, et al. Temporal changes in the vaginal microbiota in self-samples and its association with persistent HPV16 infection and CIN2. Virol J. 2020;17(1):147.

21. Johnson E, Berwald N. Evidence-based emergency medicine/rational clinical examination abstract. Diagnostic utility of physical examination, history, and laboratory evaluation in emergency department patients with vaginal complaints. Ann Emerg Med. 2008;52(3):294-7.

capítulo 42

Como diagnosticar e tratar a infecção por gonococo e clamídia

> Helena Patricia Donovan Giraldo Souza*
> Paulo Cesar Giraldo**
> Rose Luce Gomes do Amaral***

INTRODUÇÃO

A *Chlamydia trachomatis* (Ct) e a *Neisseria gonorrhoeae* (Ng) são bactérias que podem causar infecções em muitas partes do corpo humano, chegando em alguns casos a promover infecções sistêmicas e até a morte. Na região genital feminina, poderão desencadear uretrites, skinites, bartholinites e principalmente endocervicites. Neste capítulo em especial, estaremos abordando apenas as infecções endocervicais.

ENDOCERVICITES

Por definição, as endocervicites são processos inflamatórios das glândulas e tecidos adjacentes que constituem o canal cervical uterino (Figura 1). O quadro inflamatório quase sempre é causado por infecção promovida por bactérias endógenas ou adquiridas (Infecções Sexualmente Transmissíveis – IST). As infecções endocervicais adquiridas, por sua vez, apresentam a Ct e a Ng como os principais agentes[1].

Estimativas de 2016 para o Brasil sobre a incidência de infecções endocervicais por *N. gonorrhoeae* e *C. trachomatis* apontaram taxas 1,0% e 9,8% para Ng e Ct, respectivamente, em gestantes e 1,5% e 5,5%, respectivamente, para mulheres não grávidas. Infelizmente,

---

* Especialista em infecções genitais. Professora adjunta da Faculdade de Medicina de Jundiaí – FMJ (Jundiaí – SP). Responsável pelo ambulatório de PTGI do Hospital Universitário da Faculdade de Medicina de Jundiaí – FMJ (Jundiaí – SP).

** Professor titular de Ginecologia da Universidade Estadual de Campinas – UNICAMP. Professor colaborador do departamento de tocoginecologia da Universidade Estadual de Campinas – UNICAMP.

*** Doutorado UNICAMP. Professora adjunta da Faculdade de Medicina de Jundiaí. Chefe do Ambulatório de Infecções Genitais do CAISM/UNICAMP.

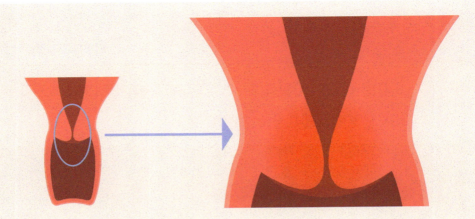

Figura 1 – Canal cervical uterino evidenciando as glândulas endocervicais, sítio das endocervicites

não existem dados consolidados em nível nacional para estas infecções, por não serem agravos de notificação compulsória[2].

Quadro clínico das Endocervicites

A infecção endocervical pela Ct e pela Ng resultam em um quadro clínico clássico de edema, hiperemia do colo uterino e formação de mucorreia intensa que poderá ter aspecto purulento ou não, com colo friável e facilmente sangrante devido à inflamação (Figura 2). As endocervicites infecciosas podem ser mais frequentemente encontradas em mulheres portadoras de ectrópio (ectopia das glândulas endocervicais), contudo, por outro lado, podem promover o aparecimento de ectrópio em mulheres sem este problema. Podem, também, causar dores durante a relação sexual e à mobilização do colo uterino ao toque vaginal. Apesar de este quadro clínico ser clássico, deve-se considerar que a maioria dos casos são assintomáticos e sem qualquer sinal clínico, especialmente no caso da infecção pela Ct.

A *Chlamydia trachomatis* é uma bactéria gram-negativa, intracelular obrigatória. Por não conseguir gerar o seu próprio ATP, necessita da energia gerada no interior das células epiteliais e por isso mesmo, durante o seu ciclo de vida, passa a maior parte do tempo no interior das células, saindo apenas por curto espaço de tempo para infectar outra célula. Esta característica confere à Ct a capacidade ímpar de passar desapercebida pelo sistema imunológico dos indivíduos, determinando uma doença assintomática em até 70% das vezes. É a IST causada por bactérias mais comum do mundo. Apresenta-se mais frequentemente na população feminina (2% a 30%) e apresenta alto grau de morbidade, com enorme potencial de complicação[1]. Sua prevalência se altera dependendo da população estudada, porém é fato que se torna maior quanto mais jovem é a mulher sexualmente ativa, especialmente abaixo dos 24 anos de idade[3]. Muitas são as complicações da infecção endocervical pela Ct: Doença Inflamatória Pélvica (DIP), gravidez ectópica e infertilidade. Infelizmente,

capítulo 42 — Como diagnosticar e tratar a infecção por gonococo e clamídia

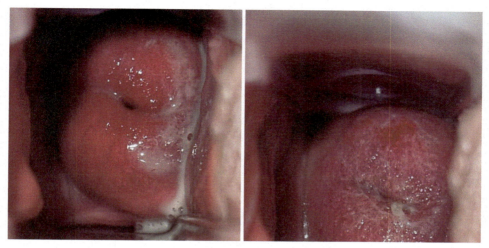

Figura 2 – Endocervicite por Ct em ectrópio de grande proporção.
Arquivo pessoal: Prof. Paulo César Giraldo

algumas mulheres que recebem um diagnóstico de infecção cervical não complicada já apresentam infecção subclínica do trato reprodutivo superior[4].

Considerando-se que a infecção endocervical pela Ct é assintomática na maioria dos casos, recomenda uma busca ativa dos casos por meio de testes de rastreio. Em muitos países, a triagem é feita anualmente em todas as mulheres sexualmente ativas com idade < 25 anos, mulheres com parceria sexual nova ou com mais de um parceiro sexual concomitante, mulheres com parceiro sexual portador de corrimento uretral e, especialmente, em gestantes[5]. Os programas de rastreamento de clamídia demonstraram reduzir as taxas de DIP em mulheres[6,7].

A *Neisseria gonorrhoeae* é uma bactéria gram-negativa em forma de diplococo encontrada no interior dos leucócitos polimorfonucleares, anaeróbia facultativa. Apresenta menor prevalência em relação à Ct – 1% a 2% da população feminina e vem sofrendo redução de sua prevalência nos últimos anos[1].

A gonorreia é a segunda doença sexualmente transmissível mais comumente relatada[3]. Entre as mulheres, as infecções gonocócicas são comumente assintomáticas ou podem não produzir sintomas reconhecíveis até que ocorram complicações (por exemplo, DIP). Doença inflamatória pélvica pode resultar em cicatrizes tubárias que podem levar à infertilidade e gravidez ectópica. A triagem anual para infecção por *N. gonorrhoeae* é recomendada para todas as mulheres sexualmente ativas com idade < 25 anos e para mulheres mais velhas com risco aumentado de infecção (por exemplo, aquelas que têm um novo parceiro sexual, mais de um parceiro sexual, um parceiro sexual com parceiros simultâneos, ou um parceiro sexual com uma IST)[5]. Outros fatores de risco para gonorreia incluem uso inconsistente de preservativo entre pessoas que não estão em relacionamentos mutuamente monogâmicos, infecções sexualmente transmissíveis anteriores ou coexistentes e troca de sexo por dinheiro ou drogas. A infecção gonocócica, em particular, está concentrada em locais geográficos e comunidades específicas. O rastreamento de gonorreia em homens e mulheres idosas com baixo risco de infecção não é recomendado[5]. Um histórico recente de viagens com contatos sexuais fora do país deve fazer parte de qualquer avaliação de gonorreia[4].

DIAGNÓSTICO

A infecção urogenital por *C. trachomatis* pode ser diagnosticada em mulheres por:

- pesquisa de anticorpos;

- cultura;

- pesquisa de antígenos;

- pesquisa de ácidos nucleicos.

A sorologia é recomendada para estudos epidemiológicos e infecções sistêmicas onde os títulos de anticorpo IgG são frequentemente elevados. Entretanto, não é recomendada para o diagnóstico de infecções urogenitais por causa da frequência de exposição aos sorotipos da *C. trachomatis* e pela ocorrência de reações cruzadas com outras espécies. As técnicas sorológicas mais comuns são a fixação do complemento, a imunofluorescência indireta (IFI) e o enzimaimunoensaio heterogêneo, que detectam anticorpos gênero-específicos[8].

A cultura tem como vantagem a baixa probabilidade de contaminação e a possibilidade de teste de suscetibilidade à terapia antimicrobiana e genotipagem. Dentre as linhagens celulares que permitem o cultivo da clamídia, a mais utilizada é a de células McCoy distribuídas em monocamadas sobre microplacas. No entanto, há necessidade de infraestrutura de laboratório com alto custo e, além disso, exige cuidados na conservação da amostra (microrganismos viáveis). Portanto, embora a especificidade seja de 100%, a sensibilidade é de 80%[8].

O exame citológico direto por coloração de Giemsa pode ser útil no diagnóstico da conjuntivite em recém-nascidos, mas é pouco sensível no diagnóstico de infecções do trato urogenital.

Testes de amplificação e ácidos nucleicos (*Nucleic acids amplification tests* – NAATs) são os testes mais sensíveis para essas amostras e, portanto, são recomendados para detectar a infecção por *C. trachomatis*[9]. NAATs que são liberados para uso com espécimes de esfregaços vaginais podem ser coletados por um provedor ou autocoletados em um ambiente clínico. Evidências anteriores sugerem que as amostras de citologia em base líquida coletadas para esfregaços de Papanicolau podem ser amostras aceitáveis para NAAT, embora a sensibilidade do teste usando essas amostras possa ser menor do que aquela associada ao uso de amostras de esfregaço cervical ou vaginal[4,10].

O diagnóstico microbiológico específico de infecção por *N. gonorrhoeae* deve ser realizado em todas as pessoas em risco ou suspeitas de ter gonorreia; um diagnóstico específico pode reduzir potencialmente complicações, reinfecções e transmissão.

- Coloração de Gram

- Cultura

- Testes à base de ácido nucleico

Gonorreia é diagnosticada quando gonococos são detectados via exame microscópico com utilização de coloração de Gram, cultura, ou NAAT de líquidos genitais, sangue, ou líquidos de articulações (obtidos por aspiração com agulha).

A coloração de Gram é sensível e específica para gonorreia em amostras colhidas de homens com secreção uretral, mas é muito menos precisa para as infecções de cérvice, faringe e reto, não sendo recomendada para diagnóstico destes locais. A infecção gonocócica presumida é estabelecida pela documentação da presença de leucócitos contendo diplococos intracelulares gram negativos em esfregaços[4].

A cultura é sensível e específica, mas como os gonococos são frágeis e pesados, as amostras obtidas utilizando-se swab precisam ser rapidamente semeadas em meio apropriado (p. ex., o meio de Thayer-Martin modificado) e transportadas para o laboratório em um ambiente com acréscimo de dióxido de carbono, e requer amostras de esfregaço endocervical (mulheres) ou uretral (homens). Como os testes de amplificação de ácidos nucleicos substituíram as culturas na maioria dos laboratórios, encontrar um laboratório que possa fazer a cultura e o teste de sensibilidade pode ser difícil[9]. Em casos de falha de tratamento suspeita ou documentada, os médicos devem então realizar testes de sensibilidade aos antimicrobianos e cultura, pois outros testes não podem fornecer resultados de susceptibilidade aos antimicrobianos[9].

Testes de amplificação de ácido nucleico (NAATs) podem ser feitos em swabs orais, genitais ou retais. A maioria dos testes detecta, simultaneamente, gonorreia e infecção por clamídia e depois os diferencia em um teste subsequente específico. O NAAT permite a mais ampla variedade de tipos de espécimes aprovados pela FDA, incluindo esfregaços endocervicais, esfregaços vaginais, esfregaços uretrais (homens) e urina (de homens e mulheres)[4]. A sensibilidade do NAAT para a detecção de *N. gonorrhoeae* em sítios anatômicos urogenitais e não genitais é superior à cultura, mas varia de acordo com o tipo de NAAT (Quadro 1)[9,11-14].

Quadro 1 – Métodos para diagnóstico laboratorial da Chlamydia trachomatis e da Neisseria gonorrhoeae em casos de endocervicites

	Sensibilidade/ especificidade	Custo	Dificuldade execução	Disponibilidade no SUS	Disponibilidade em Convênios
C. trachomatis					
Cultura	+++	+++	+++	-	+
Gram	+	+	+	+++	+++
Sorologia	Não recomendada				
Biologia molecular	++++	+++	++	+	++
N. gonorrhoeae					
Cultura	+++	++	++	+++	+++
Gram	++	+	+	+++	+++
Sorologia	Não recomendada				
Biologia molecular	++++	+++	++	-	+

TRATAMENTO

As IST causadas pela bactéria Ng (infecções gonocócicas), como comentado anteriormente, são causas de sequelas, incluindo doença inflamatória pélvica, gravidez ectópica e infertilidade e, além disso, podem facilitar a transmissão do vírus da imunodeficiência humana (HIV)[15,16]. As recomendações de tratamento e as dificuldades no controle são influenciadas pela capacidade da *N. gonorrhoeae* de adquirir resistência antimicrobiana[17]. No entanto, o tratamento, quando eficaz, pode prevenir complicações e transmissão. Em 2010, a recomendação de tratamento era uma dose única intramuscular (IM) de 250 mg de ceftriaxona e uma dose oral única de 1 g de azitromicina para o tratamento de infecções gonocócicas não complicadas do colo do útero, uretra e reto como estratégia para prevenir a resistência à ceftriaxona e tratar uma possível coinfecção com *Chlamydia trachomatis*[18]. A preocupação crescente com a administração antimicrobiana e o impacto potencial da terapia dupla em organismos comensais e patógenos concorrentes[17], em conjunto com a baixa incidência contínua de resistência à ceftriaxona e o aumento da incidência de resistência à azitromicina, levou à reavaliação desta recomendação. Atualização recente recomenda uma dose única IM de 500 mg de ceftriaxona para o tratamento da gonorreia urogenital, anorretal e faríngea não complicada. Se a infecção por clamídia não foi excluída, o tratamento concomitante com doxiciclina (100 mg por via oral duas vezes ao dia durante 7 dias) é recomendado (Quadro 2). Continuar a monitorar o surgimento de resistência à ceftriaxona por meio da vigilância e do relato dos profissionais de saúde sobre as falhas no tratamento é essencial para garantir a eficácia contínua dos regimes recomendados.

A terapia combinada, usando um agente terapêutico para gonococo altamente eficaz com cotratamento para clamídia tem sido recomendada desde 1985. A disponibilidade de testes de amplificação de ácido nucleico de *C. trachomatis* foi generalizada em 2010 e trouxe novos dados sobre a resistência gonocócica emergente. Desde a publicação das Diretrizes de Tratamento de Doenças Sexualmente Transmissíveis de 2015, as preocupações com o manejo antimicrobiano aumentaram,

Quadro 2 – Tratamento para infecções não complicadas por *Neisseria gonorrhoeae* e *Chlamydia trachomatis*		
	Recomendado	**Alternativo**
Neisseria gonorrhoeae	**Ceftriaxona 500mg** IM DU para pessoas < 150kg (para > 150kg – 1g IM)	**Gentamicina 240mg** IM DU + **Azitromicina 2g** VO DU ou **Cefixima 800mg** VO DU+
Chlamydia trachomatis	**Ceftriaxona 500mg** VO 12/12h por 7 dias (na gestação: **Azitromicina 1g** VO DU)	**Doxiciclina 100mg** VO 12/12h por 7 dias (na gestação: **Azitromicina** 1g VO DU)

especialmente o impacto do uso de antimicrobianos no microbioma e os dados indicando resistência à azitromicina para gonorreia e outros organismos[15,17]. A modelagem farmacocinética e farmacodinâmica também afetou a compreensão da dosagem antimicrobiana ideal para o tratamento de *N. gonorrhoeae*. Esta atualização fornece a justificativa para a mudança nas recomendações de tratamento da gonorreia para uma dose mais alta (500 mg) de ceftriaxona e remoção da azitromicina do regime recomendado. Durante 2018 e 2019, especialistas identificaram essas questões essenciais sobre o tratamento da gonorreia para atualizar as Diretrizes de Tratamento instituídas em 2021[19,20].

CONSIDERAÇÕES FINAIS

As infecções por *C. trachomatis* e *N. gonorrhoeae* são muito prevalentes e devem ser levadas em consideração como diagnóstico diferencial em todas as mulheres sexualmente ativas, mesmo que assintomáticas, devido à alta taxa de complicações e sequelas. É fundamental que o profissional de saúde faça uma busca ativa desses casos e certifique que haja adesão ao tratamento, abstenção de relações sexuais por sete dias durante o tratamento, busca, diagnóstico e tratamento das parcerias sexuais dos últimos 60 dias, investigação através de sorologias para HIV, sífilis, hepatite B e hepatite C, acompanhamento para triar novas infecções após tratamento e testes de controle por biologia molecular após 3 meses do tratamento para infecções por clamídia.

Fica, então, a expectativa de novos testes rápidos para diagnóstico e possibilidade de inserção desses métodos de triagem no sistema único de saúde para que todos possam ter acesso, realizar diagnóstico adequado e receber tratamento para evitar as complicações e sequelas.

REFERÊNCIAS BIBLIOGRÁFICAS

1. Fernandes CE, Sá MFS. Tratado de Ginecologia Febrasgo. 1. edição. Rio de Janeiro: Elsevier; 2019.

2. Ministério da saúde. Epidemiologia e serviços e saúde – Revista do sistema único de saúde do brasil. [Internet]. Brasília: MS; 2021. 83p. Disponível em https://www.gov.br/saude.

3. CDC. Sexually transmitted disease surveillance 2013. Atlanta: US Department of Health and Human Services; 2014.

4. CDC. Sexually transmitted diseases treatment guideline 2015. Atlanta, GA: US Department of Health and Human Services, CDC.

5. LeFevre ML. USPSTF: screening for chlamydia and gonorrhea. Ann Intern Med 2014;161:902–10.

6. Scholes D, Stergachis A, Heidrich FE, et al. Prevention of pelvic inflammatory disease by screening for cervical chlamydial infection. N Engl J Med 1996;334:1362–6.

7. Kamwendo F, Forslin L, Bodin L, et al. Decreasing incidences of gonorrhea- and chlamydia-associated acute pelvic inflammatory disease: a 25-year study from an urban area of central Sweden. Sex Transm Dis 1996;23:384–91.

8. Seadi CF, Oravec R, von Poser B et al. Laboratory diagnosis of Chlamydia trachomatis infection: advantages and disadvantages of the tests. J. Bras. Patol. Med. Lab. 2002; 38 (2).

9. Papp JR, Schachter J, Gaydos C, et al. Recommendations for the laboratory-based detection of Chlamydia trachomatis and Neisseria gonorrhoeae–2014. MMWR Recomm Rep 2014;63(No. RR-02).

10. Chernesky M, Freund GG, Hook E, 3rd, et al. Detection of Chlamydia trachomatis and Neisseria gonorrhoeae infections in North American women by testing SurePath liquid-based Pap specimens in APTIMA assays. J Clin Microbiol 2007;45:2434–8.

11. Schachter J, Moncada J, Liska S, et al. Nucleic acid amplification tests in the diagnosis of chlamydial and gonococcal infections of the oropharynx and rectum in men who have sex with men. Sex Transm Dis 2008;35:637–42.

12. Mimiaga MJ, Mayer KH, Reisner SL, et al. Asymptomatic gonorrhea and chlamydial infections detected by nucleic acid amplification tests among Boston area men who have sex with men. Sex Transm Dis 2008;35:495–8.

13. Bachmann LH, Johnson RE, Cheng H, et al. Nucleic acid amplification tests for diagnosis of Neisseria gonorrhoeae and Chlamydia trachomatis rectal infections. J Clin Microbiol 2010;48:1827–32.

14. Bachmann LH, Johnson RE, Cheng H, et al. Nucleic acid amplification tests for diagnosis of Neisseria gonorrhoeae oropharyngeal infections. J Clin Microbiol 2009;47:902–7.

15. CDC. Sexually transmitted disease surveillance 2018. Atlanta, GA: US Department of Health and Human Services, CDC; 2019. https://www.cdc.gov/std/stats18/STDSurveillance2018-full-report.pdf

16. Fleming DT, Wasserheit JN. From epidemiological synergy to public health policy and practice: the contribution of other sexually transmitted diseases to sexual transmission of HIV infection. Sex Transm Infect 1999;75:3–17. 10.1136/sti.75.1.3 – DOI – PMC -PubMed.

17. CDC. Antibiotic resistance threats in the United States, 2019. Atlanta, GA: US Department of Health and Human Services, CDC; 2019. https://www.cdc.gov/drugresistance/pdf/threats-report/2019-ar-threats-re...

18. Workowski KA, Berman S; CDC. Sexually transmitted diseases treatment guidelines, 2010. MMWR Recomm Rep 2010;59(No. RR-12). – PubMed.

19. Workowski KA, Bolan GA; CDC. Sexually transmitted diseases treatment guidelines, 2015. MMWR Recomm Rep 2015;64(No. RR-3). – PMC – PubMed.

20. Sancta St. Cyr et al. Update to CDC's Treatment Guidelines for Gonococcal Infection, 2020 Weekly / December 18, 2020 / 69(50);1911–1916.

capítulo 43

Implicações e tratamento da vaginose bacteriana recorrente

> Fernando Sansone Rodrigues*

INTRODUÇÃO

A vaginose bacteriana (VB) é a causa mais comum de corrimento vaginal em mulheres na idade reprodutiva e climatério. Os sintomas característicos são corrimento vaginal acinzentado ou esverdeado com odor desagradável evidenciado nas relações sexuais. O tratamento visa ao alívio dos sintomas, embora 30% a 60% dos casos sejam assintomáticos[1]. A literatura define recidiva como a manifestação do quadro de 3 a 5 vezes no período de um ano. Essa infecção cursa com recidivas frequentes, variando entre 30% em seis meses e 50% em 12 meses[3,4].

Abordaremos nesse capítulo as opções de tratamento para as pacientes com VB, enfatizando os quadros recorrentes.

IMPORTÂNCIA DO TRATAMENTO

O tratamento é indicado nas mulheres sintomáticas para alívio dos sintomas, resgatar segurança sexual e qualidade de vida, enquanto que nas assintomáticas indica-se para prevenir infecções pós-operatórias antes das intervenções cirúrgicas. É importante notar que a VB se resolve espontaneamente em até um terço das mulheres não grávidas e na metade das mulheres grávidas[20].

O tratamento da VB também pode reduzir o risco de adquirir infecções sexualmente transmissíveis (ISTs), incluindo HIV, HPV e Herpes genital[7,21]. Por esse motivo, alguns autores defendem o conceito de tratar todos os pacientes com VB, independentemente da presença ou ausência de sintomas.

---

* Diretor Regional SOGESP de Defesa Profissional; Mestre em Ciências da Saúde FMABC; Professor afiliado FMABC.

Mulheres com VB na menacme podem apresentar uma gama de eventos adversos como consequência desta infecção, que incluem endocervicites, endometrites, infecções do trato urinário, infecções de transmissão sexual (ISTs), esterilidade, infertilidade, abortos precoces e de repetição, parto prematuro por amniorrexes, baixo peso do recém-nascido e infecções puerperais (Figura 1)[9].

A VB resulta de uma mudança complexa na flora vaginal caracterizada por uma redução na concentração do peróxido de hidrogênio, normalmente dominante, produzido pelos lactobacilos, e um aumento na concentração de outros microrganismos, especialmente bastonetes Gram-negativos anaeróbios[5]. A ausência de inflamação é a base para o termo *vaginose*, e não *vaginite*.

A diferença na flora vaginal entre mulheres com e sem VB foi ilustrada em um estudo que utilizou técnica de amplificação gênica (16S-HTS), para determinar a flora vaginal de 27 mulheres com VB e 46 controles. No geral, 35 filotipos bacterianos foram identificados em mulheres com VB, incluindo 16 que foram recentemente identificados. Mulheres com VB tinham uma média de 12,6 filotipos (variação de 9 a 17) por amostra em comparação com 3,3 filotipos (variação de 1 a 6) por amostra em mulheres sem VB[8].

Ravel, em seus estudos, classificou a biota vaginal segundo morfotipos de Lactobacillus dominantes. O autor define cinco grupos com base nos dados de sequenciamento gênico (16S-HTS) de acordo com as espécies bacterianas presentes. Esses grupos são chamados de *Tipos de Estado da Comunidade* (CSTs). Os CSTs foram nomeados de I a V de acordo com a bactéria dominante.

CST I contêm Lactobacillus crispatus predominante, CST II, Lactobacillus gasseri, CST III, Lactobacillus iners, CST V, Lactobacillus jensenii como a espécie principal. Já a CST IV exibe diversidade bacteriana, com aumento de espécies anaeróbicas como Gardnerella, Megasphera, Atopobium e Prevotella.

A composição desequilibrada da microbiota cervicovaginal, composta por alta diversidade e baixa abundância de Lactobacillus,

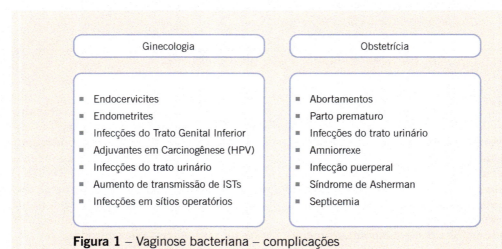

Figura 1 – Vaginose bacteriana – complicações
Adaptada de: Workowski KA, et al. CDC Sexually transmitted[9]

como a CST IV, caracteriza um estado denominado *disbiose*[6].

Algumas mulheres com disbiose desenvolvem sintomas como descarga vaginal anormal, inflamação, odor e prurido, sendo diagnosticadas, nessas condições, com vaginose bacteriana.

A acidez vaginal normal definida por pH entre 3,8 e 4,5 é resultante da catabolização do glicogênio em polímeros menores pela alfa-amilase e posteriormente metabolizados em ácido lático pelas espécies de Lactobacillus.

Dois isômeros de ácido láctico (ácido D- e L-láctico) têm maior ação protetora contra infecções. O Lactobacillus iners tem um genoma pequeno e não produz ácido láctico-D e H_2O_2 e vários estudos correlacionam este fato com maior incidência de infecções nas CST III[7].

Sabe-se ainda que L. iners pode produzir inerolisina, uma citolisina dependente do colesterol, que age de forma tóxica no epitélio vaginal, aumentando a permeabilidade e favorecendo infecções por vírus, similar à ação da proteina vaginolisina sintetizada pela Gardnerella.

Além da produção de ácido láctico, as espécies de lactobacilos também produzem peptídeos antimicrobianos, como bacteriocinas e biossurfactantes, que inibem o crescimento e estabelecimento do patógeno[7].

DIAGNÓSTICO

Na prática clínica, o diagnóstico de VB em mulheres na menacme e perimenopausa é geralmente baseado nos critérios de Amsel, devendo-se identificar ao menos três dos quatro descritos: corrimento vaginal característico, pH alcalino, células-guia e teste das aminas positivo[2]. O uso dos critérios de Nugent ou Hay/Ison para avaliar o esfregaço vaginal com coloração de Gram é o padrão de diagnóstico em estudos de pesquisa, mas requer mais tempo, recursos e experiência.

Usando a coloração de Gram como padrão para o diagnóstico de VB, a sensibilidade dos critérios de Amsel no diagnóstico de VB é superior a 90% e a especificidade é de 77%[2,11].

Se a microscopia não estiver disponível, o diagnóstico deve ser baseado nos achados do exame clínico (corrimento vaginal característico, pH vaginal elevado, odor de peixe)[10].

O teste Affirm VP III tem um desempenho aceitável em comparação ao Gram e utiliza sondas de DNA sensíveis a altas concentrações de G. vaginalis. O teste OSOM BV Blue detecta a enzima sialidase no fluido vaginal que caracteriza a presença da Gardnerella. Os testes comerciais para diagnóstico de VB não são utilizados regularmente, dado o excelente desempenho dos critérios de Amsel, mas podem ser úteis quando a microscopia não está disponível. Estes recursos não estão disponíveis no nosso país.

O esfregaço de Papanicolaou não é confiável para o diagnóstico de VB (sensibilidade 49%, especificidade 93%). Se um esfregaço de citologia sugerir BV com presença de células-guia, a paciente deve ser questionada sobre os sintomas e, quando sintomática, deve ser reavaliada clinicamente antes de instituir-se a terapêutica específica. O tratamento de mulheres assintomáticas não é indicado por rotina[12].

Como vimos, a VB resulta de mudanças complexas na flora vaginal, portanto a cultura vaginal não tem papel no diagnóstico.

TRATAMENTO

O tratamento é impositivo para indivíduos assintomáticos que estão programados para determinados procedimentos ginecológicos[11].

Recomenda-se corrigir quadros descamativos associados ao hipoestrogenismo transitório ou definitivo (menacme, climatério) antes de instituir terapêutica específica[32].

O tratamento de pacientes sintomáticas com metronidazol ou clindamicina administrados por via oral ou intravaginal resulta em uma alta taxa de cura clínica (70% a 80% em quatro semanas de acompanhamento) (Tabela 1)[23]. Como a eficácia do tratamento é semelhante entre metronidazol e clindamicina, independentemente da via de administração, a escolha do medicamento é baseada na disponibilidade, preferência do paciente, efeitos colaterais, custo e história de reações adversas[9]. A medicação oral é mais conveniente, mas está associada a maior ocorrência de efeitos colaterais sistêmicos, como cefaleia, náusea, dor abdominal e diarreia. A opção alternativa ao tratamento será o tinidazol ou o secnidazol via oral (Figura 1).

Metronidazol – O esquema oral recomendado é de 500 mg duas vezes ao dia durante sete dias[9]. O tratamento local com gel vaginal de metronidazol tem eficácia semelhante ao oral. A terapia vaginal consiste em 0,75% de metronidazol em 5 gramas de gel aplicado uma vez ao dia por cinco dias (5 gramas de gel contém 37,5 mg de metronidazol)[9]. O gel vaginal de dose única contém 65 mg de metronidazol em um aplicador pré-envazado com 5 gramas. A escolha da terapia oral versus vaginal deve depender da preferência do paciente.

Clindamicina – A eficácia da clindamicina foi demonstrada em uma metanálise de estudos randomizados, tanto comparativos quanto controlados por placebo[9]. O regime preferido é de sete dias de creme de clindamicina a 2% via vaginal (5 gramas de creme contendo 100 mg de fosfato de clindamicina); pode, porém, ser menos eficaz do que os regimes de metronidazol. A clindamicina vaginal é uma escolha alternativa[9].

Outra opção terapêutica é a clindamicina oral na dose de 300 mg duas vezes ao dia por sete dias ou óvulos de clindamicina de 100 mg por via intravaginal uma vez ao dia por três dias[9]. O creme de clindamicina não deve ser usado concomitantemente com preservativos

Tabela 1 – Alternativas de tratamento para Vaginose Bacteriana
Opções de drogas:
Metronidazol 500 mg via oral duas vezes ao dia por 7 dias *OU*
Metronidazol gel 0,75% 5 g* (aplicador vaginal) uma vez ao dia 5 dias *OU*
Clindamicina 2% creme 5 g (aplicador vaginal) ao deitar por 7 dias
Alternativas:
Clindamicina 300 mg oral duas vezes ao dia 7 dias *OU*
Clindamicina óvulo (cápsula vaginal) 100 mg uma vez ao dia 3 dias *OU*
Tinidazol 1 g oral por 5 dias *OU*
Secnidazol 1 g oral ao dia por 2 dias

Adaptada de: Workowski KA, Bolan GA, Centers for Disease Control and Prevention. Sexually transmitted[9]

de látex, pois podem causar microporosidades no condom, comprometendo a eficácia do método. A colite pseudomembranosa foi relatada com clindamicina oral e tópica[24].

A recidiva clínica deve ser tratada inicialmente com sete dias de metronidazol ou clindamicina por via oral. Após a conduta inicial, a maioria das mulheres com recidivas apresenta benefício com terapia supressiva, mantendo-se assintomáticas. O regime de tratamento pode ser o mesmo ou diferente da opção inicial[32].

Qualquer paciente com mais de três episódios documentados de VB nos 12 meses anteriores deve ser tratada por regime de manutenção que consiste em gel de metronidazol 0,75% por longo prazo (6 meses).

Se essas condutas falharem, prescreve-se gel de metronidazol 0,75% ou tinidazol via oral durante 7 a 10 dias, seguido de gel duas vezes por semana por quatro a seis meses[9].

Os efeitos colaterais do metronidazol (oral ou vaginal) incluem gosto metálico, náusea (em 10% dos pacientes), neutropenia transitória (7,5%). Para pacientes que recebem nitroimidazóis orais é recomendada abstenção do consumo de álcool durante o tratamento e por 24 horas após o mesmo. Os efeitos colaterais gastrointestinais são menos comuns com a administração vaginal[24].

Tinidazol – O tinidazol é um nitroimidazol de segunda geração considerado um esquema alternativo se metronidazol e clindamicina não estiverem disponíveis ou não forem tolerados. Tem meia-vida mais longa que o metronidazol (12 a 14 horas versus 6 a 7 horas) e menos efeitos colaterais. Recomendado 1 grama por via oral uma vez ao dia por cinco dias, pois a eficácia é ligeiramente maior e os efeitos colaterais são ligeiramente menos frequentes comparados ao regime de dose maior (tinidazol 2 gramas por via oral ao dia por dois dias)[24].

Secnidazol – O secnidazol é usado em dose única oral de 2 gramas ou 1 grama por dia por 2 dias. Embora a adesão seja aumentada pela conveniência de um regime de dose única, não há evidências que demonstram que essa dose seja superior à terapia com metronidazol multidose, além do custo menor deste[22].

Tratamento das Gestantes.

Todas as gestantes com VB devem ser tratadas para aliviar os sintomas e prevenir complicações (Figura 1). O tratamento oral é eficaz e está dissociado de efeitos adversos fetais ou obstétricos. As opções terapêuticas incluem o metronidazol via oral na dose de 500 mg duas vezes ao dia por sete dias ou 250 mg por via oral três vezes ao dia por sete dias[19].

A clindamicina é segunda opção na dose de 300 mg por via oral duas vezes ao dia por sete dias[19].

A restrição de uso do metronidazol no primeiro trimestre pelo risco potencial de teratogenicidade não foi confirmado em estudo de metanálise que não encontrou qualquer relação entre a exposição e defeitos congênitos[31]. O CDC recomenda uso de metronidazol no primeiro trimestre[22].

A terapia tópica é opção, pois também apresenta desfechos favoráveis. O CDC recomenda terapia oral ou tópica para o tratamento de gestantes sintomáticas. Os regimes são iguais aos das pacientes não grávidas[22].

Uma metanálise de 2007 mostrou um aumento estatisticamente significativo do risco de parto prematuro nas gestantes com VB. Nessas mulheres, o odds ratio combinado para prematuridade foi 2,16 (IC 95% 1,56-3,00). O risco aumentado de parto prematuro atribuível à VB parece estar relacionado ao trabalho de parto prematuro consequente à corioamnionite. Outras complicações da VB incluem endometrite pós-parto (odds ratio [OR] 2,53, IC 95% 1,25-5,08) e risco aumentado de aborto espontâneo tardio (OR

6,32, IC 95% 3,65-10,90)[32]. Pode haver benefícios para a triagem e tratamento precoce de gestantes assintomáticas que têm história de parto prematuro anterior, mas não há dados suficientes para recomendar essa como prática de rotina[26] (Figura 1).

Tratamento no período de Amamentação

Quadros de VB sintomático em nutrizes pode ser tratado com metronidazol 500 mg duas vezes ao dia durante sete dias. A clindamicina deve ser usada com restrição, pois apresenta risco potencial de causar efeitos adversos na flora gastrointestinal do bebê amamentado, devendo este ser monitorado quanto a diarreia, candidíase (aftas, assaduras) ou, raramente, sangue nas fezes, indicando possível colite associada a antibióticos. Estas manifestações colaterais são menos prováveis com a opção de uso vaginal, pois apenas 30% da dose por essa via são absorvidos[22].

Os dados de desfechos do uso de metronidazol materno não apresentam aumento significativo nos eventos adversos em comparação ao uso de outros antimicrobianos. Recomendação adicional é extrair e descartar o leite por 12 a 24 horas quando a opção de administração materna for a dose única oral de 2 gramas, pois a dose transferida para o bebê é alta (29%).

Após a administração vaginal, os níveis plasmáticos são inferiores a 2% quando comparados à dose oral de 500 mg, portanto, o uso vaginal de metronidazol durante a amamentação não deve motivar preocupação[9].

Para lactantes que recebem tinidazol ou secnidazol, a interrupção da amamentação é recomendada do início do tratamento até três dias após a tomada da última dose[29].

Recidivas

Os biofilmes, que constituem um agregado de bactérias revestidas por uma camada de mucopolissacarídeos, são identificados no epitélio vaginal de mulheres com vaginose bacteriana. Gadnerella vaginalis representam 90% das bactérias no biofilme, enquanto Atopobium vaginae ocupam a maior parte do restante[13].

O DNA extracelular (eDNA) é um fator na estabilidade estrutural dos biofilmes e nas variedades de espécies bacterianas como a Gardnerella vainalis e parece desempenhar um papel importante no estabelecimento e manutenção deste[15].

Estudos epidemiológicos apoiam fortemente a transmissão sexual de patógenos VB. Em uma revisão sistemática e metanálise de 43 estudos observacionais, o contato sexual com novos e múltiplos parceiros masculinos e femininos foi associado a um risco aumentado de VB, enquanto o uso de preservativo foi associado a um risco reduzido[14].

A VB é altamente prevalente (25% a 50%) em mulheres que fazem sexo com mulheres (WSW), sendo mais incidente quando associada a um número crescente de parceiras sexuais. Esse fato sugere que a transmissão sexual é importante neste grupo de mulheres[21]. Outro estudo apresenta resultado diverso, onde parceiras femininas monogâmicas por mais de seis meses tenderam a ter microbiota vaginal estável e concordante, mais próxima da flora normal[17].

A presença de outras infecções sexualmente transmissíveis parece estar associada a um aumento da prevalência de VB. Em uma revisão sistemática e metanálise de estudos avaliando a associação entre infecção por VB e infecção pelo vírus herpes simplex (HSV) 2, as mulheres infectadas com HSV2 tinham um risco 55% maior de infecção por VB em comparação a mulheres que não estavam infectadas por HSV2[18]. Infecções por candidíase vaginal podem ocorrer em mulheres previamente tratadas com metronidazol[31].

Causa mais provável de recidiva é o fracasso em erradicar as bactérias e o biofilme ou a dificuldade para restabelecer a flora vaginal normal de lactobacilos. Infecções envolvendo biofilmes são mais difíceis de erradicar[13].

Tratamentos complementares

Probióticos – Os probióticos (microrganismos vivos que conferem um benefício à saúde do hospedeiro quando administrados em quantidades adequadas) têm sido usados isoladamente e como terapia adjuvante aos antibióticos para o tratamento da VB e prevenção de recidivas. Uma investigação mais aprofundada é necessária para determinar quais cepas ou combinação de cepas são mais eficazes (por exemplo, Lactobacillus rhamnosus GR-1, Lactobacillus reuteri RC-14, Lactobacillus acidophilus), e a dose e duração do uso. A supervisão regulatória e a qualidade dos probióticos disponíveis comercialmente variam em todo o mundo. No Brasil, a farmacopeia oferece probióticos como suplementos alimentares apenas em apresentações orais. Nos Estados Unidos, o conteúdo desses produtos não é padronizado e, muitas vezes, de baixa qualidade. A Food and Drug Administration (FDA) dos EUA recomenda cautela no uso de suplementos dietéticos contendo bactérias vivas ou leveduras em pacientes imunocomprometidos, já que a morte do paciente foi relatada[27].

O ácido bórico não é indicado no tratamento de casos isolados ou iniciais de VB. Há uma plausibilidade no uso de supositórios vaginais de ácido bórico em pacientes com VB redicivante ou recorrente. Esse benefício resulta de uma desestabilização e quebra dos biofilmes, aumentando a eficácia dos antibióticos. Recomendado uso vaginal de óvulos com 600 mg/5 gramas por 5 noites. Nas recidivas, manter aplicação vaginal uma vez por semana por 4 a 10 semanas[30].

O tratamento intravaginal com Lactobacillus crispatus é uma terapia promissora para uso subsequente ao metronidazol. Em um estudo de fase 2B comparando L. crispatus CTV-05 (LACTIN-V) vaginal com placebo em 228 mulheres com diagnóstico de VB, os pacientes que receberam LACTIN-V tiveram menos recorrências de VB em 12 e 24 semanas de acompanhamento (taxa de recorrência 12 semanas: 30% versus 45%; 24 semanas: 39% versus 54%)[32]. Como já sinalizado, não há apresentação de probióticos vaginais em nosso meio.

O transplante de microbioma vaginal é investigado em estudos-piloto envolvendo um pequeno número de mulheres com VB recorrente como um tratamento promissor[28]. Mais dados são necessários antes que essa abordagem se torne uma terapia padrão.

CONSIDERAÇÕES FINAIS / CONCLUSÕES

A VB corresponde a 1/3 das vulvovaginites e resulta de uma alteração da biota vaginal que é colonizada por anaeróbios, contrapondo-se à flora normal de lactobacilos. Essa alteração do ambiente vaginal, atualmente denominada como *disbiose*, cursa com recidivas frequentes e impõe desafios na abordagem terapêutica. O biofilme, hábitos sexuais e estado estrogênico vaginal merecem atenção especial nos casos das recidivas. Tratamento por tempo prolongado, uso de reguladores do pH como ácido bórico, correção da flora intestinal e vaginal com probióticos e uso de preservativos nas relações sexuais são recursos que apresentam resultados razoáveis, mas ainda assim as recidivas ocorrerão em 50% no período de 1 ano.

Estudos internacionais em curso poderão oferecer perspectivas futuras assertivas com tratamentos que neutralizem os biofilmes ou ainda permitam uma recolonização vaginal com Lactobacilos crispatus.

Transplante de microbioma vaginal ainda oferece enormes desafios até que possa ser considerada uma proposta terapêutica segura.

REFERÊNCIAS BIBLIOGRÁFICAS

1. Bradshaw CS, Morton AN, Hocking J, et al. High recurrence rates of bacterial vaginosis over the course of 12 months after oral metronidazole therapy and factors associated with recurrence. J Infect Dis 2006; 193:1478.

2. Amsel R, Totten PA, Spiegel CA, et al. Nonspecific vaginitis. Diagnostic criteria and microbial and epidemiologic associations. Am J Med 1983; 74:14.

3. Klebanoff MA, Schwebke JR, Zhang J, et al. Vulvovaginal symptoms in women with bacterial vaginosis. Obstet Gynecol 2004; 104:267.

4. Yen S, Shafer MA, Moncada J, et al. Bacterial vaginosis in sexually experienced and non-sexually experienced young women entering the military. Obstet Gynecol 2003; 102:92.

5. Muzny CA, Schwebke JR. Pathogenesis of Bacterial Vaginosis: Discussion of Current Hypotheses. J Infect Dis 2016; 214 Suppl 1:S1.

6. Ravel,J.;Gajer,P.;Abdo,Z.;Schneider,G.M.;Koenig,S.S.K.;McCulle,S.L.;Karlebach,S.;Gorle,R.;Russell,J.; Tacket, C.O.; et al. Vaginal microbiome of reproductive-age women. Proc. Natl. Acad. Sci. USA 2011, 108, 4680–4687.

7. Amabebe, E.; Anumba, D.O.C. The Vaginal Microenvironment: The Physiologic Role of Lactobacilli. Front. Med. 2018, 5,181.

8. Fredricks DN, Fiedler TL, Marrazzo JM. Molecular identification of bacteria associated with bacterial vaginosis. N Engl J Med 2005; 353:1899.

9. Workowski KA, Bolan GA, Centers for Disease Control and Prevention Sexually transmitted diseases treatment guidelines, 2015. MMWR Recom Rep 2015; 64:1.

10. Rodrigues FS, Peixoto S, Adami F, Alves BCA, Gehrkec FS, Azzalisd LA, Junqueira VBC, Fonseca LA. Journal of Microbiological Methods. 115 (2015) 144-146.

11. Miller L, Thomas K, Hughes JP, et al. Randomised treatment trial of bacterial vaginosis to prevent post-abortion complication. BJOG 2004; 111:982.

12. Potter J. Should sexual partners of women with bacterial vaginosis receive treatment? Br J Gen Pract 1999; 49:913.

13. Swidsinski A, Mendling W, LoeningBaucke V, et al. Adherent biofilms in bacterial vaginosis. Obstet Gynecol 2005; 106:1013.

14. Swidsinski A, Doerffel Y, LoeningBaucke V, et al. Gardnerella biofilm involves females and males and is transmitted sexually. Gynecol Obstet Invest 2010; 70:256.

15. Hymes SR, Randis TM, Sun TY, Ratner AJ. DNase inhibits Gardnerella vaginalis biofilms in vitro and in vivo. J Infect Dis 2013; 207:1491.

16. Fethers K, Marks C, Mindel A, Estcourt CS. Sexually transmitted infections and risk behaviours in women who have sex with women. Sex Transm Infect 2000; 76:345.

17. Bradshaw CS, Walker SM, Vodstrcil LA, et al. The influence of behaviors and relationships on the vaginal microbiota of women and their female partners: the WOW Health Study. J Infect Dis 2014; 209:1562.

18. Esber A, Vicetti Miguel RD, Cherpes TL, et al. Risk of Bacterial Vaginosis Among Women With Herpes Simplex Virus Type 2 Infection: A Systematic Review and Metaanalysis. J Infect Dis 2015; 212:8.

19. Brocklehurst P, Gordon A, Heatley E, Milan SJ. Antibiotics for treating bacterial vaginosis in pregnancy. Cochrane Database Syst Rev 2013; :CD000262.

20. Tolosa JE, Chaithongwongwatthana S, Daly S, et al. The International Infections in Pregnancy (IIP) study: variations in the prevalence of bacterial vaginosis and distribution of morphotypes in vaginal smears among pregnant women. Am J Obstet Gynecol 2006; 195:1198.

21. Kenyon C, Colebunders R, Crucitti T. The global epidemiology of bacterial vaginosis: a systematic review. Am J Obstet Gynecol 2013; 209:505.

22. Oduyebo OO, Anorlu RI, Ogunsola FT. The effects of antimicrobial therapy on bacterial vaginosis in non-pregnant women. Cochrane Database Syst Rev 2009; :CD006055.

23. National guideline for the management of bacterial vaginosis. Clinical Effectiveness Group (Association of Genitourinary Medicine and the Medical Society for the Study of Venereal Diseases). Sex Transm Infect 1999; 75 Suppl 1:S16.

24. Metronidazole tablet. US Food and Drug Administration (FDA) approved product information. Revised February, 2006. US National Library of Medicine.

25. Caro-Patón T, Carvajal A, Martin de Diego I, et al. Is metronidazole teratogenic? A meta-analysis. Br J Clin Pharmacol 1997; 44:179.

26. Okun N, Gronau KA, Hannah ME. Antibiotics for bacterial vaginosis or Trichomonas vaginalis in pregnancy: A systematic review. Obstet Gynecol 2005; 105:857.

27. US Food and Drug Administration. Med Watch safety alerts for human medical products. 2017.

28. Lev-Sagie A, Goldman-Wohl D, Cohen Y, et al. Vaginal microbiome transplantation in women with intractable bacterial vaginosis. Nat Med 2019; 25:1500.

29. Secnidasole oral granules. US Food and Drug Administration (FDA) approved product inf ormation. Revised September 2017. US National Library of Medicine.

30. Marrazzo JM, Dombrowski JC, Wierzbicki MR, et al. Safety and Efficacy of a Novel Vaginal Anti-infective, TOL-463, in the Treatment of Bacterial Vaginosis and Vulvovaginal Candidiasis: A Randomized, Single-blind, Phase 2, Controlled Trial. Clin Infect Dis 2019; 68:803.

31. Schwebke JR, Desmond R. A randomized trial of metronidazole in asymptomatic bacterial vaginosis to prevent the acquisition of sexually transmitted diseases. Am J Obstet Gynecol 2007; 196:517.e1.

32. Sobel JD. Bacterial vaginosis.Literature review current through: Apr 2021. UpToDate Mar 26, 2021.

capítulo **44**

Micoplasmas: há necessidade de tratamento?

▶ Andréa da Rocha Tristão*
▶ Camila Marcon**
▶ Marcia Guimarães da Silva***

INTRODUÇÃO

Sendo os menores e mais simples organismos autorreplicantes consi-derados eubactérias, os micoplasmas (classe dos Mollicutes) exibem pro-priedades únicas. Na ausência de paredes celulares e membranas externas encontradas em bactérias Gram-positivas ou Gram-negativas, a aquisição evolutiva de sistemas para compensar essas limitações, tais como arquitetura de superfície de membrana dinâmica, estrutural e funcionalmente versátil, faz-se crucial para sua sobrevivência e para estabelecer, manter e perturbar a relação sutil com seus hospedeiros[1].

A prevalência de micoplasmas genitais, incluindo Ureaplasma urealyticum, *Ureaplasma parvum*, Mycoplasma hominis e *Mycoplasma genitalium*, varia amplamente e depende principalmente de características demográficas, como localização geográfica, status socioeconômico e número de parceiros sexuais e, secundariamente, do tipo de estudo, local de amostragem e método diag-nóstico[2]. Assim, a presença de *U. urealyticum* no líquido amniótico pode variar de 3,3% a 63,0%, enquanto que no conteúdo vaginal, a taxa varia de 3,7% a

---

* Mestre e Doutora pela Faculdade de Medicina de Botucatu – UNESP; Responsável pelos Ambulatórios de Infecções Genitais Femininas e Patologia do Trato Genital Inferior e Colposcopia do Departamento de Ginecologia e Obstetrícia da Faculdade de Medicina de Botucatu – UNESP.

** Professora adjunta da Universidade Federal do Paraná. Área de atuação – microbiologia clínica com ênfase em microbiota vaginal.

*** Mestre e Doutora pelo Programa de Pós-Graduação em Patologia da Faculdade de Medicina de Botucatu, Unesp, São Paulo, Brasil. Docente do Departamento de Patologia da Faculdade de Medicina de Botucatu, Unesp. Bolsista de Produtividade do CNPq.

89,7%[2]. Em relação ao *M. hominis*, a prevalência oscila entre 1,4% e 35,5% no líquido amniótico e entre 2,5% e 55,0% no conteúdo vaginal. Embora *U. urealyticum* seja mais prevalente em rotura prematura de membranas pré-termo em comparação com M. hominis[3], a coocorrência dessas espécies bacterianas no fluido vaginal eleva o risco de resultados adversos da gravidez[4,5].

A invasão polibacteriana e inflamação da cavidade amniótica é um cenário comum no parto pré-termo[6], pois os micoplasmas genitais quase nunca estão sozinhos na cavidade intra-amniótica, e outros patógenos podem ser isolados conjuntamente em casos de trabalho de parto prematuro (TPP) e na rotura prematura de membranas pré-termo (RPM-PT). A interação bacteriana, sua carga e antigenicidade podem modificar o efeito causado pelos micoplasmas na cavidade amniótica, uma vez que a infecção polibacteriana, cenário comum nos casos de vaginose bacteriana (VB), envolve interações complexas entre as linhagens[7]. Cabe aqui ressaltar a importância dos quadros de disbioses vaginais, especialmente a vaginose bacteriana recorrente (VBR), com potencial para causar complicações mais graves à mulher, à medida que dificulta o clearance de outros patógenos associados às infecções de transmissão sexual (IST) e a possibilidade real de ascensão do core patológico ao trato genital superior. Outro fator importante a ser considerado, trata-se da maior virulência das espécies bacterianas, que por inter-relações complexas, tem potencial para causar maiores danos ao hospedeiro.

Margarita et al.[8] ressaltam a ocorrência de simbiose entre Trichomonas vaginalis e *M. hominis*, resultando em mecanismo de evasão do sistema imune e menor efetividade do antimicrobiano. Em relação à espécie Ca. *M. girerdii*, estudos de metagenômica estabelecem associação com *T. vaginalis* e disbiose vaginal, com destaque para carga elevada de Prevotella spp. em detrimento das espécies lactobacilares[9]. Em obstetrícia, Thi Trung Thu et al.[10] elucidam que após o tratamento da tricomoníase vaginal com antimicrobiano, há liberação maciça de *M. hominis* que habitavam intracelularmente o *T. vaginalis* e através de relações de endosimbiose, o *M. hominis* passa a expressar genes que conferem habilidade para aderir e invadir as membranas fetais além de infectar o líquido amniótico (goiC, goiB, alr), resultando em desfecho gestacional adverso, com destaque para o parto pré-termo espontâneo.

DIAGNÓSTICO

Considerando-se que as espécies do gênero Mycoplasma são pequenas bactérias com genoma reduzido e sem parede celular, fica claro que não são detectadas pela coloração de Gram. São microrganismos extremamente difíceis de cultivar (microrganismos fastidiosos), exigindo até 6 meses para o crescimento[11]. Dada a dificuldade de cultivo dessas espécies e a falta de testes sorológicos padronizados, quando necessário, testes de amplificação de ácido nucléico (NAAT), na forma de reação em cadeia da polimerase (PCR) são realizados para a pesquisa de Mycoplasma spp. em conteúdo vaginal, secreção endocervical e urina. No entanto, estudos recentes têm ressaltado a falta de evidências para atribuir nexo causal na gênese de doença inflamatória pélvica (DIP), vaginite, cervicite, e infertilidade às espécies M. hominis, U. parvum ou U. urealyticum, especialmente no cenário de eubiose vaginal. Assim sendo, Horner et al.[12] não recomendam screening dessas espécies de molicutes nem mesmo em pacientes sintomáticas, recomendando-se primeiramente a pesquisa dos agentes clássicos de ISTs. A utilização indiscriminada de testes comerciais sob forma de ensaios PCR multiplex tem levado a tratamentos desnecessários e a ocorrência de resistência aos antimicrobianos mais comumente utilizados[13].

MYCOPLASMA GENITALIUM

Introdução

A infecção por M. genitalium, espécie bacteriana já estabelecida como agente de IST, tem sido associada a vários outros patógenos de transmissão sexual. Entretanto, as prevalências de coinfecção variam tanto quanto as taxas de detecção de monoinfecção por M. genitalium e dependem de vários fatores, como ambiente clínico, local de amostragem biológica, dados sociodemográficos e sexuais e métodos de triagem.

A prevalência de M. genitalium varia de 1% a 6% em mulheres[14] e pode atingir incríveis taxas de 38% em mulheres de alto risco para aquisição de IST[15]. Em relação às endocervicites, este pode ser o agente causador

em 10% a 30% dos casos[11]. O patógeno mais frequentemente associado ao M. genitalium é a bactéria intracelular, Chlamydia trachomatis. Embora poucos estudos não tenham detectado qualquer correlação entre esses microrganismos[16,17], a taxa de coinfecção entre M. genitalium e C. trachomatis pode variar de 0,1% a 29,9%[18-20]. Além disso, a infecção por C. trachomatis aumenta 3,5 vezes as chances de infecção por M. genitalium[18].

A infecção por M. genitalium também foi associada a outras espécies, como M. hominis. Na população brasileira, a taxa de coinfecção entre esses dois patógenos é de 5%[21]. Chra et al.[22] relataram que indivíduos infectados com M. genitalium têm maior probabilidade de serem coinfectados com Ureaplasma spp. Em relação às infecções virais sexualmente transmissíveis, a presença de M. genitalium já foi associada a um risco aumentado de aquisição de HIV em 2-3 vezes. Estudo experimental demonstrou que M. genitalium infecta células epiteliais, reduzindo a integridade da mucosa e ativando linfócitos CD4+, promovendo assim a transmissão e reprodução do HIV em superfícies mucosas[23]. Da mesma forma, indivíduos HIV positivos apresentam altas taxas de infecção por M. genitalium, de 11%-33%. Com relação ao Papilomavírus Humano (HPV), Gomih-Alakija et al.[24] demonstraram correlação positiva entre infecções por M. genitalium e infecção por HPV de alto risco entre mulheres profissionais do sexo.

Outra condição importante a ser considerada no contexto da saúde reprodutiva feminina é a microbiota vaginal. A clássica disbiose vaginal, VB, já foi associada a infecções por M. genitalium. Trata-se de condição em que espécies de Lactobacillus presentes na microbiota vaginal saudável são substituídas por espécies de bactérias predominantemente anaeróbias, como Mobilluncus sp., Atopobium sp. e Gardnerella spp.[25]. Embora a VB não represente uma infecção per se, essa alteração de microbiota vaginal já foi associada a várias ISTs e complicações do trato reprodutivo e da gestação, incluindo DIP e parto pré-termo. Embora a correlação entre VB e M. genitalium ainda seja controversa, com alguns estudos não relatando associação entre essas condições[26-28], um corpo crescente de evidências indica o contrário[29,30]. Recente estudo longitudinal indicou que a presença de VB pode aumentar a suscetibilidade ao M. genitalium[29]. Assim sendo, torna-se clara a importância de investigar as interações e a dinâmica entre infecções por M. genitalium e outras ISTs / VB em diferentes populações. Neste contexto, a pesquisa de M. genitalium pode ser de particular valor em pacientes com diagnóstico de C. trachomatis, HIV e VB, bem como naquelas com quadros persistentes ou recorrentes de uretrites, cervicites e DIP.

DIAGNÓSTICO

O diagnóstico clínico de infecções urogenitais por M. genitalium não tem alto valor preditivo positivo devido à grande porcentagem de casos assintomáticos[31,32]. Se presentes, os sinais e sintomas clínicos são altamente inespecíficos e muito semelhantes às outras infecções[33]. Portanto, testes laboratoriais para detecção de M. genitalium são necessários. As culturas microbiológicas são a abordagem mais comum para o diagnóstico de infecção bacteriana. No entanto, devido à sua capacidade de biossíntese extremamente limitada e natureza fastidiosa, o cultivo in vitro de M. genitalium é inadequado para fins diagnósticos[34]. Algumas abordagens sorológicas foram tentadas, mas foram dificultadas pela variação antigênica de M. genitalium e presença de análogos imunogênicos de outras espécies pertencentes à classe dos Molicutes[35].

O mau desempenho da cultura e dos métodos sorológicos não permitiu a detecção precisa de M. genitalium até o desenvolvimento dos primeiros testes moleculares no início de 1990[36]. Jensen et al.[36] desenvolveram PCR direcionado ao gene da proteína de adesão de M. genitalium e grandes avanços no uso do DNA para microbiologia clínica, especialmente nas últimas duas décadas, permitiram o desenvolvimento de outros NAATs para detecção de M. genitalium em amostras clínicas. Em geral, os métodos moleculares diferem em termos de necessidade de extração prévia de DNA, uso de controle interno e alvos únicos ou múltiplos no genoma do M. genitalium e/ou outros organismos que possam coexistir. Na verdade, devido à frequente coinfecção de M. genitalium com C. trachomatis, N. gonorrhoeae, Trichomonas vaginalis e Ureaplasma spp., a maioria dos kits comerciais foi desenvolvida para a detecção de múltiplos organismos[32,37-39].

O PCR convencional é trabalhoso e demorado. Assim, a maioria dos testes moleculares disponíveis atualmente é baseada em PCR em tempo real (RT-PCR), que também apresenta vantagens em relação à PCR convencional devido à sua maior capacidade de multiplexação. A maioria dos kits RT-PCR comerciais disponíveis compreende a detecção simultânea de C. trachomatis e N. gonorrhoeae, com excelente concordância geral com os métodos de referência testados[40,41]. Outros testes moleculares desenvolvidos para a detecção de M. genitalium são baseados na amplificação mediada por transcrição. Este método é baseado na detecção de rRNA 16S, que reduz a contaminação residual e a amplificação inespecífica. Apesar dos valores de sensibilidade ligeiramente inferiores para esse método quando comparados a outros testes de amplificação de ácido nucleico, seus valores de especificidade variam entre 98% e 100%[42,43]. Vale ressaltar que já se dispõe de kit comercial RT-PCR para a concomitante detecção de cinco mutações no gene 23S rRNA de M. genitalium associadas à resistência aos macrolídeos[44]. Em relação aos espécimes clínicos mais adequados para análise molecular, a urina é altamente representativa para os homens, enquanto sua sensibilidade para as mulheres decresce consideravelmente. As amostras endocervicais são as mais aceitáveis em mulheres, e o uso de amostras de urina nesta população só é recomendado em situações onde apenas a autocoleta está disponível[39].

Na maioria dos ambientes clínicos, especialmente nos países em desenvolvimento, as ferramentas moleculares para a detecção da infecção por M. genitalium não estão disponíveis. Assim, tem sido tratada empiricamente há décadas com azitromicina e, como resultado, as taxas de resistência aos macrolídeos aumentaram dramaticamente, atingindo cerca de 40% entre as cepas causadoras de infecção urogenital em todo o mundo[45,46]. Os casos de resistência aos macrolídeos estão associados a mutações pontuais no gene 23S rRNA, mais comumente A2058G ou A2059G[47].

TRATAMENTO

Com a crescente resistência à azitromicina, foram propostas drogas alternativas para o tratamento de M. genitalium, como a doxiciclina. No entanto, estudo de revisão de Manhart et al.[48] mostrou que as taxas de cura microbiológica com a doxiciclina variaram de 17% a 94%.

Em casos de falha do tratamento com azitromicina, a moxifloxacina também foi proposta como opção de tratamento. Na verdade, estudos reconheceram a eficácia da moxifloxacina em indivíduos com persistência da infecção por M. genitalium após o tratamento com azitromicina[49,50]. No entanto, a potencial hepatotoxicidade geralmente atribuída às fluoroquinolonas e a detecção de mutações que levam à resistência ao M. genitalium também levantaram preocupações sobre seu uso[51]. A monoterapia com moxifloxacina para doença inflamatória pélvica não complicada mostrou-se clínica e bacteriologicamente eficiente, sendo opção a ser considerada. No entanto, o M. genitalium multirresistente já foi detectado na população europeia, o que nos leva a hipotetizar um aumento nas taxas de resistência às quinolonas em todo o mundo nos próximos anos[52].

Guidelines recentes propõem os seguintes esquemas de tratamento para o M. genitalium:

Centers for Disease Control (CDC), 2021[53], e Australasian Sexual Health Alliance (ASHA), 2017[54].

Sem disponibilidade de testes para verificar resistência aos macrolídeos:

- Uretrites e cervicites: Doxiciclina 100 mg VO 12/12 horas por 7 dias seguido de Moxifloxacino 400 mg VO 1x/dia, por 7 dias.

Com disponibilidade de testes para verificar resistência aos macrolídeos:

- Uretrites e cervicites: Doxiciclina 100 mg VO de 12/12 horas por 7 dias seguido de Azitromicina 1g VO 1x/dia no primeiro dia seguindo-se 500 mg VO 1x/dia por mais 3 dias, para os casos sensíveis aos macrolídeos.

- Uretrites e cervicites: Doxiciclina 100 mg VO de 12/12 horas por 7 dias seguido de Moxifloxacino 400 mg VO 1x/dia, por 7 dias, para os casos de resistência aos macrolídeos.

British Association for Sexual Health and HIV (BASHH), 2019[55].

Com disponibilidade de testes para verificar resistência aos macrolídeos ou quando se desconhece a resistência:

- Uretrites e cervicites: Doxiciclina 100 mg VO de 12/12 horas por 7 dias seguido de Azitromicina 1 g VO 1x/

dia no primeiro dia, seguindo-se 500 mg VO 1x/dia por 2 dias

Com estabelecida resistência aos macrolídeos ou com falha terapêutica em tratamento prévio com Azitromicina:

- Uretrites e cervicites: Moxifloxacino 400 mg VO 1x/dia, por 10 dias.

Em relação ao tratamento da parceria sexual, o BASHH guideline recomenda testagem e tratamento com o mesmo esquema terapêutico.
CDC,2021[53], ASHA,2017[54], e BASHH, 2019[55].

- DIP: Moxifloxacino 400 mg VO 1x/dia, por 14 dias.

É importante pontuar que gestantes não podem ser tratadas com Doxiciclina, nem com Moxifloxacino, em nenhum trimestre gestacional. Assim sendo, o tratamento de escolha para esse grupo de pacientes inclui a Azitromicina como primeira opção, sendo a Espectinomicina a droga a ser utilizada nos casos de falha terapêutica. Esta última tem posologia pouco cômoda, compreendo administração intramuscular de dose de 2 gramas/dia, por 7 dias[56].

CONSIDERAÇÕES FINAIS

A simples presença de microrganismos comensais como M. hominis, U. parvum e U. urealyticum no conteúdo vaginal, especialmente se detectados qualitativamente, não implica decisões terapêuticas, devendo-se considerar estudo da microbiota vaginal, minimamente por microscopia óptica.
A simples detecção de M. hominis, U. urealyticum e U. parvum por kits que empregam a metodologia PCR multiplex determina uso indiscriminado de antimicrobianos, facilitando o surgimento de resistência.

As complicações em ginecologia (DIP) e em obstetrícia (parto pré-termo espontâneo) têm associação com M. hominis, U. urealyticum e U. parvum em contexto de disbiose vaginal.

M. genitalium é agente clássico de IST, com prevalência especialmente elevada nos quadros de recorrência (uretrites, cervicites e DIP), devendo, portanto, ser rastreado nessa condição.

Os mecanismos genéticos envolvidos na resistência antimicrobiana ao M. genitalium devem desencorajar o uso empírico das poucas opções terapêuticas, especialmente fluoroquinolonas, na abordagem dessa infecção.

REFERÊNCIAS BIBLIOGRÁFICAS

1. Rosengarten R, Citti C, Glew M, Lischewski A, Droesse M, Much P, Winner F, Brank M, Spergser J. Host-pathogen interactions in mycoplasma pathogenesis: virulence and survival strategies of minimalist prokaryotes. Int J Med Microbiol. 2000 Mar;290(1):15-25. doi: 10.1016/S1438-4221(00)80099-5. PMID: 11043978.

2. Capoccia R, Greub G, Baud D. Ureaplasma urealyticum, Mycoplasma hominis and adverse pregnancy outcomes. Curr Opin Infect Dis. 2013 Jun;26(3):231-40. doi: 10.1097/QCO.0b013e328360db58. PMID: 23587772.

3. Kacerovský M, Pavlovský M, Tosner J. Preterm premature rupture of the membranes and genital mycoplasmas. Acta Medica (Hradec Kralove). 2009;52(3):117-20. doi: 10.14712/18059694.2016.115. PMID: 20073423.

4. Larsen B, Hwang J. Mycoplasma, Ureaplasma, and adverse pregnancy outcomes: a fresh look. Infect Dis Obstet Gynecol. 2010;2010:521921. doi: 10.1155/2010/521921. Epub 2010 Jul 12. PMID: 20706675; PMCID: PMC2913664.

5. Kwak DW, Hwang HS, Kwon JY, Park YW, Kim YH. Co-infection with vaginal Ureaplasma urealyticum and Mycoplasma hominis increases adverse pregnancy outcomes in patients with preterm labor or preterm premature rupture of membranes. J Matern Fetal Neonatal Med. 2014 Mar;27(4):333-7. doi: 10.3109/14767058.2013.818124. Epub 2013 Jul 18. PMID: 23796000.

6. Marconi C, de Andrade Ramos BR, Peraçoli JC, Donders GG, da Silva MG. Amniotic fluid interleukin-1 beta and interleukin-6, but not interleukin-8 correlate with microbial invasion of the amniotic cavity in preterm labor. Am J Reprod Immunol. 2011 Jun;65(6):549-56. doi: 10.1111/j.1600-0897.2010.00940.x. Epub 2011 Jan 9. PMID: 21214658.

7. Donders GGG, Ruban K, Bellen G, Petricevic L. Mycoplasma/Ureaplasma infection in pregnancy: to screen or not to screen. J Perinat Med. 2017 Jul 26;45(5):505-515. doi: 10.1515/jpm-2016-0111. PMID: 28099135.

8. Margarita V, Fiori PL, Rappelli P. Impact of Symbiosis Between Trichomonas vaginalis and Mycoplasma hominis on Vaginal Dysbiosis: A Mini Review. Front Cell Infect Microbiol. 2020 May 8;10:179. doi: 10.3389/fcimb.2020.00179. PMID: 32457847; PMCID: PMC7226223.

9. Fettweis JM, Serrano MG, Huang B, Brooks JP, Glascock AL, Sheth NU; Vaginal Microbiome Consortium, Strauss JF 3rd, Jefferson KK, Buck GA. An emerging mycoplasma associated with trichomoniasis, vaginal infection and disease. PLoS One. 2014 Oct 22;9(10):e110943. doi: 10.1371/journal.pone.0110943. PMID: 25337710; PMCID: PMC4206474.

10. Thi Trung Thu T, Margarita V, Cocco AR, Marongiu A, Dessì D, Rappelli P, Fiori PL. Trichomonas vaginalis Transports Virulent Mycoplasma hominis and Transmits the Infection to Human Cells after Metronidazole Treatment: A Potential Role in Bacterial Invasion of Fetal Membranes and Amniotic Fluid. J Pregnancy. 2018 Aug 2;2018:5037181. doi: 10.1155/2018/5037181. PMID: 30174955; PMCID: PMC6098910.

11. Workowski KA, Bolan GA; Centers for Disease Control and Prevention. Sexually transmitted diseases treatment guidelines, 2015. MMWR Recomm Rep. 2015 Jun 5;64(RR-03):1-137. Erratum in: MMWR Recomm Rep. 2015 Aug 28;64(33):924. PMID: 26042815; PMCID: PMC5885289.

12. Horner P, Donders G, Cusini M, Gomberg M, Jensen JS, Unemo M. Should we be testing for urogenital Mycoplasma hominis, Ureaplasma parvum and Ureaplasma urealyticum in men and women? - a position statement from the European STI Guidelines Editorial Board. J Eur Acad Dermatol Venereol. 2018 Nov;32(11):1845-1851. doi: 10.1111/jdv.15146. Epub 2018 Jul 6. PMID: 29924422.

13. Dunphy KP. Mycoplasma genitalium and the means to others' ends. Sex Transm Infect. 2019 Nov;95(7):473-474. doi: 10.1136/sextrans-2019-054092. Epub 2019 Jul 4. PMID: 31273048.

14. Ona S, Molina RL, Diouf K. Mycoplasma genitalium: An Overlooked Sexually Transmitted Pathogen in Women? Infect Dis Obstet Gynecol. 2016;2016:4513089. doi: 10.1155/2016/4513089. Epub 2016 Apr 24. PMID: 27212873; PMCID: PMC4860244.

15. Casin I, Vexiau-Robert D, De La Salmonière P, Eche A, Grandry B, Janier M. High prevalence of Mycoplasma genitalium in the lower genitourinary tract of women attending a sexually transmitted disease clinic in Paris, France. Sex Transm Dis. 2002 Jun;29(6):353-9. doi: 10.1097/00007435-200206000-00008. PMID: 12035026.

16. Balkus JE, Manhart LE, Jensen JS, Anzala O, Kimani J, Schwebke J, Shafi J, Rivers C, Kabare E, McClelland RS. Mycoplasma genitalium Infection in Kenyan and US Women. Sex Transm Dis. 2018 Aug;45(8):514-521. doi:

10.1097/OLQ.0000000000000799. PMID: 29465649; PMCID: PMC6043389.

17. Korhonen S, Hokynar K, Eriksson T, Natunen K, Paavonen J, Lehtinen M, Puolakkainen M. The Prevalence of HSV, HHV-6, HPV and Mycoplasma genitalium in Chlamydia trachomatis positive and Chlamydia trachomatis Negative Urogenital Samples among Young Women in Finland. Pathogens. 2019 Dec 1;8(4):276. doi: 10.3390/pathogens8040276. PMID: 31805637; PMCID: PMC6963806.

18. Seña AC, Lee JY, Schwebke J, Philip SS, Wiesenfeld HC, Rompalo AM, Cook RL, Hobbs MM. A Silent Epidemic: The Prevalence, Incidence and Persistence of Mycoplasma genitalium Among Young, Asymptomatic High-Risk Women in the United States. Clin Infect Dis. 2018 Jun 18;67(1):73-79. doi: 10.1093/cid/ciy025. PMID: 29342269; PMCID: PMC6005142.

19. Gesink D, Racey CS, Seah C, Zittermann S, Mitterni L, Juzkiw J, Jamieson H, Greer J, Singh S, Jensen JS, Allen V. Mycoplasma genitalium in Toronto, Ont: Estimates of prevalence and macrolide resistance. Can Fam Physician. 2016 Feb;62(2):e96-101. PMID: 27331225; PMCID: PMC4755653.

20. Hart T, Tang WY, Mansoor SAB, Chio MTW, Barkham T. Mycoplasma genitalium in Singapore is associated with Chlamydia trachomatis infection and displays high macrolide and Fluoroquinolone resistance rates. BMC Infect Dis. 2020 Apr 28;20(1):314. doi: 10.1186/s12879-020-05019-1. PMID: 32345231; PMCID: PMC7189604.

21. Campos GB, Lobão TN, Selis NN, Amorim AT, Martins HB, Barbosa MS, Oliveira TH, dos Santos DB, Figueiredo TB, Miranda Marques L, Timenetsky J. Prevalence of Mycoplasma genitalium and Mycoplasma hominis in urogenital tract of Brazilian women. BMC Infect Dis. 2015 Feb 14;15:60. doi: 10.1186/s12879-015-0792-4. PMID: 25886914; PMCID: PMC4336719.

22. Chra P, Papaparaskevas J, Papadogeorgaki E, Panos G, Leontsinidis M, Arsenis G, Tsakris A. Prevalence of Mycoplasma genitalium and other sexually-transmitted pathogens among high-risk individuals in Greece. Germs. 2018 Mar 1;8(1):12-20. doi: 10.18683/germs.2018.1128. PMID: 29564244; PMCID: PMC5845971.

23. Das K, De la Garza G, Siwak EB, Scofield VL, Dhandayuthapani S. Mycoplasma genitalium promotes epithelial crossing and peripheral blood mononuclear cell infection by HIV-1. Int J Infect Dis. 2014 Jun;23:31-8. doi: 10.1016/j.ijid.2013.11.022. Epub 2014 Mar 21. PMID: 24661929; PMCID: PMC4979978.

24. Gomih-Alakija A, Ting J, Mugo N, Kwatampora J, Getman D, Chitwa M, Patel S, Gokhale M, Kimani J, Behets FS, Smith JS. Clinical characteristics associated with Mycoplasma genitalium among female sex workers in Nairobi, Kenya. J Clin Microbiol. 2014 Oct;52(10):3660-6. doi: 10.1128/JCM.00850-14. Epub 2014 Aug 6. PMID: 25100823; PMCID: PMC4187795.

25. Nugent RP, Krohn MA, Hillier SL. Reliability of diagnosing bacterial vaginosis is improved by a standardized method of gram stain interpretation. J Clin Microbiol. 1991 Feb;29(2):297-301. doi: 10.1128/jcm.29.2.297-301.1991. PMID: 1706728; PMCID: PMC269757.

26. Keane FE, Thomas BJ, Gilroy CB, Renton A, Taylor-Robinson D. The association of Mycoplasma hominis, Ureaplasma urealyticum and Mycoplasma genitalium with bacterial vaginosis: observations on heterosexual women and their male partners. Int J STD AIDS. 2000 Jun;11(6):356-60. doi: 10.1258/0956462001916056. PMID: 10872907.

27. Lawton BA, Rose SB, Bromhead C, Gaitanos LA, MacDonald EJ, Lund KA. High prevalence of Mycoplasma genitalium in women presenting for termination of pregnancy.

Contraception. 2008 Apr;77(4):294-8. doi: 10.1016/j.contraception.2007.12.002. Epub 2008 Mar 4. PMID: 18342654.

28. Cohen CR, Nosek M, Meier A, Astete SG, Iverson-Cabral S, Mugo NR, Totten PA. Mycoplasma genitalium infection and persistence in a cohort of female sex workers in Nairobi, Kenya. Sex Transm Dis. 2007 May;34(5):274-9. doi: 10.1097/01.olq.0000237860.61298.54. PMID: 16940898.

29. Lokken EM, Balkus JE, Kiarie J, Hughes JP, Jaoko W, Totten PA, McClelland RS, Manhart LE. Association of Recent Bacterial Vaginosis With Acquisition of Mycoplasma genitalium. Am J Epidemiol. 2017 Jul 15;186(2):194-201. doi: 10.1093/aje/kwx043. PMID: 28472225; PMCID: PMC5860020.

30. Nye MB, Harris AB, Pherson AJ, Cartwright CP. Prevalence of Mycoplasma genitalium infection in women with bacterial vaginosis. BMC Womens Health. 2020 Mar 26;20(1):62. doi: 10.1186/s12905-020-00926-6. PMID: 32216785; PMCID: PMC7099815.

31. Smieszek T, White PJ. Apparently-Different Clearance Rates from Cohort Studies of Mycoplasma genitalium Are Consistent after Accounting for Incidence of Infection, Recurrent Infection, and Study Design. PLoS One. 2016 Feb 24;11(2):e0149087. doi: 10.1371/journal.pone.0149087. PMID: 26910762; PMCID: PMC4766284.

32. Pereyre S, Laurier Nadalié C, Bébéar C; investigator group. Mycoplasma genitalium and Trichomonas vaginalis in France: a point prevalence study in people screened for sexually transmitted diseases. Clin Microbiol Infect. 2017 Feb;23(2):122.e1-122.e7. doi: 10.1016/j.cmi.2016.10.028. Epub 2016 Nov 9. PMID: 27836808.

33. Short VL, Totten PA, Ness RB, Astete SG, Kelsey SF, Haggerty CL. Clinical presentation of Mycoplasma genitalium Infection versus Neisseria gonorrhoeae infection among women with pelvic inflammatory disease.

Clin Infect Dis. 2009 Jan 1;48(1):41-7. doi: 10.1086/594123. PMID: 19025498; PMCID: PMC2652068.

34. Taylor-Robinson D, Jensen JS. Mycoplasma genitalium: from Chrysalis to multicolored butterfly. Clin Microbiol Rev. 2011 Jul;24(3):498-514. doi: 10.1128/CMR.00006-11. PMID: 21734246; PMCID: PMC3131060.

35. Ma L, Mancuso M, Williams JA, Van Der Pol B, Fortenberry JD, Jia Q, Myers L, Martin DH. Extensive variation and rapid shift of the MG192 sequence in Mycoplasma genitalium strains from patients with chronic infection. Infect Immun. 2014 Mar;82(3):1326-34. doi: 10.1128/IAI.01526-13. Epub 2014 Jan 6. PMID: 24396043; PMCID: PMC3958013.

36. Jensen JS, Uldum SA, Søndergård-Andersen J, Vuust J, Lind K. Polymerase chain reaction for detection of Mycoplasma genitalium in clinical samples. J Clin Microbiol. 1991 Jan;29(1):46-50. doi: 10.1128/jcm.29.1.46-50.1991. PMID: 1993766; PMCID: PMC269700.

37. Napierala M, Munson E, Wenten D, Phipps P, Gremminger R, Schuknecht MK, Munson KL, Boyd V, Hamer D, Schell RF, Hryciuk JE. Detection of Mycoplasma genitalium from male primary urine specimens: an epidemiologic dichotomy with Trichomonas vaginalis. Diagn Microbiol Infect Dis. 2015 Jul;82(3):194-8. doi: 10.1016/j.diagmicrobio.2015.03.016. Epub 2015 Mar 25. PMID: 25934156.

38. Munson E, Bykowski H, Munson KL, Napierala M, Reiss PJ, Schell RF, Hryciuk JE. Clinical Laboratory Assessment of Mycoplasma genitalium Transcription-Mediated Amplification Using Primary Female Urogenital Specimens. J Clin Microbiol. 2016 Feb;54(2):432-8. doi: 10.1128/JCM.02463-15. Epub 2015 Dec 9. PMID: 26659209; PMCID: PMC4733161.

39. Gratrix J, Plitt S, Turnbull L, Smyczek P, Brandley J, Scarrott R, Naidu P, Parker P, Blore B, Bull A, Shokoples S, Bertholet L, Martin I,

Chernesky M, Read R, Singh A. Prevalence and antibiotic resistance of Mycoplasma genitalium among STI clinic attendees in Western Canada: a cross-sectional analysis. BMJ Open. 2017 Jul 10;7(7):e016300. doi: 10.1136/bmjopen-2017-016300. PMID: 28698342; PMCID: PMC5541599.

40. Le Roy C, Pereyre S, Bébéar C. Evaluation of two commercial real-time PCR assays for detection of Mycoplasma genitalium in urogenital specimens, J Clin Microbiol. 2014 Mar;52(3):971-3. doi: 10.1128/JCM.02567-13. Epub 2013 Dec 26. PMID: 24371239; PMCID: PMC3957763.

41. Rumyantseva T, Golparian D, Nilsson CS, Johansson E, Falk M, Fredlund H, Van Dam A, Guschin A, Unemo M. Evaluation of the new AmpliSens multiplex real-time PCR assay for simultaneous detection of Neisseria gonorrhoeae, Chlamydia trachomatis, Mycoplasma genitalium, and Trichomonas vaginalis. APMIS. 2015 Oct;123(10):879-86. doi: 10.1111/apm.12430. Epub 2015 Aug 24. PMID: 26299582.

42. Wroblewski JK, Manhart LE, Dickey KA, Hudspeth MK, Totten PA. Comparison of transcription-mediated amplification and PCR assay results for various genital specimen types for detection of Mycoplasma genitalium. J Clin Microbiol. 2006 Sep;44(9):3306-12. doi: 10.1128/JCM.00553-06. PMID: 16954265; PMCID: PMC1594725.

43. Hardick J, Giles J, Hardick A, Hsieh YH, Quinn T, Gaydos C. Performance of the gen-probe transcription-mediated [corrected] amplification research assay compared to that of a multitarget real-time PCR for Mycoplasma genitalium detection. J Clin Microbiol. 2006 Apr;44(4):1236-40. doi: 10.1128/JCM.44.4.1236-1240.2006. Erratum in: J Clin Microbiol. 2006 Jun;44(6):2320. PMID: 16597844; PMCID: PMC1448649.

44. Tabrizi SN, Tan LY, Walker S, Twin J, Poljak M, Bradshaw CS, Fairley CK, Bissessor M,

Mokany E, Todd AV, Garland SM. Multiplex Assay for Simultaneous Detection of Mycoplasma genitalium and Macrolide Resistance Using PlexZyme and PlexPrime Technology. PLoS One. 2016 Jun 6;11(6):e0156740. doi: 10.1371/journal.pone.0156740. PMID: 27271704; PMCID: PMC4894623.

45. Gesink DC, Mulvad G, Montgomery-Andersen R, Poppel U, Montgomery-Andersen S, Binzer A, Vernich L, Frosst G, Stenz F, Rink E, Olsen OR, Koch A, Jensen JS. Mycoplasma genitalium presence, resistance and epidemiology in Greenland. Int J Circumpolar Health. 2012 Apr 16;71:1-8. doi: 10.3402/ijch.v71i0.18203. PMID: 22564463; PMCID: PMC3417636.

46. Murray GL, Bradshaw CS, Bissessor M, Danielewski J, Garland SM, Jensen JS, Fairley CK, Tabrizi SN. Increasing Macrolide and Fluoroquinolone Resistance in Mycoplasma genitalium. Emerg Infect Dis. 2017 May;23(5):809-812. doi: 10.3201/eid2305.161745. PMID: 28418319; PMCID: PMC5403035.

47. Jensen JS, Bradshaw CS, Tabrizi SN, Fairley CK, Hamasuna R. Azithromycin treatment failure in Mycoplasma genitalium-positive patients with nongonococcal urethritis is associated with induced macrolide resistance. Clin Infect Dis. 2008 Dec 15;47(12):1546-53. doi: 10.1086/593188. PMID: 18990060.

48. Manhart LE, Broad JM, Golden MR. Mycoplasma genitalium: should we treat and how? Clin Infect Dis. 2011 Dec;53 Suppl 3(Suppl 3):S129-42. doi: 10.1093/cid/cir702. PMID: 22080266; PMCID: PMC3213402.

49. Bradshaw CS, Jensen JS, Tabrizi SN, Read TR, Garland SM, Hopkins CA, Moss LM, Fairley CK. Azithromycin failure in Mycoplasma genitalium urethritis. Emerg Infect Dis. 2006 Jul;12(7):1149-52. doi: 10.3201/eid1207.051558. PMID: 16836839; PMCID: PMC3291056.

50. Bradshaw CS, Chen MY, Fairley CK. Persistence of Mycoplasma genitalium

following azithromycin therapy. PLoS One. 2008;3(11):e3618. doi: 10.1371/journal.pone.0003618. Epub 2008 Nov 3. PMID: 18978939; PMCID: PMC2572837.

51. Bissessor M, Tabrizi SN, Twin J, Abdo H, Fairley CK, Chen MY, Vodstrcil LA, Jensen JS, Hocking JS, Garland SM, Bradshaw CS. Macrolide resistance and azithromycin failure in a Mycoplasma genitalium-infected cohort and response of azithromycin failures to alternative antibiotic regimens. Clin Infect Dis. 2015 Apr 15;60(8):1228-36. doi: 10.1093/cid/ciu1162. Epub 2014 Dec 23. PMID: 25537875.

52. Braam JF, van Dommelen L, Henquet CJM, van de Bovenkamp JHB, Kusters JG. Multidrug-resistant Mycoplasma genitalium infections in Europe. Eur J Clin Microbiol Infect Dis. 2017 Sep;36(9):1565-1567. doi: 10.1007/s10096-017-2969-9. Epub 2017 Mar 30. PMID: 28361246; PMCID: PMC5554300.

53. CDC's 2021 Sexually Transmitted Infection (STI) Treatment Guidelines Update Webinar – January 27, 2021.

54. Australasian Sexual Health Alliance. Australian STI management guidelines for primary care; 2017. http://www.sti.guidelines.org.au/ (accessed July 18, 2021).

55. Soni S, Horner P, Rayment M, Pinto-Sander N, Naous N, Parkhouse A, Bancroft D, Patterson C, Fifer H. British Association for Sexual Health and HIV national guideline for the management of infection with Mycoplasma genitalium (2018). Int J STD AIDS. 2019 Sep;30(10):938-950. doi: 10.1177/0956462419825948. Epub 2019 Jul 7. Erratum in: Int J STD AIDS. 2019 Aug 12:956462419870463. PMID: 31280688.

56. Bradshaw CS, Jensen JS, Waites KB. New Horizons in Mycoplasma genitalium Treatment. J Infect Dis. 2017 Jul 15;216(suppl_2):S412-S419. doi: 10.1093/infdis/jix132. PMID: 28838073; PMCID: PMC5853296.

Seção **10**

CONDUTAS CONSOLIDADAS EM UROGINECOLOGIA

45 Condutas consolidadas em uroginecologia na infecção urinária ... 447

46 Condutas consolidadas em uroginecologia na síndrome da bexiga hiperativa 467

47 Condutas consolidadas em uroginecologia na síndrome dolorosa vesical 475

48 Condutas consolidadas em uroginecologia na síndrome geniturinária da pós-menopausa 483

49 Condutas consolidadas em uroginecologia nas malformações urogenitais 489

CONDUTAS CONSOLIDADAS EM UROGINECOLOGIA

▶ Sergio Brasileiro Martins*

INTRODUÇÃO

A Uroginecologia vem cada vez mais se solidificando como uma subespecialidade dentro da Ginecologia e as diversas afecções que acometem o trato geniturinário, sejam nas alterações funcionais e/ou anatômicas, vêm sendo estudadas e aplicadas condutas que seguem os preceitos das evidências científicas.

A importância de termos condutas consolidadas para nortear o tratamento das pacientes uroginecológicas é de suma importância, pois auxilia o ginecologista na prática clínica, evitando condutas não aprovadas e evitando assim possível dano ao paciente.

Vamos discorrer sobre doenças uroginecológicas, algumas com frequência extremamente comum, e outras com incidência menor, mas que exigem o conhecimento para o diagnóstico e tratamento para a condução do caso. Os temas que serão abordados serão a síndrome geniturinária, a infecção urinária, bexiga hiperativa, síndrome dolorosa vesical e as malformações urogenitais. Aqui discorreremos uma breve introdução destes assuntos, que serão aprofundados a seguir.

A Síndrome Geniturinária da pós-menopausa abrange todos os sintomas de atrofia do sistema urogenital devido ao hipoestrogenismo que podem ocasionar queixas vulvovaginais de ardor ou queimação, secura, dispareunia de penetração, aumento da frequência urinária e por vezes infecção urinária. O tratamento pode ser realizado pela utilização de lubrificantes e hidratantes vaginais, pela estrogenioterapia vaginal e mais recentemente pela aplicação de laser de CO_2 fracionado ou de radiofrequência. Também nas pacientes assintomáticas que irão para procedimento cirúrgico por prolapso genital ou incontinência urinária, a estrogenioterapia prévia também está indicada.

A ITU é uma doença de alta prevalência nas mulheres ocasionada pela colonização do intróito vaginal e/ou meato uretral por bactérias da flora intestinal que ascendem o trato urinário. Algumas destas pacientes poderão apresentar ITU recorrente ou presença de bacteriúria assintomática. O quadro clínico normalmente se correlaciona com o local acometido e o tratamento será baseado em medidas gerais, comportamentais e antibioticoterapia.

A bexiga hiperativa é uma síndrome caracterizada pela presença de urgência miccional, aumento da frequência urinária e noctúria, na ausência de infecção urinária. Trata-se de afecção que afeta intensamente a qualidade de vida destes pacientes, levando à baixa esti-

---

* Mestre e Doutor em Ciências pela EPM-UNIFESP; Chefe do Setor de Uroginecologia e Cirurgia Vaginal da UNIFESP-EPM.

ma e muitas vezes ao isolamento social. O tratamento pode ser realizado por orientações e alterações comportamentais, pela fisioterapia do assoalho pélvico e na falha ou como adjuvante, o tratamento farmacológico e nos casos refratários a utilização da toxina botulínica ou excepcionalmente a neuromodulação sacral.

A síndrome dolorosa vesical (SDV) é uma afecção debilitante, com etiologia incerta, que causa elevado impacto na qualidade de vida destas pacientes. Não há um consenso mundial sobre a nomenclatura, a definição, o tempo da doença, tampouco a etiologia definitiva. Existe uma tendência para classificar a SDV em duas doenças com características distintas (com ou sem lesão de Hunner). O tratamento deve conscientizar o paciente sobre a doença e explicar que o objetivo é o alívio dos sintomas e a melhora da qualidade de vida. Deve-se iniciar pelo mais conservador para o mais invasivo e considerar o tratamento multimodal.

As malformações urogenitais podem ser decorrentes da agenesia ou hipoplasia dos ductos de Muller (Síndrome de Mayer-Rokitansky-Kuster-Hauser), na falha completa ou incompleta de fusão (útero unicorno, didelfo ou bicorno) e/ou canalização do seio urogenital (septo transverso), na falha de absorção do septo útero-vaginal (útero septado), podendo estar associadas a malformações renais. Estas alterações podem levar a quadro com manifestações diversas, como amenorreia, dor pélvica, abortos habituais ou parto prematuro.

capítulo 45

Condutas consolidadas em uroginecologia na infecção urinária

▶ Aparecida Maria Pacetta*
▶ Luciana Pistelli Gomes Freitas**
▶ Thais Villela Peterson***

RACIONAL

O objetivo deste capítulo é trazer novos dados e recomendações a respeito das condutas na infecção do trato urinário (ITU). Foram consideradas a infecção não complicada (ITUNC), ou cistite, e a infecção de repetição ou recorrente (ITUR)

Pelo fato de parte do assunto a ser abordado ter sido tratado pelos autores Sartori MGF, Pacetta AM, Haddad JM, de Rossi P, Carramão SS de maneira completa nas Recomendações SOGESP 2017/Tema 12 (INFECÇÃO URINÁRIA DE REPETIÇÃO: COMO FAZER A PROFILAXIA?), aqui foram realizadas apenas as atualizações pertinentes a esse assunto, mantendo a mesma estrutura de organização e texto no que se refere a ITUR[1].

É importante destacar que, recentemente, um dos principais paradigmas referentes ao conhecimento da fisiologia e fisiopatogenia do trato urinário foi superado: a antiga crença de que a urina seria estéril. Atualmente, sabe-se que a urina do TUI de indivíduos livres de processos inflamatórios ou infecciosos não é estéril como se pensava e, como acontece em outros órgãos, apresenta um microbioma diverso e que varia de acordo como estado de saúde vesical[2-9,48].

---

*   Subchefe do Setor de Uroginecologia HC-FMUSP; Assistente Doutor Clínica Ginecológica HC-FMUSP; Colaboradora do Centro de Medicina Integrativa Mente-Corpo FMUSP.

**   Médica do Setor de Uroginecologia e Disfunções do Assoalho pélvico da Disciplina de Ginecologia do HCFMUSP. – Médica Coordenadorda do Grupo Multiassistencial de Assoalho Pélvico do Hospital Israelita Albert Einstein.

*** Médica Assistente do Setor de Uroginecologia do HC FMUSP; Fellowship de Uroginecologia pela Cleveland Clinic Flórida; Doutorado pela FMUSP.

Também se deve ressaltar que o sucesso clínico para o tratamento da ITUNC, ou cistite, é significativamente maior em mulheres tratadas com antibióticos do que com placebo. No entanto, seu uso indiscriminado é prejudicial para pacientes e para o meio ambiente e o uso de certos antibióticos nem sempre está indicado para o tratamento de ITUNC[9]. Sabe-se que até 68% das mulheres que procuram atendimentos emergenciais para tratamento de ITU recebem prescrição inadequada ou desnecessária[10,12].

Por essa razão, evidências emergentes indicam que os programas e diretrizes de gerenciamento do uso de antibióticos nas áreas da saúde têm crescido e vem sendo adotados mundialmente[10]. Tais programas visam restringir o uso e o tipo de antibiótico nos casos menos complexos de ITU, além de incentivar práticas não antibióticas, o que implica melhora do resultado clínico e redução de patógenos multirresistentes[10].

Finalmente, mais recentemente, a medicina baseada em evidência agregou em sua rotina mais um outro importante fator: a autonomia de escolha do paciente. Esse elemento está cada vez mais presente na elaboração de diretrizes e no planejamento de políticas públicas de saúde por ser um valor bioético relevante e incorporado nas práticas baseadas em evidência[11,13].

INTRODUÇÃO

Entende-se "infecção urinária não complicada" como os processos infecciosos bacterianos agudos, esporádicos ou recorrentes, limitados a mulheres não gestantes, sem anormalidades anatômicas e funcionais conhecidas ou comorbidades no trato urinário inferior (TUI)[10,12]. Por sua vez, a infecção urinária de repetição ou recorrente é definida pela presença de três episódios de infecção em um ano ou dois nos últimos seis meses[10,12,14,15]. As infecções do trato urinário ocorrem quatro vezes mais frequentemente em mulheres do que em homens[12] e estima-se que até 60% das mulheres terão pelo menos um episódio de ITU aguda durante a vida[12]. As recorrências são comuns, com quase metade tendo uma segunda infecção em um ano e cerca de 20%

a 30% dessas desenvolverão ITU de repetição (ITUR)[12,14,15].

A ITU afeta negativamente a vida das mulheres, causando prejuízo em suas atividades diárias, psicossociais, emocionais e na vida sexual[12,14,15].

Há pico de incidência de ITU na mulher em 3 fases da vida: no início da vida sexual, durante a gestação e após a menopausa. O agente mais frequentemente observado é a Escherichia coli, seguida por outras enterobactérias[16].

Até o momento, acreditava-se que o mecanismo fisiopatológico mais comum da ITU era a via de contaminação ascendente. Isso porque a distância curta entre uretra, vagina e ânus na mulher facilita a colonização vaginal pela flora intestinal. Após a colonização vaginal, por via ascendente, os uropatógenos se fixam ao epitélio do trato urinário, causando a infecção. Estima-se que cerca de 75% das mulheres com ITUR são infectadas com sua própria flora, mesmo sem apresentar qualquer uropatia[17,18].

O paradigma mais antigo e difundido da patogênese da ITU, de que a urina é um ambiente estéril na ausência de uma infecção aguda, postula que a contaminação do espaço periuretral se dá por uropatógenos específicos do intestino. A contaminação seria seguida pela colonização uretral e ascensão do patógeno à bexiga[4,17,18].

No entanto, esse paradigma passa a ser questionado a partir dos resultados de estudos recentes que utilizaram técnicas de sequenciamento de DNA de última geração. Tal técnica permitiu a caracterização de comunidade microbiana própria do trato urinário, que é conhecida coletivamente como *microbiota urinária*[2-9,48]. Ficou demonstrado que, mesmo em condições saudáveis, a bexiga e o trato urinário abrigam sua própria comunidade microbiana, simbiótica e multifacetada, da mesma maneira que ocorre com outras comunidades microbianas que colonizam outros órgãos e sistemas corporais[2-9,48].

Não apenas as comunidades microbianas do trato urinário estão implicadas na manutenção da saúde, mas as alterações em sua composição também têm sido associadas a diferentes patologias urinárias, como infecções do trato urinário (ITU). Portanto, o estudo do microbioma urinário em indivíduos saudáveis, bem como seu envolvimento em doenças por meio da proliferação de patógenos oportunistas. Espera-se que essas descobertas possam abrir um novo campo potencial de estudo, possibilitando, no futuro, a criação de novas estratégias de prevenção, diagnóstico e tratamento de patologias do trato urinário[2-9,48],

Algumas descobertas merecem destaque, tais como:

- espécies comensais dentro dos microbiomas TU e do trato urogenital (TUG), como Lactobacillus crispatus, podem atuar na proteção contra a colonização por uropatógenos;

- a disbiose vaginal pode favorecer a colonização por Escherichia coli e induzir ITUR;

- perturbações do microbioma urinário podem preceder o desenvolvimento de ITUs e outras condições patológicas do sistema urinário.

Estudos identificaram muitos gêneros e espécies que podem constituir o microbioma urinário central. A questão é o quanto essas descobertas poderão ser úteis para redução do risco de infecções e no seu tratamento, uma vez que os mecanismos e a biologia fundamental da relação microbioma urinário-hospedeiro ainda não estão elucidados[3].

Existem mecanismos clássicos que protegem a mulher da colonização e da adesão bacteriana no trato urinário. Dentre eles, destacam-se a osmolaridade e a concentração de ureia e ácidos orgânicos na urina; a camada de glicosaminoglicanas na superfície vesical, que impede a adesão bacteriana; o efeito "wash-out" ou "lavagem", que elimina as bactérias pelo jato urinário antes que elas se fixem ao urotélio; e a presença de lactobacilos vaginais, que produzem ácido lático e acidificam a vagina, impedindo que enterobactérias colonizem a vagina e, consequentemente, a bexiga[18].

As enterobactérias também apresentam fatores de virulência, como as fímbrias, que as fixam ao urotélio, bem como a capacidade de formar biofilme na parede vesical, ficando, desse modo, protegidas da ação antimicrobiana e do efeito "wash-out"[17,18].

Os principais fatores de risco para ITUR são atividade sexual, troca de parceiro sexual, uso de espermicidas, hipoestrogenismo, diabete, imunossupressão e distopias genitais. Também se descreve risco aumentado de ITUR em mulheres com parentes de primeiro grau afetados, demonstrando predisposição genética[18].

O tratamento clássico da ITU é a antibioticoterapia. Nos casos recorrentes, pode-se optar por esse tipo de tratamento ou por se utilizar métodos de profilaxia que evitem o uso repetitivo dos antimicrobianos. Isso é particularmente importante em decorrência do crescimento progressivo da resistência bacteriana aos antimicrobianos[9,10,12,14,15].

É fato que o sucesso clínico imediato para o tratamento da ITUNC, ou cistite, é significativamente maior em mulheres tratadas com antibióticos do que com placebo, mas seu uso indiscriminado é prejudicial para pacientes e para o meio ambiente[10].

Sabe-se 20%-50% dos antibióticos prescritos para mulheres que procuram atendimentos emergenciais para tratamento de ITU são desnecessários ou inadequados, principalmente quanto ao uso excessivo de fluoroquinolonas e aminopenicilinas[10]. O mesmo vale no que diz respeito ao uso de antibióticos para tratamento da bacteriúria assintomática, totalmente contraindicado, exceto para gestantes e algumas mulheres que serão submetidas a alguns procedimentos urológicos específicos[10]. Tais situações acabam colaborando para o aumento da resistência bacteriana aos antibióticos[10].

Aliado a isso, é notório o crescente interesse de parte das pacientes por opções terapêuticas mais holísticas, de autocuidado, associadas ao uso das terapêuticas clássicas. Alguns exemplos são o uso de cranberry, probióticos, D-manose, homeopatia, fitoterapia, dentre outras medidas terapêuticas e preventivas[9,11].

DIAGNÓSTICO

Vide Tabelas 1 a 4.

TRATAMENTO

O tratamento das ITUNC e ITUR, assim como sua profilaxia, podem ser realizadas com antimicrobianos ou com medidas não antimicrobianas. Todas as opções serão discutidas nesse texto.

As principais formas de tratamento de ITUNC e da profilaxia de ITUR encontradas na literatura podem ser agrupadas em:

A. Orientações e medidas gerais

B. Antibioticoterapia

C. Antibioticoprofilaxia

Tabela 1 – Resumo das Evidências para a Avaliação Diagnóstica de Cistite NÃO Complicada	
RESUMO das EVIDÊNCIAS	**NÍVEL de EVIDÊNCIA (NE)**
Diagnóstico de Cistite NÃO Complicada: Anamnese direcionada aos Sintomas do TUI na Ausência de Secreção ou Irritação Vaginal	2b

EAU – European Association of Urology, EAU Guidelines 2021/Adapatada por AMPacetta[21]

Tabela 2 – Resumo das Recomendações para a Avaliação Diagnóstica de Cistite NÃO Complicada

RECOMENDAÇÕES	NÍVEL de EVIDÊNCIA (NE)
Diagnosticar Cistite NÃO Complicada em mulheres que NÃO apresentam outros fatores de risco para Infecções Complicadas do Trato Urinário com base em: <ul><li>Anamnese direcionada aos Sintomas do TUI (Disúria, Frequência e Urgência)</li><li>Ausência de Leucorreia</li></ul>	FORTE
Indicações de Urocultura: <ul><li>Suspeita de Pielonefrite Aguda</li><li>Sintomas Persistentes ou Recorrentes após 4 semanas da Conclusão do Tratamento</li><li>Presença de Sintomas Atípicos</li><li>Gestantes</li></ul>	FORTE
Usar o Exame de Urina para o Diagnóstico de Cistite Aguda NÃO Complicada	FRACO

EAU – European Association of Urology, EAU Guidelines 2021/Adapatada por AMPacetta[21]

Tabela 3 – Resumo das Evidências para a Avaliação Diagnóstica e Tratamento da Infecção do Trato Urinário Recorrente (ITUr)

RESUMO das EVIDÊNCIAS	NE
Avaliação de Rotina Ampliada, incluindo Cistoscopia, Imagem, etc., apresenta Baixo Rendimento Diagnóstico na UTIr	3
Estudos que investigaram Fatores de Risco Comportamentais no desenvolvimento de ITUrs: documentaram de forma consistente a Falta de Associação com ITUr	3
A Reposição de Estrogênio Vaginal: tendência de Prevenção de ITUR em mulheres na Pós-Menopausa	1b
OM-89 (Urovaxon*) demonstrou ser mais eficaz do que o Placebo para Imunoprofilaxia em mulheres com ITURs (Inúmeros Ensaios Clínicos Randomizados, com um bom perfil de segurança)	1a
A Antibioticopterapia Profilática Contínua com Baixa Dose e a Profilaxia com Antibióticos Pós-Coito demonstraram **reduzir a taxa de ITUr**	1b
Um Estudo de Coorte Prospectivo Demonstrou que a Terapia de Início Imediato Intermitente (**Terapia Antimicrobiana de Curto Prazo Autoadministrada**) é eficaz, segura e econômica em mulheres com ITUrs	2b

EAU – European Association of Urology, EAU Guidelines 2021/Adapatada por AMPacetta[21]

Tabela 4 – Recomendações para a Avaliação Diagnóstica e Tratamento de ITUr	
RECOMENDAÇÕES	**FORÇA da EVIDÊNCIA**
Diagnosticar ITU recorrente (ITUr) por meio de **Urocultura**	FORTE
Não realizar Avaliação de Rotina Ampliada (por exemplo, Cistoscopia, Ultrassonografia Abdominal) em mulheres com **menos de 40 anos de idade com ITUr e sem fatores de risco**	FRACA
Aconselhamento sobre **Modificações Comportamentais** que podem reduzir o risco de ITUr	FRACA
Utilizar Reposição de Estrogênio Vaginal em mulheres **Pós-menopausa** para prevenir ITUr	FRACA
Utilizar Profilaxia Imunoativa (Urovaxon*, por exemplo) para reduzir ITUr em Todas as Faixas Etárias	FORTE
Utilizar **Antibioticopterapia Profilática Contínua com Baixa Dose** ou **Pós-Coito** para prevenir ITUr **quando as Intervenções NÃO Antibióticas falharam**. Aconselhar as pacientes sobre os Possíveis Efeitos Colaterais	FORTE
Considerar Terapia Antimicrobiana de Curto Prazo Autoadministrada para pacientes com **Boa Adesão com a medida**	FORTE

EAU – European Association of Urology, EAU Guidelines 2021/Adapatada por AMPacetta[21]

D. Estrogênios

E. Imunomoduladores

F. Cranberry

G. Probióticos

H. D-manose

I. Ácido hialurônico e glicosaminoglicanos

J. Outras opções em estudo

Vide Tabelas 5, 6 e Figura 1.

A. Orientações e medidas gerais[30,32-34,37]

A correção de fatores de risco deve ser sempre oferecida às pacientes com ITUR.

Assim, recomenda-se suspender o uso de espermicidas, utilizar sabonetes neutros para higiene perineal, evitar a realização de duchas higiênicas, bem como tratar infecções vaginais. A manutenção da flora vaginal normal, composta por lactobacilos, é um dos principais mecanismos de defesa contra a ITU. Os lactobacilos mantêm a produção de ácido lático, que acidifica o meio vaginal e, assim, a colonização da vagina por uropatógenos diminui. Isso leva à diminuição da ascensão bacteriana ao trato urinário, reduzindo os episódios de ITU.

A hidratação não excessiva é recomendada para evitar a diluição acentuada da urina, diminuindo sua osmolaridade e, portanto, um dos fatores de proteção. Recomenda-se a ingestão de cerca de 2 L de água por dia, volume que precisa ser adequado às condições climáticas, de ingesta ou de atividade física.

Orientar a micção pós-coito é uma ferramenta que auxilia no mecanismo de "wash-out" ou "lavagem", evitando que bactérias fimbriadas se fixem no epitélio do trato urinário. O esvaziamento periódico da bexiga também é recomendado.

Apesar de haver poucas evidências de que essas orientações gerais reduzam efetivamente os episódios de ITU, são medidas que não trazem nenhum prejuízo às pacientes, devendo ser recomendadas.

B. Antibioticoterapia[9,10,14-18,22,27,32-39,46]

O tratamento de primeira escolha para ITUNC, conforme descrito na Tabela 5, seria a fosfomicina trimetramol e a nitrofurantoína. As fluorquinolonas, aminopenicilinas e o sulfametoxazol não devem ser utilizados como primeira opção para tratmento de ITUNC, devido à possibilidade de resistência bacteriana. O estudo ARESC[38] analisou a resistência aos antimicrobianos em mulheres com cistite em países da Europa e no Brasil, mostrando altas taxas de resistência da Escherichia coli a sulfametoxazol-trimetoprima (29%) e fluoroquinolonas (8%).

O uso de antibioticoterapia intravesical é descrito na literatura, principalmente com uso de gentamicina e em curto prazo. Consiste em uma modalidade alternativa de tratamento e profilaxia em casos em que todas as outras formas de tratamento sistêmico falharam.

Observações:

- A resistência da E. coli aos antimicrobianos comuns varia em diferentes áreas do país: se a taxa de resistência for superior a 50%, escolha outro medicamento.

- Trimetoprima/sulfametoxazol por 3 dias é uma boa terapia em minidose, embora as taxas de resistência sejam altas em muitas regiões. Esse fator deve ser considerado na escolha do antimicrobiano.

- Nitrofurantoína é uma boa escolha para tratamento de ITUNC, mas é bacteriostática e não bactericida. Portanto, deve ser usada por 5 a 7 dias.

C. Antibioticoprofilaxia[8-11,17,23,26,31-39,46,48]

O uso de antibióticos em esquemas de curta duração para tratamento dos episódios de ITU é bem estabelecido e eficaz. Já para a prevenção da recorrência, a antibioticoprofilaxia pode ser empregada em três regimes distintos:

- em longo prazo, diariamente por 6 a 12 meses;

- em dose única após relação sexual;

- em esquemas de curta duração autoiniciados pela paciente.

Pacientes com episódios muito frequentes de ITU, em geral, se beneficiam de esquemas profiláticos de longa duração. Estudos analisando a antibioticoprofilaxia de longo prazo mostram que não há diferença na eficácia entre regimes de 6 meses ou maiores que 6

Tabela 5 – Esquemas Terapêuticos na ITUNC

Antimicrobianos	Dose Diária	Duração da Terapia	Comentários
Primeira Linha Feminina			
Fosfomicina Trometamol	3 g dose única	1 dia	Recomendada apenas em mulheres com Cistite NÃO Complicada
Nitrofurantoína Macrocristal	50-100 mg 4x/dia	5 dias	
Nitrofurantoina Monohidratada/Macrocristais	100 mg 2x/dia	5 dias	
Nitrofurantoina Macrocristal de Liberação Prolongada	100 mg 2x/dia	5 dias	
Alternativas			
Cefalosporinas (e.g. Cefadroxil)	500 mg 2x/dia	3 dias	Ou comparável
Se no local de uso a Resistência para E. coli for < 20%			
Trimetoprina	200 mg 2x/dia	5 dias	NÃO usar no primeiro trimestre de gravidez
Sulfametoxazol + Trimetoprina	800/160 mg 2x/dia	3 dias	NÃO usar no terceiro trimestre de gravidez

EAU – European Association of Urology, EAU Guidelines 2021/Adaptada por AMPacetta[21]

meses. Assim, deve-se dar preferência para os regimes mais curtos. Os esquemas de longa duração incluem o uso de nitrofurantoína, 50 a 100 mg ao dia, fosfomicina-trometamol 3 g a cada 10 dias ou cefalexina, 125 a 250 mg ao dia.

Para mulheres que apresentam ITU relacionada à atividade sexual, pode-se escolher a profilaxia pós-coito, com dose única de nitrofurantoína 50 mg ou 100 mg ou cefalexina, na dose de 125 mg a 250 mg. Isso permite manter a eficácia na prevenção da recorrência com redução das doses utilizadas de antimicrobianos, assim como do custo, em comparação com os regimes de longo prazo.

Eventualmente, mulheres bem orientadas, que apresentam episódios mais espaçados de ITU, podem se beneficiar do uso autoiniciado de antibioticoterapia de curta duração assim que os sintomas se iniciam, sem a realização de urocultura. A recomendação de orientação a essas pacientes é que, se não houver melhora clínica em até 48 horas a partir do tratamento autoiniciado, elas devem procurar atendimento médico.

As fluorquinolonas, as aminopenicilinas e o sulfametoxazol não devem ser utilizados como primeira opção para profilaxia de ITU, devido às altas taxas de resistência bacteriana em nosso meio.

O uso de antibioticoterapia intravesical é descrito na literatura, principalmente com uso de gentamicina e em curto prazo. Consiste em uma modalidade alternativa ao tratamento e profilaxia em casos em que todas as outras formas de tratamento sistêmico falharam.

De modo geral, o uso de antibióticos para prevenção de ITUR deve ser realizado apenas após as orientações e medidas gerais, ou a profilaxia não antimicrobiana, terem sido usadas sem sucesso

D. Estrogênios[10,21,25-27,31-38,48]

O uso de estrogênios na pós-menopausa para prevenção da ITU baseia-se na melhora da atrofia vaginal proporcionada por esses hormônios.

Os estrogênios aumentam os lactobacilos vaginais, que promovem redução do pH pelo ácido lático. Como já mencionado, o pH mais ácido reduz a colonização vaginal por bactérias gram-negativas e uropatógenos. Desta forma, há menor probabilidade de ocorrer ITU por ascensão bacteriana pelo trato urinário.

Além disso, os estrogênios melhoram os sintomas relacionados à síndrome genituriária da pós-menopausa, tais como urgência miccional, disúria e polaciúria.

Para profilaxia de ITUR recomenda-se o uso de estrogênios por via vaginal, na forma de cremes, anéis ou comprimidos vaginais. O uso de estrogênios por via vaginal com essa finalidade foi alvo de estudo de várias revisões sistemáticas seguidas de metanálise, placebo controladas, concluindo-se que são efetivos em reduzir os episódios de recorrência de ITU.

Por outro lado, não há evidências de que o uso de estrogênios por via oral ou transdérmica diminua os episódios de ITU.

Portanto, a via vaginal de administração de estrogênios é recomendada para profilaxia da ITUR em mulheres na pós-menopausa.

Também merece ser citado que estudos de microbioma do trato urinário demonstraram que a urina da mulher na pré-menopausa apresenta em sua maioria urótipos dominados por Lactobacillus, enquanto a urina de mulheres na pós-menopausa apresenta uma microbiota urinária mais diversa com maior abundância dos gêneros Gardnerella e Prevotella. Por essa razão, talvez o uso de estrogênios por via vaginal contribua para restaurar esse microbima.

E. Imunomoduladores[9,16,20-22,29-38,46-48]

A modalidade de imunomodulador mais utilizada e testada para profilaxia de ITUR é a de cápsulas contendo extratos de Escherichia coli (OM-89), que são administradas por via oral. O contato da mucosa intestinal com essas cepas levaria a maior produção de IgA, aumentando as defesas do hospedeiro contra a ITU.

Estudos demonstram redução dos episódios de ITU em relação ao placebo, bem como redução da necessidade de antimicrobianos em mulheres utilizando extrato de Escherichia coli. Seu uso tem sido associado também à redução da leucocitúria, disúria e bacteriúria durante os episódiso de ITU aguda.

Outros tipos de imunomodulares testados incluem o Urovac® (preparado de 10 uropatógenos, sendo seis tipos de E. coli, Proteus vulgaris, Klebsiella pneumoniae, Morganella morganii e Enterococcus faecalis) e o ExPEC4V (4 bioconjugados com antígenos-O de E. coli tipos O1A, O2, O6A e O25B), ambos ainda não disponíveis no Brasil.

Tabela 6 – Tratamentos não antimicrobianos para ITUR

	Estrogênio Vaginal	Imunoprofilaxia (OM-89)	D-manose	Cranberry	Lactobacillus	Ácido Hialurônico
Qualidade da evidência	Sólida	Sólida	Fraca	Fraca	Fraca	Fraca
Via de administração	Vaginal	Oral	Oral	Oral	Oral	Intravesical
Efeitos Colaterais	Desconforto vaginal, ardência ou coçeira	Não	Diarreia (< 8%)	Não	Não	Ardência durante a instilação (78%)
EAU Guideline	Recomendado para mulheres na pós-menopausa	Mais eficaz do que placebo	Evidência sugestiva de efeito positivo, porém insuficiente para recomendar o uso	Resultados contraditórios Não recomendado	Necessários mais estudos	Não recomendar
AUA/CUA/SUFU Guideline	Recomendado para mulheres na peri ou pós-menopausa	Evidência insuficiente para recomendação	Evidência insuficiente para recomendação	Deve ser oferecido	Evidência insuficiente para recomendar	Evidência insuficiente para recomendar
AUGS Guideline	Recomendado para mulheres com hipoestrogenismo	Evidência insuficiente para recomendação	Evidência sugestiva de efeito positivo, porém insuficiente para recomendar o uso	Resultados contraditórios Não recomendado	Necessários mais estudos	Necessários mais estudos
Latin America Guideline	Recomendado para mulheres na pós-menopausa	Recomendado	Evidência sugestiva de efeito positivo Mais estudos necessários Discutir individualmente com a paciente	Resultados contraditórios Discutir com cada paciente	Evidência insuficiente para recomendar	Evidência insuficiente para recomendar

A prevenção da ITUR com imunomoduladores parece promissora e é recomendada pelo Consenso Latino-Americano de ITUR de 2018. No entanto, trabalhos controlados são escassos e o tempo de seguimento curto, limitando a sua recomendação como medida eficaz a longo prazo.

F. Cranberry[9,10,21-24,31-38,48]

O uso de cranberry para profilaxia da ITUR é amplamente difundo e bem aceito entre as pacientes. Baseia-se na ação das proantocianidinas A do cranberry, as quais teriam a função de bloquear as fímbrias das enterobactérias e, assim, impedir a adesão ao urotélio.

Estudos mostram resultados conflitantes sobre a eficácia do cranberry na prevenção da ITU recorrente. A existência de várias apresentações diferentes do cranberry contribui para a ausência de evidências da efetividade contra ITU. Os estudos existentes analisam dados das apresentações em suco, cápsulas, pós, chás ou em frutas secas.

A primeira revisão Cochrane sobre cranberry, em 2002, apontou eficácia dessa substância para prevenção da ITUR. Já a atualização dessa metanálise, em 2012, aumentou o número de artigos incluídos. Com isso, não foi possível demonstrar evidências de que o suco de cranberry seja superior ao placebo na prevenção de ITU, principalmente pela dificuldade em se manter o uso por tempo prolongado.

Desde então, novos estudos foram realizados, incluindo formulações em pó e cápsulas com concentração elevada de protoantocianidina A. Alguns estudos randomizados sugerem que esses produtos podem ser eficazes enquanto outros não foram capazes de evidenciar benefícios com seu uso.

Em resumo, os resultados mantêm-se controversos e a evidência insuficiente para indicar o uso de cranberry para prevenção de ITU.

Sabendo-se que não há riscos evidentes em sua utilização, mesmo em gestantes, a prescrição de cranberry para profilaxia de ITUR deve ser individualizada e discutida com a paciente, que deverá estar ciente dessas informações.

G. Probióticos[8-10,19,21,26,28,31-37,39,40]

Probióticos são organismos vivos que, ao serem administrados em quantidades suficientes, alteram a flora bacteriana de determinado local do hospedeiro e, assim, trazem benefícios à saúde.

Na prevenção da ITUR, os probióticos teriam a capacidade de proteger o trato urinário da infecção bacteriana, reduzindo a capacidade de colonização, adesão e crescimento. Também estariam implicados em modular a resposta imunológica da mulher, melhorando sua resistência às infecções.

Uma revisão sobre probióticos e ITUR realizada em 2006 mostrou algumas evidências in vivo e in vitro de que determinadas cepas de probióticos teriam a capacidade de atuar favoravelmente em relação à flora vaginal e, com isso, diminuir a recorrência de episódios de ITU. Metanálise realizada em 2013 mostrou que os lactobacilos administrados a mulheres com ITUR reduziram significativamente os episódios de ITU.

No entanto, estudos comparando probióticos, tanto por via oral quanto vaginal, com placebo ou com antibióticos não puderam demostrar eficácia dos probióticos em evitar a ITUR.

Existe muita diferença na eficácia entre as preparações disponíveis. Portanto, novos estudos são necessários antes de definir qualquer recomendação definitiva (favor ou contra) para a profilaxia de ITUR.

Novas publicações, já considerando informações do microbioma saudável do trato urinário, sugerem o possível uso de cepas específicas de probióticos, tais como Lactobacillus crispatus, por exemplo.

H. D-manose[9,10,22,41-43]

A D-manose é um monossacarídeo de absorção rápida pelo trato gastrointestinal que é excretado pela urina. Não pode ser metabolizado em glicogênio, portanto não é armazenado pelo organismo. Ela se liga ao pili tipo 1 e satura a adesina FimH, bloqueando a aderência bacteriana ao urotélio e a cascata de sinalização que leva à sua invasão.

O uso de 2 g, diluídos em 200 ml de água, 1 x/dia, é bem tolerado, com poucos efeitos colaterais. A diarreia é o efeito adverso mais comum, acometendo menos de 8% das usuárias e não interfere na aderência ao uso de longo prazo

Revisões sistemáticas e metanálises recentes sugerem que o uso de D-manose é eficaz em reduzir a incidência de ITUR, determinando um maior intervalo entre os episódios de ITU, quando comparada com placebo, e tem eficácia possivelmente semelhante à profilaxia antibiótica.

Entretanto, essas análises envolveram um número pequeno de estudos com amostras pequenas e com diferentes metodologias (1 RCT, 1 ensaio cruzado randomizado e 1 coorte prospectiva). A qualidade da evidência foi considerada ruim nas metanálises e, consequentemente, o seu grau de recomendação é baixo.

I. Ácido hialurônico e glicosaminoglicanos (GAGs)[9,10,31,35,44,45]

O ácido hialuronônico e os glicosaminoglicanos, como sulfato de condroitina e heparina, são componentes da camada glicoproteica, a qual reveste internamente as paredes vesicais. Essa camada protege o urotélio do contato direto com a urina e dificulta a adesão bacteriana. Assim, a estratégia proposta para prevenção de ITUR é a instilação intravesical de ácido hialurônico e GAGs, com o objetivo de reparar essa camada glicoproteica.

Uma metanálise que incluiu dois estudos randomizados (n: 85) e seis não randomizados (n: 715), avaliou a utilização de ácido hialurônico com ou sem sulfato de condroitina e demonstrou resultados promissores. Houve redução do número de episódios de ITU por paciente-ano, aumento do tempo para a primeira recorrência e muito poucos efeitos adversos.

Destacamos, porém, uma grande heterogeneidade, além do pequeno número de estudos e de pacientes incluídos. Assim, mais estudos são necessários para avaliar a generalização dos resultados em longo prazo e a viabilidade do seu emprego.

J. Outras opções em estudo[8-10,19-21,26,30-32,34,49-51]

Outras modalidades de profilaxia da ITUR estão sendo estudadas. Pode-se citar o uso de acupuntura, homeopatia, metenamina, ervas chinesas e fitoterápicos, canephron N, vitamina C, vacinas vaginais e gel retal de biopolímero que reduz a aderência e colonização da mucosa retal por uropatógenos.

No caso da homeopatia, ressalta-se estudo prospectivo realizado com pacientes com lesão medular (LM), em um centro de reabilitação na Suíça, onde se avaliou a eficácia da homeopatia clássica na prevenção de ITUR em pacientes com LM[49]. Os participantes foram tratados com uma profilaxia padronizada isolada ou em combinação com a homeopatia. Observou-se que o número médio de ITU autorreferida no grupo de homeopatia diminuiu significativamente, enquanto permaneceu inalterado no grupo de controle. O mesmo ocorreu no referente ao domínio da incontinência. A satisfação quanto ao uso da homeopatia foi elevada.

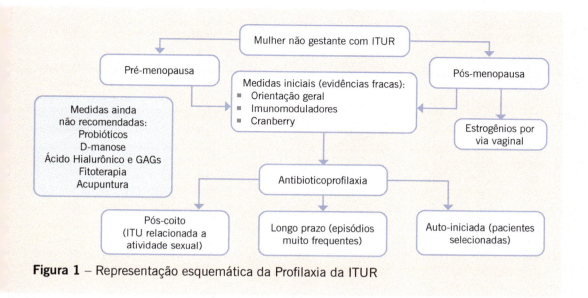

Figura 1 – Representação esquemática da Profilaxia da ITUR

O tratamento homeopático adjuvante levou a uma redução significativa de ITU em pacientes com LM. Portanto, a homeopatia clássica foi recomendada em pacientes com LM com ITUR. Outro estudo[50] que visava avaliar o mecanismo de ação de alguns medicamentos homeopáticos: Apis mellifica, Cantharis, Causticum hahnemanni, Staphysagria, Nux vomica, Berberis vulgaris e Lycopodiumclavatum em C30. Com base nesses resultados, os efeitos do tratamento homeopático da ITU não são baseados em efeitos bactericidas ou bacteriostáticos diretos, mas sim no estímulo de respostas no hospedeiro, como ativação do sistema imunológico, ao invés de efeitos sobre os patógenos.

Apesar de haver evidências de eficácia baseada em estudos de séries de casos, mais estudos ainda devem ser realizados para que a real eficácia dessas terapêuticas possa ser demonstrada.

As opções terapêuticas não microbianas para ITUR e seus respectivos graus de evidência, via de administração e diretrizes das principais organizações mundiais que tratam do assunto estão resumidas na Tabela 6.

DISCUSSÃO

O tratamento da ITUNC com antimicrobianos deve respeitar as novas diretrizes mundiais de gerenciamento de antibióticos para que se evite prejuízo para as pacientes[9,10].

A ITUR é uma condição frequente, que afeta negativamente a qualidade de vida.

O uso de antibióticos é eficaz para sua prevenção. No entanto, as taxas de resistência bacteriana aos antimicrobianos vêm progressivamente aumentando ao longo do tempo, fazendo com que medidas não antimicrobianas sejam fortemente recomendadas[10,11].

Estudos bem conduzidos mostram evidências de benefícios para algumas modalidades terapêuticas. No entanto, várias formas de tratamento ainda carecem de evidências científicas para serem recomendadas.

A presente recomendação analisou os principais consensos e revisões da literatura, descrevendo as principais evidências e discutindo as recomendações entre especialistas do nosso meio, assim criando uma lista de recomendações a serem utilizadas no tratamento da ITUNC e na profilaxia da ITUR.

CONCLUSÕES

O tratamento da ITUNC deve ser realizado com antibióticos de primeira linha seguindo as diretrizes mundiais de prescrição. Nesses casos, não se deve partir para investigações mais invasivas, tais como cistoscopias ou exames radiológicos. A avaliação clínica bem direcionada dos sintomas e sinais presentes deve ser suficiente para praticar atendimento seguro e eficaz.

A profilaxia da ITUR deve ser realizada sempre que possível, assim que o diagnóstico é estabelecido, evitando demoras no tratamento.

As opções não antimicrobianas devem ser as primeiras a serem utilizadas. A antibioticoprofilaxia deve ser indicada somente após a falha das opções não antimicrobianas

A paciente deverá ser esclarecida quanto à eficácia e aos riscos do tratamento proposto, bem como das opções disponíveis, para que a decisão da escolha da profilaxia possa ser compartilhada com o profissional da saúde.

A escolha terapêutica e da profilaxia deve levar em consideração o desejo da paciente, bem como de suas características, como intolerância ou alergias medicamentosas, hábitos de vida e se a mulher está na pré ou pós-menopausa, por exemplo.

RECOMENDAÇÕES

1. Prescrever Fosfomicina Trometamol ou Nitrofurantoína como tratamento de primeira linha para ITUNC.

2. Não utilizar Aminopenicilinas ou Fluoroquinolonas para tratar a ITUNC.

3. Para o diagnóstico de ITUNC/cistite em mulheres que não apresentam outros fatores de risco para infecções complicadas do trato urinário, a realização de anamnese direcionada aos sintomas do TUI (disúria, frequência e urgência) na ausência de leucorreia é suficiente para encaminhar a terapêutica adequada.

4. Não deve ser realizado sedimento urinário ou cultura de urina no controle pós-tratamento de pacientes assintomáticas.

5. A realização de urocultura nos casos de ITUNC está indicada nas seguintes situações: suspeita de pielonefrite aguda, sintomas persistentes ou recorrentes após 4 semanas da conclusão do tratamento, na presença de sintomas atípicos ou se tratando de gestantes.

6. Orientações e medidas gerais: apresentam evidências fracas de eficácia na prevenção de ITUR, porém não causam danos, devendo ser indicadas.

7. Não rastrear ou tratar a bacteriúria assintomática nas seguintes condições: mulheres sem fatores de risco; pacientes com diabetes mellitus bem regulado; mulheres na pós-menopausa; idosas institucionalizadas; portadoras de TUI disfuncional e/ou reconstruído; transplantadas renais ou pacientes com ITUR.

8. Rastrear e tratar a bacteriúria assintomática em gestantes (até a publicação de novas evidências) e antes de procedimentos urológicos que abordem a mucosa do TUI.

9. Antibioticoprofilaxia de longo prazo é eficaz na prevenção de ITUR, desde que se considere as desvantagens dessa opção.

10. Antibioticoprofilaxia pós-coito é eficaz na prevenção de ITUR, particularmente nas pacientes que associam os episódios de ITU com a atividade sexual.

11. Antibioticoprofilaxia autoiniciada com esquema de curta duração é eficaz na prevenção de ITUR em mulheres bem orientadas, que possam procurar atendimento médico caso os sintomas não se resolvam em até 48 horas.

12. Todas as formas de antibioticoprofilaxia devem ser prescritas somente se as medidas que não empregam antimicrobianos foram ineficazes.

13. Estrogênios administrados por via vaginal apresentam tendência favorável à prevenção da ITUR na pós-menopausa; o mesmo não ocorre quando administrado por outras vias na prevenção de ITUR nessa mesma população.

14. Imunomoduladores são estratégias promissoras na prevenção de ITUR e podem ser indicados e incentivados em todas as faixas etárias, de maneira individualizada, e os benefícios devem ser discutidos com a paciente.

15. Produtos a base de cranberry têm eficácia controversa na prevenção de ITUR, porém são amplamente aceitos e utilizados pelas mulheres. Portanto, a indicação deve ser individualizada e os benefícios devem ser discutidos com a paciente.

16. D-manose, ácido hialurônico e GAGs, fitoterápicos e acupuntura carecem de evidências científicas para serem recomendados na prevenção da ITUR.

REFERÊNCIAS BIBLIOGRÁFICAS

1. Sartori MGF, Pacetta AM, Haddad JM, de Rossi P, Carramão SS.. Recomendação SOGESP – Tema 12 [Internet]. Associação Brasileira de Obstetrícia e Ginecologia do Estado de São Paulo (SOGESP), 2017. [Acesso em 02 jul 21].

2. Perez-Carrasco V, Soriano-Lerma A, Soriano M, Gutiérrez-Fernández J, Garcia-Salcedo JA. Urinary Microbiome: Yin and Yang of the Urinary Tract. Front Cell Infect Microbiol. 2021 May 18;11:617002. doi: 10.3389/fcimb.2021.617002. PMID: 34084752; PMCID: PMC8167034.

3. Aragón IM, Herrera-Imbroda B, Queipo-Ortuño MI, Castillo E, Del Moral JS, Gómez-Millán J, Yucel G, Lara MF. The Urinary Tract Microbiome in Health and Disease. Eur Urol Focus. 2018 Jan;4(1):128-138. doi: 10.1016/j.euf.2016.11.001. Epub 2016 Nov 14. PMID: 28753805.

4. Meštrović T, Matijašić M, Perić M, Čipčić Paljetak H, Barešić A, Verbanac D. The Role of Gut, Vaginal, and Urinary Microbiome in Urinary Tract Infections: From Bench to Bedside. Diagnostics (Basel). 2020 Dec 22;11(1):7. doi: 10.3390/diagnostics11010007. PMID: 33375202; PMCID: PMC782216.

5. Groah SL, Pérez-Losada M, Caldovic L, Ljungberg IH, Sprague BM, Castro-Nallar E, Chandel NJ, Hsieh MH, Pohl HG. Redefining Healthy Urine: A Cross-Sectional Exploratory Metagenomic Study of People

5. With and Without Bladder Dysfunction. J Urol. 2016 Aug;196(2):579-87. doi: 10.1016/j.juro.2016.01.088. Epub 2016 Jan 22. PMID: 26807926.

6. Mueller ER, Wolfe AJ, Brubaker L. Female urinary microbiota. Curr Opin Urol. 2017 May;27(3):282-286. doi: 10.1097/MOU.0000000000000396. PMID: 28234750; PMCID: PMC5521999.

7. Ammitzbøll N, Bau BPJ, Bundgaard-Nielsen C, Villadsen AB, Jensen AM, Leutscher PDC, Glavind K, Hagstrøm S, Arenholt LTS, Sørensen S. Pre- and postmenopausal women have different core urinary microbiota. Sci Rep. 2021 Jan 26;11(1):2212. doi: 10.1038/s41598-021-81790-8. PMID: 33500504; PMCID: PMC7838182.

8. Lucas EJ, Ching CB, Saraswat S, Dabdoub SM, Kumar PP, Justice SS. Acquisition, Divergence, and Personalization of the Female Perineal Microbiomes Are Driven by Developmental Milestones and Disrupted by Urinary Tract Infection: A Pilot Study. Front Pediatr. 2020 Dec 8;8:542413. doi: 10.3389/fped.2020.542413. PMID: 33364220; PMCID: PMC77529.

9. Lee RK, Pradere B. Editorial: A new paradigm in treating urinary infections? Curr Opin Urol. 2020 Nov;30(6):832. doi: 10.1097/MOU.0000000000000825. PMID: 33009151.

10. G. Bonkat (Chair), R. Bartoletti, F. Bruyère, T. Cai, S.E. Geerlings, B. Köves, S. Schubert, F. Wagenlehner. EAU Guidelines. Edn. presented at the EAU Annual Congress Milan Italy 2021. [Access on 2021 jul 03] ISBN 978-94-92671-13-4.

11. Witteman L, van Wietmarschen HA, van der Werf ET. Complementary Medicine and Self-Care Strategies in Women with (Recurrent) Urinary Tract and Vaginal Infections: A Cross-Sectional Study on Use and Perceived Effectiveness in The Netherlands. Antibiotics (Basel). 2021 Mar 3;10(3):250. doi: 10.3390/antibiotics10030250. PMID: 33802263; PMCID: PMC8000599.

12. Bono MJ, Reygaert WC. Urinary Tract Infection. 2020 Nov 21. In: StatPearls [Internet]. Treasure Island (FL): StatPearls Publishing; 2021 Jan–. PMID: 29261874.

13. Williams N, Kogan R. Factors associated with evidence-based decision-making among patients and providers. J Comp Eff Res. 2019 Jul;8(9):709-719. doi: 10.2217/cer-2018-0152. Epub 2019 Jul 10. PMID: 31290682.

14. Salvatore S, Salvatore S, Cattoni E, et al. Urinary tract infections in women. Eur J Obstet Gynecol Reprod Biol. 2011;156:131–1366.

15. Ronald A. The etiology of urinary tract infection: traditional and emerging pathogens. Am J Med. 2002;113:14S–9S.

16. Echols RM, Tosiello RL, Haverstock DC, Tice AD. Demographic, clinical and treatment parameters influencing the outcome of acute cystitis. Clin Infect Dis 1999;29:113–9.

17. Anderson GG, Dodson KW, Hooton TM, Hultgren SJ. Intracellular bacterial communities of uropathogenic Escherichia coli in urinary tract pathogenesis. Trends Microbiol 2004;12:424-430.

18. Scholes D, Hooton TM, Roberts PL, Stapleton AE, Gupta K, Stamm WE. Risk factors for recurrent urinary tract infection in young women. J Infect Dis 2000;182:1177–8.

19. Schwenger, EM; Tejani, AM; Loewen, PS Probiotics for preventing urinary tract infections in adults and children. Cochrane Database Syst Rev 2015 Dec; (12): CD008772.

20. Flower, A; Wang, LQ; Lewith, G; Liu, JP; Li, Q. Chinese herbal medicine for treating recurrent urinary tract infections in women. Cochrane Database Syst Rev 2015 Jun; (6): CD010446.

21. Beerepoot, MA; Geerlings, SE; van Haarst, EP; van Charante, NM; ter Riet, G Nonantibiotic prophylaxis for recurrent urinary tract infections: a systematic review and

meta-analysis of randomized controlled trials. J Urol 2013 Dec ; 190 (6) : 1981-9 6.

22. Wawrysiuk S, Naber K, Rechberger T, Miotla P. Prevention and treatment of uncomplicated lower urinary tract infections in the era of increasing antimicrobial resistance—non-antibiotic approaches: a systemic review. Archives of Gynecology and Obstetrics (2019). https://doi.org/10.1007/s00404-019-05256-z.

23. Jepson, RG; Williams, G; Craig, JC Cranberries for preventing urinary tract infections. Cochrane Database Syst Rev 2012 Oct ; 10 () : CD0013.

24. Wang, CH; Fang, CC; Chen, NC; Liu, SS; Yu, PH; Wu, TY; Chen, WT; Lee, CC; Chen, SC Cranberry-containing products for prevention of urinary tract infections in susceptible populations: a systematic review and meta-analysis of randomized controlled trials. Arch Intern Med 2012 Jul ; 172 (13) : 988-96.

25. Perrotta, C; Aznar, M; Mejia, R; Albert, X; Ng, CW Oestrogens for preventing recurrent urinary tract infection in postmenopausal women. Cochrane Database Syst Rev 2008 Apr ; (2) : CD005131.

26. Cardozo, L; Lose, G; McClish, D; Versi, E; de Koning Gans, H A systematic review of estrogens for recurrent urinary tract infections: third report of the hormones and urogenital therapy (HUT) committee. Int Urogynecol J Pelvic Floor Dysfunct 2001 ; 12 (1) : 15-20.

27. Price, JR; Guran, LA; Gregory, WT; McDonagh, MS Nitrofurantoin vs other prophylactic agents in reducing recurrent urinary tract infections in adult women: a systematic review and meta-analysis. Am J Obstet Gynecol 2016 Nov ; 215 (5) : 548-560.

28. Grin, PM; Kowalewska, PM; Alhazzan, W; Fox-Robichaud, AE Lactobacillus for preventing recurrent urinary tract infections in women: meta-analysis. Can J Urol 2013 Feb ; 20 (1) : 6607-14.

29. Naber, KG; Cho, YH; Matsumoto, T; Schaeffer, AJ Immunoactive prophylaxis of recurrent urinary tract infections: a meta-analysis. Int J Antimicrob Agents 2009 Feb ; 33 (2) : 111-9.

30. Bauer, HW; Rahlfs, VW; Lauener, PA; Blessmann, GS Prevention of recurrent urinary tract infections with immuno-active E. coli fractions: a meta-analysis of five placebo-controlled double-blind studies. Int J Antimicrob Agents 2002 Jun ; 19 (6) : 451-6.

31. Epp, A; Larochelle, A; Lovatsis, D; Walter, JE; Easton, W; Farrell, SA; Girouard, L; Gupta, C; Harvey, MA; Robert, M; Ross, S; Schachter, J; Schulz, JA; Wilkie, D; Ehman, W; Domb, S; Gagnon, A; Hughes, O; Konkin, J; Lynch, J; Marshall, C, Recurrent urinary tract infection. J Obstet Gynaecol Can 2010 Nov ; 32 (11) : 1082-101.

32. Del Pilar Velázquez, M; Romero Nava, LE; López de Avalos, DR; Quiroz Garza, G; Solano Sánchez, R; Gorbea Chávez, V; Iris de la Cruz, S; Villagrana Zesatti, R; Arredondo García, JL; Figueroa Damián, R;, [Clinical practice guidelines. Recurrent infection of the urinary tract in women. Colegio Mexicano de Especialistas en Ginecología y Obstetricia]. Ginecol Obstet Mex 2010 May ; 78 (5): S437-59.

33. Dason S, Dason JT, Kapoor A Guidelines for the diagnosis and management of recurrent urinary tract infection in women. Can Urol Assoc J. 2011 Oct;5(5):316-22.

34. Kodner CM, Gupton EKT Recurrent Tract Infections in Women: Diagnosis and Management American Family Physician 2010 SEPT; 82(6) 638-643.

35. Prieto, L; Esteban, M; Salinas, J; Adot, JM; Arlandis, S; Peri, L; Cozar, JM; Consensus document of the Spanish Urological Association on the management of uncomplicated recurrent urinary tract infections. Actas Urol Esp 2015 ; 39 (6) : 339-48.

36. Jennifer A, Una Lee A, Lenore A, Roger C, Bilal C, J. Quentin C et al. Recurrent Uncomplicated Urinary Tract Infections in Women: AUA/CUA/SUFU Guidelines. J of Urology. 2019. https://doi.org/10.1097/JU.0000000000000296.

37. Haddad JM, Ubertazzi E, Cabrera OS, Medina M, Garcia J, Rodriguez-Colorado S et al. Latin American consensus on uncomplicated recurrent urinary tract infection-2018. Int Urogynecol J. 2019. https://doi.org/10.1007/s00192-019-04079-5.

38. Brubaker L, Carberry C, Nardos R, Carter-Brooks C, Lowder JL. American Urogynecologic Society Best-Practice Statement: Recurrent Urinary Tract Infection in Adult Women. Female Pelvic Med Reconstr Surg 2018;24: 321–3.

39. Naber KG, Schito G, Botto H, Palou J, Mazzei T. Surveillance study in Europe and Brazil on clinical aspects and Antimicrobial Resistance Epidemiology in Females with Cystitis (ARESC): implications for empiric therapy. Eur Urol. 2008 Nov;54(5):1164-75.

40. Falagas ME, Betsi GI, Athanasiou S. Probiotics for prevention of recurrent vulvovaginal candidiasis: a review. Journal of Antimicrobial Chemotherapy 2006;58(2):266–72.

41. Domenici L., Monti M., Bracchi C., Giorgini M., Colagiovanni V., Muzii L., Benedetti Panici P. D- mannose: a promising support for acute urinary tract infections in women. A pilot study. European Review for Medical and Pharmacological Sciences. 2016; 20: 2920-2925.

42. DeNunzio C, Bartoletti R, Tubaro A, Simonato A, Ficarra V. Role of D-Mannose in the Prevention of Recurrent Uncomplicated Cystitis: State of the Art and Future Perspectives. Antibiotics. 2021. https:// doi.org/10.3390/antibiotics10040373.

43. Lenger SM, Bradley MS, Thomas DA, Bertolet MH, Lowder JL, Sutcliffe S. D-mannose vs other agents for recurrent urinary tract infection prevention in adult women: a systematic review and meta-analysis. Am J Obst Gynecol. 2020. https://doi.org/10.1016/j.ajog.2020.05.048.

44. Ciani O, Arendsen E, Romancik M, Lunik R, Costantini E, Di Biase M, Morgia G, Fragalà E, Roman T, Bernat M, Guazzoni G, Tarricone R, Lazzeri M.Intravesical administration of combined hyaluronic acid (HA) and chondroitin sulfate (CS) for the treatment of female recurrent urinary tract infections: a European multicentre nested case-control study. BMJ Open. 2016 Mar 31;6(3):e009669.

45. Goddard JC, Janssen D A W. Intravesical hyaluronic acid and chondroitin sulfate for recurrent urinary tract infections: systematic review and meta-analysis. International Urogynecology Journal (2018) 29:933–942.

46. Pietropaulo A, Jones P, Moors M, Birch M, Somani BK. Use and Effectiveness of Antimicrobial Intravesical Treatment for Prophylaxis and Treatment of Recurrent Urinary Tract Infections (UTIs): a Systematic Review. Current Urology Reports (2018) 19:78.

47. Aziminia N, Hadjipavlou M, Philippou Y, Pandian SS, Malde S, Hammadeh MY. Vaccines for the prevention of recurrent urinary tract infections: a systematic review. BJU Int. 2019 May;123(5):753-768.

48. Jung C, Brubaker L. The Etiology and Management of Recurrent Urinary Tract Infections in Postmenopausal Women. Climacteric. 2019 June; 22(3): 242–24.

49. Pannek J, Pannek-Rademacher S, Jus MS, Wöllner J, Krebs J. Usefulness of classical homeopathy for the prophylaxis of recurrent urinary tract infections in individuals with chronic neurogenic lower urinary tract dysfunction. J Spinal Cord Med. 2019 Jul;42(4):453-459. doi: 10.1080/10790268.2018.1440692. Epub 2018 Feb 27. PMID: 29485355; PMCID: PMC6718136.

50. Pannek J, Kurmann C, Imbach E, Amsler F, Pannek-Rademacher S. In Vitro Effects of

Homeopathic Drugs on Cultured Escherichia coli. Homeopathy. 2018 May;107(2):150-154. doi: 10.1055/s-0038-1637729. Epub 2018 Mar 22. PMID: 29566404.

51. de Paula Coelho C, Motta PD, Petrillo M, de Oliveira Iovine R, Dalboni LC, Santana FR, Correia MSF, Casarin RCV, Carvalho VM, Bonamin LV. Homeopathic medicine Cantharis modulates uropathogenic E. coli (UPEC)-induced cystitis in susceptible mice. Cytokine. 2017 Apr;92:103-109. doi: 10.1016/j.cyto.2017.01.014. Epub 2017 Jan 29. PMID: 28142108.

capítulo 46

Condutas consolidadas em uroginecologia na síndrome da bexiga hiperativa

▶ Marair Gracio Ferreira Sartori*
▶ Zsuzsanna Ilona Katalin de Jarmy Di Bella**
▶ Sergio Brasileiro Martins***

DEFINIÇÕES

A síndrome da bexiga hiperativa é definida como a condição em que a paciente refere urgência miccional, com ou sem incontinência, usualmente acompanhada de aumento da frequência miccional e noctúria, na ausência de infecção ou de outras afecções[1].

As principais definições de sintomas urinários estão apresentadas na Tabela 1.

DIAGNÓSTICO

O diagnóstico da SBH é clínico, baseado no quadro clínico referido pela paciente. Existe diferenciação entre o conceito de Bexiga Hiperativa (diagnóstico clínico) e hiperatividade do detrusor (diagnóstico urodinâmico identificando contrações não inibidas do detrusor)[1].

Na anamnese, não se deve esquecer de investigar medicações em uso, que possam alterar o controle vesical ou a produção de urina[2]. Outra questão a ser identificada é o excesso de ingestão hídrica ou doenças como alterações tirodianas, obstipação intestinal ou cirurgias anteriores[3].

O exame físico auxilia na exclusão de outras doenças, sistêmicas ou ginecológicas. Um

---

*   Professora Titular e Chefe do Departamento de Ginecologia da Escola Paulista de Medicina – UNIFESP. Presidente da CNE de Uroginecologia da FEBRASGO.

** Professora Adjunta Livre-docente e chefe da Disciplina de Ginecologia Geral do Departamento de Ginecologia da Escola Paulista de Medicina – UNIFESP e Assessora da Diretoria Científica da FEBRASGO.

*** Mestre e Doutor em Ciências pela EPM-UNIFESP; Chefe do Setor de Uroginecologia e Cirurgia Vaginal da UNIFESP-EPM.

Tabela 1 – Definições de sintomas urinários	
Urgência	desejo súbito de urinar difícil de postergar
Aumento da Frequência urinária	micção ocorre com maior frequência do que anteriormente considerado normal
Urgeincontinência	perda involuntária de urina associada à urgência
Noctúria	acordar para urinar durante o período de sono

exame neurológico sucinto pode identificar algum tipo de disfunção, já que por vezes o sintoma urinário é o primeiro sintoma de alguma doença neurológica[2,3]. Avaliam-se a sensibilidade perineal e de membros inferiores, os reflexos bulbocavernoso e clitoridiano e o tônus do esfíncter anal, que indicam a função do segmento medular sacral[4]. No exame ginecológico, deve-se avaliar a presença de tumores pélvicos e distopias genitais, bem como avaliar o trofismo vaginal

Um exame subsidiário obrigatório a ser solicitado é a urocultura, para excluir infecção urinária. Outros exames podem ser indicados na suspeita de doenças urinárias ou ginecológicas que possam causar urgência, como ultrassonografia do trato urinário (cálculos, tumores), ultrassonografia pélvica (tumores pélvicos), uretrocistoscopia (suspeita de corpo estranho intravesical) ou citologia oncológica de urina (pacientes fumantes acima de 50 anos de idade ou com hematúria)[5].

O estudo urodinâmico não é necessário para o diagnóstico da SBH. Pode ser útil ao se suspeitar de disfunção miccional, dificuldades de esvaziamento vesical ou doenças neurológicas associadas[5].

TRATAMENTO

Para o tratamento da SBH, são definidas 3 linhas, confome mostrado na Figura 1.

1. Primeira linha de tratamento

Incluem-se nessa linha de tratamento as medidas comportamentais e fisioterapia de assoalho pélvico[6].

Orienta-se ingesta hídrica adequada, em torno de dois a três litros de líquido por dia. Deve-se reduzir a ingestão hídrica próximo ao horário de dormir, diminuindo os sintomas de noctúria[7].

É importante a orientação de medidas dietéticas, evitando a ingestão de alimentos irritantes vesicais, como cafeína, bebidas gaseificadas, frutas cítricas, vinagre, bebidas alcoólicas ou pimentas, que podem aumentar sintomas de irritação vesical[8-10].

O treinamento vesical é uma ferramenta muito importante no controle da SBH. Com isso, a paciente volta a controlar o reflexo da micção. Deve-se orientar a paciente para tentar manter um intervalo fixo entre as micções, e ir aumentando-o progressivamente, até que consiga um intervalo adequado de cerca de 2 horas[11].

Ainda na primeira linha de tratamento, inclui-se a fisioterapia pélvica. Exercícios perineais fortalecem a musculatura do assoalho pélvico, inibindo o reflexo prematuro da micção. Orientando a contração perineal em momentos oportunos, é possível reduzir a urgência[12,13].

capítulo 46
Condutas consolidadas em uroginecologia na síndrome da bexiga hiperativa

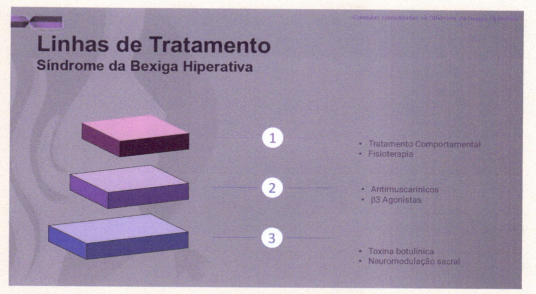

Figura 1 – Linhas de tratamento da Síndrome da Bexiga Hiperativa

A eletroestimulação fornece estímulos elétricos que atuam no arco reflexo com a medula sacral, aumentado a inibição sobre a bexiga. Pode ser feita por via vaginal, perineal, retal ou no nervo tibial posterior[14,15].

2. Segunda linha de tratamento

Nessa linha incluem-se os medicamentos capazes de diminuir a contratilidade vesical, como os anticolinérgicos e os agonistas beta 3-adrenérgicos (Figura 2).

Para entender o mecanismo de ação dessas drogas, é preciso relembrar a ação do Sistema Nervoso Autônomo na bexiga, representado pelo sistema nervoso simpático e parassimpático. De um modo geral, esses dois sistemas têm ação antagônica nos órgãos-alvo, como mostrado na Figura 3.

É importante destacar principalmente a ação nas glândulas salivares, no coração e no intestino, locais onde se concentram os principais efeitos adversos dessas medicações.

Ainda no sistema nervo parassimpático, nos interessa conhecer os receptores muscarínicos, cuja localização e função encontram-se descritas na Tabela 2.

Portanto, para se obter melhores resultados e menos efeitos colaterais, o ideal é utilizar drogas antimuscarínicas que tenham efeito predominante nos receptores M3 e pouco nos M1 e M2[7,16].

Dentre os antimuscarínicos disponíveis no nosso meio, destacam-se a oxibutinina, a tolterodina, a darifenacina e a solifenacina (Tabela 3). De um modo geral, deve-se ter muita cautela em usar antimuscarínicos em pacientes cardiopatas, hipertensas ou em idosos, principalmente naqueles com déficit de memória e de cognição. Na verdade, um dos grandes problemas em usar essas medicações em idosos é a piora da função cognitiva[7,17].

469

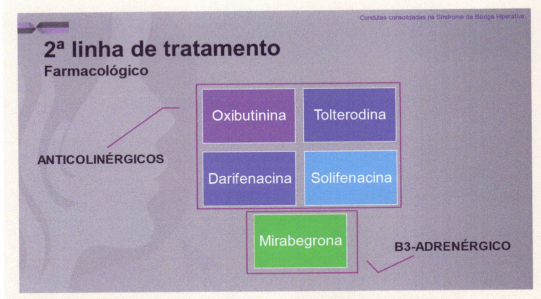

Figura 2 – Opções de tratamento medicamentoso para Síndrome da Bexiga Hiperativa

Por outro lado, os antimuscarínicos são contraindicados em casos de glaucoma de ângulo fechado, miastenia gravis, Alzheimer em uso de anticolinesterásicos e em pacientes com obstrução ou retenção urinária[18].

Os agonistas beta-3 adrenérgicos têm por função relaxar o detrusor, estimulando os receptores beta. Devem ser usados com cautela em pacientes cardiopatas ou hipertensas e são contraindicados em casos de retenção ou obstrução urinária19. O representante desse grupo no Brasil é o fármaco mirabegrona (Tabela 4).

2.1. Como escolher a classe de medicação?

Recomenda-se analisar riscos e benefícios de cada paciente, individualizando o tratamento de acordo com as características clínicas. Deve-se iniciar com doses mais baixas, aumentando-se progressivamente se necessário. O acompanhamento é baseado na melhora clínica e na incidência de efeitos adversos. Uma estratégia interessante é aguardar 4 a 6 semanas de uso de um fármaco para avaliar resposta e determinar a troca de medicação

Nas recomendações AUA/SUFU (2015), recomenda-se introduzir um antimuscarínico e, se não houver melhora ou se houver efeitos adversos inaceitáveis, deve-se modificar a dose, OU usar um antimuscarínico diferente, OU usar um beta-3 adrenérgico[20]. No entanto, a escolha do beta-3 adrenérgico como primeira opção ou em associação com antimuscarínicos já é uma realidade para muitos especialistas[18,21].

3. Terceira linha de tratamento

Incluem-se aqui procedimentos mais invasivos, como toxina botulínica[22] e implante

capítulo 46 — Condutas consolidadas em uroginecologia na síndrome da bexiga hiperativa

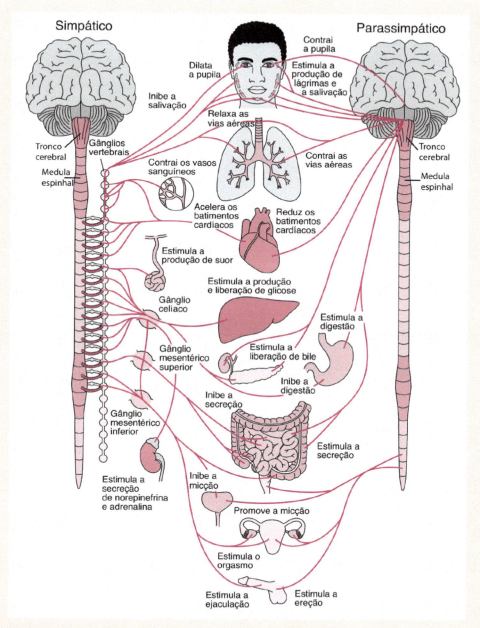

Figura 3 – Ações do Sistema Nervoso Autônomo no organismo
Fonte: Adaptada de https://www.msdmanuals.com/pt/casa/dist%C3%BArbios-cerebrais,-da-medula-espinal-e-dos-nervos/dist%C3%BArbios-do-sistema-nervoso-aut%C3%B4nomo/considera%C3%A7%C3%B5es-gerais-sobre-o-sistema-nervoso-aut%C3%B4nomo.

Tabela 2 – Localizações e funções dos receptores muscarínicos

Receptor muscarínico	Localização	Função
M1	Córtex cerebral, hipocampo, glândulas salivares	Cognitiva, memória, secreção salivar
M2	Coração, cérebro, músculo liso	Regulação e frequência cardíaca, comportamento
M3	Músculo liso, glândulas, olhos	Contração músculo liso, secreção glandular, contração da íris
M4	Cérebro (prosencéfalo)	Comportamento dopamina dependente
M5	Cérebro (substância nigra), olhos	Regulação dopamina

Tabela 3 – Principais anticolinérgicos e suas características

Droga	Dose	Ação	Efeitos Colaterais
Oxibutinina Retemic® Incontinol® Patente expirada	2,5-20 mg/dia cp 5 mg Lenta 10 mg	Não seletiva Parótida > bexiga Atravessa barreira hematoencefálica	Boca seca Obstipação Alt. cognição
Tolterodina Detrusitol® Sob patente	1-4 mg/dia cp 1 e 2 mg Lenta 4 mg	Não seletivo 2x > bexiga que a oxibutinina Bexiga 8 x > parótida	Boca seca Obstipação
Darifenacina Enablex® Fenazic® Patente expirada	7,5 ou 15 mg/dia	Seletivo M3 M3 bexiga/M2 coração Pouco efeito M1 (SNC)	Boca seca Obstipação ↓efeitos cardíacos ↓efeitos cognição M1
Solifenacina Vesicare® Impere®; Samile®; Urgisin®; Vexica® Patente expirada	5 ou 10 mg	Seletivo M3 parótida 79 x < oxibutinina 40 x < tolterodina	Boca seca Obstipação ↓efeitos cardíacos ↓efeitos cognição M1

Tabela 4 – Agonista Beta-3 adrenérgico e suas características

Droga	Dose	Ação	Efeitos Colaterais
Mirabegrona Myrbetric® Sob patente	50 mg ao dia	Agonista do receptor Beta-3	Arritmias cardíacas

de neuromodulador sacral[23], reservados aos casos neurogênicos ou refratários aos tratamentos anteriores.

MENSAGENS FINAIS

As queixas urinárias devem ser sempre investigadas durante a consulta ginecológica. Muitas mulheres acreditam que tais sintomas são normais para a idade e isso deve ser esclarecido. Opções terapêuticas eficazes estão disponíveis e devem ser oferecidas às pacientes, para melhora da sua qualidade de vida

REFERÊNCIAS BIBLIOGRÁFICAS

1. Haylen BT, de Ridder D, Freeman RM, et al. An International Urogynecological Association (IUGA)/International Continence Society (ICS) joint report on the terminology for female pelvic floor dysfunction. Int Urogynecol J. 2010;21(1):5-26.

2. Robinson D, Cardozo L. Overactive bladder: diagnosis and management. Maturitas. 2012;71(2):188–93.

3. Peyronnet B, Rigole H, Damphousse M, Manunta A. [Management of overactive bladder in women]. Prog Urol. 2015;25(14):877–83.

4. Rodrigues P, Hering F, Campagnari JC. Involuntary detrusor contraction is a frequent finding in patients with recurrent urinary tract infections. Urol Int. 2014;93(1):67–73.

5. Norton P, Brubaker L. Urinary incontinence in women. Lancet. 2006;367(9504):57–67.

6. Federação Brasileira das Associações de Ginecologia e Obstetrícia (FEBRASGO). Síndrome da bexiga hiperativa. São Paulo: FEBRASGO; 2021. (Protocolo FEBRASGO-Ginecologia, n. 52/Comissão Nacional Especializada em Uroginecologia e Cirurgia Vaginal).

7. Ouslander JG. Management of overactive bladder. N Engl J Med. 2004;350(8):786–99.

8. Dallosso HM, McGrother CW, Matthews RJ, Donaldson MM; Leicestershire MRC Incontinence Study Group. The association of diet and other lifestyle factors with overactive bladder and stress incontinence: a longitudinal study in women. BJU Int. 2003;92(1):69–77.

9. Robinson D, Hanna-Mitchell A, Rantell A, Thiagamoorthy G, Cardozo L. Are we justified in suggesting change to caffeine, alcohol, and carbonated drink intake in lower urinary tract disease? Report from the ICI-RS 2015. Neurourol Urodyn. 2017 Apr;36(4):876-881.

10. Hannestad YS, Rortveit G, Daltveit AK, Hunskaar S. Are smoking and other lifestyle factors associated with female urinary incontinence? The Norwegian EPINCONT Study. BJOG. 2003;110(3):247–54.

11. Wallace SA, Roe B, Williams K, Palmer M. Bladder training for urinary incontinence in adults. Cochrane Database Syst Rev. 2004;(1):CD001308.

12. Mouritsen L, Schiøtz HA. Pro et contra pelvic floor exercises for female stress urinary incontinence. Acta Obstet Gynecol Scand. 2000;79(12):1043–5.

13. Hay-Smith J, Bo K, Berghmans B, Hendriks E, de Bie R, Doorn EW. Pelvic floor muscle training for urinary incontinen.

14. Berghmans LC, Hendriks HJ, De Bie RA, van Waalwijk van Doorn ES, Bø K, van Kerrebroeck PE. Conservative treatment of urge urinary incontinence in women: a systematic review of randomized clinical trials. BJU Int. 2000;85(3):254–63.

15. Gaziev G, Topazio L, Iacovelli V, Asimakopoulos A, Di Santo A, De Nunzio C, et al. Percutaneous Tibial Nerve Stimulation (PTNS) efficacy in the treatment of lower urinary tract dysfunctions: a systematic review. BMC Urol. 2013;13(1):61.

16. Madhuvrata P, Cody JD, Ellis G, Herbison GP, Hay-Smith EJC. Which anticholinergic drug for overactive bladder symptoms in adults. Cochrane Database of Systematic Reviews 2012, Issue 1. Art. No.: CD005429. DOI: 10.1002/14651858.CD005429.pub2.

17. Robinson D, Cardozo L. Overactive bladder: diagnosis and management. Maturitas. 2012;71(2):188–93.

18. Cipullo LM, Cosimato C, Filippelli A, Conti V, Izzo V, Zullo F, Guida M. Pharmacological approach to overactive bladder and urge urinary incontinence in women: an overview.

19. Warren K, Burden H, Abrams P. Mirabegron in overactive bladder patients: efficacy review and update on drug safety. Ther Adv Drug Saf. 2016;7(5):204–16.

20. Gormley EA, Lightner DJ, Faraday M, Vasavada SP; American Urological Association; Society of Urodynamics, Female Pelvic Medicine. Diagnosis and treatment of overactive bladder (non-neurogenic) in adults: AUA/SUFU guideline amendment. J Urol. 2015 May;193(5):1572-80.

21. Kelleher C, Hakimi Z, Zur R, Siddiqui E, Maman K, Aballéa S, Nazir J, Chapple C. Efficacy and Tolerability of Mirabegron Compared with Antimuscarinic Monotherapy or Combination Therapies for Overactive Bladder: A Systematic Review and Network Meta-analysis. Eur Urol. 2018 Sep;74(3):324-333.

22. Duthie JB, Vincent M, Herbison GP, Wilson DI, Wilson D. Botulinum toxin injections for adults with overactive bladder syndrome. Cochrane Database Syst Rev. 2011;(12):CD005493.

23. Leng WW, Chancellor MB. How sacral nerve stimulation neuromodulation works. Urol Clin North Am. 2005;32(1):11–8.

capítulo 47

Condutas consolidadas em uroginecologia na síndrome dolorosa vesical

- Silvia da Silva Carramao*
- Susane Mei Hwang**
- Antonio Pedro Flores Auge***

DEFINIÇÃO

A síndrome da bexiga dolorosa (SBD), que inclui a cistite intersticial (CI), é uma condição clínica que persiste por tempo superior a seis meses, cursando com dor pélvica crônica, sensação de pressão vesical, ou desconforto para urinar, podendo ser acompanhado dos sintomas de urgência miccional, aumento da frequência urinária, mas na ausência de outras doenças que possam provocar esses sintomas, como infecção urinária, bexiga hiperativa, endometriose, síndrome do intestino irritável e fibromialgia[1,2,3].

INCIDÊNCIA E PREVALÊNCIA

A incidência da SBD/CI é de aproximadamente 45/10.000 mulheres e 8/10.000 homens, mas dependendo da interpretação dos sintomas e das características socioculturais de cada região, ocorre variação da prevalência, conforme apresentado abaixo[1,2]:

- prevalência nos EUA: 2,70% a 6,53% em mulheres;

---

* Doutora em Medicina pela Faculdade de Ciências Médicas da Santa Casa de São Paulo (FCMSCSP) com área de concentração em Tocoginecologia. Mestre em Saúde Materno-Infantil pela Universidade de Santo Amaro (UNISA). Chefe do Setor de Uroginecologia e Cirurgia Vaginal da Irmandade de Misericórdia da Santa Casa de São Paulo. Professora assistente de Ginecologia da FCMSCSP. Revisora do International Urogynecology Journal.

** Mestrado em Saúde (Cirurgia) pela Faculdade de Ciências Médicas da Santa Casa de São Paulo. Médica Tocoginecologista da Maternidade Escola de Vila Nova Cachoeirinha (SP). Preceptora do Internato do curso de Medicina da Universidade Anhembi Morumbi.

*** Professor Adjunto e Chefe da Clínica de Ginecologia Cirúrgica da Santa Casa de São Paulo. Membro do Setor de Uroginecologia e Cirurgia Vaginal.Membro do Conselho de Pós-Graduação em Pesquisa em Cirurgia da Faculdade de Ciências Médicas da Santa Casa de São Paulo.

- prevalência no Japão: 1,0% das mulheres;

- prevalência na Coreia: 0,26% em mulheres;

- prevalência em Taiwan National Database: 40,2 em100.000 mulheres.

Os principais sintomas da SBD/CI são[3,4]:

- sintomas dolorosos;

- dor pélvica crônica;

- dor genital, principalmente em paredes vaginais, que podem se irradiar para a vulva e região perineal;

- dispareunia (a parede vaginal anterior oferece suporte à bexiga, de modo que a dor durante o coito é queixa frequente).

Sintomas urinários:

- aumento da frequência urinária;

- noctúria;

- urgência miccional;

- dor à repleção vesical;

- histórico de infecção do trato urinário (ITU) de repetição.

SINTOMAS PSÍQUICOS

As pacientes com dor crônica podem em decorrência do sofrimento crônico desenvolver os sintomas de depressão, nervosismo e ansiedade. As pacientes portadoras da SBD frequentemente também apresentam a característica de perfeccionismo; alguns autores questionam se o quadro depressivo e ansioso leva ao desencadeamento da doença, ou se os sintomas são decorrentes da doença[1-4].

ETIOLOGIA E FISIOPATOLOGIA

A etiologia da SBD/CI é desconhecida e provavelmente multifatorial, com características de doença autoimune, podendo estar associada à resposta imunológica, após vários episódios repetidos de infecção do trato urinário (ITU)[1,2]. Devido aos sucessivos episódios inflamatórios que levam a lesões do uroepitélio, destruição da camada protetora de polisaminoglicanas, tornando o epitélio permeável e permitindo o contato do mesmo com substâncias tóxicas da urina, desencadeando resposta inflamatória intensa com a migração de células plasmáticas polimorfonucleares, principalmente de linfócitos, eosinófilos e mastócitos, produtoras de citocinas e fator NGF (fator de crescimento neural)[1,4].

A exposição do uroepitélio às substâncias tóxicas induz a inflamação com produção de neurotransmissores que podem induzir à sensibilização do sistema nervoso central e alterações inflamatórias locais, conhecidas como *inflamação neurogênica*. Os mastócitos desempenham um papel fundamental nesta inflamação local por meio da síntese de citocinas pró-inflamatórias, recrutamento de leucócitos, remodelação vascular (neovascularização) e aumento da fibrose estromal, que causa a diminuição da capacidade vesical fisiológica e formação de traves fibróticas na bexiga[4,5].

DIAGNÓSTICO

Após a revisão de vários guidelines sobre o diagnóstico de SBD/CI, as melhores condutas para o diagnóstico são[1-4]:

Anamnese detalhada, onde os sintomas de dor em baixo ventre, dor vesical, disúria, dor genital, incluindo dispareunia, urgência miccional, noctúria, devem ser questionados detalhadamente. Para o diagnóstico da SBD, os sintomas devem estar presentes no mínimo há mais de 6 meses e outras doenças que possuem sintomas semelhantes devem ser excluídas, tais como a bexiga hiperativa, infecção do trato urinário (ITU), cálculos, endometriose, síndrome do intestino irritável, tumorações e fibromialgia[4,6].

O questionário de qualidade de vida para bexiga hiperativa, denominado *International Consultation on Incontinence Questionnaire Overactive Bladder* (ICIQ-OAB)[7], é recomendado na avaliação do tratamento da SBD/CI porque os sintomas de urgência miccional e noctúria, aumento da frequência urinária, são semelhantes aos sintomas da bexiga hiperativa, dessa maneira, através do escore do ICIQ-OAB, antes e após o tratamento, podemos avaliar a eficácia do tratamento aplicado[4,6,7].

Avaliação dos sintomas psíquicos como ansiedade, depressão, stress, perfeccionismo são fundamentais. A paciente deve ser orientada a fazer psicoterapia para melhor controle do stress e sintomas depressivos[4,6].

O exame físico é essencial para excluir vulvovaginites e tumorações genitais e pélvicas. Também durante o toque vaginal devemos identificar os pontos de dor vaginal e perineal[1,4,6].

A análise qualitativa de urina (Urina tipo I) e a urocultura são solicitadas para excluir infecções urinárias vigentes[4,6]. A urina tipo I pode mostrar a presença aumentada de hemácias, e o diagnóstico diferencial com neoplasia vesical se impõe através da cistoscopia[4,6].

Exames de imagem (ultrassonografia, tomografia, ressonância magnética) podem ser solicitados para excluir doenças que também cursam com dor pélvica, principalmente endometriose, cálculos e tumorações[4,6].

O estudo urodinâmico na SBD/CI avalia a sensibilidade vesical que geralmente está aumentada. A paciente usualmente refere forte desejo miccional a partir de 150 mL. A capacidade cistométrica máxima costuma estar diminuída; em geral, as pacientes não toleram o enchimento vesical além de 300 mL. A paciente sente forte desejo de urinar, motivada pela dor. O estudo urodinâmico pode excluir outras disfunções urinárias, como bexiga hiperativa e bexiga neurogênica[4,6].

O diário miccional informa detalhadamente sobre a ingestão líquida, a frequência urinária, o uso de bebidas ou medicamentos que possam provocar a sintomatologia e, se aplicado antes e após o tratamento, pode ser usado como ferramenta de avaliação da eficácia do tratamento[4,6].

Cistoscopia com hidrodistensão sob sedação é fortemente recomendada por vários guidelines[4,6], principalmente para excluir neoplasia vesical e outras doenças inflamatórias da bexiga, como, por exemplo, endometriose vesical. Na cistoscopia após a hidrodistensão, observamos paredes vesicais hiperemiadas, glomerulações vasculares, formação de petéquias durante a hidrodistensão; as traves fibróticas também podem ser observadas, e mais raramente a úlcera de Hunner[4,6]. A cistoscopia com hidrodistensão é diagnóstica e terapêutica, uma vez que a hidrodistensão provoca diminuição da fibrose, permitindo melhor distensão vesical com alívio dos sintomas descritos entre 30% e 50% das pacientes[4,6].

O diagnóstico da SBD deve ser feito baseado na sintomatologia, mas se recomenda a biópsia vesical para diagnóstico diferencial com o carcinoma vesical[4,6].

TRATAMENTO

O tratamento da SBD/CI é complexo porque envolve dor crônica que muitas vezes se associa a sintomas psíquicos como depressão e ansiedade. O tratamento inclui várias linhas de recomendação que são aplicadas conforme a gravidade dos sintomas e a resposta da paciente ao tratamento. O tratamento da SBD/CI deve ser multiprofissional, com orientação psicológica, nutricional, medicamentosa e fisioterapêutica[1,4,6].

O tratamento de primeira linha começa com a Terapia Comportamental, onde se orientam as mudanças de comportamento e terapia psicológica para melhor manejo do stress e da dor, por meio de psicoterapias, atividade física, acupuntura e uso de medicamentos antidepressivos e neurolépticos[1,4,6]. Também inclui orientação para a paciente identificar alimentos e bebidas que sejam promotores da dor. Grupos de pacientes portadoras de SBD ou CI identificaram frutas cítricas, álcool, bebidas gasosas, alimentos condimentados e apimentados como os principais desencadeadores de dor, mas qualquer alimento ou bebida que promova a dor na paciente devem ser evitados[4,6].

A segunda linha de tratamento inclui fisioterapia com eletroestimulação, neuroestimulação elétrica transcutânea (TENS) e massagem perineal, mas os exercícios de Kegel não devem ser recomendados[4,6,7]. Também na segunda linha são indicados os medicamentos que objetivam a redução dos sintomas. Os tratamentos podem ser associados para o melhor controle da dor da paciente[4,6,7].

O cloridrato de hidroxizine tem propriedade anti-histamínica, diminui a degranulação dos mastócitos, colaborando para a melhora do processo inflamatório. Estudos demonstram a redução dos sintomas, sendo recomendado por vários guidelines na dosagem entre 10 mg a 30 mg por dia. Um estudo randomizado comparando o uso do Hidroxizine com o placebo mostrou redução de 30% dos sintomas após três semanas de uso[8]. A cimetidina, que também tem propriedade anti-histamínica, pode ser usada na dose de 400 mg, duas vezes ao dia[4,6,7].

O cloridrato de amitriptilina é um antidepressivo que auxilia no controle da dor da SBD/CI; pode ser indicado na dosagem de 25 mg a 100 mg por dia, sendo recomendado por vários guidelines[4,7].

O Dimetilsulfóxido (DMSO) é um solvente químico com propriedades anti-inflamatórias e relaxante muscular. Injetam-se 50 ml na concentração de 50% de DMSO e a paciente deve tentar reter a solução na bexiga por 30 minutos. Vários estudos randomizados[4,8-11] mostram sua eficácia quando instilado na bexiga em combinação com heparina, corticoide e lidocaína, apresentando bons resultados na remissão dos sintomas[4,10-12]. O sulfato de Condroitina, é uma glicoproteína que reestabelece a camada de glicosaminoglicanas de proteção do uroepitélio, quando instilado intravesicalmente. Alguns estudos mostram sua eficácia na redução dos sintomas[13], mas um estudo randomizado não mostrou a sua eficácia para o tratamento da SBD/CI[14].

O polissulfato de pentosano de sódio (Elmiron®) na dose de 300 mg por dia reconstitui a camada de polisaminoglicanas do uroepitélio, com melhora significante dos sintomas[4].

A injeção de toxina botulínica nas paredes vesicais mostra melhora dos sintomas da SBD/CI, mas a injeção deve ser repetida em média a cada seis meses para manter os benefícios e pode cursar com retenção urinária[4,15,16].

A ciclosporina A é um imunoterápico, inibidor da calcineurina, que permite a supressão da atividade das células T e a liberação de citoquinas, com bons resultados na redução dos sintomas da SBD, podendo ser prescrita na dosagem de 5 mg/kg[17].

Em revisão sistemática com 23 ensaios clínicos randomizados contendo 1.871 participantes, os sintomas foram reduzidos mais significantemente com os seguintes medicamentos em comparação ao uso do placebo[17]:

- amitriptilina (MD = −4,9, IC 95%: −9,0 a −0,76);

- certolizumabe pegol (MD = −3,6, IC 95%: -6,5 a -0,63);

- ciclosporina A (MD = −7,9, IC 95%: −13,0 a −3,0).

Na avaliação com escala analógica de dor, a ciclosporina A foi superior ao uso do polissulfato de pentosano de sódio (Elmiron®) (MD = 3,09, 95% CI: 0,13 a 6,07). Nenhum dos medicamentos revelou um alívio significativo de 24 horas na frequência de micção[17].

Então os autores concluíram que a amitriptilina continua sendo uma boa escolha terapêutica para o tratamento da SBD/CI. O melhor resultado no controle da dor é obtido com a ciclosporina A, mas o alto custo e os efeitos colaterais fizeram os guidelines recomendarem o seu uso como quinta linha de tratamento[17].

Em termos de resultados de eficácia e segurança, a taxa de incidência de sintomas urinários para toxina botulínica A foi superior ao uso do sulfato de condroitina (MD = −2,02, IC 95%: −4,99 a 0,66). Nenhuma diferença significativa foi encontrada entre os outros tratamentos[17].

A eletroestimulação do nervo tibial ou do nervo pudendo apresenta diminuição da sintomatologia[4,18]. Vários estudos mostram

Tabela 1 – Tratamento da Síndrome da Bexiga dolorosa e/ou Cistite Intersticial segundo condutas consolidadas[4,6,7]

Primeira linha	Segunda linha	Terceira linha	Quarta linha	Quinta linha	Sexta linha
Comportamental	Fisioterapia com técnica adequada, massagem, eletroestimulação, TENS	Cistoscopia com Hidrodistensão sob anestesia Cauterização da úlcera de Hunner	Toxina botulínica Neuromodulação	Ciclosporina A	Cistoplastia
Evitar alimentos e bebidas que desencadeiam a dor	Medicação oral Amitriptilina Elmiron Hidroxizine Cimetidina				
Controle do stress Controle da dor	Instilação intravesical DMSO+ Heparina+ Lidocaína+ Corticóide				

Fonte: Carramão, SS. Faculdade de Ciências Médicas da Santa Casa de São Paulo.

eficácia a longo prazo com a neuromodulação sacral, onde se implanta na região sacral o eletroestimulador permanente[4,17].

A última linha de tratamento é a cistoplastia com ampliação vesical, para aliviar a sintomatologia quando todos os tratamentos prévios foram ineficazes. A cistectomia supratrigonal com ampliação vesical usando segmento de alça intestinal é a técnica mais utilizada[4,18,19]. A paciente deve ser monitorada a longo prazo porque esta técnica aumenta o risco para ITU de repetição, hidronefrose e adenocarcinoma do segmento intestinal utilizado[4,18].

CONSIDERAÇÕES FINAIS / CONCLUSÕES

Em resumo, a SBD é uma doença que cursa com dor crônica e o seu tratamento deve ser multiprofissional, com apoio de orientação nutricional, psicológica, fisioterápica e medicamentosa. A terapêutica deve seguir as linhas de tratamento descritas na Tabela 1, conforme a intensidade e a gravidade da sintomatologia do paciente.

REFERÊNCIAS BIBLIOGRÁFICAS

1. Hanno PM, Erickson D, Moldwin R, Faraday MM, American Urological Association. Diagnosis and treatment of interstitial cystitis/bladder pain syndrome: AUA guideline amendment. J Urol. 2015;193(5):1545–53. https://doi.org/10.1016/j.juro.2015.01.086.

2. Homma Y, Ueda T, Tomoe H et al. Clinical guidelines for interstitial cystitis and hypersensitive bladder updated in 2015. Int. J. Urol. 2016; 23: 542– 9.

3. Pape J., Falconi G., Lourenco T.R.M., Doumouchtsis S.K., Betschart C. Variations in bladder pain syndrome/interstitial cystitis (IC) definitions, pathogenesis, diagnostics and treatment: a systematic review and

evaluation of national and international guidelines ttps://doi.org/10.1007/s00192-019-03970-5 Int Urogynecol J. 2019; 30:1795.

4. Homma Y, Akiyama Y, Tomoe H, Furuta A, Ueda T, Maeda D, Lin ATL.Guideline Clinical guidelines for interstitial cystitis/bladder pain syndrome, International Journal of Urology (2020) 27, 578—589. doi: 10.1111/iju.14234.

5. Anand P, Singh B, Jaggi AS, Singh N. Mast cells: an expanding pathophysiological role from allergy to other disorders. Naunyn-Schmiedeberg's Arch. Pharmacol. 2012; 385: 657–70.

6. Pape J, Falconi G, Lourenco TRM, Doumouchtsis SK, Betschart C. Variations in bladder pain syndrome/interstitial cystitis (IC) definitions, pathogenesis, diagnostics and treatment: a systematic review and evaluation of national and international guidelines. Int Urogynecol J 2019;30(11):1795-180. doi: 10.1007/s00192-019-03970-5.

7. Pereira SB, Thiel RRC, Riccetto C, Silva JM, Pereira LC, Herrmann V, Palma P. ICIQ-OAB (Brazilian Portuguese) Rev Bras Ginecol Obstet. 2010; 32(6):273-8.

8. Sant GR, Propert KJ, Hanno PM, Burks D, Culkin D, Diokno AC et al. A pilot clinical trial of oral pentosan polysulfate and oral hydroxyzine in patients with interstitial cystitis. J Urol 2003;170(3):810–815.

9. Tirlapur SA, Khan KS. Grading of evidence for bladder pain syndrome: a comparative review of study quality assessment methods. Int Urogynecol J.2014; 25:1005–1013.

10. Tomoe H. In what type of interstitial cystitis/bladder pain syndrome is DMSO intravesical instillation therapy effective? Transl. Androl. Urol. 2015; 4: 600. 97.

11. Iyer S, Lotsof E, Zhou Y et al. Which bladder instillations are more effective? DMSO vs. bupivacaine/heparin/triamcinolone: a retrospective study. Int Urogynecol J. 2017; 28: 1335–40. 98.

12. Lim YN, Dwyer P, Murray C, Karmakar D, Rosamilia A, Thomas E. Longterm outcomes of intravesical dimethyl sulfoxide/heparin/hydrocortisone. Int Urogynecol J. 28(7):1085-1089.

13. Ozkidik M. Assessment of long-term intravesical hyaluronic acid, chondroitin sulfate and combination therapy for patients with bladder pain syndrome. Cent. European J. Urol. 2019; 72: 270–5.

14. Nickel JC, Hanno P, Kumar K, Thomas H. Second multicenter, randomized, double-blind, parallel-group evaluation of effectiveness and safety of intravesical sodium chondroitin sulfate compared with inactive vehicle control in subjects with interstitial cystitis/bladder pain syndrome. Urology 2012; 79: 1220–4.

15. Kuo HC, Jiang YH, Tsai YC, Kuo YC. Intravesical botulinum toxin-A injections reduce bladder pain of interstitial cystitis/bladder pain syndrome refractory to conventional treatment – A prospective, multicenter, randomized, double-blind, placebo-controlled clinical trial. Neurourol. Urodyn. 2015; 26: S22.

16. Akiyama Y, Nomiya A, Niimi A et al. Botulinum toxin type A injection for refractory interstitial cystitis: a randomized comparative study and predictors of treatment response. Int. J. Urol. 2015; 22: 835–41.

17. Di, Xp., Luo, Dy., Jin, X. et al. Efficacy and safety comparison of pharmacotherapies for interstitial cystitis and bladder pain syndrome: a systematic review and Bayesian network meta-analysis. Int Urogynecol J 32, 1129–1141 (2021).

18. Ragab MM, Tawfik AM, Abo El-enen M et al. Evaluation of percutaneous tibial nerve stimulation for treatment of refractory painful bladder syndrome. Urology 2015; 86: 707–11.

19. Kim HJ, Lee JS, Cho WJ et al. Efficacy and safety of augmentation ileocystoplasty combined with supratrigonal cystectomy for the treatment of refractory bladder pain syndrome/interstitial cystitis with Hunner's lesion. Int. J. Urol. 2014; 21(Suppl 1): 69–73.

capítulo 48

Condutas consolidadas em uroginecologia na síndrome geniturinária da pós-menopausa

- Virginia Celia de Carli Roncatti*
- Ana Paula Pereira Ract**
- Juliana Gonçalves Yogolare***

INTRODUÇÃO

Síndrome Geniturinária da Menopausa (SGUM) é um termo recentemente criado para definir as alterações genitais, urológicas e sexuais que ocorrem na pós-menopausa, decorrentes da diminuição dos efeitos estrogênicos nestes órgãos.

A Sociedade Internacional de Saúde Sexual Feminina e a Sociedade Norte-Americana de Menopausa, em 2014, com a intenção de criar um termo mais inclusivo e menos estigmatizado, cunhou o termo SGUM para substituir Atrofia Vaginal, Vaginite Atrófica e Atrofia Urogenital.

Uma das críticas ao termo, de Perez-Lopez, em 2017, foi transformar sinais e sintomas em uma "síndrome", iatrogenizando a menopausa com demanda e criação de panaceia no tratamento e subestimando patologias porventura existentes.

---

* Responsável pelo Setor de Reconstrução Pélvica do Hospital Heliópolis SP; Membro Diretoria UROGINAP; Membro Diretoria da Associação Latino Americana do Piso Pélvico.

** Universidade Metropolitana de Santos. Graduação em Medicina, Santos, SP – 2009-2015. Residência de Ginecologia e Obstetrícia realizada no Hospital Universitário de Taubaté, 2016-2019. Complementação especializada em ginecologia endócrino e Climatério na Universidade São Paulo 2019-2020. Atualmente em fellowship em Uroginecologia no Hospital Heliópolis.

*** Médica formada pela Faculdade de Medicina de São José do Rio Preto – FAMERP, São José do Rio Preto – SP. Residência médica em Ginecologia e Obstetrícia pelo Hospital Maternidade Leonor Mendes de Barros – HMLMB, São Paulo – SP.

> A própria atrofia vaginal caracterizada pelos sintomas mais presentes: secura vaginal, irritação e dispareunia, presente em até 40% das mulheres na pós menopausa, não tem um consenso sobre sua definição subjetiva e objetiva. A citologia e a dosagem do pH vaginal parecem ser os marcadores mais aceitos entre os pesquisadores[1].

ETIOPATOGENIA

Entre 10% e 70% das mulheres apresentam o quadro, 24% a 62% buscam tratamento e 50% não relatam caso se não forem questionadas na consulta ginecológica. Com o aumento global da expectativa de vida, as mulheres passam até um terço de sua vida nesta fase hipoestrogênica. Projeta-se um aumento no número de mulheres com a SGUM, demandando preocupação na busca de estudos sem viés para melhor opção terapêutica.

Os sintomas vulvovaginais mais prevalentes são: secura, irritação, desconforto, dor e dispareunia. E os urinários: incontinência urinária, urgência, disúria e infecção urinária de repetição. Sintomas estes que impactam muito na qualidade de vida destas mulheres[2].

A fisiopatologia da SGUM inicia-se com a diminuição sistêmica do estrogênio, que diminui a presença de receptores também. De mesma origem embriológica, existem receptores de estrogênio nos tecidos urogenitais e vulvovaginais. O estrogênio tem propriedades vasoativas, de proliferação epitelial, mantém o colágeno ativo e favorece a produção de glicogênio pelo epitélio vaginal, mantendo seu pH entre 4 e 4,5, com a predominância de flora vaginal normal (lactobacilos).

Os estrogênios apresentam-se sob as formas de estriol, estradiol e estrona, sendo esta última a forma menos potente, porém mais produzida na menopausa.

Mas o envelhecimento é um processo global, com efeitos progressivos que afetam moléculas, células e tecidos. Ocorre aumento dos radicais livres, apoptose celular e glicozilação não enzimática. As alterações são mediadas não somente por estrogênios, mas também por androgênios, hormônio do crescimento e cortisol, entre outros[3].

Por este motivo, alguns autores não aceitam o termo SGUM, por ser restrito aos órgãos urogenitais. Preferem o termo *geripausa*, que seria a somatória dos efeitos do envelhecimento mais a deficiência estrogênica nos tecidos de todo o corpo.

O envelhecimento acarreta alterações não estrogênio dependentes. Há uma mudança na estrutura das fibras de isomiosina I (contração lenta) e II (contração rápida) na musculatura estriada dos esfíncteres anal e uretral e na musculatura dos levantadores do ânus, diminuindo a força de contração desta musculatura.

Há também uma mudança das fibras de colágeno tipo I (rígidas) para tipo III (elástica) na submucosa anal, uretral e vaginal, mudando as propriedades mecânicas destas estruturas, alterando a sua função de continência.

Diminui o plexo vascular da submucosa uretral, anal e vaginal, alterando o mecanismo esfincteriano intrínseco.

Com o envelhecimento, também há a diminuição de células satélites e mitocôndrias, que são responsáveis pela regeneração das células musculares estriadas. E maior expressão da proteína P27, desencadeando maior apoptose celular.

Em estudos em ratas jovens e idosas castradas, os efeitos atróficos revertem-se com o uso de estrogênios nas jovens, mas não nas idosas, que só se recuperam com o uso de hormônio do crescimento prévio ao estrogênio, mostrando não só o efeito da menopausa, mas da idade na etiologia da atrofia.

Na mucosa vaginal saudável, predominam as cepas de lactobacilos, que produzem bacteriocinas, ácidos orgânicos e peróxido de hidrogênio e mantêm o pH entre 4 e 4,5. Na diminuição dos lactobacilos pelos efeitos atróficos da menopausa, o aumento do pH vaginal muda o padrão do ecossistema com predomínio dos anaeróbios facultativos. Até 50% das mulheres acima de 80 anos apresentam infecção do trato urinário de repetição sintomática, que requerem tratamento.

QUADRO CLÍNICO

O Quadro 1[4] descreve os sinais e sintomas da SGUM.

As queixas mais comuns são: secura vaginal, dispareunia, incontinência urinária e urgência. No exame físico, a mucosa vaginal apresenta-se lisa, sem rugosidades, pálida e seca. O introito vaginal e o clitóris podem estar mais atrofiados, com dificuldade na introdução do espéculo. Pode-se também encontrar equimoses e fissuras desde o introito até o terço proximal da vagina.

Não é incomum a presença de carúncula uretral, que é a exposição da mucosa uretral interna no meato uretral, podendo acarretar sintomas de urgência e/ou sangramentos.

Como descrito, os sinais e sintomas são muito variáveis e causam um efeito deletério na qualidade de vida destas pacientes.

O quadro clínico faz o diagnóstico. Não há ainda consenso sobre a necessidade de exames subsidiários para diagnóstico. O importante é um exame preciso e descartar patologias como líquen escleroso, vulvovaginites e neoplasias. A citologia vaginal com a predominância de células basais e o pH vaginal acima de 4,5 são mais utilizados para o seguimento na avaliação dos tratamentos propostos, tornando-se um fator objetivo para evitar avaliações subjetivas e evitas vieses nos resultados[4].

TRATAMENTO

Objetivando a restauração da qualidade de vida da paciente, o tratamento é individual. Como vimos, a atrofia é apenas uma das causas dos sintomas.

Alterações comportamentais, como alimentação, atividade física, sono adequado e exames de rotina, são o ponto de partida na orientação destas pacientes.

Para a atrofia propriamente dita, a estrogenioterapia é o tratamento padrão com melhores resultados. Pode ser feito uso local (mais aceito) ou sistêmico, sempre avaliando os riscos porventura existentes. Não existe ainda uma posologia padrão, podendo ser usado estradiol ou promestrieno. Ocorre uma rápida remissão dos sintomas: 80% a 90 % de melhora com diminuição do pH vaginal, melhora da citologia vaginal e uretral, aumento de lactobacilos e diminuição dos episódios de Infecção urinária. Com a pausa do uso, os sintomas recorrem, fazendo este um dos pontos negativos da estrogenioterapia[5,6].

O uso de energias como laser, radiofrequência e ultrassom apresenta também melhora dos sintomas. Apesar de promissores, ainda sem evidência para sua recomendação, sendo necessários mais estudos controlados com maior tempo de seguimento[7,8].

A fisioterapia de assoalho pélvico mostra-se também com efeitos positivos na diminuição da secura vaginal, com aumento do fluxo sanguíneo local. Também necessitando de mais evidência[9].

O uso de ocitocina, testosterona local, vitamina E e D, SERMs, fitoterápicos e hidratantes vaginais, apesar de frequentes no uso pelas pacientes, não apresentam evidência para recomendação.

Quadro 1 – External genital, urological, and sexual manifestations of genitourinary syndrome of menopause

External genital		Urological		Sexual
Signs and symptoms	**Complications**	**Signs and symptoms**	**Complications**	**Signs and symptoms**
Vaginal/pelvic pain and pressure	Labial atrophy	Frequency	Ischemia of vesical trigone	Loss of libido
Dryness	Vulvar atrophy and lesions	Urgency	Meatal stenosis	Loss of arousal
Irritation/burning	Atrophy of Bartholin glands	Postvoid dribbling	Cystocele and rectocele	Lack of lubrication
Tenderness		Nocturia		Dyspareunia
Pruritus vulvae	Intravaginal retraction of urethra	Stress/urgency incontinence	Urethral prolapse	Dysorgasmia
Decreased turgor and elasticity	Alkaline pH (5–7)	Dysuria	Urethral atrophy	Pelvic pain
Suprapubic pain	Reduced vaginal and cervical secretions	Hematuria	Retraction of urethral meatus inside vagina associated with vaginal voiding	Bleeding or spotting during intercourse
Leukorrhea		Recurrent urinary tract infection		
Ecchymosis	Pelvic organ prolapse			
Erythema			Uterine prolapse	
Thinning/graying pubic hair	Vaginal vault prolapse		Urethral polyp or caruncle	
Thinning/pallor of vaginal epithelium	Vaginal stenosis and shortening			
Pale vaginal mucous membrane	Introital stenosis			
Fusion of labia minora				
Labial shrinking				
Leukoplakic patches on vaginal mucosa				
Presence of petechiae				
Fewer vaginal rugae				
Increased vaginal friability				

Fonte: Gandhi. Genitourinary syndrome of menopause. Am J Obstet Gynecol 2016.

CONSIDERAÇÕES FINAIS / CONCLUSÕES

Com o aumento da longevidade das mulheres, haverá a procura para uma vida com mais qualidade em todos os aspectos. Com isso abre-se uma porta para tratamentos "oportunistas" e sem evidências para recomendação.

Não existe, no momento, uma conduta consolidada para o tratamento da SGUM. O que podemos afirmar é que a avaliação deve ser individual, com anamnese ativa, esclarecendo à paciente sobre os benefícios e riscos do tratamento e mudanças no estilo de vida. Avaliar a paciente globalmente, visando à sua qualidade de vida[10].

Terminamos com uma frase de Diaa Rizk, de 2014: "Acredito piamente que a uroginecologia geriátrica está aqui para ficar e vai se expandir rapidamente na próxima década, baseada na lógica de que a necessidade é a mãe das invenções".

REFERÊNCIAS BIBLIOGRÁFICAS

1. Vieira-Baptista P, Marchitelli C, Haefner HK, Donders G, Pérez-López F. Desconstructing the genitourinary syndrome of menopause. Int Urogynecol J 28, 675–679 (2017).

2. Srisukho S, Pantasri T, Piyamongkol W, Phongnarisorn C, Morakote N. The experience of genitourinary syndrome of menopause (GSM) among Thai postmenopausal women: the non-reporting issue. Int Urogynecol J 30, 1843–1847 (2019).

3. Weber MA, Limpens J, Roovers JPWR. Assessment of vaginal atrophy: a rewiew. Int Urogynecol J 26, 15–28 (2015).

4. Gandhi J, Chen A, Dagur G, Suh Y, Smith N, Cali B, et al. Genitourinary syndrome of menopause: na overwiew of clinical manifestationsm, pathophysiology, etiology, evaluation, and management. Am J Obstet Gynecol, 215 (2016), pp. 704 – 711.

5. Bodner-Adler B, Alarab M, Ruiz-Zapata AM, Latthe P. Effectiveness of hormones in postmenopausal pelvic floor dysfunction – International Urogynecology Association research and development – committee opinion. Int Urogynecol J. 2019.

6. Rahn DD, Ward RM, Sanses TV, Carberry C, Mamik MM, Meriwether KV, et al. Vaginal estrogen use in postmenopausal women with pelvic floor disorders: systematic review and practice guidelines. Int Urogynecol J 26, 3-13 (2015).

7. Stachowicz AM, Hoover ML, Karram MM. Clinical utility of radiofrequency energy for female genitourinary dysfunction: past, present, and future. Int Urogynecol J 32.

8. Shobeiri SA, Kerkhof MH, Minassian VA, Bazi T. IUGA committee opinion: laser-based vaginal devices for treatment of stress urinary incontinence, genitourinary syndrome of menopause, and vaginal laxity. Int Urogynecol J 30, 371–376 (2019).

9. Mercier J, Morin M, Zaki D, Reichetzer B, Lemieux MC, Khalifé S, Dumoulin C. Pelvic floor muscle training as a treatment for genitourinary syndrome of menopause: A single-arm feasibility study. Maturitas. 2019 Jul;125:57-62. doi: 10.1016/j.maturitas.2019.03.002. Epub 2019 Mar 29. PMID: 31133219.

10. Escribano JJ, González-Isaza P, Tserotas K, Athanasiou S, Zerbinati N, Leibaschoff G, Salvatore S, Sánchez-Borrego R. In response to the FDA warning about the use of photomedicine in gynecology. Lasers Med Sci. 2019 Sep;34(7):1509-1511. doi: 10.1007/s10103-019-02744-1. Epub 2019 Mar 4. PMID: 30830556.

capítulo 49

Condutas consolidadas em uroginecologia nas malformações urogenitais

▶ Claudia Cristina Takano Novoa*
▶ Sergio Brasileiro Martins**

INTRODUÇÃO

As malformações urogenitais femininas são secundárias à falha, em alguma fase do desenvolvimento embrionário, dos ductos paramesonéfricos (ductos de Muller) e/ou do seio urogenital. Os ductos de Muller originam as tubas uterinas, corpo e colo do útero e os dois terços proximais da vagina, enquanto o terço distal da vagina, assim como bexiga e uretra, são derivados do seio urogenital[1]. Neste capítulo, as malformações de bexiga e uretra não serão contempladas, tendo em vista que usualmente são avaliadas na infância, por cirurgião uropediátrico.

A incidência destas malformações é de 5% na população geral, mas chega a 8% nas mulheres com infertilidade e a 13% naquelas que apresentam abortamentos de repetição, o que demonstra a relação destas malformações com o prognóstico reprodutivo[2].

Há alguns sistemas de classificação, sendo os mais utilizados o da American Fertility Society (1988)[3] e atualmente o da Sociedade Europeia de Reprodução Humana e Embriologia/Sociedade Europeia de Ginecologia Endoscópica – ESHRE/ESGE 2013/2016 (Tabela 1)[4].

---

* Chefe do Ambulatório de Malformações Genitais e médica assistente do Setor de Uroginecologia da UNIFESP, com Mestrado em Ginecologia e Doutorado em Ciências da Saúde.

** Mestre e Doutor em Ciências pela EPM-UNIFESP; Chefe do Setor de Uroginecologia e Cirurgia Vaginal da UNIFESP-EPM.

Nesta classificação, as anomalias são descritas segundo a morfologia do corpo uterino (designada pela letra U), do colo do útero (letra C) e da vagina (letra V); para cada uma das letras os numerais designam a malformação apresentada[4], conforme a Tabela 1. Como exemplo, se o quadro for de agenesia de útero (corpo e colo) e vagina, a classificação é U5C4V4; se houver útero didelfo (dois corpos e dois colos) e septo vaginal longitudinal, a classificação é U3C2V1.

Tabela 1	Classificação – ESHRE/ESGE	
Anomalias do corpo uterino	**Anomalias do colo uterino**	**Anomalias da vagina**
U0 – Útero normal	C0 – Colo normal	V0 – Normal
U1 – Útero disfórmico	C1 – Colo uterino septado	V1 – Septo longitudinal não obstrutivo
U2 – Útero septado	C2 – Dois colos unidos parcialmente ou completamente	V2 – Septo longitudinal obstrutivo
U3 – Útero bicorporal	C3 – Colos com aplasia unilateral	V3 – Septo transverso e/ou hímen imperfurado
U4 – Hemiútero	C4 – Aplasias cervicais completas ou grandes defeitos	V4 – Agenesia completa ou parcial
U5 – Útero aplásico, displásico		
U6 – Não classificados		

DIAGNÓSTICO

O diagnóstico inicia-se pela anamnese e exame físico, em especial naquelas anomalias que levam a alterações menstruais ou queixas sexuais[5].

A queixa de amenorreia primária, na presença de desenvolvimento habitual dos caracteres sexuais, nos indica, como primeira hipótese diagnóstica, a agenesia uterovaginal,

também conhecida como *Síndrome de Mayer-Rokitansky-Kuster-Hauser*[5].

Se a ausência de menstruação for acompanhada de dor cíclica progressiva, e ao exame físico observarmos a presença de massa palpável, teremos como hipótese diagnóstica malformações obstrutivas. Se ao exame percebermos membrana himenal abaulada e arroxeada, a hipótese de hímen imperfurado se confirma. Na ausência deste sinal, pode

capítulo 49
Condutas consolidadas em uroginecologia nas malformações urogenitais

tratar-se de septo vaginal obstrutivo ou agenesia vaginal ou cervicovaginal, com útero funcionante. Nestas malformações, a ultrassonografia pélvica e a ressonância magnética se impõem como exames subsidiários que confirmam o diagnóstico, além de permitir a avaliação de malformações associadas[5,6].

Nas pacientes que apresentam dor ou dificuldade na relação sexual (no intercurso vaginal), deve-se avaliar a possibilidade de septo vaginal, longitudinal ou transverso, não obstrutivo. O exame vaginal, complementado pela ressonância magnética, confirmam o diagnóstico. A histerossalpingografia e a histerossonografia também podem ser úteis na complementação da investigação, especialmente se houver malformações uterinas associadas, o que é muito comum[6].

Já nos casos de infertilidade ou em que há antecedentes de perdas gestacionais recorrentes, na ausência de queixas menstruais ou sexuais, o diagnóstico se faz pelos exames de imagem (ultrassonografia transvaginal, ressonância magnética de pelve, histeroscopia), que são solicitados na investigação destas condições. Ressalta-se a importância que a ultrassonografia tridimensional vem adquirindo nos últimos anos, podendo futuramente vir a substituir a ressonância magnética. Apresenta como vantagens menor custo e maior disponibilidade. A necessidade de profissional especializado para sua realização, se por um lado pode ser fator limitante, por outro lado pode permitir maior acurácia na interpretação das imagens e, portanto, na conclusão diagnóstica[6].

TRATAMENTO

Anomalias do corpo uterino

Nos casos das malformações uterinas caracterizadas por útero dismórfico (classe U1), em que a cavidade uterina encontra-se alterada ou reduzida, no útero septado (classe U2) e no útero bicorporal (classe U3),

a conduta cirúrgica está indicada se há diagnóstico de infertilidade ou perdas gestacionais recorrentes, desde que descartadas causas extrauterinas. No útero dismórfico, pode-se realizar a ampliação da cavidade por via histeroscópica, por meio de ressecções laterais. No útero bicorporal, avalia-se a possibilidade da realização de metroplastia, com unificação das cavidades uterinas. Estas técnicas parecem oferecer melhora das taxas de gestação e nascidos vivos, embora sejam necessárias melhores evidências científicas. Há escassez de estudos prospectivos, pela relativa baixa incidência destas anomalias e pela opção da maioria das pacientes pela conduta cirúrgica ao invés da expectante, quando há chance de promover melhores resultados obstétricos, o que dificulta a análise comparativa. No útero septado, por outro lado, os resultados obstétricos favoráveis obtidos com a ressecção do septo por via histeroscópica são mais expressivos. Por este motivo, embora não consensual, há uma tendência de se indicar a ressecção do septo completo, quando do seu diagnóstico e diante do desejo de gravidez, mesmo sem diagnóstico de infertilidade ou perdas gestacionais. Nas classes U4 (hemiútero) e U5 (útero aplásico, displásico), a conduta cirúrgica está indicada se há a presença de um corno acessório com cavidade endometrial. Devido à possibilidade de gestação neste corno funcionante, com risco de rotura uterina, está indicada a sua ressecção cirúrgica[7,8].

Anomalias do colo uterino

As malformações caracterizadas pela septação (classe C1) ou pela duplicação parcial ou total do colo (classe C2) acompanham duplicações ou septações do corpo uterino em 75% das vezes; nestes casos, não é indicada a unificação dos colos, mesmo quando possível a realização no mesmo procedimento cirúrgico de correção da cavidade uterina, por falta de evidências de melhora dos resultados obstétricos. Já nas

491

gestantes que apresentam estas malformações (colo com septação ou duplicação) ou colo com aplasia unilateral (classe C3), deve-se realizar cerclagem se houver antecedente de abortamentos ou prematuridade consequentes à incompetência istmocervical. Se não houver este antecendente, recomenda-se a cerclagem caso seja demostrado encurtamento do colo na avaliação ultrassonográfica durante o prenatal. A classe C4 caracteriza-se pelos grandes defeitos ou aplasia completa do colo. Estes defeitos em geral acompanham as aplasias de vagina e corpo uterino, caracterizando a agenesia uterovaginal (síndrome de Rokitansky). Mais raramente, estes defeitos do colo uterino ocorrem na presença de útero funcionante, sendo denominada de *agenesia cervicovaginal*. Nestes casos, o quadro é de hematômetra e a conduta permanece controversa. O bloqueio temporário do ciclo menstrual e a formação do canal vaginal, em um primeiro tempo, seja por meio de cirurgia ou método de dilatação vaginal, parece ser uma conduta inicial mais adequada. Posteriormente pode-se indicar a histerectomia ou a canalização/anastomose do corpo uterino com a neovagina. Esta conduta é controversa, tendo em vista que a literatura é baseada em séries de descrição de casos, com diferentes propostas cirúrgicas e baixas taxas de sucesso, em termos de gravidez. Além disso, há casos relatados de infecção no pós--operatório e são frequentes as reoperações por falha na canalização. Tem sido proposta uma melhor avaliação do defeito do colo uterino por métodos de imagem, antes do planejamento cirúrgico; se o colo for ausente ou houver um grande defeito, o insucesso é mais provável; ao contrário, a canalização pode ser bem-sucedida nos defeitos localizados no orifício externo do colo[7,9,10].

Anomalias da vagina

As anomalias de vagina são classificadas em V1 (septo longitudinal não obstrutivo), V2 (septo longitudinal obstrutivo), V3 (septo transverso e/ou hímen imperfurado) e V4 (agenesia completa ou parcial). Nos septos obstrutivos, sejam longitudinais ou transversos, indica-se a ressecção completa do septo, o que evita recorrência do hematocolpo e hematômetra. Caso o septo não seja obstrutivo, a ressecção cirúrgica é indicada quando há dificuldade e/ou dor durante a relação sexual. A agenesia completa ou parcial da vagina, como citado anteriormente, comumente associa-se à agenesia uterina. A conduta inicial consiste na adequada orientação da paciente e familiares em relação à sua condição, futuro reprodutivo, opções terapêuticas e necessidade de acompanhamento a longo prazo. O tratamento visa à formação de um canal vaginal adequado para a relação sexual e deve ser indicado quando a paciente manifesta desejo de realizá-lo e de tê-lo compreendido, o que em geral ocorre no final da adolescência. O sucesso do tratamento, seja clínico ou cirúrgico, depende da motivação e cooperação da paciente. Desde 2006 é recomendado que a primeira opção seja pelo método incruento, ou seja, pela dilatação; além de ter altas taxas de sucesso (em torno de 90%, após 4-6 meses), é custo-efetivo, controlado pela própria paciente e com baixo índice de complicações. A paciente é orientada para a realização de exercícios diários, utilizando um dilatador rígido, por cerca de 20 minutos, na vagina distal, após orientação inicial do médico. Na falha da dilatação ou quando é opção da paciente, após os esclarecimentos, a cirurgia é indicada. Há várias técnicas cirúrgicas descritas, com taxas de sucesso semelhantes às da dilatação, em torno de 90%. A cirurgia mais comumente realizada pelos ginecologistas é a vaginoplastia a McIndoe, que consiste na dissecção cuidadosa de um neocanal, entre a bexiga e o reto, por via perineal. Em nosso Setor na Unifesp, temos realizado com sucesso esta técnica, com colocação de molde vaginal revestido por tela de celulose oxidada ao invés de retalho de pele originalmente descrito.

Mesmo após o tratamento cirúrgico, a paciente deve ser orientada para a necessidade de uso de moldes por cerca de 3-4 meses, até que haja epiltelização da neovagina. O seguimento periódico é indicado, para avaliação de sintomas como sangramento, dor, estenose ou encurtamento da vagina, além de exame especular da neovagina. A citologia vaginal de rotina não é indicada, mas devem ser recomendados métodos preventivos de infecções sexualmente transmissíveis[11,12].

CONSIDERAÇÕES FINAIS / CONCLUSÕES

Podemos assim descrever os passos fundamentais no tratamento das anomalias genitais[11]:

Diagnóstico correto e avaliação de anomalias associadas: realizando-se exames clínicos e subsidiários necessários para adequada avaliação da malformação, assim como das malformações associadas.

Orientação da paciente e familiares: informação e esclarecimento permitem que as decisões sobre tratamento sejam individualizadas e compartilhadas entre médico e paciente e familiares.

Aconselhamento psicológico: as malformações podem levar a impactos na fertilidade, futuro reprodutivo, atividade sexual e podem ocasionar quadros de algia pélvica e endometriose, sendo sempre recomendado o suporte psicológico.

Tratamento dos efeitos funcionais das anomalias genitais: dependendo da malformação, devem ser oferecidos tratamentos que permitam relação sexual caso a paciente deseje, que promovam melhora dos resultados obstétricos e resolução dos casos de obstrução ao fluxo menstrual e dor pélvica.

Quando indicado tratamento cirúrgico, as pacientes devem ser preferencialmente encaminhadas para centros de referência.

REFERÊNCIAS BIBLIOGRÁFICAS

1. Sajjad Y. Development of the genital ducts and external genitalia in the early human embryo. J Obstet Gynaecol Res. 36:929-37, 2010.

2. Kaur KK, Allahbadia G, Singh M. An Update on the Advances in Classification as well as Reproductive Surgeries in Mullerian Anomalies - A Systematic Review. AM J Surg Tech Case rep. 1: 3-11, 2020.

3. Buttram VC Jr, Gomel V, Siegler A, DeCherney A, Gibbons W, March C. The American Fertility Society Classification of adnexal adhesions, distal tubal occlusion, tubal occlusion secondary to tubal ligation, tubal pregnancies, Mullerian anomalies and intrauterine adhesions. Fertil Steril. 49(6):944-55, 1988.

4. Grimbizis GF, Gordts S, Di SpiezioSardo A, Bucker S, De Angelis C, Gergolet M, et al. The ESHRE/ESGE consensus on the Classification of female genital tract anomalies. Hum Reprod. 8(8):2032-44, 2013.

5. Edmonds, DK. Congenital malformations of the genital tract and their management. Best Practice and Research Clinical Obstet Gynecol, 17:19-40, 2003.

6. Vallerie AM, Breech LL. Update in Mullerian anomalies: diagnosis, management, and outcomes. Curr Opin Obstet Gynecol. 22: 381-387, 2010.

7. Theodoridis TD, Pappas PD, Grimbizis GF. Surgical management of congenital uterine anomalies (including indications and surgical techniques), Best Pract Res Clin Obstet Gynaecol. 59:66-76,2019.

8. Laufer MR, DeCherney AH. Congenital uterine anomalies: surgical repair. In: Barbieri RL, Chakrabarti A, editor. UpToDate. c 2021 (June 2021).

9. ACOG Comitee Opinion (n°779). Committee on Adolescent Health Care. Management of Acute Obstructive Uterovaginal Anomalies. Obstet Gynecol, 133(6): e363-e371, 2019.

10. Rock JA, Roberts CP, Jones HW. Congenital anomalies of the uterine cervix: Lessons from 30 cases managed clinically by a comon protocol. Fertil Steril, 94(5): 1858-1863, 2010.

11. ACOG Comitee Opinion (n° 728). Committee on Adolescent Health Care. Mullerian Agenesis: Diagnosis, Management and Treatment. Obstet Gynecol,131(1): e35-e41, 2018.

12. Crema L, Jármy-Dji Bella, Z, Takano CC, Castro R, Sartori MGF, Girão MJBC. The morphological aspects of neovaginoplasty using oxidized celulose membrane (Interceed). J Gynecol Surg, 29(4): 169-173, 2013.

Seção **11**

DOENÇA CARDIOVASCULAR NO CLIMATÉRIO

50 Doença cardiovascular
    no climatério 497

DOENÇA CARDIOVASCULAR NO CLIMATÉRIO

▶ Ivaldo da Silva*
▶ Camilla Correia Parente Salmeron**

INTRODUÇÃO

Consideradas as principais causas entre as mulheres, principalmente na pós-menopausa, as doenças do sistema cardiovascular requerem atenção especial na assistência à saúde da mulher. Segundo dados do DATASUS, 2018, as doenças cardiovasculares (DCV) e suas repercussões foram a etiologia de mais de 150.000 óbitos no Brasil em 2018. Um ponto importante nessa discussão é a pouca importância dada a tal patologia, por parte das pacientes e das equipes assistenciais.

O aumento da expectativa de vida, associado à incidência cada vez maior de sedentarismo, obesidade, síndrome metabólica, diabetes mellitus, dislipidemia e hipertensão arterial, tem implicação direta na morbimortalidade das doenças do sistema cardiovascular. Quando acrescidas das mudanças advindas com a menopausa, essas patologias passam a ter maior impacto e representar risco significativo à saúde da mulher.

Alterações metabólicas próprias da menopausa, como aumento da adiposidade central, perfil lipídico mais aterogênico, aumento da glicemia e níveis de insulina e variações hormonais tornam esse período crítico em relação ao risco cardiovascular na mulher.

A terapia hormonal (TH) tem papel marcante na abordagem da paciente menopausada com risco ou doença cardiovascular instalada. Os estudos lançados após o WHI permitiram a definição do conceito de janela de oportunidade, que norteia a prescrição oportuna da TH relacionado com a idade da paciente e o tempo de menopausa. As DCV, que têm uma íntima relação com o processo de envelhecimento, tiveram seus desfechos negativos reduzidos após a implementação do novo conceito.

---

* Professor Associado Livre-docente do Departamento de Ginecologia da EPM-UNIFESP; Disciplina de Endocrinologia Ginecológica da EPM-UNIFESP; Coordenador Câmara de Extensão da UNIFESP; Pós-doutoramento Yale University, Doutorado e Mestrado – UNIFESP.

** Doutoranda do programa de pós-graduação do Departamento de Ginecologia da UNIFESP. Coordenadora da Obstetrícia da Maternidade Amparo e Coordenadora da Residência Médica do Hospital do Campo Limpo.

capítulo 50

Doença cardiovascular no climatério

➤ Ivaldo da Silva*
➤ Camilla Correia Parente Salmeron**

Tabela 1 – Ranking de mortes de mulheres	
Doenças cerebrovasculares	48.962
Doenças isquêmicas do coração	47.601
Gripe e pneumonia	41.511
Diabetes	34.504
Câncer dos órgãos digestivos	32.338
Outras formas de doença do coração	29.447
Doenças hipertensivas	27.786
Doenças crônicas das vias aéreas inferiores	21.987
Câncer de mama	17.492
Câncer dos órgãos genitais femininos	15.063

Fonte: DataSus (2018)

---

* Professor Associado Livre-docente do Departamento de Ginecologia da EPM-UNIFESP; Disciplina de Endocrinologia Ginecológica da EPM-UNIFESP; Coordenador Câmara de Extensão da UNIFESP; Pós-doutoramento Yale University, Doutorado e Mestrado – UNIFESP.

** Doutoranda do programa de pós-graduação do Departamento de Ginecologia da UNIFESP. Coordenadora da Obstetrícia da Maternidade Amparo e Coordenadora da Residência Médica do Hospital do Campo Limpo.

Fatores de risco

Sobrepeso e obesidade

O Brasil passa, nas últimas décadas, por um processo de mudança nos padrões nutricionais e status nutricional secundários às modificações no padrão alimentar e realização de atividade física causados por transformações econômicas, sociais, demográficas e sanitárias. É necessário que a obesidade seja encarada sob o prisma de uma doença crônica, que tem seus índices crescendo de forma exponencial nas últimas décadas. O percentual mundial de indivíduos com IMC $\geq$ 25 kg/m^2 subiu, entre 1980 e 2013, de 28,8% para 36,9% nos homens e de 29,8% para 38,0% nas mulheres. Em 2018, no Brasil, esses números ultrapassam 50% para índices de sobrepeso e 20% para obesidade, ocupando o quarto lugar entre os países com maior prevalência de obesidade.

Com uma etiologia multifatorial, a obesidade apresenta íntima relação com outras patologias, como hipertensão arterial sistêmica (HAS), acidente vascular encefálico, insuficiência cardíaca, além de dislipidemia, diabetes mellitus tipo 2.

É muito importante que a condição de sobrepeso e obesidade seja abordada durante o atendimento da mulher, em especial durante a menopausa; perdas de peso $\geq$ 5% do peso inicial promovem uma melhora nos níveis pressóricos, níveis séricos de LDL, triglicerídeos e glicemia, consequentemente, reduzindo o risco cardiovascular.

Hipertensão arterial

Doença crônica mais prevalente em todo o mundo, chega a acometer 1/3 da população adulta. Nas mulheres de maneira especial, a incidência se apresenta de forma mais significativa na pós-menopausa, chegando a 80%, nas pacientes acima dos 75 anos. A hipertensão arterial (HA) é fator de risco importante para o aumento do risco cardiovascular, doença aterosclerótica, insuficiência cardíaca, doença coronariana, insuficiência vascular periférica e doença renal crônica.

O tratamento anti-hipertensivo, em geral, é eficiente, barato e com poucos efeitos colaterais, mas por tratar-se de uma doença de poucas manifestações clínicas, o tratamento é comumente negligenciado, piorando assim as complicações e o prognóstico.

Dislipidemia

Com papel importante no acréscimo de risco cardiovascular, a dislipidemia, principalmente quanto aos níveis de LDL, se apresenta como o mais relevante fator de risco modificável para DCV. A menopausa imprime um estado pró-aterogênico, que tem por características principais elevação do colesterol total, as custas de LDL e discreta redução do HDL.

Os valores de referência para a avaliação da paciente com dislipidemia vão variar de acordo com particularidades da história da paciente, como idade, comorbidades, história familiar, uso de medicações, hábitos de vida, entre outros. O tratamento com orientações de dieta, exercícios físicos e terapia farmacológica para controle dos níveis de colesterol total tem impacto positivo no risco cardiovascular. A terapia hormonal tem papel significativo relacionado ao perfil lipídico, uma vez que a primeira passagem hepática afeta de forma significativa as frações LDL e os triglicerídeos.

Diabetes mellitus

Com prevalência ascendente nas últimas décadas, a diabetes mellitus (DM) tem relação estreita com a doença arterial coronariana, aumentando a incidência dessa de 3 a 7 vezes em pacientes do sexo feminino e 2 a 3 vezes no sexo masculino. Desde os quadros inicias, como intolerância a glicose, resistência insulínica e hiperinsulinemia, aumentam a incidência de doença coronariana nessa população.

O diagnóstico precoce, controle de níveis glicêmicos e tratamento adequado têm papel significativo na diminuição das taxas de hospitalização, que é quatro vezes maior na paciente diabética, e a taxa de morte cardíaca, que também aumenta de 3 a 7 vezes.

Sedentarismo

O sedentarismo tem impacto no risco cardiovascular similar ao da hipertensão arterial, tabagismo e dislipidemia. A inatividade física é um problema de saúde pública e mantém relação estreita com aumento na mortalidade relacionado a DCV, tão prevalente no Brasil.

A realização de atividade física de forma regular está diretamente relacionada a saúde, qualidade de vida e expectativa de vida; em geral, essa é uma medida de fácil execução e com potencial de impacto positivo sobre vários aspectos, tais como HAS, DM, dislipidemia, sintomas vasomotores, além de depressão e distúrbios do sono e transtornos de ansiedade. Entende-se que uma boa proposta para promoção da saúde e a prevenção de DCV é a realização de atividade física/exercício/esporte por, pelo menos, 150 minutos de intensidade moderada ou 75 minutos de alta intensidade.

Tabagismo

Com taxas em queda nos últimos anos, o hábito de fumar atualmente é uma realidade para cerca de 8% das mulheres acima de 18 anos, no Brasil. Esse declínio tem se apresentado como uma tendência mundial. Mesmo com taxas em redução, é importante ressaltar que o risco de morte por DCV aumente em 31% em pacientes expostas ao tabaco.

DIAGNÓSTICO

O diagnóstico definitivo da doença cardiovascular e suas complicações requer avaliação de equipe multidisciplinar, em geral, extrapolando o conhecimento e manejo da prática clínica do ginecologista. É imperativo que uma vez feito o diagnóstico ou estabelecido um risco de suspeição justificável, que a paciente seja assistida por equipe apropriada.

A rotina ginecológica da mulher menopausada permite a avaliação, ao menos parcial, do risco de DCV, sendo portanto, importante a interpretação adequada para seguimento e tratamento oportuno. Para estimar o risco CV, a Sociedade Brasileira de Cardiologia desenvolveu os escores de risco baseados em análises de regressão de estudos populacionais, por meio dos quais a identificação do risco global é aprimorada substancialmente. O escore de risco global (ERG) de Framingham inclui a estimativa em 10 anos de eventos coronarianos, cerebrovasculares, doença arterial periférica ou insuficiência cardíaca.

Classificação

Estratificação de risco:
- Risco muito alto
- Risco alto
- Risco intermediário
- Risco baixo

TRATAMENTO

Devido à sua etiologia multifatorial, é imperativo que a paciente, independente da faixa etária ou momento da vida reprodutiva, seja avaliada quanto ao risco cardiovascular e orientada sobre medidas comportamentais, mudança do estilo de vida e eventual tratamento medicamentoso.

Nos casos em que haja indicação de terapia hormonal, essa deve ser avaliada com cuidado, sempre em parceria e discutindo riscos e benefícios com o responsável pelo seguimento da paciente. Quando optado pela prescrição de TH, devemos ponderar perfil lipídico, risco de trombose, níveis de pressão arterial pare definir o tipo de progesterona e a via de administração. Importante ressaltar que a TH não deve ser prescrita como terapia principal ou adjuvante em condições que não as previamente discutidas relacionadas ao hipoestrogênismo como sintoma vasomotor, síndrome urogenital, alto risco para osteoporose.

Tabela 2 – Atribuição de pontos de acordo com o risco global, para mulheres.							
Pontos	Idade (anos)	HDL-C	Colesterol total	Pressão arterial sistólica		Fumo	Diabetes
				Não tratada	Tratada		
-3				< 120			
-2		60+					
-1		50-59			< 120		
0	30-34	45-49	< 160	120-129		NÃO	NÃO
1		35-44	160-199	130-139			
2	35-39	< 35		140-149	120-139		
3			200-239		130-139	SIM	
4	40-44		240-279	150-159			SIM
5	45-49		280+	160+	140-149		
6					150-159		
7	50-54				160+		
8	55-59						
9	60-64						
10	65-69						
11	70-74						
12	75+						

CONSIDERAÇÕES FINAIS / CONCLUSÕES

Nós, os clínicos das mulheres, temos grande responsabilidade na avaliação rotineira das pacientes e no tratamento e encaminhamento oportuno. Devemos conversar sobre os riscos e benefícios frente a esta nova fase de vida e a possibilidade de prevenção e mudanças de hábitos para uma melhor qualidade de vida agora e para o futuro.

Tabela 3 – Risco global em 10 anos, para mulheres

Pontos	Risco (%)	Pontos	Risco (%)
≤-2	< 1	10	6,3
-1	1	11	7,3
0	1,2	12	8,6
1	1,5	13	10
2	1,7	14	11,7
3	2,0	15	13,7
4	2,4	16	15,9
5	2,8	17	18,5
6	3,3	18	21,6
7	3,9	19	24,8
8	4,5	20	28,5
9	5,3	21	> 30

REFERÊNCIAS BIBLIOGRÁFICAS

1. Updated Cardiovascular Prevention Guideline of the Brazilian Society of Cardiology – 2019. Arq Bras Cardiol. 2019 Nov 4;113(4):787-891. doi: 10.5935/abc.20190204. Erratum in: Arq Bras Cardiol. 2021 Apr;116(4):855. PMID: 31691761; PMCID: PMC7020870.

2. Swinburn BA, Kraak VI, Allender S, Atkins VJ, Baker PI, Bogard JR, et al. The global syndemic of obesity, undernutrition, and climate change: The Lancet Commission report. Lancet. 2019;393(10173):791-846.

3. Ministério da Saúde. Disponível em http://portalarquivos.saude.gov.br/ imagens/pdf/2017/ junho/07/vigitel_2016_jun17.pdf.

4. Nascimento BR, Brant LCC, Oliveira GMM, Malachias MVB, Reis GMA, Teixeira RA, et al. Cardiovascular Disease Epidemiology in PortugueseSpeaking Countries: data from the Global Burden of Disease, 1990 to 2016. Arq Bras Cardiol. 2018;110(6):500-11.

5. Simão AF, Precoma DB, Andrade JP, Correa FH, Saraiva JF, Oliveira GM, et al. Brazilian Guidelines for cardiovascular prevention. Arq Bras Cardiol. 2013;101(6 Suppl 2):1-63.

6. World Health Organization. (WHO). 65th World Health Assembly document A65/54: Second report of Committee A, 2012. [Internet] [Cited in 2019 May 20]. Available from: http://apps.who.int/gb/ebwha/pdf_files/ WHA65/ A65_54-en.pdf.

7. Brant LCC, Nascimento BR, Passos VMA, Duncan BB, Bensenõr IJM, Malta DC, et al. Variations and particularities in cardiovascular disease mortality in Brazil and Brazilian states in 1990 and 2015: estimates from the Global Burden of Disease. Rev Bras Epidemiol. 2017;20(Suppl 1):116-28.

Índice remissivo

A

Abordagem da infertilidade conjugal, 308
   histórico, 308
   papel do ginecologista, 308, 309

Abordagem inicial do CCU, 251
   biópsia do linfonodo sentinela, 251

Abortamento previsto em lei, 93
   Decreto-Lei n. 2.848, inciso II, do artigo 128 do Código Penal, 93
   PORTARIA MS/GM n. 1.508 do Ministério da Saúde, 94
   procedimentos de justificação, 93

Acetato de ulipristal, 36
   adenomiose, 36

Ácido tranexâmico, 56
   contraindicações e efeitos colaterais, 57
   eficácia, 57
   mecanismo de ação, 56
   posologia, 57

Acne, 260, 301
   apoio das dietas, 303
   contraindicação dos antibióticos, 302
   definição, 260, 301
   indicação de antibiótico oral, 302
   lesões em mulher adulta, 303
   medicações, 302
   recomendações aos pacientes, 302
   rotina de cuidados adequados, 303
   tratamento, 260

Acne em mulheres, 302
   contraceptivos orais combinados, 302

Acolhimento da criança e do adolescente LGBTQIA+, 117
   identificação desde a infância, 117

Acolhimento LGBTQIA+, 97, 103
   10 estratégias para aperfeiçoar o atendimento, 99
   demandas específicas, 97
   diferença entre sexo e gênero, 103
   efeitos da discriminação, 98
   Estratégias para melhorar o acolhimento, 99
   falta de treinamento dos profissionais, 84
   ideações suicidas, 98
   microagressões heteronormativas, 98
   profilaxia pré-exposição (PREP) ao vírus HIV, 100

Aconselhamento pré-concepcional, 327
   papel do ginecologista, 327

Adenomiose, 33, 36
   adenomioma, 34
   adenomiose difusa, 34
   agonistas dopaminérgicos, 36
   antagonistas de ocitocina, 36
   danazol, 36
   definição, 33
   denomiose focal, 34
   diagnóstico, 34
   efeitos adversos do danazol, 36
   efeitos colaterais do GnRH, 36
   epelsiban, 36

histerectomia, 34

moduladores seletivos do receptor de progesterona (SPRMs), acetato de ulipristal e a mifepristona, 36

tratamento, 34

tratamento conservador cirúrgico minimamente invasivo (CMI), 34

tratamento radiointervencionista (RI), 34

Uso do progestagênio isolado, 35

Adolescente, 261

dismenorreia severa, 261

hipogonadismo hipogonadotrófico, 261

Adolescentes, 263, 273

anamnese cuidadosa, 264

ciclo normal, 263

doença de Von Willebrand, 266

exames laboratoriais, 266

imaturidade do eixo hipotálamo-hipófise-ovário, 263

pacientes com sinais de hiperandrogenismo, 266

síndrome dos ovários policísticos (SOP), 273

SUA disfuncional, 263

Adolescentes com SOP, 273

amenorreia primária, 273

anorexia nervosa, 273

bulimia, 273

catamênios maior que 35 dias, 273

depressão, 273

hirsutismo intenso, 273

imaturidade do eixo hipotalâmico-hipofisário-ovariano, 276

outras afecções, 273

Adolescentes com SUA, 266

11 key points, 268

exame ginecológico cuidadoso, 266

exames de imagem a solicitar, 266

exames laboratoriais a solicitar, 266

hemorragia aguda intensa e/ou instabilidade hemodinâmica, 266

instabilidade hemodinâmica e/ou hemorragia aguda intensa, 266

sangramento uterino anormal disfuncional agudo, 266

sangramento uterino anormal disfuncional crônico, 266

tratamento, 266

Adolescentes LGBTQIA+, 117

taxas suicidas, 117

Advento da fertilização in vitro (FIV), 308

definição, 308

histórico, 308

Afecções dermatológicas vulvares, 406

dermatite de contato, 407

doença de Behçet, 406

líquen escleroso e atrófico, 406

líquen plano, 406

necrólise epidérmica tóxica, 406

patologias malignas, 407

pênfigo vulvar, 406

síndrome de Stevens-Johnson, 406

Alopecia androgênica, 274

características, 274

Alto risco de fraturas, 143

tratamento com teriparatida, 143

Amenorreia primária ou secundária, 273

resistência insulínica, 273

AMH, 313

pesquisa da reserva ovariana, 313

Anomalias da vagina, 492

classificação, 492

vaginoplastia a McIndoe, 492

Anomalias do colo uterino, 491

agenesia cervicovaginal, 492

histerectomia, 492

procedimentos cirúrgicos, 491

ressecção completa do septo, 492

tratamento de formação de um canal vaginal, 492

tratamentos, 491

Anovulação anacrônica, 276

deficiência enzimática da suprarrenal, 276

Anovulação crônica, 272

critérios de Rotterdam, 272

deficiência enzimática, 273

disfunção da tireoide, 273

fármacos atuantes no sistema reprodutivo, 273

hiperplasia congênita da suprarrenal, 273

hiperprolactinemia, 273

síndrome de Cushing, 273

tumores produtores de androgênios, 273

Ansiedade e depressão, 115

LGBTQIA+, 115

Anti-HER2

pertuzumabe, 352

trastuzumabe, 352

Anti-inflamatórios não esteroidais (AINEs), 286

dismenorreia primária (DP), 286

Anti-Inflamatórios Não Esteroidais (AINEs), 35

Indicação, 35

Sangramento Uterino Anormal (SUA), 35

Anti-inflamatórios não hormonais (AINH), 57

miomas uterinos, 57

Apoptose, 36

danazol, 36

Associação Brasileira de Avaliação Óssea e Osteometabolismo (ABRASSO)

limiares de intervenção, 132

Atrofia vaginal, 484

sintomatologia, 484

Atrofia vulvovaginal, 149

sintomas, 149

Atrofia vulvovaginal (AVV), 375

conceito, 375

B

Baixo nível estrogênico, 376

consequências, 376

Bexiga hiperativa, 444

definição, 444

Biópsia do linfonodo sentinela, 369

tumores iniciais e axila negativa, 369

Biópsia endometrial, 362

cureta de Novak, 362

dilatação e curetagem uterina, 362

Bisfosfonatos (BF), 139

toxicidade gastrointestinal, 139

Bissexual, 112

definição, 112

BRCA 1, 353

definição, 353

C

Calendário Vacinal, 115

LGBTQIA+, 115

Câncer de colo de útero, 408
   fase microinvasora é totalmente
      assintomática, 408
   spotting, 408

Câncer de mama, 346, 349, 359, 365, 383
   ausência de tumor na tinta, 366
   BRCA1, 353
   cirurgia, 351
   cirurgia de conservação da mama, 366
   clipagem do leito cirúrgico, 366
   definição, 349
   diagnóstico, 350
   HER2 positivo, 352
   imunoterapia com o uso de inibidores do
      checkpoint imune, 354
   inibidores da PARP, 354
   mammaprint, 352
   PAM50 grupos de câncer de mama, 350
   prognósticos dos subtipos moleculares
      tumorais, 386
   quadrantectomia seguida de radioterapia,
      366
   reconstrução mamária, 367
   retrato genético com implicações
      fenotípicas, 383
   riscos e os benefícios da mastectomia
      profilática contralateral, 368
   tamoxifeno, 359
   T-DM1, 353
   terapia conservadora da mama, 366
   terapia endócrina, 352
   tipos de tratamento, 351
   tratamento, 346
   tratamento adequado ao subgrupo, 386
   tratamento cirúrgico, 365
   tratamento minimamente invasivo, 368
   tratamento sistêmico, 351
   tumores triplo-negativo, 353
   uso de inibidores do checkpoint imune, 350

Câncer de vulva, 408
   definição, 408
   inflamação crônica, 408
   mecanismos fisiopatológicos, 409

Câncer do colo do útero, 208, 211, 217, 221,
   235, 249
   abordagem do AIS, 238
   cirurgia preservadora da fertilidade, 253
   coilocitose, 236
   colpocitologia oncótica, 208
   como tratar as lesões precursoras?, 240
   custo-benefício, 219
   definição, 208, 217
   diagnóstico, 236, 250
   diagnóstico diferencial do adenocarcinoma
      no trato genital, 237
   estadiamento, 250
   estratégia global para eliminação da
      doença, 218
   indicadores de incidência no Brasil, 221
   lesão intraepitelial de alto grau (LIEAG),
      236
   lesão intraepitelial de baixo grau (LIEBG),
      236
   lesões precursoras, 235
   linfadenectomia pélvica, 250
   linfadenectomia pélvica bilateral, 249
   manejo do AIS, 239
   medidas para eliminação da doença, 217
   neoplasia microinvasora, 236
   neoplasias intraepiteliais, 236
   paciente com prole incompleta e AIS, 240
   papel da parametrectomia, 254
   papel do linfonodo sentinela, 251
   prevenção primária, 211
   principais desafios, 219
   problema de saúde pública, 217
   quimioterápica radiossensibilizante
      cisplatina, 254

traquelectomia radical, 254
tratamento cirúrgico, 249
tratamento de gestantes, 238
tratamento de mulheres jovens, 237
tratamento do AIS, 239
tratamento estádios IB3, IIA2, IIB, IIIA, IIIB, IIIC1, IIIC2 e IVA, 254
tratamento estádios IVB, 255
vacinação para o HPV, 209
vacinas contra HPV, 212

Câncer do colo do útero em gestantes, 238
via de parto, 238

Câncer do colo do útero em imunossuprimidas, 238
seguimento rigoroso, 238

Câncer do endométrio, 360, 408
corrimento vaginal persistente serossanguinolento ou mucossanguinolento, 408
fatores de aparecimento, 360
hiperestrogenismo, 408
hiperplasias endometriais, 408
quadro de infecção intrauterina, 408
sangramento pós-menopausa, 408

Câncer ginecológico, 409
papel da microbiota, 409

Candidíase vulvovaginal, 394
definição, 395
diagnóstico clínico, 395
exame especular, 395
indicações, 394
sintomas, 395

Candidíase vulvovaginal recorrente (CVVR), 394
definição, 394
efeitos colaterais dos tratamentos, 396
fatores predisponentes, 394

realização de antifungigrama, 395
sintomas severos, 397
tratamento das espécies não albicans, 397
tratamento de mulheres portadoras de imunodeficiência, 397
tratamento para sintomas severos, 397
tratamentos, 396
tratamento via oral, 396
tratamento via vaginal, 396

Características químicas específicas da secreção vaginal, 403
alterações por uso de produtos diversos, 403

Carcinoma epidermoide de vulva, 409
exame físico, 409
lesões, 409
portadoras de líquen escleroso e atrófico, 409

Cessão temporária do útero, 337
barriga de aluguel, 337

Ciclo menstrual, 360
espessura do endométrio, 360

Cirurgia de Wertheim-Meigs, 249
histerectomia radical, 249

Citologia
vantagens, 250

Citologia em meio líquido (ML), 224
vantagens, 224

Climatério, 124, 149, 168
definição, 124, 168
manifestações depressivas, 168
sintomas, 149

Colposcopia, 250
definição, 250

Conceito See and Treat, 76
pólipos endometriais, 76

Concepção natural, 327
definição, 327

Congelamento de óvulos, 186
chances de gravidez, 186
endometriose, 186

Conização, 250
indicações, 250

Contraceptivos combinados, 35
eficácia, 35

Contraceptivos com estrogênio e progestágeno, 58
tipos, 58
vantagens, 58

Contraceptivos orais combinados (COCs)
dismenorreia primária (DP), 286

Contraindicações da terapia hormonal no câncer de mama, 373
motivos, 373

Controle dos fogachos, 377
acupuntura, 377
roupas leves e ambientes ventilados, 377
técnicas de meditação e relaxamento, 377

Corrimentos vaginais, 401
abordagem do ginecologista, 402
afecções dermatológicas vulvares, 405
candidíase, 401
causas não infecciosas, 401
diagnóstico, 401
tricomoníase, 401
vaginose bacteriana, 401

Corrimentos vaginais não infecciosos, 402
em crianças, 402
exame especular, 403
inspeção vulvar e da vagina, 403
na pós-menopausa, 403

relacionar a queixa com o período do ciclo menstrual, 403

Critérios de Amsel
vaginose bacteriana (VB), 423

Critérios de Rotterdam
anovulação crônica, 272
hiperandrogenemia, 275
hiperandrogenismo cutâneo, 273
padrão menstrual, 273

C. trachomatis - IST, 414
complicações da infecção endocervical, 414

D

Danazol, 60
definição, 60
efeitos colaterais, 60

Deficiência enzimática da suprarrenal
anovulação anacrônica, 276

Denosumabe, 142
definição, 142
indicação, 142

Densidade mineral óssea (DMO), 140
estudos, 140
tratamento, 141

Depressão no climatério, 168
fatores de risco, 168
inibidores seletivos de recaptação da serotonina, 169
psicoterapia, 169
terapia antidepressiva, 169
terapia hormonal estrogênica, 169
tratamento, 169

Dermatite de contato, 407
agentes responsáveis, 407

Dermatites locais, 403
fatores predisponentes, 403

Diabetes Mellitus, 499
diagnóstico precoce, 499

Diagnóstico CCU, 250
citologia, 250
colposcopia, 250
histologia, 250
toque retal, 250
toque vaginal, 250

Diagnóstico de SUA disfuncional
choque hipovolêmico, 266

Diagnóstico do espessamento endometrial, 360
ultrassom pélvico transvaginal, 360

Diagnóstico etiológico da infertilidade, 310
alternativas de tratamento, 310

Diretrizes Brasileiras para o Rastreamento do Câncer do Colo do Útero, 226
evolução histórica, 226

Disbiose vaginal, 433
infecções por M. genitalium, 433

Disforia de gênero, 107
estimativas, 107

Disforia de gênero na adolescência e no adulto jovem, 106
fatores da infância, 106

Disfunção sexual, 125
menopausa, 125

Dislipidemia, 498
tratamento, 498

Dismenorreia, 281
classificação, 281
definição, 281
diagnóstico, 284

Dismenorreia na adolescência, 281
diagnóstico, 284
dor pélvica crônica (DPC), 281
sintomatologia, 281

Dismenorreia primária (DP), 282
anéis vaginais, 286
anti-inflamatórios não esteroidais (AINEs), 286
contraceptivos orais combinados (COCs), 286
definição, 282
dispositivos intrauterinos medicados, 286
sintomatologia, 282, 283
tratamento, 286

Dismenorreia primária na adolescência, 287
Long Action Reversible Contraceptives – LARCs, 287
tratamentos não farmacológicos, 287

Dismenorreia secundária (DS), 283
causas, 283
definição, 283
etiologias, 284
sintomatologia, 283
tratamento, 288

Displasia e neoplasia endometriais, 45
diagnóstico, 45

Disponibilidade de kit comercial RT-PCR, 434
detecção de cinco mutações no gene 23S rRna de M. genitalium, 434

Distúrbios de coagulação, 46
cofator de ristocetina, 46
fator de von Willebrand, 46
tempo parcial de tromboplastina (PTT), 46

Distúrbios ovulatórios, 328
classificação, 328
hiperprolactinemia, 328
hipogonadismo hipergonadotrófico, 328

hipogonadismo hipogonadotrófico, 328
síndrome dos ovários policísticos, 328

Diversidade de gênero, 83
estatísticas, 83

Diversidade sexual, 83, 111
definição, 83, 111

Diversidade sexual e de gênero, 84
risco de gravidez indesejada, 84

D-manose, 458
definição, 458
eficácia na redução da incidência de ITUR, 458

Doença cardiovascular no climatério, 498
avaliação da indicação de terapia hormonal, 500
diabetes mellitus (DM), 498
diagnóstico, 499
dislipidemia, 498
hipertensão arterial, 498
obesidade, 498
realização de atividade física de forma regular, 499
sedentarismo, 499
tabagismo, 499
tratamento, 499

Doença de Behçet
diagnóstico, 406
sintomatologia, 406

Doença de Paget extramamária, 409
definição, 409
sintomatologia, 409
tratamento, 409

Doença maligna ginecológica, 408
câncer de endométrio, 408

Doenças cardiometabólicas, 160
fatores de risco, 160

Doenças do sistema cardiovascular, 496
alterações metabólicas próprias da menopausa, 496
definição, 496
terapia hormonal (TH), 496

Doppler colorido
sangramento uterino anormal (SUA), 44

Dor pélvica crônica (DPC), 281
dismenorreia na adolescência, 281

Dor pélvica DP em adolescentes, 283
caracterização, 283

Doxiciclina e moxifloxacino, 436
contraindicadas a gestantes, 436

E

Ectopia cervical, 403
exame especular, 403

Endocervicite, 414
quadro clínico, 414

Endocervicites, 413
definição, 413

Endocervicites infecciosas, 414
C. trachomatis - IST, 414
definição, 414

Endocrinoterapia, 373
indicação, 373

Endometriomas, 185
cistectomia, 185
reprodução assistida, 185

Endometriose, 174, 175, 180, 185, 191, 202
abordagem cirúrgica da endometriose prévia à gestação, 181
abortamento, 180
acetato de medroxiprogesterona, 177

aconselhamento reprodutivo obrigatório, 187

agonistas do GnRH, 176

analgésicos e anti-inflamatórios não esteroides, 193

análise histopatológica, 202

anti-inflamatórios não hormonais (AINHs), 176

cólica menstrual, 202

complicações hipertensivas na gestação, 180

complicações no período gravídico-puerperal, 182

congelamento de óvulos, de embriões e de tecido ovariano, 186

contraceptivos contendo progestagênios, 176

contraceptivos hormonais combinados, 176

controle da dor, 176

definição, 174, 180, 191

descolamento prematuro de placenta, 182

desfechos obstétricos desfavoráveis, 180

diagnóstico, 202

diagnóstico das lesões superficiais, 192

dianogeste, 177

dismenorreia, 176

dor genitopélvica à penetração, 202

endometriomas ovarianos, 185

endometriose infiltrativa, 185

estudos, 181

gosserrelina, 36

implante de etonogestrel, 177

importância do pré-natal, 182

indicação cirúrgica pré-gestacional, 182

indicação da via de parto, 182

infertilidade, 180, 197

infertilidade em pacientes, 185

inibidores da aromatase, 176

injúria de tecido saudável, 187

laparoscopia, 193

laparoscopia diagnóstica, 192

leuprorrelina, 36

mais sintomas para o diagnóstico correto, 203

médicos responsáveis, 203

período gravídico, 180

placenta prévia, 182

relação sexual com dor, 203

ressonância magnética (RM) de pelve, 192

risco de infecções e abscessos, 186

rotura uterina, 182

sintomatologia, 192

sistema intrauterino contendo levonorgestrel (SIU-LNG), 177

terapias complementares, 177

terapias hormonais, 193

tratamento cirúrgico, 182, 193

tratamento clínico, 175

triptorrelina, 36

ultrassonografia pélvica e transvaginal (USTV), 192

Endometriose e lesão intestinal
diagnóstico e lesão intestinal, 193

Endometriose extrapélvica, 196
definição, 196

Endometriose intestinal após ressecção cirúrgica, 195
fatores de risco, 195

Endometriose na adolescência, 284
diagnóstico, 284
exames complementares, 284
tratamento, 285

Endometriose ovariana, 194, 203
tratamento, 194
ultrassonografia endovaginal, 203

Endometriose peritoneal, 203
  ressonância magnética, 203
  ultrassonografia especializada para
    endometriose, 203

Endometriose profunda, 194, 196
  complicações pós-cirúrgicas, 196
  fístulas retovaginais, 196
  fístulas uretrovaginais, 196
  fístulas vesicovaginais, 196
  lesões intestinais e ureterais, 196
  tratamento, 194

Endometriose profunda intestinal, 195
  definição, 195

Endometriose torácica, 196
  definição, 196
  lesões diafragmáticas, 196

Episódios mais espaçados de ITU, 454
  orientações às pacientes, 454

Espessamento endometrial, 360, 362
  avaliação pela ultrassonografia
    transvaginal, 362
  avaliação por ressonância magnética, 362
  biópsia endometrial, 362
  presença de pólipos endometriais
    induzidos por tamoxifeno, 360

Estadiamento de colo uterino, 250
  recomendações FIGO, 250

Estimulação ovariana controlada, 328
  citrato de clomifeno (CC), 329
  gonadotrofinas, 330
  inibidores da aromatase (letrozol), 330
  medicamentos, 328
  objetivo, 328
  vantagens, 328

Estrogênio, 484
  estriol, estradiol, estrona, 484
  propriedades, 484

Estupro de vulnerável, 89
  definição, 89

Exame especular, 403
  ectopia cervical, 403

Exames laboratoriais, 133
  osteoporose, 133

F

Fertilização in vitro (FIV), 311
  fatores prognósticos, 311

Fluxogramas propostos pelo grupo HELP, 48
  tratamento de SUA, 48

Fragmentação espermática elevada, 320
  menores taxas de fertilidade, 320

Fraturas, 136
  classificação, 136

G

Gênero, 104
  definição, 104
  evolução do conceito, 104

Geripausa, 484
  definição, 484

Gonorreia, 415
  definição, 415
  fatores de risco, 415

Gravidez decorrente de violência sexual, 93
  abortamento previsto em lei, 93

Grupos de linfonodos, 249
  ureteral, obturador, hipogástrico e ilíaco,
    249

H

HER2, 386
Bloqueio simples ou duplo de drogas anti-HER2, 386

Heterossexual, 112
definição, 112

Hidratação não excessiva, 453
evita a diluição acentuada da urina, 453

Hiperandrogenemia, 275
critérios de Rotterdam, 275
diagnóstico, 275
diagnóstico na adolescência, 275

Hiperandrogenismo cutâneo
alterações cutâneas, 273
critérios de Rotterdam, 273

Hiperplasia endometrial atípica, 46
neoplasia intraepitelial endometrial (NIE), 46

Hipertensão arterial, 498
fator de risco, 498

Hipoestrogenismo, 150, 152, 297
efeitos, 152
prevenção da osteopenia e osteoporose, 297
sintomas, 150

Hipogonadismo, 292
classificação, 292
definição, 292

Hipogonadismo funcional, 293
definição, 293

Hipogonadismo hiper ou hipogonadotrófico, 294
tratamento, 294

Hirsutismo, 273
definição, 273

índice de Ferriman-Gallwey-Lorenzo modificado, 273

Histerectomia, 243
recidiva no epitélio escamoso, 243

Histerectomia radical, 252
laparoscópica com linfadenectomia pélvica e paraórtica, 252

Histeroscopia com biópsia, 362
diagnóstico do câncer endometrial, 362

Histerossonografia
sangramento uterino anormal (SUA), 44

Histórico de sangramento da paciente
discrasia sanguínea, 265

Homem trans ou transexual masculino, 113
definição, 113

Homens trans, 114
mastectomia, 114

Homossexual, 112
definição, 112

Hormonização feminilizante, 85
efeitos desejados, 85

I

Idade da mulher, 309
Pesquisa de causa de infertilidade, 309

Identidade de gênero, 104
definição, 104

Identidade de gênero transgênera, 112
definição, 112

Identidade sexual, 104
definição, 104

Imagens de ovários policísticos
recomendações internacionais, 275

Incongruência de gênero, 106
Classificação Internacional de Doenças e
Condições Relacionadas à Saúde, da
OMS, 106
prevenção de problemas de saúde mental,
107

incongruência de gênero na criança, 113
definição, 113

Infecção de repetição ou recorrente
(ITUR), 450
fatores de risco, 450

Infecção do trato urinário (ITU), 447, 448
ácido hialuronônico e os
glicosaminoglicanos, 458
antibioticoterapia, 450
classificação, 447
enterobactérias, 449
episódios mais espaçados de ITU, 455
manutenção da flora vaginal por
lactobacilos, 452
mecanismos que protegem a mulher da
colonização e da adesão bacteriana
no trato urinário, 449
microbiota urinária, 449
picos de incidência, 448
prejuízos na vida da mulher, 448
recomendações, 460
tratamento homeopático adjuvante, 459
uso de antibióticos, 459
uso de probióticos, 457

Infecção do trato urinário não complicada
(ITUNC), 447
cistite, 447
tratamento, 453

Infecção do trato urinário recorrente
(ITUR), 458
novos estudos, 458

Infecção do trato urinário recorrente (ITUR)
e ITUNC
correção de fatores de risco, 452
tratamentos, 450

Infecção por HPV, 227
cuidados no rastreio precoce, 227

Infecção por N. gonorrhoeae, 416
diagnóstico, 416
tratamento, 418

Infecção urogenital por C. trachomatis, 416
diagnóstico, 416
tratamento, 418

Infecções do trato reprodutivo na mulher,
390, 393
definição, 390
educação em saúde e orientação das
pacientes, 391
papel do ginecologista e obstetra, 391
susceptibilidade da mulher, 390
vulvovaginites por fungos, 393

Infecções endocervicais adquiridas, 413
por C. trachomatis, 413
por N. gonorrhoeae, 413

Infecções urogenitais por M. genitalium, 434
diagnóstico clínico, 434

Infertilidade e gravidez ectópica, 415
gonorreia, 415

Inibição da via de sinalização do estradiol,
351
inibidores da aromatase, 351
tamoxifeno, 351
tratamentos, 351

Índice remissivo

Inibidores da aromatase, 60, 176
    efeitos colaterais, 176
    indicação, 60
    indicação em câncer de mamas, 60
    mioma uterino, 60

Inibidores da aromatase (IAs), 36
    dismenorreia, 36
    dor pélvica, 36
    sangramento mestrual intenso, 36

Inspeção vulvar e da vagina, 403
    importância nos diagnósticos, 403

ITU relacionada à atividade sexual, 454
    profilaxia pós-coito, 454

K

Kits RT-PCR comercialmente disponíveis, 434
    N. gonorrhoeae, 434

L

Lesões precursoras, 240
    complicações dos tratamentos, 242
    métodos destrutivos, 240
    métodos excisionais, 241

Lesões precursoras do CCU, 236
    NIC3 e o AIS, 236

LGBTQIA+, 82, 85, 111
    acompanhamento psicológico, 116
    aconselhamento contraceptivo, 113
    ansiedade e depressão, 115
    atendimento ginecológico, 82
    calendário vacinal, 115
    contracepção assistida, 85

    desenvolvimento de neoplasias, 113
    hormonização feminilizante, 85
    invisibilidade no sistema de saúde, 111
    mudança de estilo de vida e hábitos alimentares saudáveis, 115
    orientações de prevenção de ISTs, 114
    papel do médico generalista, 113
    procedimentos cirúrgicos, 117
    rastreios oncológico, 113
    reprodução assistida para população de MSM e transexuais, 117
    saúde sexual, 113
    técnicas de reprodução assistida, 118
    tratamento hormonal, 116

LIEAG, 237
    definição, 237
    tratamento, 237

Linfonodectomia axilar, 369
    tratamento do câncer de mama, 369

Líquen escleroso e atrófico, 406
    biópsia para o diagnóstico, 407
    definição, 406
    sintomatologia, 407

Líquen plano, 406
    sintomatologia, 406
    tratamento, 406

M

Malformações urogenitais, 445
    alterações, 445

Malformações urogenitais femininas, 489
    anomalias do colo uterino, 491
    anomalias do corpo uterino, 491
    definição, 489
    diagnóstico, 490
    hemiútero, 491

histerossalpingografia, 491
histerossonografia, 491
importância do exame físico, 490
infertilidade, 491
ressonância magnética, 491
síndrome de Mayer-Rokitansky-Kuster-Hauser, 490
tratamento, 491
ultrassonografia pélvica, 491
útero aplásico e displásico, 491
útero bicorporal, 491
útero dismórfico, 491
útero septado, 491
vantagens da ultrassonografia pélvica tridimensional, 491

Marcador AMH, 314
aplicações, 316
estudos, 315
indicações, 314

Marcadores de remodelação óssea, 133
definição, 133
método de monitoramento da resposta terapêutica, 134
osteoporose, 133
predição do risco de fratura, 134

Mecanismos fisiopatológicos do câncer de vulva, 409
neoplasia intraepitelial vulvar, 409

Medicamentos antiobesidade, 163
GLP-1, 163
liraglutida, 163

Medicamentos para controle dos fogachos, 376
inibidores seletivos da receptação de serotonina e noradrenalina (ISRS), 376
inibidores seletivos da receptação de serotonina (ISRS), 376
outras drogas, 377

Melhora na ITU, 455
uso de estrogênios na pós-menopausa, 455

Menacme, 44
diagnóstico, 44

Menopausa, 124
definição, 124
disfunção sexual, 125
osteoporose, 125
redução na libido, 125
síndrome metabólica na menopausa, 124
sintomas psíquicos, 125

Mensuração da hemoglobina e mematócrito, 49
sangramento uterino anormal (SUA), 49

Método não cirúrgico no tratamento de SUA, 35
sistema intrauterino liberador de levonorgestrel (SIU-LNG), 35

Métodos destrutivos, 240
coagulação a frio, 240
crioterapia, 240
diatermocoagulação, 240
vaporização por laser, 240

Métodos excisionais, 241
conização, 241
conização a frio, 241
conização por alta frequência (CAF), 241
histerectomia, 242
laser, 241

Método "ver-e-tratar", 236
critérios para realização, 236

M. genitalium, 433
agente de IST, 433

Micobactéria, 433
diagnóstico, 433

Micoplasma, 432

definição, 432

Micoplasmas, 431
  eubactérias, 431

Micoplasmas genitais, 432
  parto pré-termo, 432

Microbioma vaginal, 410
  definição, 410
  infecção por HPV, 410
  recomendação de probióticos orais, 410

Microbiota vaginal, 433
  disbiose vaginal, 433

Migração dos espermatozoides, 321
  melhor seleção, 321

Miomas uterinos, 53
  acetato de ulipristal, 60
  ácido tranexâmico, 56
  agonistas GnRH, 59
  anticoncepcionais orais combinados
    (ACO), 58
  anti-inflamatórios não hormonais (AINH),
    57
  classificados com base na sua localização,
    54
  contraceptivos com estrogênio e
    progestágeno, 58
  critérios para manejo, 56
  definição, 53
  ectasia venosa, 56
  ectasia venosa endometrial, 56
  estudo com a vitamina D, 61
  fatores de risco, 53
  fisiopatologia do sangramento mestrual
    intenso, 56
  inibidores da aromatase, 60
  leiomiomas, 53
  mifepristone, 61
  moduladores seletivos dos receptores de
    estrogênio (SERMs), 59

objetivos dos tratamentos, 56
receptores de prostaglandinas endometrial,
  57
ressonância magnética (RM), 55
sintomas, 54
sistema intrauterino de progesterona (SIU-
  LNG), 58
suspeita clínica de malignidade, 55
terapias não disponíveis no Brasil, 60
tratamento clínico, 56
tratamento hormonal, 56
tratamento não hormonal, 56, 58
ultrassonografia transvaginal, 55

Modalidade de imunomodulador, 455
  infecção do trato urinário (ITU), 455

Moduladores Seletivos dos Receptores de
  Estrogênio (SERMs), 59
  definição, 59
  mioma uterino, 59

MSM e homens trans, 115
  risco potencial de transmissão de infecções
    no período menstrual, 115

Mulheres cisgêneras e trans, 112
  definição, 112

Mulheres cislésbicas e bissexuais, 114
  risco de câncer de mama, 114

Mulheres com disbiose, 423
  sintomatologia, 423

Mulheres com irregularidade menstrual, 403
  sangramento de escape, 403

Mulheres jovens, 316
  ovários multifoliculares, 316

Mulheres na menacme, 375
  atrofia vulvovaginal, 375
  fogachos, 375

Mulheres pré-menopausadas portadoras de câncer da mama, 360
    uso do tamoxifeno, 360

Mulher trans ou transexual feminina, 113
    definição, 113

MUSA (Morphological Uterus Sonographic Assessment), 45
    critérios de análise, 45
    diagnóstico de exames, 44

Mutações somáticas em carcinomas, 350
    ligantes do PD1 e do CTLA4, 350

N

Necrólise epidérmica tóxica, 406
    definição, 406

Neisseria gonorrhoeae, 415
    definição, 415

Neoplasia intraepitelial vulvar, 407
    alternativas de tratamento, 407
    diagnóstico, 407
    tratamento, 407

Neoplasia maligna de mama, 376
    fogachos, 376

Nódulos retrovaginais, 191
    constituição, 191

O

Obesidade, 159, 316, 374, 498
    colaboradora da infertilidade, 316
    desenvolvimento e/ou recidiva de câncer de mama, 374
    doença cardiovascular no climatério, 498
    doenças cardiometabólicas, 159
    etiologia multifatorial, 498

Organização Mundial de Saúde, 374
    conceito de saúde, 374

Osteoporose, 125, 127
    avaliação da massa óssea, 128
    avaliação da qualidade óssea, 130
    características, 125
    definição, 125, 128
    exames laboratoriais e marcadores de remodelação óssea, 133
    exames utilizados, 129
    Fracture Risk Assessment Tool (FRAX), 131
    fraturas osteoporóticas, 127
    resistência do tecido ósseo, 128
    tratamento antifratura, 131, 136

Osteossarcoma, 143
    altas doses de teriparatida, 143

P

Padrão menstrual
    critérios de Rotterdam, 273

PALM-COEIN, 75
    sangramento uterino anormal (SUA), 75

Pansexual, 112
    definição, 112

Papel do ginecologista na reprodução assistida, 335
    cessão temporária do útero, 337
    gestação após transplante uterino, 338
    identificação do casal infértil, 335
    identificação dos riscos, 336
    orientação aos casais homoafetivos, 336
    pacientes oncológicas, 337
    preservação da fertilidade em pacientes transgêneros, 337

realização da propedêutica ginecológica, 336

regras e exigências sobre a doação de gametas, 338

Papel do Linfonodo Sentinela
câncer do colo do útero, 251

Paradigma de Fisher, 365
câncer de mama, 365

Paradigma de Halsted, 365
câncer de mama, 365

Patologias malignas, 407
câncer de colo de útero, 407
sintomatologia, 407

Patrimônio folicular feminino, 312
fator idade, 312

Pênfigo vulvar, 406
definição, 406
diagnóstico, 406
tratamento, 406

Perda de cabelos, 274
escala visual de Ludwig, 274

Perimenopausa, 168
manifestações depressivas, 168

Pesquisa da reserva ovariana, 312
diagnóstico, 312
etapas, 312
marcador AMH, 313
marcador CFA, 313

Pesquisa de causa de infertilidade, 309
idade da mulher, 309

Pessoa transgênero, 84
estatísticas, 84

Polipectomia, 78
recomendações, 78

Pólipo endometrial, 45
diagnóstico, 45

Pólipo endometrial e leiomioma submucoso, 45
histerossonografia, 45

Pólipos endometriais, 75
conceito See and Treat, 76
diagnóstico, 75, 76
histeroscopia, 76
polipectomia, 76
tratamento, 77

Pólipos uterinos
doenças associadas, 77
influência da idade, 77
sangramento uterino anormal (SUA), 77
síndrome de Lynch, 77

Pós-menopausa, 127, 160, 405
dispaurenia, 405
fraturas osteoporóticas, 127
ganho de peso, 160
sensação de secura e desconforto vaginal, 405

Potencial reprodutivo, 309
afecções que prejudicam, 309

Prevalência de disformia de gênero, 107
orientação homo e bissexual da população, 107

Prevenção de fratura por fragilidade, 138
benefícios dos bisfosfonatos (BF), 138

Prevenção e tratamento da osteoporose pós-menopáusica, 141
raloxifeno, 141

Probióticos, 410, 457
adjuvantes ao tratamento oncológico, 410
definição, 457
infecção do trato urinário (ITU), 457

Processo puberal, 292
    componentes hereditários, 292

Profilaxia pré-exposição (PREP) ao vírus HIV, 100
    definição, 100

Profissionais de Saúde
    cumprimento da Lei n. 10.778/03, 90

Programa de prevenção do câncer do colo do útero, 222
    objetivos, 222

Projeto Genoma Humano, 383
    contribuições à oncologia, 383

Puberdade, 291
    caracteres sexuais secundários, 292
    características do fenômeno puberal, 291
    definição, 291
    efeitos do hipogonadismo, 292
    estrogenioterapia, 294
    hipogonadismo, 292
    uso de progestagênios, 296

Puberdade feminina, 292
    telarca, 292

Q

Quadrantectomia seguida de radioterapia, 366
    requisitos para cirurgia conservadora, 366

R

Raloxifeno, 59, 60, 141
    estudos, 141
    indicação, 59, 60

Rastreio do câncer do colo do útero, 222
    achados morfológicos, 229

citologia em meio líquido (ML), 224
fatores de interferência no Papanicolaou, 223
principais exames, 222
recomendações FEBRASGO, 229
teste citológico (Papanicolaou), 222
teste de HPV para rastreio no Brasil, 229

Reconstrução mamária
    considerações, 367

Redução dos estrogênios, 151
    sintomas, 151

Reposição de estrogênio, 139
    diminuição do risco de fratura, 139
    efeito preventivo na perda de massa óssea, 139

Reposição hormonal add-back-therapy, 59
    redução da perda óssea, 59

Reprodução assistida, 185, 319, 335
    congelamento lento, 321
    criopreservação de óvulos e embriões, 321
    cultivo e seleção embrionária, 322
    endometriomas, 185
    histórico da evolução das incubadoras, 323
    importância dos ginecologistas, 335
    incubadoras, 323
    marcos históricos, 319
    morfocinética, 323
    novas tecnologias, 320
    processamento espermático, 320
    vitrificação, 321

Ressecção do linfonodo sentinela, 346
    linfonodectomia, 346
    tratamento do câncer de mama, 346

Ressecção intestinal, 195
    classificação, 195
    discoide, 195
    segmentar, 195
    shaving, 195

Ressonância magnética (RM) da Pelve
avaliação miometrial, 193
endometriose, 193

Restauração da microarquitetura óssea, 143
teriparatida, 143

Resultado citológico de LIEAG ou AIS, 236
colposcopia, 236

Retrato genético com implicações
fenotípicas, 383
agrupamentos, 383
histórico das descobertas, 384

Risco de fratura, 128
diagnóstico, 128

Risco de fratura por fragilidade
medicamentos anticatabólicos
(antirreabsortivos), 137
medicamentos pró-formadores
(anabólicos), 138

Romosozumabe, 143
composição, 143
definição, 143

S

Sangramento uterino anormal (SUA), 261, 263
método mnemônico (PALM-COEIN), 264
mulheres na fase reprodutiva, 261, 263
síndrome dos ovários policísticos, 264

Sangramento Uterino Anormal (SUA), 30, 41, 65, 75
adenomiose, 33
anovulação crônica, 65
bromocriptina, 36
casos crônicos, 30
causa endometrial, 68

causa ovulatória, 68
causas, 65
causas do sangramento, 75
causas estruturais e não estruturais, 43
ciclo irregular, 67
ciclo menstrual normal, 30
contraceptivos combinados, 35
critérios de prevalência, 42
danazol, 36
definição, 30, 41, 75
desejo reprodutivo da mulher, 48
diagnóstico, 33, 43, 67, 68
diagnóstico em adolescentes e mulheres
virginais, 46
disfunção ovulatória, 65
doença de von Willebrand, 68
doppler, 44
histerectomia, 30
histerossonografia, 44
indicação de biópsia endometrial, 69
infecção por clamídia, 46
inibidores da aromatase (IAs), 36
instabilidade hemodinâmica, 68
letrozol, 36
manifestação do autorrelato no
diagnóstico, 47
menacme, 42
menarca, 30
mensuração da hemoglobina e
hematócrito, 49
PALM-COEIN, 75
perimenopausa, 30
planejamento do tratamento, 73
protocolos para adolescentes, 68
sangramento não estrutural (SUA-C), 46
sangramento uterino anormal na categoria
iatrogenias (SUA-I), 47
sistema intrauterino de progesterona
(SIU-LNG), 58

situações de gravidade clínica, 72

tratamento, 47

tratamento cirúrgico, 72

tratamento com ácido tranexâmico, 35

tratamento hormonal, 72

tratamento medicamentoso, 69

tratamento não cirúrgico, 34

Tratamentos hormonais, 35

ultrassonografia bidimensional (2D), 44

ultrassonografia tridimensional (3D), 44

uso de anti-inflamatórios não esteroidais (AINEs), 35

zona juncional endo/miometrial (ZJ), 44

Sangramento uterino anormal (SUA) disfuncional, 264

classificação, 264

Sangramento Uterino Anormal (SUA-N), 47

outras categorias, 47

Sangramento Uterino Anormal (SUA-O), 46

distúrbio ovulatório, 46

Secreção vaginal fisiológica, 402

definição, 402

Separação dos espermatozoides, 320

gradiente de concentração, 320

Sinais de hiperandrogenismo, 274

virilização, 274

Síndrome da bexiga dolorosa (SBD), 475

análise qualitativa de urina, 477

ansiedade, 476

apoio de orientação nutricional, psicológica, fisioterápica e medicamentosa, 480

avaliação dos sintomas psíquicos, 477

cistoplastia com ampliação vesical, 480

cistoscopia com hidrodistensão sob sedação, 477

cloridrato de hidroxizine, 478

definição, 475

depressão, 476

diagnóstico, 476

dispareunia, 476

etiologia, 476

exames de imagem, 477

incidência, 475

inflamação neurogênica, 476

injeção de toxina botulínica, 478

nervosismo, 476

noctúria, 476

outras drogas no tratamento, 478

papel dos mastócitos, 476

prevalência, 475

primeira linha de tratamento, 478

segunda linha de tratamento, 478

sintomas psíquicos, 476

sintomatologia, 476

tratamento multiprofissional, 477

vulvovaginites e tumorações genitais e pélvicas, 477

Síndrome da bexiga hiperativa, 467

acompanhamento dos efeitos da medicação, 470

alimentos não provocam irritação vesical, 468

anamnese, 467

anticolinérgicos e os agonistas beta 3-adrenérgicos, 469

contraindicação de antimuscarínicos, 470

controle do reflexo da micção, 468

definição, 467

eletroestimulação, 469

exame físico, 467

fisioterapia pélvica, 468

hiperatividade do detrusor, 467

indicação de antimuscarínicos, 469

medidas comportamentais e fisioterapia de assoalho pélvico, 468 outros exames diagnósticos, 468

primeira linha de tratamento, 468

segunda linha de tratamento, 469

sistema nervoso autônomo na bexiga, 469

terceira linha de tratamento, 470

toxina botulínica e implante de neuromodulador sacral, 470

tratamentos, 468

urocultura, 468

Síndrome de Cushing, 278

dosagem sérica ou salivar do cortisol, 278

Síndrome de ovários policísticos (SOP), 341

anovulação crônica, 341

ciclos menstruais irregulares, 342

combate à obesidade, 342

critérios de associações, 342

definição, 341

diagnóstico, 342

hiperandrogenismo, 341

resistência periférica à insulina, 341

tratamento, 342

uso da metformina, 343

uso do mio-inositol, 343

Síndrome de resistência à insulina, 159

definição, 159

Síndrome dolorosa vesical (SDV), 445

definição, 445

Síndrome dos ovários policísticos (SOP), 260, 271

adolescentes, 273

anovulação crônica, 272

consenso de Rotterdam, 272

definição, 260, 271

imagens de ovários policísticos, 275

quadro clínico, 272

Síndrome genitourinária, 124

características, 124

Síndrome geniturinária, 149

definição, 149

Síndrome geniturinária da menopausa (SGM), 149

alívio dos sintomas, 152

diagnóstico, 151

epidemiologia, 150

estrogênios tópicos, 154

lubrificantes e hidratantes, 152

sintomas genitais, 149

sintomas sexuais, 149

sintomas urinários, 149

terapia estrogênica, 153

tratamento com laser, 155

Síndrome geniturinária da menopausa (SGUM), 483

consequências do envelhecimento, 484

definição, 483

diagnóstico, 485

estrogenioterapia, 485

fisioterapia de assoalho pélvico, 485

sinais e sintomas, 485

sintomas urinários, 484

sintomas vulvovaginais, 484

tratamento, 485

uso de energias, 485

Síndrome geniturinária da pós-menopausa, 444

definição, 444

estrogenioterapia prévia, 444

tratamento, 444

Síndrome metabólica na menopausa, 124

características, 124

Síndrome metabólica (SM), 159, 161

definição, 159, 161

intervenções farmacológicas, 162

mudanças no estilo de vida, 162

tratamento, 162

Síndrome Urogenital da Menopausa (SUG), 375
 conceito, 375
 diagnóstico, 376
 indicação de terapias baseadas em energia, 379
 sintomatologia, 375
 terapia local, 377
 tipos de laser, 378
 tratamento com laser ou radiofrequência, 378
 tratamento com radiofrequência, 378
 tratamento com tecnologia de radiofrequência fracionada microablativa (RFFMA), 378

Sintomas vaginais, 403
 câncer de endométrio, 403
 câncer do colo do útero, 403

Sinusorragia, 408
 sangramento pós-coito, 408

Sistema de Classificação de Sangramento I da FIGO, 44
 sintomas de SUA, 44

Sistema de Classificação de Sangramento II da FIGO
 sintomas de SUA, 44

Sistema intrauterino de progesterona (SIU-LNG), 58
 tamanho do mioma, 59
 tratamento, 58

Sociedade Brasileira de Citopatologia (SBC), 227
 laudos citopatológicos, 227

Sociedade Europeia de Reprodução Humana e Embriologia (GPP), 203
 papel do médico no diagnóstico da endometriose, 203

SUA de causa não estrutural de origem endometrial (SUA-E), 47
 diagnóstico, 47

SUA disfuncional ovulatório, 264
 diagnóstico, 264

SUA em adolescentes, 264
 causas estruturais, 264
 causas não estruturais, 264

T

Tamoxifeno, 59
 indicação, 59

Tecido ósseo, 128
 composição, 128

Técnicas de reprodução assistida (TRA) de baixa complexidade
 contraindicações, 328
 indicações, 328

Terapia hormonal com estrogênios, 295
 indução da puberdade, 295

Terapia hormonal no câncer de mama, 373
 contraindicação, 373

Teriparatida, 143
 definição, 143
 efeitos colaterais, 143

Teste do HPV, 243
 manejo pós-tratamento, 243

Teste para detecção de HPV, 224
 vantagens, 224

Testes de HPV, 236
 captura híbrida (CH), 236
 reação em cadeia de polimerase (PCR), 236

Tipos de tumores, 387
 marcadores, 387

Toque bimanual, 44
  diagnóstico auxiliar de SUA, 44

Transfemininos, 86
  métodos contraceptivos, 86

Transmasculinos, 85
  efeitos desejados, 85
  uso de contraceptivos, 86

Transplante de microbioma vaginal
  vaginose bacteriana (VB), 427

Transtorno do humor, 167
  epidemiologia, 167
  etiopatogenia, 167
  manifestações depressivas, 168
  oscilações hormonais, 167

Tratamento adjuvante após a cirurgia
  análise anátomo-patológica, 253

Tratamento antifratura
  indicações da Sociedade Brasileira de
    Reumatologia, 131
  posologia da vitamina D, 137
  tratamento farmacológico, 136

Tratamento CCU, 252
  estádio IA1, 252
  estádios IA2, IB1, IB2 e IIA, 252

Tratamento conservador cirúrgico
  minimamente invasivo (CMI), 34
  Utering-sparing resection, 34

Tratamento da dismenorreia, 35
  dienogeste, 35

Tratamento da endometriose, 193
  sintomas e condição de fertilidade, 193

Tratamento de formação de um canal
  vaginal, 492
  exercícios diários, 492
  técnicas cirúrgicas, 492

Tratamento de M. genitalium
  doxiciclina, 435
  moxifloxacina, 435

Tratamento do câncer de mama, 346, 349,
  351, 369
  ablação com laser, 346
  controle do câncer de mama triplo-
    negativo, 346
  crioablação, 346
  elementos responsivos ao estradiol (ERE),
    351
  imunoterapia, 351
  indicações de mastectomias poupadoras de
    pele e de mamilo, 346
  linfonodectomia axilar, 369
  luminal A e B, 351
  momento revolucionário, 349
  quimioterapia, 351
  radioterapia axilar, 370
  reconstruções mamárias com próteses, 346
  ressecção do linfonodo sentinela, 346
  terapia-alvo, 351
  terapia endócrina, 351

Tratamento estádios IVB, 255
  efeitos colaterais, 255
  pacientes com doença local, 255

Tratamento hormonal LGBTQIA+, 116
  regulamentado no Brasil pelo Ministério
    da Saúde através da Portaria n.
    2.803/13, 116

Tratamento minimamente invasivo do
  câncer de mama, 368
  ablação por radiofrequência, 369
  biópsias percutâneas, 368, 369
  crioablação, 369
  novas tecnologias, 368
  terapias ablativas, 368

Tratamento radiointervencionista
ablação, 34
embolização de artérias uterinas, 34
ultrassom focado de alta intensidade
(HIFU - high intensity focused
ultrasound), 34

Tratamentos de reprodução assistida, 197
fertilização in vitro, 197
indução de ovulação, 197
inseminação intrauterina, 197

Tratamentos excisionais, 242
interpretação dos resultados, 242

Tumores luminais, 386
sensibilidade à endocrinoterapia, 386

Tumores produtores de androgênios
valores sanguíneos de testosterona
elevados, 278

Tumores triplo-negativo, 353
quimioterapia, 353

Tumores triplo-negativos, 386
sensibilidade à quimioterapia, 386

U

Ultrassom pélvico transvaginal, 360
diagnóstico do espessamento endometrial,
360

Ultrassonografia Bidimensional (2D), 44
sangramento uterino anormal (SUA), 44

Ultrassonografia Pélvica Transvaginal
(USTV)
endometriose, 192

Ultrassonografia tridimensional (3D)
sangramento uterino anormal (SUA), 44

Uroginecologia, 444
subespecialidade da ginecologia, 444

Uso de cranberry, 457
evidências insuficientes, 457

Uso de Cranberry para profilaxia da ITUR,
457
infecção do trato urinário recorrente
(ITUR), 457
novos estudos e formulações, 457

Uso de tamoxifeno, 359
efeitos adversos, 359
prevenção de metástases, 359
risco de câncer de endométrio por
tamoxifeno e espessamento
endometrial, 359

Usuárias de testosterona, 85
prescrição de contraceptivo, 85

V

Vacinas contra HPV, 213
pontos estratégicos adotados no Brasil, 214
registro de vacinação realizada através do
PNI, 213
sucesso estratégico, 214

Vaginite actínica, 409
definição, 409
efeitos imediatos da radiação, 409

Vaginite atrófica, 151, 405
causas, 405
definição, 151
manifestações atróficas, 151
pós-menopausa, 405
tratamento, 405

Vaginite inflamatória descamativa (VID),
404
definição, 404
diagnóstico, 405
etiologia, 404

evidências microbiológicas, 404
ineficácia de metronidazol, 405
sintomatologia, 404
uso da clindamicina, 405

Vaginose bacteriana recorrente (VBR), 432
disbiose vaginal, 432

Vaginose bacteriana (VB), 421
características, 422
corrimento vaginal, 421
critérios de Amsel, 423
diagnóstico, 423
menacme, 422
recidiva clínica, 425
recidivas, 426
sintomatologia, 421
tratamento, 421
tratamento com metronidazol ou clindamicina, 424
tratamento de gestantes, 425
tratamento de pacientes assintomáticas, 423
tratamento de pacientes sintomáticas, 424
tratamento intravaginal com lactobacillus crispatus, 427
tratamento no período de amamentação, 426
uso de probióticos, 427

Vaginose citolítica, 395, 403
definição, 403
papel dos lactobacilos, 404
prurido e aumento de conteúdo vaginal, 395
sintomatologia, 404
tratamento, 404

Violência sexual, 89
definição, 89
profilaxias iniciais, 91
tratamento, 91

Virilização, 274
características, 274

Vitamina D
mioma uterino, 61

Vulvovaginites alérgicas, 395
prurido e aumento de conteúdo vaginal, 395

Vulvovaginites fúngicas, 393
Candida albicans, 393
consequências, 393

Vulvovaginites por fungos, 393
vulvovaginites fúngicas, 393